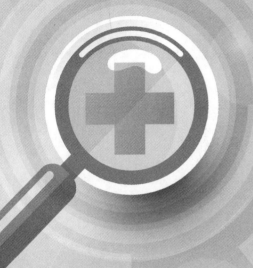

急诊 医学检验
JIZHEN YIXUE JIANYAN

曹杰贤　张鸿伟　袁云祥 ◎ 主编

U0316388

YNK 云南科技出版社
·昆明·

图书在版编目（CIP）数据

急诊医学检验 / 曹杰贤 , 张鸿伟 , 袁云祥主编 . --
昆明 : 云南科技出版社 , 2024.4
ISBN 978-7-5587-5584-2

Ⅰ . ①急⋯ Ⅱ . ①曹⋯ ②张⋯ ③袁⋯ Ⅲ . ①急诊—
医学检验 Ⅳ . ① R446

中国国家版本馆 CIP 数据核字 (2024) 第 079389 号

急诊医学检验

JIZHEN YIXUE JIANYAN

曹杰贤　张鸿伟　袁云祥　主编

出 版 人：温　翔
策　　划：胡凤丽
责任编辑：唐　慧
封面设计：长策文化
责任校对：秦永红
责任印制：蒋丽芬

书　　号：ISBN 978-7-5587-5584-2
印　　刷：昆明猩煋印务有限公司
开　　本：880mm×1230mm　1/16
印　　张：30.25
字　　数：700 千字
版　　次：2024 年 4 月第 1 版
印　　次：2024 年 4 月第 1 次印刷
定　　价：168.00 元

出版发行：云南科技出版社
地　　址：昆明市环城西路 609 号
电　　话：0871-64190886

编 委 会

主　编：曹杰贤　张鸿伟　袁云祥

副主编：邹团标（云南省妇幼保健院遗传生殖科）

　　　　李琴春（云南中医药大学第二附属医院）

　　　　吴海鹰（昆明医科大学第一附属医院急救医学部）

　　　　张鸿娟（昆明医科大学第一附属医院）

　　　　楚　青（昆明医科大学第一附属医院）

　　　　任宝军（昆明市第一人民医院）

　　　　刘德华（昆明市第一人民医院）

　　　　李家华（临沧市人民医院）

　　　　张　曦（云南省肿瘤医院）

　　　　孙艾乔（昆明理工大学附属安宁市第一人民医院）

　　　　李嘉嘉（云南省第一人民医院）

　　　　海　帆（昆明市第一人民医院）

编　委：何增品　栗秀芳　王　锦　李朝中　许序云　潘玉卿

　　　　潘　颖　曹斓馨　符世彪　田　扬　高霖琳　冯佳丽

　　　　李晓梅　范红平　周贤冉　陶丽君　董立文　邵文萍

　　　　何　骏　朱晓雁　朱丽萍　李雄君　陈立波　秦　菊

　　　　顾雪艳　唐　蓉　陈　茜　闫　斌

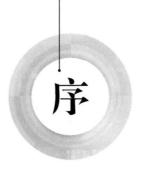

序

PREFACE

急诊医学的快速发展，也带动了相关学科的蓬勃发展。作为急诊医学重要组成部分的急诊检验，在现代急诊急救中发挥着越来越重要作用。随着急危重症一体化生命救治大平台理念的推广，"五大中心"建设的要求，分级诊疗、医共（联）体模式的推进，以及现代医学对循证医学的重视，医共（联）体的建设，都对急诊检验及POCT检测提出了更高的要求。2020年1月，中华医学会检验医学分会、中国医师协会急诊医师分会、中国人民解放军急救医学专业委员会联合发布了《急诊检验能力建设与规范中国专家共识》，拉开了我国二级及以上医疗机构急诊检验规范化建设的序幕，这将在增进检验和临床的交流与合作、加强急诊检验和临床管理、推动急诊检验和临床发展、提高医疗机构救治急危重症患者的综合能力、实现分级诊疗下的急诊规范化建设等诸多方面起到积极的推动作用。

医共（联）体成立后，为适应医疗体系的运行和发展，新组建区域医学检验中心，完成集中检验工作。而医共（联）体管理下的原来各个医院的检验科，实际已经变成了急诊检验室，主要应对急诊标本检验。这种管理下的急诊检验室就与区域医学检验中心同质化、上下联动、服务基层、突显急诊等方面尤为重要。特别是距离医共（联）体区域医学检验中心较远的医院、乡镇中心卫生院等，急诊医学检验室的功能尤为突出，急诊医学检验室为临床提供及时、快速、准确的检验结果尤为重要，是临床救治急危重症患者的第一环节之一。

《急诊医学检验》这本书就是在这一大背景下应运而生，水到渠成。该书共三篇，70万余字，布局、章节安排和主要内容鲜明体现了急诊检验的"快速、准确"这一特征，令人印象深刻。根据新推出的《急诊检验能力建设与规范中国专家共识》各项建议，结合国家卫健委的各项要求，该书深入浅出地阐述了急诊检验应集中资源、优化配置，满足急重症患者急诊医疗的需求。从急诊检验室的位置、布局、空间建设及生物安全方面，从人员的素质和能力、检验设备、检验方法的选择、检验规程制度和流程、急诊检验环境等诸多方面对急诊检验的建设进行了详细的阐述，包括急诊输血检验建设。阐明了医疗机构在检验科建立独立的急诊检验组或独立急诊检验单元的重要性和必要性。除了检验科的能力建设外，还详细对该共识推荐的适合临床开展的急诊检验项目的方法学概述、标本要求、检测原理、项目校准及室内质控、临床意义等多方面作了介绍，可

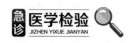

供不同级别、类型的医疗机构选择。此外，本书还对目前比较热门的 PCR 技术、质谱鉴定技术、器官移植组织配型中的急诊检验项目也作了介绍。最后，该书汇总了数位从事急诊检验一线多年的编者在实际工作中积累的急诊检验最常见临床病例及临床一线工作经验思考及总结，供同道学习了解和交流。

以"急诊、急救"为工作基础，以"迅速、准确、有效"为救治理念；以"急诊快速诊断""检验生命绿色通道"为亮点持续发展的急诊检验亚专业学组。为临床急危重症患者提供及时快速的检测结果，保障急危重症患者的医疗安全。急诊检验室是集合临床血液、体液、生化、免疫、微生物、急诊输血检验，覆盖多个亚专业学科领域为一体的综合性专业学组，开展了急诊血常规检验、凝血检验、DIC 检验、血气分析、心肌损伤标志物、大小便检验、肝肾功分析、微生物、急诊输血检验等多个急诊检测项目，涵盖多个学科急诊检验及全院所有临床学科，是急危重症患者救治工作的必须环节，对挽救生命、降低死亡率起着十分关键的作用，是衡量医学水平的标志之一。

综上所述，《急诊医学检验》的出版发行，必将助力急诊检验的高质量快速发展。相信在临床医师与急诊检验人员的共同努力下，必将大幅度改善急诊检验服务能力，提升各级医疗机构救治急危重症患者的能力，保障人民群众生命健康安全。

昆明医科大学第一附属医院急救医学部、EICU/MICU　钱传云

2024 年 5 月 1 日

急诊医学检验越来越受到人们的广泛重视，特别是2020年开始爆发的新冠疫情，直接把急诊检验推到了风口浪尖，如何高质，高效，快捷，客观的发出检验报告，成了各方关注的焦点。我作为一名昆明医科大学第一附属医院老急诊检验工作者，担任急诊检验技术组长，负责的就是急诊检验室的工作，三年来经历了艰难而紧张的抗疫过程，始终坚持奋战在急诊抗疫一线，从不敢有半分懈怠，深深感触到急诊检验的紧迫性和重要性。然而，目前完整的急诊检验相关的书籍依然一书难觅，基于此，我们十七家医院的43位同道，经过无数个不眠之夜，终于完成这部《急诊医学检验》，编委老师倾其所有，毫无保留，地将自己几十年所学，工作和经验总结倾注在书中，期望能给医学同道们一点参考，特别是介绍给青年医务工作者，让他们少走弯路，为医学生成长助一臂之力。

本书分三篇，从二十多个方面，系统介绍了急诊检验的基础理论，基本技能，文件体系，实验室管理，质量控制，安全以及急诊相关检测项目的原理，方法，线性范围，注意事项，临床意义等。有多种检测方法的项目，鉴于篇幅，只侧重介绍一种。急诊检测项目涵盖：心肌损伤标志物、凝血检验、急诊输血、DIC检验、血气分析、血常规检验、大小便检验、肝肾功分析、微生物检验等。

随着国家医疗卫生制度改革的深入，医共体应运而生，其建设事关医改全局、百姓福祉。检验科的格局和模式也将发生翻天覆地的变化。比如在某地区原来有12家大小不等的医院，医共体建设后合并在一起集中管理，成立检验中心，但先前各个医院较为分散，要正常运行只能保留急诊检验来解决急诊患者的需求。因此，各医疗点的急诊检验越发的突出和重要，急诊检验室的作用和功能完善迫在眉睫。所以本书也期望如何为医共体急诊化验室提供力所能及的帮助和服务，这也是编者的一个初衷。

昆明医科大学第一附属医院急救医学部主任吴海鹰教授、王锦教授、李朝中副教授，影像田扬副主任医师，昆明市疾控中心高霖琳副主任医师，昆明市第三人民医院急诊科主任许序云主任医师，弥勒市中医医院副院长，急诊科主任符世彪副主任医师，中国科学院大学附属肿瘤医院（浙江省肿瘤医院）重症医学科曹斓馨医师，分别从不同的临床视角和临床需求，给本书注入无穷的活力和实用性，助力本书的圆满完成。省医学会急诊医学分会原主委钱传云教授，于百忙之中为本书写序，在此一并表示感谢！

我要感谢各位编委老师。虽然大家来自全国各地，就职于省级，市级，县级，乡镇级等不同医院。为完成编写任务，皆废寝忘食的艰辛努力，毫不吝惜的将自己几十年的工作经验和方法，倾囊相授，分享给读者。他们是：

昆明医科大学第一附属医院曹杰贤、张鸿娟、楚青、吴海鹰、王锦、李朝中、田扬、何增品、潘玉卿、李晓梅、邵文萍、朱晓雁、朱丽萍、秦菊、陈茜、闫斌；昆明市第一人民医院张鸿伟、任宝军、刘德华、海帆、粟秀芳、周贤冉、陶丽君；云南省第一人民医院李嘉嘉；云南省肿瘤医院张曦；云南中医药大学第二附属医院李琴春、潘颖、冯佳丽；中国科学院大学附属肿瘤医院（浙江省肿瘤医院）曹斓馨；昆明市官渡区妇幼健康服务中心陈立波；云南省妇幼保健院邹团标；临沧市人民医院李家华；昆明市官渡区大渔街道社区卫生服务中心何骏；昆明市五华区人民医院董立文；昆明理工大学附属安宁市第一人民医院袁云祥、孙艾乔、顾雪艳、唐蓉；昆明市第三人民医院许序云；大理大学第一附属医院范红平；弥勒市中医医院符世彪；云南省传染病医院李雄君；昆明市疾病预防控制中心高霖琳。

曹杰贤

2024年4月1日

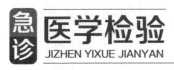

目录

第一篇
急诊检验概论

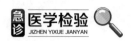

第二篇

急诊检验技术

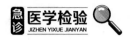

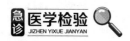

第三篇
病例分析及经验交流

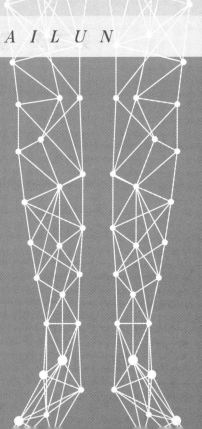

第一篇

急诊检验概论

JIZHEN JIANYAN GAILUN

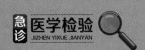

第一章　急诊检验基本理论

✚ 第一节　急诊检验的定义和作用

一、急诊检验的定义

急诊检验［Emergency Department（ED）Laboratory Testing］是在急诊环境中进行的实验室检测，用于帮助医生快速诊断和治疗急诊患者。这些检验通常是针对急性病情的评估，以确定患者的病情严重程度、引导治疗决策或排除某些疾病。急诊检验可以包括血液检测、尿液检测、影像学检查等。常见的急诊检验项目包括血常规、血气分析、心肌酶谱、凝血功能、尿液分析等。这些检验可以提供关键的生理参数和疾病标志物，帮助医生迅速评估患者的病情和做出治疗决策。

二、急诊检验的作用

急诊检验可以在短时间内提供诊断和治疗所需的关键信息，帮助医生迅速做出决策和采取行动，对医疗急救非常重要。当然，急诊检验也可以帮助医生确认病情的严重程度、病因、监测治疗效果、预测病情发展等，对于急救、手术、重症监护等场景都非常必要。

✚ 第二节　急诊检验的特性

急诊检验具有以下几个主要特性：

1. 快速性

急诊检验需要在较短的时间内完成，以便医生能够尽快做出诊断和治疗决定。

2. 紧急性

急诊检验通常用于处理紧急医疗状况，如心脏病发作、中风、严重创伤等，这些病情往往对时间非常敏感。

3. 准确性

急诊检验的结果直接影响到医生的诊断和治疗决定，因此，它需要有高度的准确性和可靠性。

4. 多样性、复杂性

急诊检验涵盖了多种类型的实验室检验，包括血液检验、尿液检验、生化检验、免疫检验、微生物检验等。

5. 指导性

急诊检验的结果对于医生的诊断和治疗具有重要的指导意义，它可以帮助医生判断病情的严重程度，选择最合适的治疗方法。

6. 实时性

急诊检验的结果需要实时反馈给医生，以便医生能够及时调整治疗方案。

7. 专业性

由于急诊检验的特殊性，它需要由具有专业知识和技能的医护人员来进行。

总的来说，急诊检验是医疗体系中非常重要的一环，它对于提高急诊医疗的效率和质量，降低患者的病死率和残疾率具有重要的作用。

第三节 急诊检验适用的范围

急诊检验适用于各种急性疾病和紧急医疗状况，范围非常广泛，它能够为医生提供重要的诊断和治疗指导，帮助提高急诊医疗的效果和患者的生存率。以下是一些急诊检验适用的常见范围：

1. 胸痛

以胸痛就诊的常见疾病/急重症包括：①心源性疾病，如急性冠脉综合征、主动脉夹层、急性暴发性心肌炎、心包炎等。②肺源性疾病，如张力性气胸、急性肺动脉栓塞、肺炎等。

2. 急性腹痛

以急性腹痛就诊的常见疾病/急重症包括：①右上腹，如急性胆囊炎、化脓性胆管炎等。②左上腹，如重症急性胰腺炎等。③季肋腹，如急性上尿路感染、泌尿系结石等；④右下腹，如急性化脓性阑尾炎、腹部血管疾病导致的急性腹痛等。

3. 剧烈头痛

以剧烈头痛就诊的常见疾病/急重症，如颅内病变、急性出血性脑卒中等。

4. 呼吸困难

常见的呼吸困难性疾病/急重症包括：①上呼吸道疾病，如急性会厌炎。②肺部疾病，如重症哮喘发作。③肺部疾病，慢性阻塞性肺疾病急性发作。④肺部疾病，急性呼吸窘迫综合征。⑤心源性疾病，如急性心力衰竭。⑥内分泌系统性疾病，如糖尿病酮症酸中毒、高渗性昏迷等。

5. 急性循环功能障碍——休克

常见的休克性疾病/急危重症包括：①脓毒性休克。②过敏性休克。③神经原性休克等。

6. 意识障碍

常见的意识障碍性疾病/急危重症包括：①热射病。②脑卒中、休克等。

7. 出血相关性疾病

常见的出血性疾病/急危重症包括：①重症血小板减少性紫癜。②弥散性血管内凝血。③上消化道大出血等。

8. 中毒

常见的中毒性疾病/急危重症包括：①大量乙醇中毒。②急性一氧化碳中毒。③急性有机磷中毒。④毒蛇/虫中毒。⑤镇静催眠药中毒等。

9. 妇科急症

常见的妇科疾病/急危重症包括：①异位妊娠破裂大出血。②急性盆腔炎症性疾病。③卵巢囊肿蒂扭转并坏死等。

10. 小儿急症

常见的儿科疾病/急危重症包括：①小儿会厌炎。②小儿腹泻并脱水。③热性惊厥等。

11. 严重感染

常见的感染性疾病/急危重症包括：①重症流感。②感染性心内膜炎。③肝、肾等实质脏器脓肿等。

12. 创伤

常见的创伤性疾病/急危重症：①严重多发性创伤。②创伤性休克。

✛ 第四节　术语和定义

1. 临床实验室（clinical laboratory）

以提供人类疾病诊断、管理、预防和治疗或健康评估的相关信息为目的，对来自人体的材料进行生物学、微生物学、免疫学、化学、血液免疫学、血液学、生物物理学、细胞学、病理学、遗传学或其他检验的实验室，该类实验室也可提供涵盖其各方面活动的咨询服务，包括结果解释和进一步的适当检查的建议。

2. 检验（examination）

以确定一个特性的值或特征为目的的一组操作。

3. 床旁检验（point-of-care-testing，POCT）

在患者附近或其所在地进行的、其结果可能导致患者的处置发生改变的检验，也称近患检验（near-patient testing）。

4. 让步检验（concession inspection）

指常规情况下不合格的检验标本，但是由于标本难以获得，或者患者病情较重，临床医生仍然需要检验人员对标本进行检验，让步检验标本的检测结果仅供临床医生参考。

5. 标本（specimen）

为检验、研究或分析一种或多种量或特性而取出的认为可代表整体的一独立部分的体液、呼出气、毛发或组织等。

6. 参考区间（reference interval）

取自生物参考人群的值分布的规定区间。

7. 医学决定水平（medical decision level，MDL）

是一种有别于参考值的特定限值，测定结果高于或低于该限值即在疾病诊断中起排除或确认作用，或对某些疾病进行分级或分类，或对疾病预后做出评估，以提示临床上应采取特定的治疗措施。

8. 危急区间（critical interval）

表明患者存在伤害或死亡直接风险的警示（危急）试验的检验结果区间。

9. 危急值（critical value，panic value）

能够提示患者生命处于危险/危急状态的极度异常的检验结果；或者与疾病的转归有密切联系的检验结果；或者属于国家重大传染病，需要引起医护人员足够重视的检验结果。

10. 危急值通报率（critical value reporting rate）

指已通报的检验危急值数占同期需要通报的检验危急值总数的比例，反映危急值通报情况。其计算公式为：

危急值通报率（%）=（已通报的检验危急值数/同期需要通报的检验危急值总数）×100%。

11. 危急值通报及时率（timeliness rate of critical value notification）

危急值通报时间指从结果确认到与临床医生交流时间。危急值通报及时率指满足规定时间的检验项目数占同期需要危急值通报的检验项目总数的比例，反映危急值通报是否及时。其计算公式为：

危急值通报及时率（%）=（危急值通报时间满足规定时间的检验项目数/同期需要危急值通报的检验项目总数）×100%。

12. 总周转时间（total turn-around-time，ToTAT）

从标本采集，到实验室确认检验结果，并将结果报告给临床医生的时间。

13. 周转时间（turn-around-time，TAT）

经历检验前、检验中和检验后过程中的两个指定时间点之间所用的时间。

14. 文件化程序（documented procedure）

被文件化、实施和维持的完成一项活动或一个过程的规定途径。

15. 实验室间比对（interlaboratory comparison）

按照预先规定的条件，由两个或多个实验室对相同或类似的物品进行测量或检测的组织、实施和评价。

16. 分析前阶段（preanalytical phase）

按时间顺序自医生申请至分析检验启动的过程，包括检验申请、患者准备和识别、原始样品采集、运送和实验室内传递等。

17. 结果的自动选择和报告（automated selection and reporting of results）

结果的自动选择和报告过程，在此过程中，患者检验结果送至实验室信息系统并与实验室规定的接受标准比较，在规定标准内的结果自动输入规定格式的患者报告里。

第二章 急诊检验的资源

急诊检验是急诊医疗的重要组成部分，急诊患者起病急、症状重且病情复杂多样。急诊检验项目不仅需满足急诊医疗需要，而且检验结果报告应做到准确、快速，以为患者疾病诊断与治疗赢得时间。合格的检验技术人员、适宜的硬件设施、优良的检测系统、精细化的质量管理、合理的实验室布局和优化的工作流程是急诊检验正常运行的保障。

+ 第一节 组织与人力资源管理

急诊检验是医学实验室的重要组成之一，急诊检验项目几乎涉及医学检验的所有专业方向，急诊检验需24h工作，工作模式分为了白班和夜班，大部分医院无固定的工作人员，小部分医院设置了急诊检验单元固定工作人员。不管采用何种人员制度，实验室应制定文件化程序，对人员进行管理并保持所有人员记录，设立适当的岗位，并制定合适的人事政策，确定急诊检验单元所有人员的资格和责任，确保急诊检验单元具有足够的、经过充分培训和有经验、有资格的工作人员，以满足急诊检验单元工作需要，其能履行其相应岗位职责，并证明满足实验室质量管理体系的管理要求、满足急诊检验的要求；应有全部员工的人事档案，包括教育背景、专业资格、培训、经验及能力记录等，方便相关人员获取和查阅；建立有关的管理制度，对使用计算机系统、接触患者资料、访问或更改患者检验结果、更改账单、修改计算机程序者的权限做出规定，满足用户要求和充分保障患者的权益，同时结合急诊检验需要快速、高效处理日常工作及突发情况特点，建议急诊检验工作人员相对稳定。急诊检验人员在上岗前必须接受相应的培训，并对其执行指定工作的能力进行评定。如未能通过评定，或该岗位对能力有新的要求，或在服务用户过程中出现严重不良事件时，应再次培训并重新评审。急诊检验应根据自身专业内容，制定专业知识培训计划，并按计划进行培训、考核、能力评估，每年不少于1次。

1. 培训的内容

（1）实验室质量体系建立、完善及持续改进的相关知识学习；检验科质量保证和质量管理方面的专业培训，包括质量手册、程序文件及标准操作程序的学习。

（2）急诊检验工作有关的理论知识学习及技能操作培训，包括检测项目的原理、方法、操作及临床意义，仪器的维护、保养等。

（3）实验室信息系统及医院信息系统的使用。

（4）健康与安全，包括防止和控制不良事件的影响。

（5）医学生物安全相关知识培训，包括训练职工学会识别各类风险，预防职业暴露及暴露后及时处理并上报的应对方法。

（6）其他，包括医学伦理学，患者信息的保密，卫生法律、法规，医疗纠纷的防范、处理及防止事故后果恶化等技能。

（7）继续教育及专业发展相关知识，包括专业学术交流及病案分析、医学检验的新进展及新技术、科研能力培训及医学论文撰写等。

2. 培训方式

（1）外出学习、学术交流会、进修等。

（2）医院内举办专项讲座、专项培训或专业学术报告会。

（3）科内举办的业务学习活动。

（4）专业技术组内部交流讨论。

（5）自学。

3. 考核与能力评审方式

（1）直接观察常规工作过程和程序，包括所有适用的安全操作。

（2）直接观察设备维护和功能检查。

（3）监控检验结果的记录和报告过程。

（4）检查工作记录。

（5）评估解决问题的技能。

（6）检验特定样品，如先前已检验的样品、实验室间比对的物质或分割样品。

（7）辨色能力证明。因急诊检验涉及细胞形态学检验，有颜色视觉障碍的人员不应从事。

（8）除技术能力的评估外，应同时评估员工其他方面的能力，如工作态度、服务态度、团队协作能力、工作积极性、工作高峰期处理能力等。

管理层应对各种培训进行考核，并保留考核记录，系列培训或阶段培训后，应有培训总结。培训总结的主要内容为培训计划的完成情况、考核结果、还存在的问题、进一步改进的措施等。

✛ 第二节 急诊实验室设施和环境

急诊检验室主要服务于急诊患者，因此设置的位置应有利于急诊患者样本的采集和运送。急诊检验室的布局应安全、合理，温、湿度控制和通风情况应能满足检验设备运行要求。急诊检验室作为实验室的重要组成部分，应按照生物安全二级实验室的相关要求要求进行设计，应符合国家相关部门的安全管理规定和要求，应保证对生物、化学、辐射和物理等危险源的防护水平控制在经过评估的可接受程度，以保障关联的办公区和邻近的公共空间安全，防止危害环境。

急诊检验室的空间分布，应考虑急诊检验24h工作需求，应包含实验区和非实验区，同时应综合考虑工作人员的数量、仪器设备的体积、急诊检验项目实验方法要求和工作流程等，合理布局，以最大限度地提升工作效率和质量，为工作人员提供舒适、便捷的工作环境。急诊检验室可以是独立单元，也可以根据医疗机构具体情况设置在检验科各亚专业组内或其他实验室内。《全国急诊检验现状与发展需求调研报告》表明：目前，我国仅有一半左右的三级医院和少部分的二级医院设置了独立的急诊检验单元；部分三级医院和二级医院虽然没有独立的急诊检验单元，但在常规实验室中有专门的急诊检验区和急诊检验设备。大部分的急诊检验单元面积在100平方米以下。从保证检测质量、效率和确保实验室安全等角度出发，医院在设置急诊检验单元时，需根据本院实际情况进行更合理的规划和设置。

1. 急诊检验单元设计应满足的条件

（1）进入控制宜考虑安全性、保密性、质量和通行，对进入影响检验质量的区域进行控制。

（2）应保护医疗信息、患者样品、实验室资源，防止未授权访问。

（3）检验设施应保证检验的正确实施。这些设施可包括能源、照明、通风、噪声、供水、废物处理和环境条件。

（4）实验室内的通信系统与机构的规模、复杂性相适应，以确保信息的有效传输。

（5）提供安全设施和设备，如应急疏散装置、冷藏或冷冻库中的对讲机和警报系统、便利的应急淋浴和洗眼装置等，并定期验证其功能。

2. 急诊检验单元安全要求

急诊检验单元的安全有物品资源的安全和生物危害安全。设计实验室时，充分考虑了这些方面的因素。

（1）相邻区域之间有不相容业务活动的，进行有效分隔，并采取措施防止交叉污染，各隔离区域加以明确标识。

（2）严格控制外来人员进入或使用会影响检验质量的区域。采取适当的措施保护样品及资源的安全，防止无关人员接触，同时保护外来人员的安全。特别注意对高风险样品或物品的安全保护措施。

（3）制定危险物品存放和处理的程序，该程序须遵守相关法规，并对相关人员进行培训。

（4）电话通信系统、网络系统、传真等与本科规模、复杂性及信息的有效传输基本相适应，在利于提高工作效率、保证质量的前提下，基本满足工作和安全的需要。

3. 急诊检验单元设施维护和环境条件

（1）指定各专业组安全负责人监督各技术组工作区的环境卫生，保持清洁和整洁有序。实验室工作人员养成良好习惯，所有物品、试剂归类管理，摆放整齐。出入口及通道不应设有障碍物或存在阻塞。实验室保持设施功能正常、状态可靠。工作区应洁净并保持良好状态。

（2）按照相关的规定要求，各实验室及时监测、控制和记录环境条件，避免可能影响样品、结果质量和（或）员工健康。关注与开展活动相适宜的光、无菌、灰尘、有毒有害气体、电磁干扰、湿度、电力供应、温度、声音、振动水平和工作流程等条件，以确保这些因素不会使结果无效或对所要求的检验质量产生不利影响。相邻实验室部门之间如有不相容的业务活动，要有效分隔和采取措施防止检验程序中可能产生的危害，如果不隔离可能影响工作时，要制定相关程序防止交叉污染。针对血细胞和微生物的显微镜分类、测序试验的数据分析以及分子突变结果的复核等，实验室应提供安静和不受干扰的工作环境。

（3）实验室依据所用分析设备和实验过程的要求，制定环境温湿度控制要求并记录。应有温湿度失控时的处理措施并记录。依据用途（如试剂用水、分析仪用水、RNA检测用水），参考国家/行业标准，制定适宜的水质标准（如电导率或电阻率、微生物含量、除RNase率等），并定期检测并记录。实验室配置不间断电源（UPS）以保证关键设备［如需要控制温度和连续监测的分析仪、培养箱、冰箱、实验室信息系统（LIS）服务器和数据处理有关的计算机等］的正常工作。

✛ 第三节　急诊检验设备、试剂和方法

为保障急诊检验的质量和效率，急诊检验设备应保证24h正常运行。检验科应对检测系统进行全面评估，满足临床要求的检验设备、试剂和方法，选择适用于急诊检验的检测系统。应优先选择操作简便、检测快速、结果稳定、故障率低的检验设备。建立急诊检验设备管理程序，按照要求对急诊检验设备进行维护、保养和校准，使设备始终处于良好的运行状态；使用过程中选用性能满足要求的试剂、校准品和质控品，检测系统对溶血、血脂和黄疸等常见影响因素具备较强的抗干扰能力；按照要求定期进行操作人员比对，进行不同仪器间相同检测项目的比对，以保证急诊检验质量。急诊检验试剂的准备和更换宜由科室内相对固定的检验人员负责。急诊检验室应根据检验程序制定标本采集要求，采取快速、有效的方式处理急诊检验标本，以保障急诊检验的TAT。

建立应急预案：同时应建立有效的应急预案，在急诊检验设备（包括信息系统）发生故障、停水、停电等异常情况下，仍能保证急诊检验报告的及时性和准确性。

POCT项目的管理：医疗机构应重视用于急救医疗的POCT项目的质量管理。为确保检测结果的可靠性，临床科室使用的POCT项目应纳入急诊检验质控管理范畴。医疗机构应设立POCT管理委员会或其他形式的管理组织（下文中称为"委员会"）。委员会至少应包括医院管理人员、设备处、医务部、护理部人员、检验人员及使用POCT仪器的人员等。委员会制定并发布POCT管理制度，明确岗位职责，各部门在委员会领导的组织协调下，分工合作、定期交流。在使用POCT设备前，使用科室应制订完整的质量保证制度和质量控制方法，科学合理地开展POCT质量控制活动；应进行检测系统的性能验证，了解POCT项目与检验科相同检测项目的性能差异，如精密度、检测灵敏度、线性及可报告范围、生物参考区间等。科室应指定具有丰富经验的专人负责POCT设备的维护保养、定期校准及质量保证计划的实施；当检测结果出现极度异常，例如危急值和超出可报告范围时，适用时应将标本送至检验科进行复检，以保证急诊检验结果的准确性。检验科应对POCT的操作人员进行定期培训和考核，考核合格后由委员会内设置的相关部门记录、发放合格证并授权；委员会应定期组织医疗机构内POCT项目与检验科相同项目的比对，检

验科按照要求实施比对工作，保证POCT项目的检验性能。

《全国急诊检验现状与发展需求调研报告》表明：大部分三级及二级医院认为急诊检验需要或可以配置自动化流水线；但只有少部分三级医院及极少部分二级医院已在急诊检验单元配置了自动化流水线。10%左右的三级医院和20%左右的二级医院急诊检验没有配置备机；关于备机使用情况，20%左右的三级医院和10%左右的二级医院急诊检验有仪器负载均衡评估系统，可保证每台仪器的合理使用。

第四节 急诊项目的选择

急诊检验是急救医疗的重要组成部分，合理充足的急诊检验项目、准确及时的检验报告，能为急诊患者在黄金时间窗内得到有效救治提供保障。各医疗机构应根据机构内急诊患者来源及专科特点合理设置、制定急诊检验项目选择程序，检验科应按照程序定期充分征求临床医师的意见，根据医院急诊患者来源及专科特点设置急诊检验项目列入"医疗机构内急诊检验项目清单"，由医务部门批准、发布，使急诊检验项目能持续满足临床医师救治急危重症患者的需要。《急诊检验能力建设与规范中国专家共识》推荐的急诊项目如下，供参考：

1. 临床检验专业

（1）推荐的急诊检验项目：全血细胞计数、尿有形成分分析、尿液干化学分析、粪便常规检查、粪便隐血试验、ABO血型鉴定（正定型和反定型）、RhD血型鉴定、C-反应蛋白（CRP）、凝血酶原时间（PT）、活化部分凝血活酶时间（APTT）、凝血酶时间（TT）、血浆纤维蛋白原、纤维蛋白（原）降解产物（FDP）、血浆D-二聚体（D-Dimer）、人绒毛膜促性腺激素（HCG）试验、胸膜腔积液常规检查。

（2）根据临床需要选择的急诊检验项目：脑脊液（CSF）常规细胞计数检查、脑脊液蛋白定性测定、支气管肺泡灌洗液（BALF）细胞计数、胃内容物常规检测等。

2. 临床生物化学专业

（1）推荐的急诊检验项目：钾（K）、钠（Na）、氯（Cl）、总钙（Ca）、碳酸氢盐（HCO_3^-）/总二氧化碳（TCO_2）、葡萄糖（Glu）、肌酐（Cr）、尿素（Urea）、尿酸（UA）、丙氨酸氨基转移酶（ALT）、天门冬氨酸氨基转移酶（AST）、γ-谷氨酰基转移酶（GGT）、总蛋白（TP）、白蛋白（Alb）、总胆红素（T-Bil）、直接胆红素（D-Bil）/结合胆红素（BC）、间接胆红素（I-Bil）/非结合胆红素（BU）、胆碱酯酶（ChE）、淀粉酶（AMY）、脂肪酶（LPS）、肌酸激酶（CK）、肌酸激酶-MB同工酶（CK-MB）、血氨、血气分析、乳酸（LA）。

（2）根据临床需要选择的急诊检验项目：脑脊液生化〔脑脊液葡萄糖定量测定、脑脊液蛋白定量测定、氯（Cl）测定〕、治疗药物浓度测定（茶碱、万古霉素等）、甘油三酯（TG）、总胆固醇（TC）、糖化白蛋白（GA）、糖化血红蛋白（HbA1c）、微量白蛋白（mAlb）测定等。

3. 临床免疫学专业

（1）推荐的急诊检验项目：心肌肌钙蛋白（cTn）/超敏心肌肌钙蛋白（hs-cTn）、肌酸激酶-同工酶质量（CK-MB-mass）、N端-B型钠尿肽前体（NT-ProBNP）/B型钠尿肽（BNP）、肌红蛋白（Mb）、人绒毛膜促性腺激素（HCG）、孕酮（P）、降钙素原（PCT）。

（2）根据临床需要选择的急诊检验项目：白细胞介素-6（IL-6）、血清淀粉样蛋白A、乙型肝炎病毒表面抗原定量（HBsAg）/乙型肝炎病毒表面抗原定性（HBsAg）、丙型肝炎病毒抗体（Anti-HCV）、人免疫缺陷病毒抗体（Anti-HIV）试验、梅毒螺旋体抗体、抗肺炎支原体抗体（IgG、IgM抗体）、抗甲型流感病毒抗体（IgG、IgM抗体）/甲型流感病毒抗原检测、抗乙型流感病毒抗体测定（IgG、IgM抗体）/乙型流感病毒抗原测定、抗轮状病毒抗体检测（IgG、IgM抗体）、流行的传染病抗原和抗体等检测。

4. 临床微生物学专业

推荐的急诊检验项目：直接涂片革兰染色镜检、无菌体液细菌培养、血液或相关体液培养等。

第三章 急诊检验的质量管理

质量体系是为实施质量管理所需的组织结构、程序、过程和资源，它以符合质量方针和目标要求并满足用户的需求和要求为准。质量体系运行的有效性和适应性是确保检验工作准确、可靠的先决条件。检验科的质量管理体系是文件化的管理体系，实验室的政策、过程、计划、程序和标准操作程序均形成文件，并维持质量管理体系并持续改进其有效性。

急诊检验作为检验科的重要组成部分，应按照ISO 15189等相关标准建立急诊检验质量管理体系并将其文件化，保障检验前、中、后全过程符合检验科制定的质量方针和质量目标要求。实施并维持急诊检验质量管理体系持续改进的有效性，以满足临床对急诊检验的要求。

第一节 急诊检验的质量管理体系

质量体系是为实施质量管理所需的组织结构、程序、过程和资源的有机统一，以满足质量目标的需要为准则。根据ISO 15189要求，检验科的质量体系的文件架构由质量手册、程序文件、标准操作文件及记录文件组成，由上至下分为4层，急诊检验作为检验科的一个重要组成部分，文件体系中主要涉及标准操作文件和记录文件。标准操作程序是程序文件的支持性文件和细化，规定急诊检验项目和技术操作的规范程序。急诊检验在运行过程中产生的即时记录，包括质量记录和技术记录，是证实质量体系有效运行的原始证据及载体，也同样属于实验室受控和保密的文件。急诊检验质量体系在运行过程中会不断被监督、评审，从而得到持续改进。急诊检验应根据文件要求建立定期监控和证实仪器、试剂及分析系统经过了适当校准并处于正常功能状态的计划，并实施；同时应建立书面和有案可查的预防性维护及校准计划，其内容至少应遵循制造商的建议。

急诊检验人员应高度重视影响检验质量的因素。医疗机构应制定急诊标本送检的相关流程，以保证急诊标本及时地运送到急诊检验室；检验科应制定患者准备、标本采集、运送、接收和拒收的标准操作规程，建立不合格标本的处理程序、让步检验和附加急诊检验流程；检验科应建立高效的急诊检验与临床沟通的机制，主动对临床相关人员及患者进行标本采集、储运的培训和宣传，提高样本合格率、缩短检验前TAT，保证急诊检验结果的及时性与准确性。

✚ 第二节　急诊检验前过程

检验前过程是指临床医师开出检验申请单到分析测定前的全部过程，包括填写检验申请表，患者准备，样品采集、运送、贮存和前处理等多个环节。检验前的样品直接影响到检测结果的质量。研究表明，检验前过程的误差占总误差的60%～70%。急诊检验室应关注急诊检验标本容器的选择、标本采集、处理和运输等环节，以保证检验结果的有效性。

1. 急诊检验项目的选择

临床医师根据患者病情需要，参考检验项目的敏感度、特异性等选择检验项目。急诊检验工作人员可为其提供检验项目申请的咨询，评价实验室检验项目能否满足服务对象的要求，并监督服务对象选择的检验项目是否正确。

2. 检验申请单

检验申请单属于合同性文件，应在检验科与临床医护人员讨论后决定检验申请表的格式和送达实验室的方式，同时检验科应事先将所开展的检验项目和完成时间等事宜和医院医务处协商一致，并制成申请单供急诊检验服务对象参考。只要满足要求，电子检验申请单也适用。检验申请单应定期进行评审。

检验申请表包括以下内容：①患者的唯一标识。②医师或其他依法授权的可要求检验或可使用医学资料者的姓名或其他唯一标识，以及报告的目的地。申请检验医师的地址宜作为申请表的一部分内容。③执行时间，原始样品的类型和原始解剖部位。④申请的检验项目。⑤患者的相关临床资料，至少应包括性别和出生日期，以备解释检验结果之用。⑥原始样品采集日期和时间；⑦实验室收到样品的日期和时间。

3. 急诊检验标本采集手册

原始样品的采集和处理，是保证检验结果准确性和可靠性的前提条件，实验室应制定并实施正确采集和处理原始样品的专用标准操作程序，至少包括以下内容：

（1）以下资料的备份或参考资料：

①实验室提供的所有检验项目目录。

②知情同意书（适用时）。

③临床标本采集之前，向患者提供有关自我准备的信息和指导。

④向服务用户提供的相关医学指征和帮助其合理选择现有程序的信息。

（2）采集程序：

①患者准备，指为护理人员、采血者、标本采集者或患者提供。

②临床标本的识别程序，指如何识别临床标本的ID系统。

③临床标本采集程序，注明临床标本采集所用的容器以及所用抗凝剂或防腐剂的种类和量。

（3）附加说明：

①申请单或电子申请单填写。

②临床标本采集的类型和量。

③特殊采集时机，如检测餐后血糖的时间安排。

④从标本采集到急诊检验室接收标本期间所需的任何特殊处理，如运输要求、冷藏、保温、立即送检等。

⑤原始标本标记。

⑥临床资料，如用药史。

⑦准确识别临床标本采集患者的标识。

⑧临床标本采集者身份及采集日期的记录。

⑨采样物品使用后的安全处置。

⑩附加说明：

· 已检样品的存放。

· 申请附加检验项目的时间限制。

· 附加检验项目。

· 因分析失败而需再检验或对同一原始标本做进一步检验。

4. 急诊标本采集程序

（1）采样人员

采样人员必须具备卫生技术专业资格证，方可进行采样。如患者自行留取标本，须接受专业人员的指导。

（2）采样准备

在采样前，采样人员根据申请者申请的检验项目的要求，确认采样计划和进行适当的准备工作。这些准备包括核对医嘱或申请单，打印条形码，选择恰当的容器粘贴条码，指导患者做好采样前的准备。在接待和采样期间，应充分保护患者隐私。保护措施与申请信息的类型和采集的临床标本相适应。

（3）采样实施

采样人员必须根据检验项目的要求和计划以及医嘱要求执行的时间，选择恰当的部位，采集适当的标本量，抗凝标本充分颠倒混匀。采集标本前必须认真核对患者、标本容器和检验申请是否一致，严防差错。

（4）送检登记

采样人员在采样完毕时，必须尽快核对标本及申请单信息是否完整，要注意标本标识必须与检验申请单相符合，严防标记错误。

5. 急诊标本的收集和运送

（1）急诊标本的收集

急诊标本因对时间要求紧迫，采集后应尽快安排专人送达急诊检验室或指定地点。

（2）急诊标本的运送

运送人员须使用密封容器在规定时间内将标本安全地送到急诊检验室或指定地点。运送过程中要注意容器的密封性，有时要避光（如阳光直射下血中胆红素会分解），当要求有温度限定时，应确保标本在运送途中置于适合的设备内。特殊标本需要送收双方签收。送检标本送达急诊检验室或指定地点后，工作人员应进行验收，查看标本信息及完整性，核对是否与检验申请单相符。

6. 检验前的质量管理

2015年，原国家卫生计生委发布了15项临床检验专业质量控制指标，其中检验前质量指标包括标本类型错误率、标本容器错误率、标本采集量错误率、血培养污染率、抗凝标本凝集率、检验前周转时间中位数，检验科应定期抽查、统计以上6项质量指标，当出现偏移或不符合率超过规定时，应提交报告到护理部或医务部，督促临床改进，以提高急诊检验质量。

✚ 第三节　急诊检验程序

检验程序包括从样品制备、检验方法的选择和确认、标准操作程序的编写、生物参考区间的评审到审核签发报告前的全部过程。首选的检验程序是体外诊断医疗器械使用说明中规定的程序，公认/权威教科书、经同行审议过的文章或杂志发表的，国际公认标准或指南中的，或国家、地区法规中的程序。

科学的检验程序是保证检验工作的关键，实验室所应选择的检验程序需经过预期用途确认，并记录检验过程中从事操作活动的人员身份。同时，检验程序的性能特征需符合相关规定要求并与该检验的预期用途相关。检验科也需对开展的检验活动所采用的方法进行有效的控制、规范管理，以保证检验结果的准确性和科学性。

1. 检验程序验证

在检验工作开展之前，实验室需对未加修改而使用的已确认的检验程序进行独立验证，也需从制造商或方法开发者处获得相关信息，以确定检验程序的性能特征。实验室自行进行的验证，应通过获取客观证据（以性能特征形式）证实检验程序的性能与其声明相符。验证过程证实的检验程序的性能指标，应与检验结果的预期用途相关。同时，实验室应将验证程序文件化，并记录验证结果。验证结果应由适当的授权人员审核并记录审核过程。

检验科建立了检验方法的验证程序，以核实所使用的检验程序在本实验室是否有效运行，是否适用于其预期目的。验证过程使用经确认的程序，验证方法采用同行所公认的方法，验证范围尽量充分满足特定的或某领域的应用需要。

对检验过程中所用方法性能的确认可采取下列技术之一，或是其组合：

①使用参考标准或标准物质进行校准。

②与其他方法所得的结果进行比较。

③实验室之间的比对。

④对影响结果的因素做系统评审。

⑤根据对方法的理论原理和实践经验的科学理解，对所得结果不确定度进行评定。

用于检验的每个程序的性能参数应与其预期用途相关。

检验中管理组应对检验科所选用的方法和程序进行系统评审，在用于检验前证实其结果符合要求，以后每年评审一次，记录评审结果并归档。

2. 标准操作程序的编写

开展的急诊检验项目以及与检验质量密切相关的仪器设备均建立在相应的标准操作程序上，标准操作程序应包括以下内容：

除文件控制标识，当适用时，文件还宜包括：

①检验目的。

②检验程序的原理。

③性能参数（如线性、精密度、以测量不确定度表示的准确性、检出限、测量区间、测量真实性、分析灵敏度和分析特异性）。

④原始样品系统（如血浆、血清和尿液）。

⑤容器和添加物类型。

⑥要求的设备和试剂。

⑦校准程序（计量学溯源性）。

⑧程序步骤。

⑨质量控制程序。

⑩干扰（如乳糜血、溶血、胆红素血）和交叉反应。

⑪结果计算程序的原理，包括测量不确定度。

⑫生物参考区间。

⑬检验结果的可报告区间。

⑭警告/危急值（适用时）。

⑮实验室解释。

⑯安全防护措施。

⑰变异的潜在来源。

只要具备上述规定信息，可以使用电子手册。文件控制要求同样适用于电子手册。

实验室负责人应负责确保检验程序内容完整、现行有效并经过全面评审。

3. 检验程序的确认

实验室需对以下来源的检验程序进行确认：

①非标准方法。

②实验室设计或制定的方法。

③超出预定范围使用的标准方法。

④修改过的确认方法。

方法确认应尽可能全面，并通过客观证据（以性能特征形式）证实满足检验预期用途的特定要求。

> 注：检验程序的性能特征宜包括测量正确度、测量准确度、测量精密度（含测量重复性和测量中间精密度）、测量不确定度、分析特异性（含干扰物）、分析灵敏度、检出限和定量限、测量区间、诊断特异性和诊断灵敏度。

实验室应将确认程序文件化，并记录确认结果。确认结果应由授权人员审核并记录审核过程。

当对确认过的检验程序进行变更时，应将改变所引起的影响文件化，适当时，应重新进行确认。

4. 被测量值的测量不确定度

检验科建立了测量不确定度的评定程序，尽可能确定检验结果的不确定度。从采样、样品制备、样品部分的选择、校准品、参考物质、加样量、使用的仪器设备、环境条件、样品状态及操作人员的变更等各方面分析不确定的来源。

检验科建立了检验结果量值溯源的管理程序，将测量结果通过一条具有规定不确定度的连续比较链与测量基准联系起来，使测量结果的准确性和一致性得到技术保证。如果上述方法无法实现，还可采用以下方法（但不限于此）以提供结果的可信度：

①参加适当的实验室间比对计划；

②使用有证书说明其材料特性的适当参考物质；

③对测量系统定期进行校准；

④比率或倒易型测量；

⑤使用已明确建立的、经规定的、性能已确定的、被各方承认的协议标准或方法；

⑥使用供应商或制造商提供的试剂、程序或检验系统溯源性的声明文件。

实验室应为检验过程中用于报告患者样品被测量值的每个测量程序确定测量不确定度。实验室应规定每个测量程序的测量不确定度性能要求，并定期评审测量不确定度的评估结果。

> 注：1. 与实际测量过程相关联的不确定度分量从接收样品启动测量程序开始，至输出测量结果终止。
>
> 2. 测量不确定度可在中间精密度条件下通过测量质控物获得的量值进行计算，这些条件包括了测量程序标准操作中尽可能多而合理的常规变化，例如：不同批次试剂和校准物、不同操作者和定期仪器维护。
>
> 3. 测量不确定度评估结果实际应用的例子，可包括确认患者结果符合实验室设定的质量目标，将患者结果与之前相同类型的结果或临床决定值进行有意义的比对。

实验室在解释测量结果量值时应考虑测量不确定度。需要时，实验室应向用户提供测量不确定度评估结果。

当检验过程包括测量步骤但不报告被测量值时，实验室宜计算有助于评估检验程序可靠性或对报告结果有影响的测量步骤的测量不确定度。

5. 生物参考区间或临床决定值

生物参考区间的设立有三种方式：

①直接采用由国家权威机构发布或权威刊物出版的适合实验室的生物参考区间；

②直接引用试剂生产商提供的生物参考区间；

③自行建立生物参考区间。

检验中管理组定期对生物参考区间进行评审，具体见《生物参考区间评审程序》，技术负责人负责审核。

实验室应规定生物参考区间或临床决定值，将此规定的依据文件化，并通知用户。当特定的生物参考区间或决定值不再适用服务的人群时，应进行适宜的改变并通知用户。如果改变检验程序或检验前程序，实验室应评审相关的参考区间和临床决定值（适用时）。

6. 检验程序文件化

检验程序应文件化，并应用实验室员工通常理解的语言书写，且其在适当的地点可以获取。

任何简要形式文件（如卡片文件或类似应用的系统）的内容应与文件化程序对应。

> 注：1. 只要有程序文件的全文供参考，工作台处可使用用作快速参考程序的作业指导书、卡片文件或总结关键信息的类似系统。
>
> 2. 检验程序可参考引用产品使用说明的信息。

所有与检验操作相关的文件，包括程序文件、纪要文件、简要形式文件和产品使用说明书，均应遵守文件控制要求。

除文件控制标识外，检验程序文件应包括：

①检验目的。

②检验程序的原理和方法。

③性能特征。

④样品类型（如：血浆、血清、尿液）。

⑤患者准备。

⑥容器和添加剂类型。

⑦所需的仪器和试剂。

⑧环境和安全控制。

⑨校准程序（计量学溯源）。

⑩程序性步骤。

⑪质量控制程序。

⑫干扰（如：血脂、溶血、黄疸、药物）和交叉反应。

⑬结果计算程序的原理，包括被测量值的测量不确定度（相关时）。

⑭生物参考区间或临床决定值。

⑮检验结果的可报告区间。

⑯当结果超出测量区间时，对如何确定定量结果的说明。

⑰警示或危急值（适当时）。

⑱实验室临床解释。

⑲变异的潜在来源。

⑳参考文献。

当实验室拟改变现有的检验程序，而导致检验结果或其解释可能明显不同时，在对程序进行确认后，应向实验室服务的用户解释改变所产生的影响。

> 注：根据当地情况，本要求可通过不同方式实现，包括直接邮寄、实验室通信或作为检验报告的一部分。

检验科将现行的检验程序，包括对原始样品的要求、相关的性能参数和要求列成清单（如检验项目、原始样品及相关要求、测量范围、检出限、不确定度、特殊要求等），供本实验室服务对象取用。如果检验科拟更改检验程序并可能引起检验结果及其解释的明显差异，则在更改之前以书面方式向本科服务对象做出解释。

第四节　急诊检验结果的质量保证

急诊检验的检测结果与临床的诊断、治疗、疗效判断和预后密不可分，保证检验工作的质量是每个急诊检验工作人员的职责和义务。实验室应建立完善的质量体系保证措施，加强和监控检验结果的质量，在规定条件下进行检验以保证检验质量，实施适当的检验前和检验后过程。检验科应定期监控质量指标，以评估急诊检验全过程质量；应定期评估急诊检验报告时限，与临床医护人员共同改进检验ToTAT等质量指标，满足临床医生对急诊检验的要求。

质量控制是指为达到质量要求所采取的作业技术和活动。质量控制是检验医学质量保证的重要组成部分，可以分为内部质量控制和外部质量控制。

质量保证是质量管理的一部分，是通过计划和有系统的活动而达到提供信任的目的。在检验医学中，检验程序的质量保证包括从临床医生申请检验，到患者准备、标本采集、标本运送、标本处理、标本分析、结果处理，签发报告等。质量保证是致力于提供质量要求，要求会得到满足的信任。

1. 室内质控

实验室应制定程序以防止在质控失控时发出患者结果。

当违反质控规则并提示检验结果可能有明显临床错误时，应拒绝接受结果，并在纠正错误情况并验证性能合格后重新检验患者样品。实验室还应评估最后一次成功质控活动之后患者样品的检验结果。

应定期评审质控数据，以发现可能提示检验系统问题的检验性能变化趋势。发现此类趋势时应采取预防措施并记录。

注：宜尽量采用统计学和非统计学过程控制技术连续监测检验系统的性能。

2. 实验室间比对

实验室应参加适于相关检验和检验结果解释的实验室间比对计划（如外部质量评价计划或能力验证计划）。实验室应监控实验室间比对计划的结果，当不符合预定的评价标准时，应实施纠正措施。

注：实验室宜参加满足GB/T 27043、ISO/IEC 17043相关要求的实验室间比对计划。

实验室应建立参加实验室间比对的程序并文件化。该程序包括职责规定、参加说明，以及任何不同于实验室间比对计划的评价标准。

实验室选择的实验室间比对计划应尽量提供接近临床实际的、模拟患者样品的比对试验，其具有检查包括检验前和检验后过程的全部检验过程的功用（可能时）。

①方法学比较

检验科准备用一个新的检测系统或测定方法，或新的试剂盒、新的仪器进行患者标本测定前，应与原有的检测系统或公认的参考方法一起检测一批患者标本，以评价新的检测系统或方法引入后的偏倚，从而决定其能否应用于临床。

②实验室间比对

按照预先规定的条件，由两个或多个实验室对相同或类似的被测物品进行检测的组织、实施和评价。

③替代方案

当无实验室间比对计划可利用时，实验室应采取其他方案并提供客观证据确定检验结果的可接受性。

这些方案应尽可能使用适宜的物质。

注：适宜物质可包括：有证标准物质/标准样品，以前检验过的样品，细胞库或组织库中的物质，与其他实验室的交换样品，实验室间比对计划中日常测试的质控物。

④实验室间比对样品的分析

实验室应尽量按日常处理患者样品的方式处理实验室间比对样品。

实验室间比对样品应由常规检验患者样品的人员用检验患者样品的相同程序进行检验。

实验室在提交实验室间比对数据日期之前，不应与其他参加者互通数据。

实验室在提交实验室间比对数据之前，不应将比对样品转至其他实验室进行确认检验，尽管此活动经常用于患者样品检验。

⑤实验室表现的评价

应评价实验室在参加实验室间比对中的表现，并与相关人员讨论。

当实验室表现未达到预定标准（即存在不符合）时，员工应参与实施并记录纠正措施。应监控纠正措施的有效性。应评价参加实验室间比对的结果，如显示出存在潜在不符合的趋势，应采取预防措施。

3. 检验结果的可比性

应规定比较程序和所用设备和方法，以及建立临床适宜区间内患者样品结果可比性的方法。此要求适用于相同或不同的程序、设备、不同地点或所有这些情况。

注：在测量结果可溯源至同一标准的特定情况下，如校准物可互换，则认为结果具有计量学可比性。

当不同测量系统对同一被测量（如葡萄糖）给出不同测量区间以及变更检验方法时，实验室应告知结果使用者在结果可比性方面的任何变化并讨论其对临床活动的影响。

实验室应对比较的结果进行整理、记录，适当时，迅速采取措施。应对发现的问题或不足采取措施并保存实施措施的记录。

4. 质量保证措施

急诊检验工作人员负责指导并监督临床医师正确开具检验申请单，对不合格检验单进行控制和记录。

急诊检验工作人员指导临床医护人员和患者正确采集、留取、运输标本，并向其提供相关咨询。

急诊检验建立室内质量控制程序，以保证检验结果达到预期的质量标准：

①凡是能够获得有证质控品的项目，均开展室内质控，每次试验随样品一起操作，保证相应的记录，并对记录数据进行系统的趋势分析，以提前发现潜在的不符合项。

②无法获得有证质控品的项目，采取自制质控品进行室内质控，并将质控的操作规程形成文件。

5. 室间质评

急诊检验实验室应积极并有计划地参加卫计委临床检验中心的室间质量评价活动，对质评结果进行监控，对达不到控制标准的及时实施纠正措施；对于非评价项目，通过室间比对实验，或与其他实验室交换样品，确保检验结果的可信度。当确实无正式的实验室间比对计划可供利用时，实验室应建立机制，用于决定未经其他方式评估程序的可接受性。只要有可能，比对机制应利用外部测试材料，如与其他实验室交换样品。实验室管理层应监控实验室间比对机制的结果并参与实施和记录纠正措施。当同样的检验应用不同程序或设备，或在不同地点进行，或以上各项均不同时，应有确切机制以验证在整个临床适用区间内检验结果的可比性。应按适合于程序和设备特性的规定周期验证。

急诊检验相关质量负责人对所有质控结果和比对活动进行记录，质控结果失控，或比对结果临床不接受时，迅速采取措施予以纠正并记录。所有记录均归档保存。

第五节 急诊检验后过程的保证

检验后过程是质量保证体系的重要组成部分，主要包括检验结果的评审、报告发布、样品的保存以及检验后废弃物的处理等过程。本实验室对检验结果的评审和发布进行了质量控制，以保证检验结果的有效性和可靠性。同时，应对检验后标本和废弃物进行妥善地保存和处理，以保证环境的安全性。

1. 结果复核

急诊检验实验室已制定相应程序来确保实验室检验结果在被授权者发布前得到复核，适当时，应对照室内质控、可利用的临床信息及以前的检验结果进行评估。实验室检验结果复核程序包括自动选择和报告，应制定复核标准、批准权限并文件化。

检验程序完成后，被授权人对检验结果与患者的年龄、性别、临床诊断等有关临床信息进行系统评价，对同一样本不同特性结果的相关性以及累积趋势图进行分析，一致后发布报告。

依据检测特性，在保证样品性状稳定的前提下，规定了检验后原始样品的贮存条件、时间、地点，以保证样品的安全性，也便于必要时的复查以及附加检验。

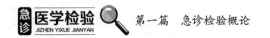

对于不再用于检验的样品，本实验室制定了关于废弃物处置的程序，以确保环境生物安全。

2. 临床样品的储存、保留和处置

应制定文件化程序对临床样品进行识别、收集、保留、检索、访问、储存、维护和安全处置。并规定临床样品保留的时限。应根据样品的性状、检验和任何适用的要求确定保留时间。

> 注：出于法律责任考虑，某些类型的程序（如组织学检验、基因检验、儿科检验）可能要求对某些样品保留更长的时间。
>
> 样品的安全处置应符合地方性法规或有关废物管理的建议。

✛ 第六节　急诊检验结果报告

急诊检验报告是急诊检验工作的最终反映，向临床医生提供准确有效的检验报告是急诊检验的质量目标。急诊检验实验室按照有关的标准和规范的要求，对急诊检验报告进行有效控制，保证在报告中准确、清晰、明确、客观地表述检验结果。

1. 报告特性

急诊检验管理层在与临床医护人员讨论后，规范检验报告的格式和传达方式，保证检验报告在规定的检验周期内送达适当的人员，每一项检验结果均应准确、清晰、明确并依据检验程序的特定说明报告。实验室应规定报告的格式和介质（即电子或纸质）及其从实验室发出的方式。报告应包括解释检验结果所必需的信息。

（1）急诊检验结果应清晰易懂，文字表述正确，报告给授权接收和使用医学信息的人员。报告中的内容包括：

①清晰明确的检验标识。

②检验科或委托试验室的标识。

③患者的唯一性标识和申请检验的部门。

④检验申请者姓名或其他唯一性标识和申请者申请检验时的部门。

⑤原始样品采集日期和时间，实验室接收样品的时间，报告发布日期和时间。

⑥原始样品的类型和来源部门。

⑦以SI单位或可溯源至SI单位报告检验结果。

⑧生物参考区间。

⑨必要时加注结果解释。

⑩需对原始结果进行修正或校正的，在报告单中同时注明原始结果和修正后的结果。

⑪授权审核或发布报告者的签名。

⑫当原始样品的质和量对检验结果有影响时，注明样品的状态。

⑬必要时，向顾客提供检出限和测量不确定度的资料。

（2）只要适用，使用以下组织建议的词汇和句法描述所做的检验及其结果：

国际血液学标准委员会，International Council for Standardization in Haematology（ICSH）；

国际血液学学会，International Society of Haematology（ISH）；

国际临床化学和实验医学联盟，International Federation of Clinical Chemistry and Laboratory Medicine（IFCC）；

国际理论化学和应用化学联合会，International Union of Pure and Applied Chemistry（IUPAC）；

国际血栓与止血学会，International Society of Thrombosis and Haemostasis（ISTH）；

欧洲标准化委员会，European Committee for Standardization（CEN）。

只要适用时，使用下述组织建议的命名法描述检验结果：

国际生物化学与分子生物学联合会，International Union of Biochemistry and MolecuLar Biology（IUBMB）；

国际微生物学会联合会，International Union of Microbiological Societies（IUMS）；

国际免疫学会联合会，International Union of Immunological Societies（IUIS）；

国际医学规范术语全集（美国病理学家学会），SNOMED International（College of American Pathologists）；

世界卫生组织，World Health Organization（WHO）。

（3）对于收到的不适于检验或可能影响检验结果的原始样品，均在报告中说明。

（4）急诊检验实验室应确保下述报告特性能够有效表述检验结果并满足用户要求：

①对可能影响检验结果的样品质量的评估。

②按样品接受/拒收标准得出的样品适宜性的评估。

③危急值（适用时）。

④结果解释，适用时可包括最终报告中对自动选择和报告结果的解释的验证。

2. 报告内容

报告中应包括但不限于以下内容：

①清晰明确的检验项目识别，适当时，还包括检验程序。

②发布报告的实验室的识别。

③所有由受委托实验室完成的检验的识别。

④每页都有患者的识别和地点。

⑤检验申请者姓名或其他唯一识别号和申请者的详细联系信息。

⑥原始样品采集的日期，当可获得并与患者有关时，还应有采集时间。

⑦原始样品类型。

⑧测量程序（适当时）。

⑨以SI单位或可溯源至SI单位，或其他适用单位报告的检验结果。

⑩生物参考区间、临床决定值，或支持临床决定值的直方图/列线图（诺谟图）（适用时）；

> 注：在某些情况下，将生物参考区间清单或表格在取报告处发给所有实验室服务用户可能是适当的。

⑪结果解释（适当时）；

> 注：结果的完整解释需要临床背景信息，而这些信息实验室不一定可获取。

⑫其他警示性或解释性注释（如可能影响检验结果的原始样品的品质或量、受委托实验室的结果/解释、使用研发中的程序）；
⑬作为研发计划的一部分而开展的，尚无明确的测量性能声明的检验项目识别；
⑭复核结果和受权发布报告者的识别（如未包含在报告中，则在需要时随时可用）；
⑮报告及发布的日期和时间（如未包含在报告中，在需要时应可提供）；
⑯页数和总页数（如第1页共5页、第2页共5页等）。

第七节　急诊检验结果发布

1. 程序化要求

急诊检验实验室应制定发布检验结果的文件化程序，包括结果发布者及接收者的详细规定。该程序应确保满足以下条件：

（1）当接收到的原始样品质量不适于检验或可能影响检验结果时，应在报告中说明。

（2）当检验结果处于规定的"警示"或"危急"区间内时：

——立即通知医师（或其他授权医务人员），包括送至受委托实验室检验的样品的结果；

——保存采取措施的记录，包括日期、时间、负责的实验室员工、通知的人员，以及在通知时遇到的任何困难。

（3）结果清晰、转录无误，并报告给授权接收和使用信息的人。

（4）如结果以临时报告形式发送，则最终报告总是发送给检验申请者。

（5）应有过程确保经电话或电子方式发布的检验结果只送达授权的接收者。口头提供的结果应跟随一份书面报告。应有所有口头提供结果的记录。

> 注：1. 对某些检验结果（如某些基因检验或感染性疾病检验），可能需要特殊的咨询。实验室宜努力做到，在未经充分咨询之前，不直接将有严重含义的结果告知患者。
> 2. 屏蔽了患者所有识别的实验室检验结果可用于如流行病学、人口统计学或其他统计

学分析。

2. 急诊检验结果发布要求

（1）急诊检验结果由授权审核或发布报告者发布。

（2）急诊检验工作人员在补发报告时，不得对原始结果做任何修改，应添加明显标识，并记录。

（3）对于经电话或其他电子方式发布的检验结果只能送达被授权接收者，口头报告检验结果的，随后提供书面报告，还包括用于将检验结果直接发给患者的指南。

（4）以临时报告传送的检验结果，随后向检验申请者送交最终报告。

（5）危急检验结果：

①确定了关键指标及其"警告/危急"区间；

②当关键指标的检验结果处于确定的"警告/危急"区间时，急诊检验工作人员需及时通知有关医师或负责患者医护的其他临床工作人员结果。

3. 结果的自动选择和报告

如果实验室应用结果的自动选择和报告系统，应制定文件化程序以确保：

（1）规定自动选择和报告的标准。该标准应经批准、易于获取并可被员工理解；

注：当实施自动选择和报告时，需考虑的事项包括：与患者历史数据比较有变化时需复核的结果，以及需要实验室人员进行干预的结果，如不合理结果、不可能结果或危急值。

（2）在使用前应确认该标准可以正确应用，并对可能影响功能的系统变化进行验证。

（3）有过程提示存在可能改变检验结果的样品干扰（如溶血、黄疸、脂血）。

（4）有过程将分析警示信息从仪器导入自动选择和报告的标准中（适当时）。

（5）在发报告前复核时，应可识别选择出的可自动报告的结果，并包括选择的日期和时间。

（6）有过程可快速暂停自动选择和报告功能。

4. 修改报告

检验报告的更改必须由原签发报告者进行。其他检验人员经原签发报告者核查和批准后可更改报告。

检验报告更改时，需在记录上显示出改动日期和时间，并签名，更改后原来的内容需清晰可辨。

检验报告更改时保留原始的电子记录并将改动加入该记录，以清楚地标明对报告所做的更改。

对已用于临床决策的检验结果及对其修改均应保留在后续的总结报告中，并清楚地标明其已被修改。

当原始报告被修改后，应有关于修改的书面说明：

①将修改后的报告清晰地标记为修订版，并包括参照原报告的日期和患者识别。

②使用者知晓报告的修改。

③修改记录可显示修改时间和日期，以及修改人的姓名。

④修改后，记录中仍保留原始报告的条目。

已用于临床决策且被修改过的结果应保留在后续的累计报告中，并清晰标记为已修改。

如报告系统不能显示修改、变更或更正，应保存修改记录。

5. 检验报告的保存

实验室应保存所报告结果的文档或复件，并可快速检索。所报告数据保留时间的长短可不同，但无论如何，可检索期限应满足医学相关事务的需要，或符合国家、区域或地方性法规的要求。

第八节　急诊检验流程优化与信息管理

急诊检验室在关注质量、成本的前提下，应快速、准确地提供检验报告，实验室内TAT至少应满足血、尿、便常规项目≤30min出报告，生化、免疫项目≤2h出报告，有条件的医院应满足生化项目≤1h出报告。利用科学的管理方法结合信息化、自动化、智能化改善检验科内、外的工作流程，缩短ToTAT并保证其稳定性，减少医患的全过程等待时间。

急诊检验工作节奏快、强度大，检验科可采用精益理念优化急诊检验室布局与工作流程：合理设置采血窗口位置和数量、优化标本传递方式、改进检验前标本处理方式等；利用信息系统实现对急诊检验标本全流程跟踪，定期评估识别过程中的浪费，努力实现高效稳定的TAT；优先选择操作方便、响应迅速、检测结果准确以及故障率低等特点的检验设备。

实验室信息系统（Laboratory Information System, LIS）是用来处理实验室过程信息的软件。需与其他信息系统如医院信息系统（HIS）连接。LIS涉及整个检验流程的数据采集、存储、管理，是检验科信息管理的重要工具。实验室应能访问满足用户需要和要求的服务所需的数据和信息。一个功能完善、运行安全稳定的信息系统可保障急诊检验与临床顺利沟通，有效提升急诊检验工作质量和管理效率。理想的急诊检验信息系统应该满足急诊医生、护士和检验等多方面使用者的需要：①合理规范地设置急诊检验项目，便于医生快捷地申请急诊检验项目。②易于获得急诊标本采集信息和注意事项，实时跟踪、记录标本情况。③适合急诊检验人员快速、准确审核检验报告。④可在LIS中设定和控制检验危急值，及时发现危急值并发出预警提醒急诊检验人员进行危急值通报，在医生或护士工作站的电脑显示屏或接收装置上有危急值信息提示，实现检验危急值的网络报告。⑤便于查询急诊检验项目的检测方法学、生物参考区间、结果解释、报告时间、检验结果等。⑥在使用自助报告机、APP或微信终端获取检验报告时，需注意保护患者隐私。

1. 信息系统职责和权限

实验室应确保规定信息系统管理的职责和权限,包括可能对患者医疗产生影响的信息系统的维护和修改。

实验室应规定所有使用系统人员的职责和权限,特别是从事以下活动的人员:

(1)访问患者的数据和信息。

(2)输入患者数据和检验结果。

(3)修改患者数据或检验结果。

(4)受权发布检验结果和报告。

2. 信息系统管理

用于收集、处理、记录、报告、存储或检索检验数据和信息的系统应:

①在引入前,经过供应商确认以及实验室的运行验证;在使用前,系统的任何变化均获得授权、文件化并经验证;

> 注:适用时,确认和验证包括实验室信息系统和其他系统,如实验室设备、医院患者管理系统及基层医疗系统之间的接口正常运行。

②文件化,包括系统每天运行情况的文档可被授权用户方便获取。

③防止非授权者访问。

④安全保护以防止篡改或丢失数据。

⑤在符合供应商规定的环境下操作,或对于非计算机系统,提供保护人工记录和转录准确性的条件。

⑥进行维护以保证数据和信息完整,并包括系统失效的记录和适当的应急和纠正措施。

⑦符合国家或国际有关数据保护的要求。

实验室应验证外部信息系统从实验室直接接收的电子及相关硬拷贝(如计算机系统、传真机、电子邮件、网站和个人网络设备)的检验结果、相关信息和注释的正确性。当开展新的检验项目或应用新的自动化注释时,实验室应验证从实验室直接接收信息的外部信息系统再现这些变化的正确性。

实验室应有文件化的应急计划,以便发生影响实验室提供服务能力的信息系统失效或停机时维持服务。

＋ 第九节　急诊检验与临床的沟通

急诊检验人员应重视与临床的沟通，通过多种方式与临床医生和护士有效沟通，了解医护的需求，改进检验工作，满足临床医生对检验报告的要求。

满足临床诊疗需求是实验室的根本宗旨，有效的临床沟通可以更好地了解临床需求，从而为临床提供更精准的服务。医疗机构应制定检验与临床的沟通制度。检验科应建立实时高效的沟通机制（电话、微信群、微信公众号、微博等），对检验前、检验中、检验后过程以及质量管理体系的运行进行沟通。

沟通内容应包括：①为临床医生选择急诊检验项目及注意事项提供咨询服务。②参加疑难病例讨论，并根据临床需求提出实验室解决方案。③对检验结果提供基于实验室检验过程的专业判断及解释。④对检验标本的采集要求及拒收标准进行培训和宣传等。⑤必要时由医院管理部门组织召开检验与临床医护的座谈会议，征求意见和建议，了解临床需求，促进急诊检验的持续改进。

第四章　急诊检验的危急值管理

"危急值"是指当这种检验结果出现时，表明患者可能正处于有生命危险的边缘状态。危急值管理是诊疗中的一项重要工作，是等级医院考核中的核心指标，是实验室质量管理中需重点监控的内容，"临床检验专业15项医疗质量控制指标"中危急值相关内容占了2项。有效的危急值提醒能够避免人工审核过程中遗漏危急值项目的风险，避免医疗事故的发生。危急值管理是关系医疗安全的重要内容，应引起所有实验室管理者的高度重视，并有效改进和逐步完善。

＋ 第一节　危急值项目选择

医疗机构应制定危急值管理制度。检验科应按照制度要求，依据"危急值项目"定义，结合相关文件，参考权威文献拟订危急值项目及"危急值"范围，提交医院医务部。由其组织临床医师讨论协商后确定关键指标及其危急值区间，列入"医疗机构内急诊检验危急值项目清单"，由医务部门批准、发布，并组织定期评估危急值项目的设置以持续满足临床需要。急诊检验实验室将确定后的危急值项目及区间写入项目SOP文件中，以便在临床工作中使用。

1.《急诊检验能力建设与规范中国专家共识》推荐的危急值项目

血红蛋白（Hb）、总钙（Ca）、钾（K）、葡萄糖（Glu）、心肌肌钙蛋白（cTn）/高敏心肌肌钙蛋白（hs-cTn）、血气分析（氧分压、二氧化碳分压、pH）、白细胞计数（WBC）、血小板计数、凝血酶原时间（PT）、活化部分凝血活酶时间（APTT）。

2. 根据临床需要选择的危急值项目

红细胞比积（HCT）、血浆纤维蛋白原、血浆D-二聚体（D-Dimer）、钠（Na）、氯（Cl）、镁（Mg）、无机磷（P）、脑脊液葡萄糖定量、尿素（Urea）、肌酐（Cr）、尿酸（UA）、总胆红素（Tbil）、肌酸激酶-MB同工酶质量（CK-MBmass）、肌红蛋白（Mb）、N端-B型钠尿肽前体（NT-proBNP）/B型钠尿肽（BNP）、乳酸（LA）、血氨、血液或相关体液培养阳性、无菌体液细菌培养阳性、分枝杆菌罗氏培养阳性、直接涂片抗酸染色镜检阳性、产超广谱β-内酰胺酶定性检测阳性、血液寄生虫显微镜首次检出、幼稚细胞首次检出、无菌体液革兰氏染色阳性、法定传染病首次检出。

✛ 第二节　危急值界限的选择

检验危急值界限的确认需要考虑检测系统、检测方法、检测人群的不同导致的生物参考区间的差异。各医疗机构、各临床专业科室对同一检验项目可以确认各自的危急值界限。医疗机构可以参考权威文献，由医院行政管理部门组织相关科室，尤其急诊科、重症医学科、麻醉科、心内科、呼吸科、肾内科、血液科、消化科和儿科等科室的权威医生，与检验科就各部门具体危急项目界限的设置共同讨论达成共识，并经医院行政管理部门批准、发布；医疗机构应根据危急值发生频率及临床救治效果，周期性地评估危急值界限的适宜性。

✛ 第三节　危急值报告流程

医疗机构应制定危急值管理制度；检验科按照制度要求通报检验危急值。急诊检验工作人员须密切配合临床医师抢救危重患者，认真、严格执行检验危急值的报告。

当危急值出现时，急诊检验工作人员需确认室内质控情况、标本情况、操作流程、仪器传输状态、标本采集情况、查看历史结果等。

危急值经确认后，应立即电话、网络等通知临床，可与临床医生共同讨论该结果是否与临床症状相符，如果与临床症状相符，先口头报告检测结果，并尽快发送正式结果报告，提醒临床医师查看电子报告单；如果与临床症状不符，建议临床中重留标本进行复查。同时，进行详细记录，记录表包括检验日期、患者姓名、科室床号、检验项目、检验结果、临床联系人、联系电话、联系时间（详细到分钟）、报告人、发放正式报告时间、备注等项目。当不能联系到相关人员时，应及时上报医院相关职能部门，按其指示行事。

同一患者的同一检验项目在同一天内连续多次出现危急值的情况，是否每次均需要进行危急值的报告，应遵守医疗机构的医务部门组织临床医师的评估决定。

第四节　危急值通报体系的持续改进

检验危急值通报体系应减少危急值信息传递环节，缩短危急值通报时间。明确报告者、报告接收者、报告方式/路径/内容、危急值复查政策、危急值回读、危急值接收确认、危急值记录规范等。报告方式有传统电话方式，网络报告、短信等电子报告方式，但采用电子报告方式需经临床认可，明确规定确认接收的时间限，并须完整保留电子报告及接收确认记录，如急诊检验在规定时间内未收到危急值接收确认信息，须立即进行电话报告；危急值通报记录信息（包括纸质版、电子版）按要求保留一定期限。危急值电子报告确认接收时间限应定期由医院医务或质量管理部门组织评定，最长不宜超过15min。

急诊检验实验室定期检查和总结检验项目的危急值报告，每年至少要有一次总结。并由结果报告组对危急值项目表进行定期总结分析，提出危急值报告持续改进的具体措施，必要时拟定修改、删除或增加的项目和（或）报告值，提交检验科管理层审核。

第五章　血液检验一般样本的采集

急诊医学是医疗领域中至关重要的一部分，它要求医护人员在紧急情况下能够迅速、准确地做出诊断和治疗决策。而血液检验是急诊医学中不可或缺的一环，因为血液样本中蕴含着极为宝贵的信息，可用于识别疾病、监测患者状态、指导治疗，并为医护人员提供关键的决策支持。

血液样本的采集与处理是一项既简单又复杂的工作。它涉及丰富的专业知识和临床技能，要求医护人员在高压力、紧急情境下能够迅速而无误地完成任务。血液检验的质量和准确性对于急诊医学至关重要，它不仅直接关系到患者的生命安全，还对医疗决策和治疗效果产生更为深远的影响。一个不正确的样本采集或处理步骤可能导致不准确的检验结果，进而影响患者的诊断和治疗。本节包括样本采集的最佳时间、各类血液检验的样本处理方法以及在特殊情况下的应对策略。因此，我们希望本节能够为急诊医护技人员提供实用的指导，帮助他们在日常工作中更加熟练地进行血液一般检验样本的采集与处理，提高对患者的医疗、护理质量，确保急诊医学的成功实施，这一环节在确保检验结果准确性和可靠性方面起着至关重要的作用。

一、血液样本采集的重要性

急诊科的医护人员通常会面对各种严重疾病和危急情况，因此需要迅速获得关键信息来制定治疗方案。血液检验提供了一种非常有力的工具，可以帮助医生了解患者的生理状态、病原体感染情况、电解质平衡、炎症水平等重要信息。但要获得准确的检验结果，首要任务是确保血液样本的质量良好。

二、样本采集

（一）采集位置的选择

根据不同检验项目的要求，选择合适的采集部位，如静脉血、动脉血或指尖采血。采集位置的选择在血液样本采集中至关重要，不同的检验项目要求不同的采集部位。以下是一些常见的采集位置及其适用性。

1. 静脉血采集

（1）适用检验项目：大多数血液检验项目，如血常规、生化检查、电解质分析等。

（2）采集部位：静脉血通常从患者的前臂（尤其肘部弯曲处）或手背的静脉进行采集。其他常用的静脉采集部位包括掌静脉、内踝静脉、贵要静脉、足背静脉、头皮静脉等。

2. 动脉血采集

（1）适用检验项目：主要用于血气分析，如动脉血氧分压（PaO_2）和动脉血二氧化碳分压（$PaCO_2$）等。

（2）采集部位：动脉血通常从患者的桡动脉（位于手腕）或股动脉（位于髋部）进行采集。动脉血采集需要更专业的技能，因为动脉血管较小且较深。

3. 指尖采血

（1）适用检验项目：一些特殊情况下，如血糖监测等需要迅速获检测结果以及婴幼儿血细胞分析等。

（2）采集部位：通常从患者的指尖（最常见是中指或无名指）进行采集。这种方法简单、快速，特别适用于需要频繁监测以及静脉血难以获取的情况。

（3）在选择采集位置时，医护人员需要根据临床需要和患者的特殊情况来进行综合考虑，以确保采集到的血液样本质量良好，从而为准确的检验结果奠定基础。采集位置的选择应始终遵循以下原则：

①根据医嘱或检验项目的需求来选择采集部位。在可能的情况下，避免采集样本的部位有炎症、静脉血栓或损伤。

②对于特殊患者群体（如儿童、老年人），需要特别注意采集部位的选择，以减少不适和疼痛。

③严格遵循无菌操作原则，以防感染风险。

（二）采集工具和设备

采集工具和设备在血液样本采集中起着关键作用，不同类型的采血针、采血管和采血设备适用于不同的临床场景。在选择采集工具和设备时，医护人员需要根据患者的具体情况、检验项目的需求以及临床实践中的标准操作流程来进行综合考虑。确保采集工具和设备的质量、适用性和生物安全是保证采集过程顺利进行和最终获得准确检验结果的重要因素。下面是一些常见的采集用具，应用场景和选择原则。

1. 采血针

（1）应用场景：采血针是用于穿刺皮肤和血管以获取血液样本的基本工具。它们适用于几乎所有的血液检验项目。

（2）选择原则：采血针有不同的尺寸和规格，通常分为有针保护和无针保护两种类型。选择采血针时应考虑患者的年龄、采血部位、采血量以及操作者的经验。有针保护型采血针可以减少意外刺伤的风险。

2. 采血管

（1）应用场景：采血管是用于收集和保存血液样本的容器。它们适用于各种血液检验项目。

（2）选择原则：采血管通常分为不同颜色和规格，每种颜色代表不同的抗凝剂和试验项目。根据医嘱和检验项目的需求，选择适当颜色的采血管。确保采血管的标签清晰、完整，以避免样本混淆。

3. 采血设备

（1）应用场景：采血设备包括采血器、采血床椅等，它们用于提供支持和舒适，减轻患者的不适感，特别适用于儿童、老年人或特殊情况下的患者。

（2）选择原则：采血设备的选择应考虑患者的需求和舒适度。对于容易焦虑或紧张的患者，选择能提供稳定支撑和舒适体验的设备是重要的。

4. 一次性用品

（1）应用场景：个人防护用品（一次性手套、口罩、帽子）、止血用品（无菌棉球、纱布、棉签、低致敏性的医用胶带等）、止血带（条件允许的情况宜选用卡扣式止血带；如使用非一次性止血带，宜在每次使用后进行规范消毒）、垫巾（宜选择一次性垫巾或消毒垫巾）、锐器盒（锐器盒宜一次性使用，使用容积不宜超过3/4）等是采血过程中的辅助用品，用于确保无菌操作和减少交叉感染的风险。

（2）选择原则：所有一次性用品必须未过期且符合国家行业标准。操作者应始终戴手套，采血前后进行必要的手卫生。开始采血前佩戴医用帽子、口罩与手套。宜在完成每一位患者血液标本采集后更换新的手套；如条件不允许，至少在完成每一位患者血液标本采集后使用速干手消毒剂进行消毒；如采血过程中手套沾染血液或破损，应及时更换。如采血对象为多重耐药菌感染、呼吸道传染病、血源性传染病且有血液、体液喷溅风险的患者，按照WS/T 311及GBZ/T 213进行个人防护。

（三）静脉血液标本采集前患者的准备

1. 饮食

（1）患者在采血前不宜改变饮食习惯，24h内不宜饮酒。

（2）需要空腹采血的检测项目包括（不限于）：

①糖代谢：空腹血糖、空腹胰岛素、空腹C肽等。

②血脂：总胆固醇、甘油三酯、高密度脂蛋白胆固醇、低密度脂蛋白胆固醇、载脂蛋白A1、载脂蛋白B、脂蛋白a、载脂蛋白E、游离脂肪酸等。

③血液流变学（血黏度）。

④骨代谢标志物：骨钙素、Ⅰ型胶原羧基端肽β特殊序列、骨碱性硫酸酶等。

⑤血小板聚集率（比浊法）。

空腹要求至少禁食8h，以12～14h为宜，但不宜超过16h。宜安排在上午7:00—9:00采血。

空腹期间可少量饮水。

2. 运动和情绪

采血前24h，患者不宜剧烈运动，采血当天患者宜避免情绪激动，采血前宜静息至少5min。若需运动后采血，则遵循医嘱，并告知检验人员。

3. 采血时间

采血时间有特殊要求的检测项目包括（不限于）：

①血培养：寒战或发热初起时，抗生素应用之前采集最佳，其他特殊要求见WS/T 503。

②促肾上腺皮质激素及皮质醇：生理分泌有昼夜节律性，常规采血时间点为8:00、16:00和24:00。

③女性性激素：生理周期的不同阶段有显著差异，采血日期需遵循医嘱，采血前与患者核对生理周期。

④药物浓度监测：具体采血时间需遵循医嘱，采血前与患者核对末次给药时间。

⑤口服葡萄糖耐量试验：试验前3d正常饮食，试验日先空腹采血，随后将75g无水葡萄糖（相当于82.5g含一水葡萄糖）溶于300mL温水中，在5min内喝完。在第一口服糖时计时，并于0.5h、1h、2h、3h采血，其他时间点采血需遵循医嘱。

⑥其他功能试验：根据相关临床指南推荐的功能试验方案所设定的时间采血。

⑦血液疟原虫检查：最佳采血时间为寒颤发作时。

4. 采血体位

门诊患者采用坐位采血，病房患者采用卧位采血。体位对某些检测项目（如肾素、血管紧张素、醛固酮等）的检测结果有明显影响，需遵循医嘱要求的体位进行采血。

5. 输液

宜在输液结束3h后采血；对于输注成分代谢缓慢且严重影响检测结果（如脂肪乳剂）的宜在下次输注前采血。紧急情况必须在输液时采血时，宜在输液的对侧肢体或同侧肢体输液点的远端采血，并告知检验人员。

（四）采集技术

采血技术的正确实施对于获得准确且高质量的血液样本至关重要。操作者必须接受专业培训，并遵循严格的无菌操作原则，以确保采血过程安全，样本无污染，最终的检验结果准确可靠。此外，对于不同类型的血液检验和不同患者群体，可能需要采用不同的采血技术，因此操作者应具备多样化的技能。正确的采血技术对于获得高质量的血液样本至关重要。以下是一些详细的注意事项。

1. 患者身份与准备情况确认

（1）患者身份确认

核对患者的姓名、性别、年龄、住院号、诊疗卡、身份证等信息，确保患者为被采血者本人。宜使用住院号（有条件的单位使用腕带）、诊疗卡、身份证等唯一信息，或至少两种非唯一信息。

（2）患者准备情况确认

对于饮食、运动、时间、体位、药物等有特殊要求的检测项目，采血前需根据医嘱核对并确认相关信息。

（3）患者过敏史及其他禁忌信息确认

确认患者是否有乳胶过敏、禁用含碘制剂、乙醇过敏或禁用等情况。对于乳胶过敏的患者，需使用不含乳胶材料的手套、止血带、医用胶带等物品。对于禁用含碘制剂的患者，宜使用75%乙醇或其他不含碘剂的消毒剂进行消毒。对于乙醇过敏或禁用的患者，可使用碘伏、双氧水等不含乙醇成分的消毒剂进行消毒。

2. 采血管信息标记

根据检测项目选择采血管数量与种类，标记患者及检测项目信息，宜使用电子条形码进行信息标记。

3. 采血部位的暴露

（1）坐位采血：要求患者侧身坐，上身与地面垂直，将手臂置于稳固的操作台面上，肘关节置于垫巾上，使上臂与前臂呈直线，手掌略低于肘部，充分暴露采血部位。

（2）卧位采血：要求患者仰卧，使上臂与前臂呈直线，手掌略低于肘部，充分暴露采血部位。

（3）告知患者不宜穿着袖口紧的上衣，以减少采血后出血和血肿的发生。

4. 穿刺静脉的选择

首选手臂肘前区静脉，优先顺序依次为正中静脉、头静脉及贵要静脉。

当无法在肘前区的静脉进行采血时，也可选择手背的浅表静脉。全身严重水肿、大面积烧伤等特殊患者无法在肢体找到合适的穿刺静脉时，可选择颈部浅表静脉、股静脉采血。

不宜选用手腕内侧的静脉，穿刺疼痛感明显且容易损伤神经和肌腱。不宜选用足踝处的静脉，可能会导致静脉炎、局部坏死等并发症。其他不宜选择的静脉包括：乳腺癌根治术后同侧上肢的静脉（3个月后，无特殊并发症可恢复采血），化疗药物注射后的静脉，血液透析患者动静脉造瘘侧手臂的血管，穿刺部位有皮损、炎症、结痂、瘢痕的血管。

5. 绑扎止血带

止血带绑扎在采血部位上方5~7.5cm的位置，宜在开始采集第一管血时松开止血带，使用时间不宜超过1min。如某些情况止血带需要在一个部位使用超过1min，宜松开止血带，等待2min后再重新绑扎。如需绑扎止血带的部位皮肤有破损，宜选择其他的采血部位。

在穿刺时可让患者攥拳（不可反复拍打采血部位），使静脉更加充盈，以利于成功穿刺。穿刺成功后宜让患者放松拳头，尽量避免反复进行攥拳的动作。

> 注：乳酸如使用静脉血检测（首选动脉血检测）宜在不绑扎止血带的情况下采血，或穿刺成功后松开止血带待血液流动至少2min后采集。

6. 消毒

以穿刺点为圆心，以圆形方式自内向外进行消毒，消毒范围直径5cm，消毒2次。消毒剂发挥作用需与皮肤保持接触至少30s，待自然干燥后穿刺，可防止标本溶血及灼烧感。如静脉穿刺比较困难，在消毒后需要重新触摸血管位置，宜在采血部位再次消毒后穿刺。

血培养标本采集消毒要求见WS/T 503。

7. 静脉穿刺与血液标本采集

（1）若使用采血系统按照产品说明书操作。

（2）使用真空采血系统时，按照说明书的要求组装采血针和持针器；如使用注射器采血，宜在采血前确保注射器内空气已排尽。

（3）在穿刺部位下方握住患者手臂，拇指于穿刺点下方2.5~5.0cm处向下牵拉皮肤固定静脉，避免触碰消毒区。

（4）保持针头斜面向上，使采血针与手臂呈30°左右的角度刺入静脉。成功穿刺入静脉后，可在静脉内沿其走向继续推进一些，保持采血针在静脉内的稳定。

（5）使用真空采血系统时，将第一支采血管推入持针器/连接到采血针上（直针采血时利用持针器的侧突防止采血针在静脉中的移动）。等待采血管真空耗竭、血流停止后从持针器/采血针上拔出采血管，以确保采血量的充足，以及正确的血液与添加剂比例。继续采集时，可将下一支采血管推入持针器/连接到采血针上，并重复上述采血过程。使用注射器采血时，宜缓慢匀速回抽针栓杆直到活塞达到注射器末端刻度。

（6）不同采血管的采集顺序如下：

①血培养瓶。

②柠檬酸钠抗凝采血管。

③血清采血管，包括含有促凝剂和（或）分离胶。

④含有或不含分离胶的肝素抗凝采血管。

⑤含有或不含分离胶的EDTA抗凝采血管。

⑥葡萄糖酵解抑制采血管。

注：1. 用于分子检测的采血管宜置于肝素抗凝采血管前采集，避免可能的肝素污染引起PCR反应受抑。

2. 用于微量元素检测的采血管宜充分考虑前置采血管中添加剂是否含有所检测的微量元素，必要时单独采集；不宜使用注射器采集。

使用蝶翼针且仅采集柠檬酸钠抗凝标本时，宜弃去第一支采血管。被弃去的采血管用于预充采血组件的管路，无需完全充满。

如使用注射器采血，血液从注射器转注至真空采血管中的顺序与真空采血系统的采集顺序相同。不宜拔除真空采血管的胶塞，不宜对注射器针栓施加压力，由血液自行流入采血管，直到血流停止，以确保正确的血液与添加剂比例，并减少溶血的发生。

特殊情况只能从静脉留置管中采血时，对于凝血功能检测宜弃去最初的5mL或6倍管腔体积的血液，对于其他检测宜弃去最初的2倍管腔体积的血液。

（7）含有添加剂的采血管在血液采集后宜立即轻柔颠倒混匀，混匀次数宜按照产品说明书的要求。

不可剧烈震荡混匀，以避免溶血。

（8）血液标本无法正常采集时的处理

轻微调整进针位置。如采血针刺入静脉过深，可略微抽出。如穿刺不够，可将采血针向静脉中略推入。不宜在不明静脉走向时盲目探查。

如穿刺已成功，采集中途血流突然停止，可能是血管壁贴附了针孔，可将采血针旋转半周。

如怀疑真空采血管真空度缺乏，负压不足，应及时更换新的采血管。

（9）疑似动脉、神经损伤时的处理

在采血过程中，如穿刺部位快速形成血肿或采血管快速充盈，怀疑穿刺到动脉，立即终止采血并拔出采血针，按压采血部位5~10min，直至出血停止。如需要，可在其他部位进行静脉穿刺。

在采血过程中，如患者感到在穿刺部位近端或远端有放射性的电击样疼痛、麻刺感或麻木感，怀疑穿刺到神经，立即终止采血并拔出采血针止血。如需要，可在其他部位进行静脉穿刺。必要时可请临床医生对患者神经损伤程度进行评估及处理。

（10）患者晕厥的应急处理

如患者在采血过程中出现晕厥，宜立即停止采血，拔出采血针止血；将患者置于平卧位，松开衣领；如疑似患者为空腹采血低血糖可予以口服糖水；观察患者意识恢复情况及脉搏、呼吸、血压等生命体征，如生命体征不稳定宜立即呼叫急救人员。有条件的单位可在采血点配置自动体外除颤仪，并培训工作人员使用。

（11）预防标本溶血

预防标本溶血注意事项如下：

①消毒后穿刺部位自然干燥。

②不可穿过血肿部位采血。

③如使用注射器采血，宜确保针头牢固地安装在注射器上以防出现泡沫。

④使用注射器时避免过度用力抽拉针栓。

⑤轻柔颠倒混匀含有添加剂的标本。

8. 拔针与穿刺点止血

先松开止血带，从采血针/持针器上拔出最后一支采血管，从静脉拔出采血针。拔出采血针后，在穿刺部位覆盖无菌棉签、棉球或纱布等，按压穿刺点5min（止血功能异常的患者宜适当延长时间），直至出血完全停止。不宜曲肘按压，会增加额外的压力，导致出血、瘀血、疼痛等情况发生风险的增加。如在正确按压止血的前提下出现血肿或出血持续时间超过5min，可请临床医生对患者凝血功能进行评估及处理。

对于已形成的血肿或瘀青，24h内可给予冷敷止血，避免该侧肢体提拎重物，24h后可热敷以促进瘀血吸收。

9. 医疗废物处理

遵循《医疗卫生机构医疗废物管理办法》和GBZ/T 213要求。

如使用真空采血系统，宜按生产厂家的使用说明开启安全装置，将采血针弃入锐器盒中。如使用注射器，针头不宜重新套上保护鞘，不宜弯曲、折断、剪断针头，也不宜从所在注射器上卸下。

消毒和止血所用的棉球、棉签、纱布等弃入具有生物危险标识的废物箱。

10. 采血时间记录

采血完成后立即使用书面或电子记录的方式，正确记录血液标本的采集时间。

11. 其他技术要求

（1）穿刺角度

静脉采血：通常，应该以15°~30°的角度将采血针插入皮肤和静脉。对于较深的静脉，穿刺角度可能需要稍微大一些。

动脉采血：对于动脉采血，穿刺角度较小，通常在10°~15°。这有助于准确穿刺动脉而不损伤周围组织。

（2）穿刺深度

静脉采血：采血针应插入皮肤下，穿越皮下组织，直至进入静脉。穿刺深度取决于患者的体型和采血部位，通常需要插入几毫米到几厘米。

动脉采血：对于动脉采血，穿刺的深度较浅，通常只需插入1~2cm，直到感到脉搏脉动。

（3）采血速度

静脉采血：采血速度应适中，不宜太快也不宜太慢。过快的采血速度可能导致血细胞损伤或血栓形成，而过慢则可能引起凝血。

动脉采血：动脉采血应更加缓慢，以避免引起动脉痉挛或损伤。

12. 末梢血的采集

（1）试剂与器具

①一次性使用的无菌采血针。

②75%乙醇棉球。

③一次性手套和消毒干棉球。

④不同检测所需特殊器具（如用于制作血涂片的玻片、微量移液管、血细胞计数稀释液、微量血细胞比容测量管）。

（2）操作

①采血部位：成人以无名指或中指的指尖内侧为宜；特殊患者（如烧伤），必要时可从足跟部两侧或大拇指采血；婴儿理想的采血部位是足底面两侧的中部或后部，针刺的深度不应超过2mm，靠近足底面后部的针刺深度不应超过1mm。

②可轻轻按摩采血部位，使其自然充血，用75%乙醇棉球消毒局部皮肤，待干。

③操作者用左手拇指和示指紧捏穿刺部位两侧，右手持无菌采血针，自指尖内侧迅速有力地穿刺，即刻拔出采血针并弃于利器盒内。

④用消毒干棉球擦去第一滴血，按需要依次采血。采血顺序：血涂片、EDTA抗凝管、其他抗凝管、血清及微量采集管。

⑤可轻柔按压周围组织以获得足量的标本。

⑥采血完毕，用消毒干棉球压住伤口，止血片刻。

（3）注意事项

①所选的采血部位要避开冻疮、炎症、水肿和瘢痕等患处；除特殊情况外，不宜从耳垂采血。

②不宜从婴儿的手指以及脚后方跟腱处采血，以防止可能造成骨组织和神经组织的损伤。

③采血部位宜保持温暖，有利于血液顺畅流出。

④消毒皮肤后应待乙醇挥发，皮肤干燥后方可采血，否则流出的血液不呈圆滴状，也可能会导致溶血。

⑤穿刺深度一般不超过2mm；针刺后，稍加按压以血液能流出为宜。

三、抗凝剂的选用

血液一般检验常用的抗凝剂有以下3种：

（1）枸橼酸钠（柠檬酸钠）

枸橼酸能与血液中的钙离子结合形成螯合物，从而阻止血液凝固。市售枸橼酸钠多含2个分子的结晶水，分子量（MW）为294.12，常用浓度为109mmol/L（32g/L）。枸橼酸钠与血液的比例多采用1:9（$V:V$）。常用于凝血试验和红细胞沉降率测定（魏氏法血沉测定时抗凝剂为0.4mL，加血1.6mL）。

（2）乙二胺四乙酸二钠（EDTA-Na$_2$·H$_2$O，MW336.21）或乙二胺四乙酸二钾（EDTA-K$_2$-2H$_2$O，MW404.47）

抗凝机制与枸橼酸钠相同。全血细胞分析用EDTA-K$_2$·2H$_2$O，1.5~2.2mg可阻止1mL血液凝固。由于EDTA-Na$_2$溶解度明显低于EDTA-K$_2$，故EDTA-K$_2$特别适用于全血细胞分析，尤其适用于血小板计数。由于其影响血小板聚集及凝血因子检测，故不适合做凝血试验和血小板功能检查。

（3）肝素

是一种含有硫酸基团的黏多糖，分子量为15000，与抗凝血酶结合，促进其对凝血因子和凝血酶活性的抑制，抑制血小板聚集从而达到抗凝。通常用肝素钠盐或锂盐粉剂（125U=1mg）配成1g/L肝素水溶液，即每毫升含肝素1mg。取0.5mL置小瓶中，37～50℃烘干后，能抗凝5mL血液。适用于血气分析、电解质、钙等测定，不适合凝血象和血液学一般检查（可使白细胞聚集并使血涂片产生蓝色背景）。

四、血液标本采集后的保存运送

1. 保存运送要求

静脉血液标本采集后宜及时送检，宜在2h内完成送检及离心分离血清/血浆（全血检测标本除外）。

对于需要特殊条件保存运送的检测项目，如体温（37℃）、冷藏（2～8℃）、冰冻（-20℃）、避光等，宜参考相关文献报道的保存条件或进行稳定性评估。血培养标本的运输储存要求参见WS/T 503。

2. 血清/血浆标本的分离

按照WS/T 225的要求进行标本离心，分离血清/血浆。

3. 标本质量监控

检测前需评估标本质量，对于不合格标本实验室需通知临床重新采集并进行记录。

五、不同类型血液检验的样本处理

血液样本采集后，需要经过一系列处理步骤，以便进行不同类型的检验。血液常规检查的结果提供了医生有关患者整体健康状况和潜在疾病的重要信息。确保采血、制备和分析过程的准确性和无菌性至关重要，以获得可靠的检验结果，帮助医生做出正确的诊断和治疗决策。

1. 血液常规检查

血液常规检查是临床实验室中最常见的检验之一，用于评估患者的整体健康状况以及检测潜在的血液和免疫系统问题。这类检查通常包括测定血红蛋白（Hb）、白细胞计数（WBC）、血小板计数（PLT）等项目。以下是血液常规检查的主要处理步骤：

（1）血液样本采集

血液样本通常从患者的静脉采集，使用合适的采血针和采血管。采集前确保采血针、采血管、手套等一次性用品的无菌性。建议在采集前与患者进行沟通，解释采血过程，以减轻患者的焦虑和不适感。

（2）血液样本制备

采血后，血液样本通常需要放置在一次性采血管中，这些采血管中含有适当的含有EDTA抗凝剂，以防止血液凝集。一旦采血完成，轻轻反转采血管数次以确保抗凝剂与血液样本充分混合。

（3）血红蛋白测定

血红蛋白是红血细胞中的蛋白质，用于携带氧气到身体各部位。测定血红蛋白的常见方法是使用血液分析仪器。血液分析仪器会将血液样本分散成微小的颗粒，然后通过测量这些颗粒吸收的光线来确定血红蛋白水平。

（4）白细胞计数

白细胞计数是衡量免疫系统功能的重要指标。白细胞计数通常包括总白细胞计数以及不同类型的白细胞分类。白细胞计数通常是通过自动化血液分析仪器完成的，自动化血液分析仪器可以对白细胞进行计数和分类。

（5）血小板计数

血小板计数用于评估凝血功能。通常通过血液分析仪器进行测定。血小板计数可以帮助诊断出血和凝血问题，如血小板减少症或血小板功能障碍。

（6）镜检

在某些情况下，还需要进行镜检，即通过显微镜观察血液样本的细胞形态。这有助于检测红细胞、白细胞和血小板的形态异常。镜检通常由实验室技师或血液学家进行，他们会详细检查血细胞的外观，以确定是否存在异常。

2. 凝血功能检查

凝血功能检查是评估患者凝血系统功能的关键方法，其中包括凝血酶原时间（PT）和部分活化凝血活酶时间（APTT）。以下是这些检查的样本处理方法，以确保结果准确。

（1）凝血酶原时间（PT）检查

①样本采集：采血通常从患者的静脉进行，使用含枸橼酸盐抗凝剂的真空采血管。确保采血管中的抗凝剂与血液比例适宜且充分混合。

②制备血浆：采集的血液样本通常需要离心，以分离血浆（含有凝血因子）和细胞。这一步骤确保用于检测的是血浆部分。

③加入凝血试剂：在准备的血浆中，加入凝血试剂，包括磷脂负荷血浆（通常包括磷脂、凝血因子和抗凝剂）和凝血启动剂（通常是一种激活凝血的物质）。

④记录凝血时间：在试剂加入后，开始记录凝血时间。凝血时间是从试剂加入开始到血浆凝固的时间。这通常使用凝血时间仪器自动记录。

⑤结果分析：最终的结果以秒为单位报告。通常较短的PT表示较好的凝血功能，而延长的PT可能表明凝血障碍。

（2）部分活化凝血活酶时间（APTT）检查

①样本采集：与PT检查相似，APTT检查也需要从患者的静脉进行采血，使用含枸橼酸盐抗凝剂的真空采血管，确保抗凝剂与血液比例适宜且充分混合。

②制备血浆：采集的血液样本通常需要离心，以分离血浆。

③加入凝血试剂：在准备的血浆中，加入凝血试剂，包括激活凝血的物质、磷脂、凝血因子和抗凝剂。

④记录凝血时间：开始记录凝血时间，即从试剂加入开始到血浆凝固的时间。

⑤结果分析：最终的结果以秒为单位报告。较短的APTT通常表示正常的凝血功能，而延长

的APTT可能表明凝血障碍或出血风险增加。

3. 电解质和生化检查

电解质和生化检查通常需要对血清和血浆进行分离，以测定各种电解质、酶和代谢物的浓度。以下是分离血清和血浆的详细步骤，以进行电解质和生化检查。

（1）样本采集：血液样本通常从患者的静脉采集，使用抗凝剂抽血采血管。确保采血管中的抗凝剂与血液充分混合。

（2）样本标本分离：根据检测项目的要求，血液样本通常需要分离成血清和血浆两部分。这是通过离心过程实现的。离心机会将血液样本快速旋转，使血液组分分离。离心后，血液分为三个主要部分：血液底部的红细胞，上层的血浆，以及处于两者之间的薄薄的白色浑浊层，这就是血液中的血细胞层。

（3）分离血浆：要获得血浆，通常使用一次性移液器或离心机分离血液底部的红细胞，将血浆分离到另一个干净的采血管中。血浆是没有红细胞的液体部分，含有大多数电解质、酶和代谢物。

4. 分离血清

要获得血清，通常需要将血样在室温下静置一段时间，以允许血液凝固。然后，使用离心机将血液分离为血凝块和血清。血清是没有红细胞和凝块的清澈液体，含有电解质、酶和代谢物。

5. 存储样本

血浆和血清样本通常需要在冷藏条件下存储，以防止样本中的化学反应和分解。存储温度和时间根据特定检测项目的要求而异。

6. 实验室测试

分离的血浆和血清样本可用于进行各种电解质和生化检测，包括钠、钾、钙、葡萄糖、酶活性等。这些测试通常由自动化生化分析仪器进行，测量样本中的特定分子或化学物质浓度。

第六章　检测系统性能名词

1. 准确度

能够提供与真实值或已知浓度参考值接近的测定结果，单次检测结果与参考值间的一致程度，以误差表示。准确性通常通过校准和质控程序来验证，较小的误差表示较高的准确性。

2. 携带污染

由测量系统将一个检测样品反应携带到另一个检测样品反应的分析物不连续的量，由此错误地影响了另一个检测样品的表现量。

3. 精密度

在规定的条件下，独立检测结果间的一致程度，精密度的度量通常以不精密度表示。

4. 不精密度

同一实验室用同种方法在多次独立检测中分析同一样品所得结果的离散程度。

5. 批内精密度

在相同的检测条件下，对同一被测物进行连续测量所得结果间的一致程度。

> 注：批内精密度又称为重复性

6. 日间精密度

在不同天内对同一被测物进行重复测量所得结果间的一致程度。

7. 线性

检测样本时，在一定范围内可以直接按比例关系得出分析物含量的能力。线性范围指能够可靠测量的浓度范围。线性范围应足够宽，以覆盖临床样本中可能出现的不同浓度水平。

8. 正确度

一系列检测结果的均值与靶值之间的一致程度，以偏倚表示。

9. 偏倚

同一实验室用同种方法在多次独立检测中分析同一样品所得结果的均值与靶值之间的差异。

> 注：1. 靶值可以是参考方法测定值、有证标准物质定值或其他适当定值，如室间质量评价计划的统计值。
>
> 2. 偏倚一般通过分析有证标准物质及其他适当参考物质、与参考方法或已知准确度的其他方法（如公认的指定比对方法）比对而获得。
>
> 3. 偏倚可用绝对值或相对值表示。
>
> 4. 偏倚有方向性，即可能是正偏倚或负偏倚。

10. 总误差

实验室用某方法在多次独立检测中分析某样品所得各个结果值与靶值之差在一定置信区间内的最大允许范围。

11. 可比性

使用不同的检测程序测定某种分析物获得的检测结果间的一致性。结果间的差异不超过规定的可接受标准时，可认为结果具有可比性。

12. 精确性

精确性描述了在多次测定相同样本时结果的一致性。它通常通过测定同一样本的多个副本来评估，并以百分比误差或标准偏差等统计参数表示。室内精确性一般采用每一个质控样本做20次。批间精确性，每一个浓度值连续做10天，每天做10次，每次做10组。

13. 特异性

特异性指测定方法的特异性，即它是否仅与测定物分子相互作用而不与其他蛋白质或干扰物质发生交叉反应。高特异性对于避免假阳性或假阴性结果至关重要。其他生物分子被加入测试样本中，浓度远远高于正常人血液中的生理浓度。不会对测试结果产生影响，也不会产生任何的交叉反应。

14. 灵敏度

灵敏度表示测定方法能够可靠地检测到低浓度。分析敏感性是指测试系统所能检测到的CV<20%的最低浓度。

15. 关于试剂的说明

试剂的生产日期是由每批产品最终包装日期决定，试剂的有效期是由各原料的最短保存时间来决定；而试剂的失效期则是由每批试剂生产时的原料已存在时间来动态决定的，所以生产日期加有效期不一定等于失效期。

第七章 急诊检验常用小设备

一、奥林巴斯显微镜

1. 操作程序

（1）将开关由"〇"拨至"I"，旋转亮度调节钮调节亮度。

（2）瞳距调节目镜筒的展幅，使左右眼的视场重叠合一。

（3）将标本放在载物台上。拨开弹片，将标本固定住。

（4）旋转物镜转换器，选择所需放大倍率的物镜移入光路。转动粗调，当标本接近物镜后旋转微调对焦。

（5）油镜观察时，在标本上加1滴镜油，慢转物镜转换器，将油镜移入光路。如果浸油中含有气泡，应除去。

（6）油镜观察完毕，应用去油剂（二甲苯）清洁干净，旋转物镜转换器使镜头离开视野后放低载物台。

（7）关闭开关，切断电源。待足够冷却，用防尘罩将显微镜罩住。

2. 维护保养

每次使用完毕，用去油剂（二甲苯）清洁镜头。

3. 注意事项

（1）在做微调与粗调转换时，切勿压碎玻片。

（2）搬运显微镜时，应抓住显微镜后上部并托住前下端。

二、生物安全柜使用

1. 操作程序

（1）准备工作时，由专职人员开启玻璃门门锁。

（2）打开电源开关。

（3）工作前，按下FAN键，开启风机20min待气流稳定后方可工作。

（4）工作完后及时清理试验使用的材料物品和工作台面。用1‰优氯净清洁工作台面，然后用清水擦净。

（5）维持气流循环10min后关闭玻璃门，关闭风机。

（6）按下UV键紫外消毒30min。

（7）关闭电源开关。

（8）锁好玻璃门。

2. 维护保养

（1）日常维护需要消毒和清洗工作室，对操作面板进行消毒和清洗，用柔性清洁剂清洗箱体外表面和玻璃。

（2）每月用清洁剂将所有外表面的尘埃清除和对设备内部进行消毒处理。

（3）每年或1000个工作时（COUNTER显示设备操作运行时间）以及重新启动都需要进行维护。当压力传感器知循环空气负压小于一定值时，且N.PRESSURE有效状态显示条码为四格以下时，将会通过蜂鸣器报警并通过屏闪提示需要更换可能失效的空气过滤器。

3. 注意事项

（1）工作时玻璃门不能超过左右玻璃门盖板上的红色标记处。

（2）工作状态下不能关闭风机。

（3）生物安全柜内物品切勿遮挡通风板小孔区域。

（4）切勿在生物安全柜内使用明火。

（5）顶部通风口不能被任何东西覆盖以保障排气通畅。

三、移液器使用

1. 操作程序

（1）设定容量值根据量程选择相应的移液器，可调式移液器只能在允许容量范围内调节。

（2）吸液

①选择量程合适的吸头安装在移液器枪头上。稍加扭转压紧吸头使之与枪头间无空气间隙。

②把吸液按钮压至第一停点，吸头浸入液样中，缓慢、平稳地松开按钮，吸取液样，等1s，

然后将吸头提离液面，用吸水纸抹去吸头外面可能附着的液滴，勿触及吸头口。

（3）释放液体

①吸头贴到容器内壁并保持10°~40°倾斜。

②平稳地把按钮压到第一停点，等1s后把按钮压到第二停点以排出剩余液体。

③压住按钮，同时提起加样器。

④松开按钮。

⑤按吸头弹射器除去吸头（吸取不同液体时需更换吸头）。

2. 维护保养

定期用湿布清洁移液器外部，不可用乙醚、乙醇等有机溶剂擦洗。

3. 校正

（1）例行校正每年1次。

（2）故障校正容积失准时、维修后需要校正。

（3）校正后验收校正后，实验室负责人对各项指标核实，达标后方可。

4. 应急处理

（1）发现漏气或计量不准，其可能原因和解决方法如下：

①吸头松动时，用手拧紧。

②吸头破裂时，检查吸头，更换新的吸头。

（2）发现吸液时有气泡，先将液体排回原容器，再检查原因。

（3）出现不能解决的故障，应及时联系维修人员并通知实验室负责人。

5. 注意事项

（1）吸头浸入液体深度要合适，吸液过程中应尽量保持吸头浸入液体的深度不变。

（2）吸头内有液体时不可将移液器平放或倒转，以防液体污染移液器。

四、台式高压灭菌锅使用

1. 操作程序

（1）确定排水阀为关闭状态。

（2）打开高压灭菌锅的前门，观察锅内预留水是否合适。

（3）如水位不合适，则向锅内加入适量的水（水至锅内前设置线）。

（4）将盛装在桶内的待高压物品放入高压灭菌锅内，同时放入灭菌效果监测条，关闭前门并旋紧。

（5）将电源线插入电源插座，确保正常通电。

（6）调节温度旋钮至121℃处（首次设置即可）。

（7）设置灭菌时间为50min。（首次设置即可）

（8）设置灭菌压力为0.115MPa。（首次设置即可）

（9）将开关键向上推起，开始灭菌。

（10）待排气阀冒大气后，关闭排气阀。

（11）灭菌结束后，仪器会发出滴滴的提示音，关闭电源开关。

（12）待压力回至"0"点，打开排气阀，气排尽后方可安全开盖。

2. 维护保养

日常维护：在仪器使用前需对仪器表面进行清洁，如锅内结水垢，需做除垢处理。每半年需对仪器的安全附件如压力表、安全阀进行校验。

3. 注意事项

（1）严禁超温、超压运行。

（2）向锅内注水时，切勿低于水位前置线。

（3）压力未回至"0"点，切勿强行开门。

（4）压力容器操作人员应按规定进行培训，经考试取得合格证，方可独立操作。

第二篇

急诊检验技术

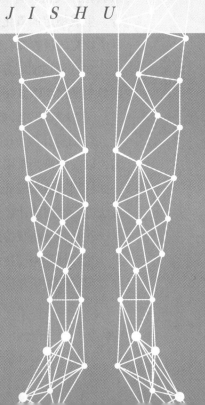

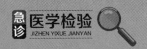

第一章 临床检验基础亚专业的急诊检验项目

第一节 全血细胞分析

全血细胞分析是急诊检验不可或缺的一部分，能迅速提供有关患者病情的关键信息，协助医生做出快速的诊断和治疗决策。其包括血红蛋白水平、白细胞计数、血小板计数以及其他血细胞参数等。其可帮助诊断和监测各种疾病，如贫血、感染、出血障碍、白血病等，以及评估患者的整体健康状况。

本章将介绍全血细胞分析的基本原理和技术、重要性、方法、应用，不同类型的血细胞，以及它们在健康和疾病状态下的变化。此外，我们将探讨如何解读全血细胞分析结果，并附上急诊情境下的应用案例。

1. 方法学概述

全血细胞分析是使用光学或电学方法，对血液样本进行处理和测量，以评估红细胞、白细胞和血小板等细胞的数量和性质的检验方法。其依赖于仪器的分散和测量原理，可快速、准确地提供多项血细胞参数，对于急诊检验中的疾病诊断和患者监测至关重要。

（1）血红蛋白测定

氧化高铁血红蛋白分光光度法：血红蛋白（除硫化血红蛋白外）中的亚铁离子（Fe^{2+}）被高铁氧化钾氧化成高铁离子（Fe^{3+}），血红蛋白转化成高铁血红蛋白。高铁血红蛋白与氰根离子结合，生成稳定的氧化高铁血红蛋白。用分光光度计检测时，氧化高铁血红蛋白在波长540nm处有一个较宽的吸收峰，在540nm处的吸光度同它在溶液中的浓度成正比。

血红蛋白测定方法很多，如：十二烷基硫酸钠血红蛋白测定法。但无论采用何种方法，都应溯源至氰化高铁血红蛋白分光光度法的结果。

（2）红细胞计数

红细胞计数（red blood cell count，RBC）可采用自动化血液分析仪或显微镜检查法进行检测，以前者最为常用。血液分析仪进行红细胞计数的原理是电阻抗原理，在仪器计数结果不可靠（如红细胞数量较低、存在干扰等）需要确认、不具备条件使用血液分析仪时，可采用显微镜检查法进行红细胞计数。

①血液分析仪检测法

主要使用电阻抗原理进行检测。有的仪器采用流式细胞术加二维激光散射法进行检测，全血经专用稀释液稀释后，使自然状态下的双凹盘状扁圆形红细胞成为球形并经戊二醛固定，这种处理不影响红细胞的平均体积，红细胞通过测量区时，激光束以低角度前向光散射测量单个红细胞的体积和红细胞总数，可使红细胞计数结果更加准确。

②显微镜计数法

显微镜检查方法用等渗稀释液将血液按一定倍数稀释并充入细胞计数板（又称牛鲍计数板），在显微镜下计数一定体积内的红细胞数，经换算得出每升血液中红细胞的数量。

（3）血细胞比容

血细胞比容（hematocrit，Hct）可采用离心法或血液分析仪进行测定。微量离心法是国际血液学标准化委员会（ICSH）推荐的参考方法。临床实验室主要使用血液分析仪测定Hct，血液分析仪的检测结果应通过校准溯源至参考方法。

①血液分析仪检测法

仪器检测Hct的原理分为两类：一类是通过累积细胞计数时检测到的脉冲信号强度得出；另一类是通过测定红细胞计数和红细胞平均体积的结果计算得出：

$$Hct = 红细胞计数 \times 红细胞平均体积$$

②毛细管离心法

离心法是将待测标本吸入孔径一致的标准毛细玻璃管并进行离心，血细胞与血浆分离并被压紧，通过测量血细胞柱和血浆柱的长度即可计算出血细胞占全血的体积比。

（4）红细胞平均指数

临床不仅要根据红细胞计数、血红蛋白浓度及血细胞比容的变化对贫血进行诊断，还可计算出红细胞平均指数，帮助对贫血做形态学分类，初步判断贫血的原因以及对贫血进行鉴别诊断。红细胞平均指数包括：平均红细胞体积（mean corpuscular volume，MCV）、平均红细胞血红蛋白量（mean corpuscular hemoglobin，MCH）和平均红细胞血红蛋白浓度（mean corpuscular hemoglobin concentration，MCHC）。

（5）白细胞计数

白细胞计数（white blood cell count，WBC）可使用血液分析仪或显微镜进行检测，以前者最为常用。在血液分析仪计数结果异常（如白细胞数量较低、存在干扰等）需要确认或没有条件使用血液分析仪时，可采用手工显微镜法进行白细胞计数。

①血液分析仪检测法

进行白细胞计数的原理主要有电阻抗法和光散射法。即血液经溶血素处理后，在鞘流液的带动下白细胞逐个通过血液分析仪的细胞计数小孔或激光照射区，引起小孔周围电阻抗的变化或产生特征性的光散射，对应的脉冲信号或光散射信号的多少即代表白细胞的数量。

②显微镜计数法

手工计数是用白细胞稀释液将血液稀释一定倍数并破坏成熟的红细胞，然后将稀释后的标本充入细胞计数板，在显微镜下计数一定体积内的白细胞数，换算出每升血液中白细胞的数量。

（6）血小板计数

血小板计数（platelet count）是常用凝血功能筛查指标之一。血小板计数可使用血液分析仪、显微镜或流式细胞仪进行检测。临床实验室主要使用血液分析仪进行血小板计数，其优点是重复性好、检测速度快，但当仪器检测报告显示血小板数量、图形异常或报警提示时，应使用显微镜或流式细胞仪检测法对血小板计数结果进行复核。

①血液分析仪检测法

有电阻抗法和（或）光散射法，分别根据血小板的电阻抗特性和光学特性计数血小板数量。

②显微镜计数法

在仪器计数结果异常需要确认或不具备条件使用血液分析仪时，可采用人工显微镜检查方法计数血小板。可选用普通光学显微镜或相差显微镜，将血液标本按一定比例稀释后充入细胞计数池，在显微镜下计数一定体积内的血小板数量，经过换算得出每升血液中的血小板数。

③流式细胞仪检测法

用单克隆抗体染色标记血小板，根据荧光强度和散射光强度、用流式细胞检测原理计数血小板，是国际血液学标准化委员会（ICSH）推荐的参考方法。同时可作为其他计数方法的溯源。

2. 标本要求

（1）新鲜血液样本：血液样本必须是新鲜采集的，以确保细胞形态和细胞计数的准确性。

（2）采集方式：血液样本通常通过静脉采集，使用含抗凝剂的采血管。抗凝剂防止血液凝结，以保持细胞的分散状态。

（3）避免血液污染：在采血时，必须避免任何外部污染物进入样本中，因为污染可能导致测试结果不准确。这包括避免细胞碎片、微生物或外来物质的污染。

（4）采血量：样本的血液量通常需要满足自动化分析仪器的最低要求，以确保准确的测量。具体要求因仪器型号而异。

（5）样本稳定性：血液样本在采集后需要避免剧烈振动和温度变化，以保持细胞的稳定性。样本通常存放在室温或冷藏条件下，具体要求取决于分析的时间和实验室的要求。

（6）标本标识：样本必须正确标识，包括患者的姓名、出生日期、医疗记录号以及采样日期和时间等信息。

3. 测定原理及参数设置

（1）测定原理

全血细胞分析是通过自动化仪器进行的血液检测，旨在评估血液中各种细胞类型（包括红细胞、白细胞和血小板）的数量和特性。其测定原理涉及物理和光学原理，具体取决于使用的分析仪器。以下是一般性的全血细胞分析测定原理：

①细胞计数：细胞计数是全血细胞分析的核心部分之一。通常使用电阻法（电子计数）或光学散射法来计数血细胞。电阻法通过测量细胞通过细小的电流通路时所产生的电阻变化来计数细胞。不同类型的细胞具有不同的电阻强度，因此可以识别和计数。光学散射法则使用光束照射样本，测量细胞反射或散射光的强度。根据细胞的大小、形状和结构，可以区分不同类型的细胞。

②细胞浓度和体积：除了计数，全血细胞分析还可测定各种细胞的浓度（数量）和体积（大小）。这些参数通常通过测量散射光的强度或通过电阻法来确定。

③细胞分类：细胞分类是指将不同类型的细胞（如红细胞、白细胞和血小板）区分开来。

这通常通过各测量细胞的特定物理特性和反射光的特征来实现。例如，红细胞通常较小且含有血红蛋白，可以根据这些特性进行分类。白细胞则更大且具有不同的形态，可以通过光学特征进行分类。

④细胞形态分析：一些先进仪器还能够进行细胞形态分析，即评估细胞的形状和结构。这对于检测异常细胞或疾病诊断非常重要。

（2）测定参数

全血细胞分析可以提供多个测定参数，这些参数涵盖了血液中各种细胞类型的数量、形态和功能。以下是一些常见的全血细胞分析测定参数：

①血红蛋白浓度（Hb）：血红蛋白是红细胞内的蛋白质，负责携带氧气到身体各部位。血红蛋白浓度测量反映了患者的贫血状况。

②红细胞计数（RBC）：红细胞数量表示在一定体积的血液中的红细胞数量，用于评估患者的红细胞生成和破坏情况。

③血红蛋白含量（MCH）：MCH表示每个红细胞中平均含有的血红蛋白量，有助于了解红细胞的血红蛋白含量。

④平均红细胞体积（MCV）：MCV是用于测定红细胞大小的参数，有助于诊断不同类型的贫血。

⑤红细胞分布宽度（RDW）：RDW反映了红细胞体积的变异程度，可用于评估贫血类型。

⑥白细胞计数（WBC）：白细胞数量测定反映了免疫系统的活跃度，有助于诊断感染或炎症。

⑦不同类型的白细胞计数（WBC分类）：除了总白细胞计数，还可以测定不同类型的白细胞数量，包括中性粒细胞、淋巴细胞、单核细胞、嗜酸性粒细胞和嗜碱性粒细胞等。

⑧血小板计数（PLT）：血小板数量测定用于评估凝血功能和出血风险。

⑨平均血小板体积（MPV）：MPV表示平均血小板大小，可用于了解血小板功能和潜在的出血问题。

⑩血小板分布宽度（PDW）：PDW反映血小板大小的变异性，有时可与血小板功能相关。

⑪白细胞形态学：有些全血细胞分析仪器能够提供白细胞形态学信息，有助于检测异常细胞或判断疾病。

⑫其他参数：全血细胞分析仪器还可以提供其他参数，如血细胞比容、淋巴细胞计数与中性粒细胞比例等。

4. 项目校准及室内质量控制

（1）项目校准

全血细胞分析的项目校准是确保分析仪器能够提供准确结果的关键步骤之一。校准是通过调整仪器的设置和参数，以使其测得的结果与已知标准值尽可能接近的过程。

①标准样本：标准样本是校准的基础，校准的第一步是使用已知浓度的标准样本。这些样本通常包括具有已知红细胞、白细胞和血小板数量的样本。

②仪器校准：血液分析仪的校准应符合如下要求：依照卫生行业标准（WS/T 347—2011《血

液分析仪的校准指南》）的要求实施校准；应对每一台仪器进行校准；应制定校准程序，内容包括校准物的来源、名称，校准方法和步骤，校准周期等；应对不同吸样模式（自动、手动和预稀释模式等）进行校准或比对；可使用制造商提供的配套校准物或校准实验室提供的定值新鲜血进行校准；至少6个月进行一次校准。

使用标准样本校准，仪器的参数和设置被调整，以确保能够准确测量血液中的各种细胞。这可能涉及电阻抗、光学和散射等测量方法。

（2）室内质量控制

全血细胞分析的室内质量控制是通过一系列控制措施来监测和维护仪器性能的过程，以确保分析的准确性和可靠性。

①质控品的选择：宜使用配套质控品，使用非配套质控品时应评价其质量和适用性。质控品是已知浓度的标准血液样本，通常涵盖了红细胞、白细胞和血小板等不同细胞类型。这些样本用于监测仪器的性能，确保它们提供准确的测量结果。

②质控品的浓度水平：至少使用2个浓度水平（正常和异常水平）的质控品。

③质控项目：认可的所有检测项目均应开展室内质量控制。

④质控频度：根据检验标本量定期实施，检测当天至少1次。

⑤质控图：质控图表是一种用于可视化质控数据的工具。通过创建图表，可以更容易地检测到任何仪器性能方面的异常。通常使用L–J质控图；质控图或类似的质量控制记录应包含以下信息：检测质控品的时间范围、质控图的中心线和控制界线、仪器/方法名称、质控品的名称、浓度水平、批号和有效期、试剂名称和批号、每个数据点的日期、操作人员的记录。

⑥质控图中心线的确定：血细胞计数质控品的测定应在不同时段至少检测3天，使用10个以上检测结果的均值画出质控图的中心线；每个新批号的质控品在日常使用前，应通过检测确定质控品均值，制造商规定的"标准值"只能作为参考。（标准差的确定：标准差的计算方法参见WS/T 641—2018和WS/T 406—2012）

⑦失控判断规则：应规定质控规则，全血细胞计数至少使用1–3S和2–2S规则。

⑧失控处理：如果质控测试的结果显示异常，必须采取适当的措施，包括校准仪器、检查仪器状态、清洁和维护仪器，以及重新测试等。

⑨失控报告：必要时宜包括失控情况的描述、核查方法、原因分析、纠正措施及纠正效果的评价等内容；应检查失控对之前患者样品检测结果的影响。

⑩质控数据的管理：按质控品批次或每月统计1次，记录至少保存2年。

⑪记录：实验室负责人应对每批次或每月室内质量控制记录进行审查并签字。所有质控测试的结果都要被记录和存档。这些记录可以用于跟踪仪器性能的趋势，以及及时发现潜在的问题。

5.参考范围及干扰物质

（1）参考范围（见表2-1）：

表2-1 血细胞分析结果参考范围

项 目	单位	性别	参考区间
白细胞计数（WBC）	$\times 10^9$/L	男/女	3.5～9.5
中性粒细胞绝对值（Neut#）	$\times 10^9$/L	男/女	1.8～6.3
淋巴细胞绝对值（Lymph#）	$\times 10^9$/L	男/女	1.1～3.2
嗜酸性粒细胞绝对值（Eos#）	$\times 10^9$/L	男/女	0.02～0.52
嗜碱性粒细胞绝对值（Baso#）	$\times 10^9$/L	男/女	0～0.06
单核细胞绝对值（Mono#）	$\times 10^9$/L	男/女	0.1～0.6
中性粒细胞百分数（Neut%）	%	男/女	40～75
淋巴细胞百分数（Lymph%）	%	男/女	20～50
嗜酸性粒细胞百分数（Eos%）	%	男/女	0.4～8.0
嗜碱性粒细胞百分数（Baso%）	%	男/女	0～1
单核细胞百分数（Mono%）	%	男/女	3～10
红细胞计数（RBC）	$\times 10^{12}$/L	男	4.3～5.8
		女	3.8～5.1
血红蛋白（Hb）	g/L	男	130～175
		女	115～150
红细胞比容（Hct）	L/L	男	0.40～0.50
		女	0.35～0.45
平均红细胞容积（MCV）	fL	男/女	82～100
平均红细胞血红蛋白量（MCH）	pg	男/女	27～34
平均红细胞血红蛋白浓度（MCHC）	g/L	男/女	316～354
血小板计数（PLT）	$\times 10^9$/L	男/女	125～350

注：此参考区间适用于静脉血的仪器检测方法。

（2）干扰物质

①脂血症或标本中存在大量脂蛋白可产生浑浊，可引起血红蛋白假性升高。白细胞数＞20×10^9/L，血小板计数＞700×10^9/L及异常球蛋白增高也可出现混浊，均可使血红蛋白假性升高。煤气中毒或大量吸烟引起血液内碳氧血红蛋白增多，也可使测定值增高。若因白细胞数过多引起的混浊，可离心后取上清液比色；若因球蛋白异常增高（如肝硬化患者）引起的混浊，可向比色液中加入少许固体氯化钠（约0.25g）或碳酸钾（约0.1g），混匀后可使溶液澄清。

②在规范操作条件下，当血液分析仪检测结果存在干扰因素导致结果不可靠时，手工法可用于结果复核。

③血标本中有凝块、溶血、严重血脂等因素可导致检测结果不可靠。

④血液应与抗凝剂充分混匀，避免产生凝块；同时应避免标本出现溶血。存在冷球蛋白、纤维蛋白原、红细胞抵抗溶血和高甘油三酯等影响因素均会干扰白细胞计数结果。

6. 检测系统性能概要

具体参见各型血液分析仪使用说明。

7. 临床意义

（1）血红蛋白

①生理性降低：主要见于生理性贫血，如生长发育迅速而导致造血原料相对不足的婴幼儿、妊娠中后期血容量明显增加而引起血液稀释的孕妇，以及造血功能减退的老年人。

②病理性降低见于各种贫血，常见原因有：A.骨髓造血功能障碍，如再生障碍性贫血、白血病、骨髓瘤、骨髓纤维化；B.造血物质缺乏或利用障碍，如缺铁性贫血、铁粒幼细胞贫血、巨幼细胞贫血（叶酸及维生素B_{12}缺乏）；C.急慢性失血，如手术或创伤后急性失血、消化道溃疡、寄生虫病；D.血细胞破坏过多，如遗传性球形红细胞增多症、阵发性睡眠性血红蛋白尿、异常血红蛋白病、溶血性贫血；E.其他疾病（如炎症、肝病、内分泌系统疾病）造成或伴发的贫血。

③生理性增高：见于生活在高原地区的居民、胎儿及初生儿、健康人进行剧烈运动或从事重体力劳动时。

④病理性增高：分为相对性增高和绝对性增高。相对性增高通常是由于血浆容量减少，致使血液中有形成分相对增多形成的暂时性假象，多见于脱水血液浓缩时，常由严重呕吐、多次腹泻、大量出汗、大面积烧伤、尿崩症、大剂量使用利尿药等引起。绝对性增高多与组织缺氧、血中促红细胞生成素水平升高、骨髓加速释放红细胞有关，可见于：A.原发性红细胞增多症：为慢性骨髓增生性疾病，临床较为常见，其特点为红细胞及全血容量增加导致皮肤黏膜暗红，脾大同时伴有白细胞和血小板增多。B.继发性红细胞增多症：见于肺源性心脏病、阻塞性肺气肿、发作型先天性心脏病及异常血红蛋白病等；与某些肿瘤和肾脏疾患有关，如肾癌、肝细胞癌、子宫肌瘤、卵巢癌、肾胚胎瘤和肾积水、多囊肾、肾移植后；此外，还见于家族性自发性促红细胞生成素浓度增高，药物（雌激素、皮质类固醇等）引起的红细胞增多等。

在各种贫血时，由于红细胞内血红蛋白含量不同，红细胞和血红蛋白减少程度可不一致。血红蛋白测定可以用于了解贫血的程度，如需要了解贫血的类型，还需作红细胞计数和红细胞形态学检查，以及与红细胞其他相关的指标测定。

（2）红细胞计数

①生理性降低：主要见于生理性贫血，如婴幼儿、妊娠中后期孕妇以及造血功能减退的老年人等。

②病理性降低：见于各种贫血，常见原因有：A.骨髓造血功能障碍，如再生障碍性贫血、白血病、骨髓瘤、骨髓纤维化；B.造血物质缺乏或利用障碍，如缺铁性贫血、铁粒幼细胞贫血、巨

幼细胞贫血；C.急慢性失血，如手术或创伤后急性失血、消化道溃疡、寄生虫病；D.血细胞破坏过多，如溶血性贫血；E.其他疾病造成或伴发的贫血。

③生理性增高：见于生活在高原地区的居民、胎儿及新生儿、剧烈运动或重体力劳动的健康人。

④病理性增高：分为相对性增高和绝对性增高。相对性增高通常是由于血浆容量减少，致使血液中有形成分相对增多形成的暂时性假象，常由严重呕吐、多次腹泻、大面积烧伤、尿崩症、大剂量使用利尿药等引起。绝对性增高多与组织缺氧、血中促红细胞生成素水平升高、骨髓加速释放红细胞有关，见于：①原发性红细胞增多症，为慢性骨髓增殖性肿瘤，临床较为常见。②继发性红细胞增多症，见于肺源性心脏病、慢性阻塞性肺气肿及异常血红蛋白病等；与某些肿瘤和肾脏疾患有关，如肾癌、肝细胞癌、卵巢癌、肾移植后；此外，还见于家族性自发性促红细胞生成素浓度增高，药物（雌激素、皮质类固醇等）引起的红细胞增多等。

（3）红细胞压比容

Hct不仅与红细胞数量的多少有关，而且与红细胞的体积大小及血浆容量的改变有关。Hct是诊断贫血的主要实验室检查指标之一，也是影响全血黏度的重要因素和纠正脱水及酸碱平衡失调时治疗的参考指标。

①Hct增高：常导致全血黏度增加，呈现血液高黏滞综合征。临床研究表明，高血细胞比容与血栓形成密切相关，在诊断血管疾病的血栓前状态中也有显著意义。Hct增高临床常见于：A.各种原因所致的血液浓缩，使红细胞数量相对增多，如严重呕吐、腹泻、大量出汗、大面积烧伤等；B.真性红细胞增多症；C.继发性红细胞增多（如高原病、慢性肺源性心脏病等）的患者红细胞数量绝对增多，Hct可显著增高。

②Hct减低：见于：A.正常孕妇；B.各种类型贫血，如急慢性出血、缺铁性贫血和再生障碍性贫血，但Hct减少的程度与RBC、Hb的减少程度并非完全一致；C.继发性纤维蛋白溶解症患者；D.应用干扰素、青霉素、吲哚美辛（消炎痛）、维生素A等药物的患者。

（4）红细胞平均指数

正常人和各型贫血时，红细胞平均指数的参考区间和临床意义见表2-2。

表2-2 正常成人静脉血红细胞平均指数的参考区间及临床意义

贫血类型	MCV（fl）*（82~100）	MCH（pg）*（27~34）	MCHC（g/L）*（316~354）	常见原因或疾病
正常细胞性贫血	正常	正常	正常	急性失血、急性溶血、再生障碍性贫血、白血病等
大细胞性贫血	>正常	>正常	正常	叶酸、维生素B_{12}缺乏或吸收障碍
单纯小细胞性贫血	<正常	<正常	正常	慢性炎症、尿毒症
小细胞低色素性贫血	<正常	<正常	<正常	铁缺乏、维生素B_6缺乏、珠蛋白肽链合成障碍、慢性失血等

注：*引自卫生行业标准WS/T 405—2012《血细胞分析参考区间》

①MCV（平均红细胞体积）

MCV增高：见于红细胞体积增大时，见于各种造血物质缺乏或利用不良引起的巨幼细胞贫血、乙醇性肝硬化、获得性溶血性贫血、出血性贫血再生之后和甲状腺功能减退等。

MCV降低：见于红细胞减小时，见于慢性感染、慢性肝肾疾病、慢性失血、珠蛋白生成障碍性贫血（地中海贫血）、铁缺乏及铁利用不良等引起的贫血等；其他原因引起的贫血MCV一般正常，如再生障碍性贫血、急性失血性贫血和某些溶血性贫血等。

②MCH（平均红细胞血红蛋白含量）

MCH增高：见于各种造血物质缺乏或利用不良的大细胞性贫血（如巨幼细胞贫血）、恶性贫血、再生障碍性贫血、网织红细胞增多症、甲状腺功能减退等。

MCH降低：见于慢性感染、慢性肝肾疾病、慢性失血等原因引起的单纯小细胞性贫血和铁缺乏及铁利用不良等原因引起的小细胞低色素性贫血，也可见于妊娠、口炎性腹泻等，急性失血性贫血和某些溶血性贫血的MCH检测结果多为正常。

③MCHC（平均红细胞血红蛋白浓度）

MCHC增高：见于红细胞内血红蛋白异常浓缩，如烧伤、严重呕吐、频繁腹泻、慢性一氧化碳中毒、心脏代偿功能不全、遗传性球形红细胞增多症和相对罕见的先天性疾病。

MCHC降低：主要见于小细胞低色素性贫血，如缺铁性贫血和珠蛋白生成障碍性贫血。患者的MCHC结果通常变化较小，可用于辅助监控血液分析仪检测结果的可靠性和标本异常等情况，如MCHC高于400g/L提示仪器检测状态可能有错误，也可能是标本出现了冷凝集。

（5）白细胞计数

①生理性变化：白细胞计数结果有明显生理性波动，如：早晨较低，傍晚较高；餐后较餐前高；剧烈运动、情绪激动时较安静状态下偏高；月经期、妊娠、分娩、哺乳期亦可增高；新生儿及婴儿明显高于成人；吸烟亦可引起WBC增高。

②病理性增多常见于：A.急性化脓性感染，尤其革兰氏阳性球菌感染（脓肿、脑膜炎、肺炎、阑尾炎、扁桃体炎等）；B.某些病毒感染（传染性单核细胞增多症、流行性乙型脑炎等）；C.组织损伤（严重外伤、大手术、大面积烧伤、急性心肌梗死等）；D.急性大出血；E.白血病；F.骨髓纤维化；G.恶性肿瘤（肝癌、胃癌、肺癌等）；H.代谢性中毒（糖尿病酮症酸中毒、尿毒症等）；I.一些金属（铅、汞等）中毒。

③病理性减少见于：A.革兰氏阴性杆菌感染（伤寒、副伤寒等）；B.原虫感染（黑热病、疟疾等）；C.病毒感染（病毒性肝炎、流感等）；D.血液病（再生障碍性贫血、急性粒细胞缺乏症、巨幼细胞贫血等）；E.自身免疫性疾病（系统性红斑狼疮、艾滋病等）；F.脾功能亢进（门脉肝硬化、班替综合征等）；G.肿瘤化疗，电离辐射（如X线）及某些药物（氯霉素、磺胺类药等）反应等。

（6）血小板计数

血小板计数是人体止血与凝血功能障碍筛查的重要指标之一，血小板数量的升高或降低，除个体自身的生理波动外，还与多种出血和血栓性疾病密切相关。

①生理性变化：正常人的血小板数随时间和生理状态而波动，通常午后略高于早晨；冬季高于春季；高原居民高于平原居民；月经后高于月经前；妊娠中晚期增高，分娩后即减低；运动、饱餐后增高，休息后恢复。小儿出生时血小板略低，两周后显著增加，半年内可达到成人水平。

②病理性增高：血小板计数超过350×10^9/L为血小板增多，常见于：A.原发性增多：骨髓增生综合征、原发性血小板增多症、慢性粒细胞性白血病、真性红细胞增多症、特发性骨髓纤维化等；B.反应性增多：急性和慢性炎症、急性大失血、急性溶血、肿瘤、近期行外科手术（尤其脾切除术后）、缺铁性贫血、恶性肿瘤早期等，血小板可出现反应性增多、轻度增多或呈一过性增多；C.其他疾病：心脏疾病、肝硬化、慢性胰腺炎、烧伤、肾衰竭、先兆子痫、严重冻伤等。

③病理性降低：血小板计数低于125×10^9/L为血小板减少，常见于：A.血小板生成障碍：再生障碍性贫血、急性白血病、急性放射病、巨幼细胞贫血、骨髓纤维化等；B.血小板破坏增多：原发性血小板减少性紫癜（ITP）、脾功能亢进、系统性红斑狼疮、血小板同种抗体等；C.血小板消耗过多：如弥散性血管内凝血（DIC）、血栓性血小板减少性紫癜等。

综上所述，全血细胞分析可用于：

·贫血诊断和监测：全血细胞分析可以确定患者的血红蛋白浓度、红细胞数量和平均红细胞体积等参数，有助于诊断不同类型的贫血，如缺铁性贫血、溶血性贫血和维生素缺乏引起的贫血。此外，它也用于监测贫血的治疗效果。

·白细胞计数和感染监测：白细胞计数和分类可以帮助识别感染和炎症。白细胞计数异常可能暗示感染或免疫系统紊乱。不同类型的白细胞计数可以帮助医生确定感染的性质。

·血小板计数和凝血功能评估：血小板计数是评估凝血功能和出血风险的关键指标。高或低的血小板计数可能暗示出血或凝血问题。

·监测白血病和淋巴瘤：全血细胞分析可用于检测血液肿瘤，如白血病和淋巴瘤。异常的白细胞计数和形态可能是这些疾病的标志。

·器官功能评估：血细胞参数还可以提供有关肾脏和肝脏功能的信息。例如，肾功能不全可能导致红细胞数量异常。

·疾病监测：一些慢性疾病，如糖尿病、风湿性关节炎和甲状腺疾病，可能会影响血细胞参数，因此全血细胞分析用于监测这些疾病的进展和治疗效果。

·手术前评估：在术前，医生通常会进行全血细胞分析，以评估患者的凝血状态和一般健康状况，以准备手术。

第二节 血细胞形态学观察

血细胞形态学观察在临床急诊医学中扮演着至关重要的角色。血液中的红细胞、白细胞和血小板的大小、形态和数量等信息，对于快速诊断和治疗决策至关重要。本节将深入探讨血细胞形态学观察的原理、方法和临床应用，其检查方法有经典的显微镜检查、自动化数字式细胞图像分析仪及流式细胞仪检查。我们将学习如何正确采集、染色和观察血液样本，以便有效地识别异常细胞和疾病，特别是有助于鉴别白细胞增高的原因、判断感染的程度，有助于贫血的病因分析及形态学分类，有助于鉴别血小板减少并了解血小板功能，可发现血液中某些寄生虫感染。通过深入了解血细胞的形态学特征，医护人员将能够更快速、准确地诊断和治疗各种疾病，提高急诊医疗护理的质量和效率，对血液病的诊断、鉴别诊断、疗效观察及预后判断有重要价值。在本节中，我们将探讨血细胞形态学观察的基本原理，以便为后续章节提供强有力的基础。

1. 方法学概述

血细胞形态学观察是通过显微镜对血液样本中的红细胞、白细胞和血小板等细胞进行观察和分析的关键方法。它包括采集血液样本，制备薄层血涂片，染色以增强对比度，然后使用显微镜仔细检查细胞的形态、大小、核形状和细胞内特征。这一过程有助于诊断和监测各种血液疾病，为医生提供重要的信息。

2. 标本要求

血细胞形态学观察的标本要求是确保获得准确和可靠结果的关键因素之一。

（1）样本：样本量应足够，以确保制备血液涂片的充分材料。通常，几滴血液就足够制作多个薄层血液涂片。血液样本应是新鲜的，尽量避免采用已储存的样本。新鲜的样本可以提供更准确的细胞形态学信息。

（2）抗凝：血液样本通常需要使用抗凝剂进行抗凝处理，以防止血液凝结。常见的抗凝剂包括乙二胺四乙酸（EDTA）和肝素。抗凝血的样本保持液态状态，使制片过程更容易。

（3）制片：制片过程应该仔细、精确，确保血涂片的制备质量。制片时，应使用特殊的涂片或制片方法，推出大小合适、厚薄均匀的血片，以获得合适的细胞密度和均匀分布。

（4）染色：使用适当的染色方法，最常见的是Wright–Giemsa染色，以增强细胞的对比度，使细胞形态更容易观察。

（5）观察：制备好的血涂片应该尽快进行观察，以避免细胞形态的改变或退化。在短时间内也可以观察到一些重要的形态学特征。

3. 步骤及涉及参数

（1）步骤

血细胞形态学观察涉及对血液样本中的红细胞、白细胞和血小板等血细胞的大小、形态和数量进行观察和分析。这种观察有助于诊断各种血液疾病和其他健康问题，以下是相关步骤：

①样本制备：采集到的新鲜全血样本需要制备成薄层血涂片。制片的关键是要均匀地涂抹血液以获得单层细胞，以便于显微镜观察。

②染色：制片完成后，样本需要染色以增强细胞的对比度，使细胞结构更容易识别。Wright-Giemsa染色是最常用的染色方法之一，它使细胞呈现不同颜色，有助于鉴别不同类型的细胞。

③显微镜观察：染色的制片样本被放置在显微镜下观察。使用显微镜，实验室技术人员或血液学家仔细检查细胞的形态、大小、颜色、核形状、细胞内包涵物等特征。

④分类和计数：观察员将不同类型的细胞分类，并进行计数。这包括红细胞计数、白细胞计数、血小板计数等。分类时，观察员鉴别正常细胞和异常细胞，如畸形的红细胞或异常的白细胞。

⑤结果解释：根据观察到的细胞形态和数量，对样本的正常性和异常性进行评估。应用血细胞分析对细胞数量的再测、应用显微镜对异常细胞的发现和确认，以及由外观对大体标本的合格性判断。它们可以识别贫血、白血病、感染、凝血问题等血液疾病的迹象。

（2）涉及参数

血细胞形态学观察涉及多个测定参数，这些参数有助于评估血液样本中不同类型细胞的形态、数量和特征。以下是血细胞形态学观察涉及的主要测定参数：

①红细胞形态学：红细胞计数（RBC）：血液中红细胞的数量，通常以百万个红细胞/微升（$10^6/\mu L$）表示；平均红细胞体积（MCV）：衡量红细胞的平均大小，通常以飞升（fL）表示；血红蛋白浓度（Hb）：衡量红细胞中血红蛋白的浓度，通常以克/分升（g/dL）表示；红细胞分布宽度（RDW）：衡量红细胞大小的变异性，通常以百分比表示；

②白细胞形态学：白细胞计数（WBC）：血液中白细胞的数量，通常以千个白细胞/微升（$10^3/\mu L$）表示；白细胞分类计数：各种类型的白细胞的数量，包括中性粒细胞、淋巴细胞、单核细胞、嗜酸性粒细胞和嗜碱性粒细胞等；白细胞形态特征：观察白细胞的核形状、核浓度、细胞大小和胞质特征，以鉴别异常细胞。

③血小板形态学：血小板计数（PLT）：血液中血小板的数量，通常以千个血小板/微升（$10^3/\mu L$）表示；血小板形态特征：观察血小板的大小、形状和颗粒含量等。

④其他参数：红细胞分布宽度-标准差（RDW-SD）：衡量红细胞大小的标准差；红细胞分布宽度-变异系数（RDW-CV）：衡量红细胞大小变异的系数；嗜酸性粒细胞计数（EOS）和嗜碱性粒细胞计数（BASO）：衡量这两种白细胞分类的百分比。

4. 项目校准及室内质量控制

（1）项目校准

血细胞形态学观察的项目校准是确保实验室仪器和分析方法准确性的重要步骤之一。以下是血细胞形态学观察的项目校准的关键方面：

①标准化仪器：为确保仪器准确测量细胞数量和特征，必须定期对显微镜和相应的显微镜镜头进行标准化和校准。这包括调整物镜、目镜、照明和对焦系统，以确保图像的清晰度和准确度。

②使用校准幻灯片：实验室通常使用校准幻灯片，这些幻灯片包含已知细胞数量和特征的样本。通过观察和测量这些校准幻灯片上的细胞，可以验证显微镜的准确性，并进行必要的调整。

③内部质量控制（IQC）：实验室应建立内部质量控制程序，包括使用已知标准样本来监测仪器的性能。这可以包括每天或每次使用前的质控测试，以确保结果的一致性。

④质量保证和标准化指南：实验室应遵循国际或国家标准化指南，如Clinical and Laboratory Standards Institute（CLSI）的指南，以确保血细胞形态学观察过程的质量和准确性。

⑤持续培训和认证：实验室技术人员需要接受定期的培训和认证，以确保他们具备正确的技能和知识来执行血细胞形态学观察，并正确解释结果。

⑥外部质量评估：实验室可以参加外部质量评估计划，这些计划由独立机构提供，旨在评估实验室的性能并与其他实验室进行比较。这有助于发现潜在的问题并提供改进的机会。

⑦维护仪器：显微镜和相关仪器应定期维护，包括清洁、校准和维修。确保仪器的正常运行对于获得准确的结果至关重要。

（2）室内质量控制

血细胞形态学观察的室内质量控制是确保实验室过程和结果准确性的关键部分。形态学检查严格按照标准化操作程序进行操作，在体尾交界处或至片尾的3/4区域，选择细胞分布均匀、细胞着色好的部位，按照一定方向（如"弓"字形）有规律地移动视野，避免重复或遗漏。应用低倍镜—高倍镜—油镜依次阅片，低倍镜观察内容应包括观察取材、涂片、染色是否满意，细胞分布情况与血细胞分析仪检测结果数量的评估是否一致，有无有核红细胞及幼稚粒细胞，有无疟原虫等寄生虫。高倍镜观察细胞结构并确认细胞：包括中性杆状核或分叶核粒细胞、淋巴细胞、单核细胞、嗜酸性粒细胞、嗜碱性粒细胞、异型淋巴细胞、有核红细胞、幼稚或异常细胞的形态改变；观察血小板数量、大小、形态有无异常改变。

此外，应进行形态学人员比对和人员能力考核，以保证形态学检查结果的一致性和准确性。

①白细胞分类的人员比对

A.样本的选择：选取3～5份外周抗凝血标本并编号。样本中应含有：中性分叶核粒细胞、中性杆状核粒细胞、淋巴细胞、单核细胞、嗜酸性粒细胞、嗜碱性粒细胞。异型淋巴细胞、有核红细胞、未成熟白细胞可作为分类比对的细胞。

B.确定比对人员：如A、B、C、D、E五人，每个标本制备5张血涂片，统一编号，分成5套，每人1套，每套3～5张。每张进行白细胞分类计数，结果以百分数表示并记录。

C.确定允许范围：以本实验室2名有经验者的分类结果为判断标准。

D.结果记录：记录参加比对人员的分类结果。

E.结果判断：判断每个人每类细胞的分类结果是否在允许范围内。

②血细胞形态人员比对（人员能力考核）

A.形态学检验人员应能识别：

a. 红细胞：正常红细胞，异常红细胞（如大小异常、形状异常、血红蛋白含量异常、结构及排列异常等）。

b. 白细胞：正常白细胞（如中性杆状核粒细胞、中性分叶核粒细胞、嗜酸性粒细胞、嗜碱性粒细胞、淋巴细胞和单核细胞），异常白细胞（如幼稚细胞、中性粒细胞毒性变化、Auer小体、中性粒细胞核象变化、中性粒细胞核形态的异常、与遗传因素相关的中性粒细胞畸形及淋巴细胞形态异常等）。

c. 血小板：正常血小板，异常血小板（如血小板大小异常、形态异常及聚集分布异常）。

d. 寄生虫：如疟原虫、微丝蚴、弓形虫及锥虫等。

B. 操作：一次收集明确诊断的血细胞形态图片50张或镜下（显微镜视野下）50个细胞，细胞种类尽量涵盖应用说明中要求识别的细胞，包括正常与异常病理形态变化细胞。要求形态学比对人员一定时间内识别上述细胞，并在将所识别的结果填写在形态学比对（考核）表格上。计算每个人的正确识别的符合率，以符合率≥80%为合格。

5. 血细胞分析的显微镜复检标准

血细胞分析复检的内容包括：应用血细胞分析对细胞数量的再测、应用显微镜对异常细胞的发现和确认，以及外观对大体标本的合格性判断。可见，血细胞分析的显微镜复检是血细胞分析复检的一部分，包括血细胞分析显微镜复检标准的建立和验证。

（1）血细胞分析显微镜复检规则的建立

建立血细胞分析显微镜复检规则，能够从大量的临床送检血常规标本中筛出异常，能通过镜检阅片确认血细胞分析仪检测标本异常的性质，既能充分发挥血细胞分析仪的自动化与智能化的作用，又能减少漏检误诊，保证检验结果的准确。

国际血液学复检专家组推荐的血细胞分析显微镜复检规则：2005年，国际血液学复检专家组（International Consensus Group for Hematology Review）对13298份血标本进行检测分析，推荐了41条复检规则，于2005年发表了《关于自动化全血细胞计数和WBC分群分析后行为的建议规则》，以下总结为33条：

①新生儿：A. 复检条件：首次检测标本；B. 复检要求：涂片镜检。

②WBC、RBC、Hb、PLT、网织红细胞（Ret）：A. 复检条件：超出线性范围；B. 复检要求：稀释标本后重新测定。

③WBC、PLT：A. 复检条件：低于实验室确认的仪器线性范围；B. 复检要求：按实验室标准操作规程（SOP）进行。

④WBC、RBC、Hb、PLT：A. 复检条件：无结果；B. 复检要求：检查标本是否有凝块；重测标本；如结果维持不变用替代方法计数。

⑤WBC：A. 复检条件：首次结果$<4.0 \times 10^9/L$或$>30.0 \times 10^9/L$；B. 复检要求：涂片镜检。

⑥WBC：A. 复检条件：3天内Delta值超限，并$<4.0 \times 10^9/L$或$>30.0 \times 10^9/L$；B. 复检要求：涂片镜检。

⑦PLT：A. 复检条件：首次结果$<100 \times 10^9/L$或$>1000 \times 10^9/L$；B. 复检要求：涂片镜检。

⑧PLT：A. 复检条件：Delta值超限的任何结果；B. 复检要求：涂片镜检。

⑨Hb：A. 复检条件：首次结果$<70g/L$或$>$其年龄和性别参考范围上限20g/L；B. 复检要求：涂片镜检，确认标本是否符合要求。

⑩平均红细胞体积（MCV）：A. 复检条件：24h内标本的首次结果$<75fL$或24h以上的成人标本$>105fL$，24h内标本的Delta值超限的任何结果；B. 复检要求：涂片镜检观察大红细胞相关变化；如无大红细胞相关变化，要求重送新鲜血标本；如无新鲜血标本，报告中注明。

⑪平均红细胞血红蛋白浓度（MCHC）：A.复检条件：≥参考范围上限20g/L或＜300g/L，同时，MCV正常或增高；B.复检要求：检查标本是否有脂血、溶血、红细胞凝集及球形红细胞或寻找可能因静脉输液污染或其他标本原因。

⑫RDW：A.复检条件：首次结果＞22%；B.复检要求：涂片镜检。

⑬无白细胞分类计数（DC）结果或DC结果不全：A.复检条件：无条件复检；B.复检要求：涂片镜检和人工分类。

⑭中性粒细胞绝对计数（Neut#）：A.复检条件：首次结果＜1.0×10^9/L或＞20.0×10^9/L；B.复检要求：涂片镜检。

⑮淋巴细胞绝对计数（Lym#）：A.复检条件：首次结果＞5.0×10^9/L（成人）或＞7.0×10^9/L（＜12岁）；B.复检要求：涂片镜检。

⑯单核细胞绝对计数（Mono#）：A.复检条件：首次结果＞1.5×10^9/L（成人）或＞3.0×10^9/L（＜12岁）；B.复检要求：涂片镜检。

⑰嗜酸性粒细胞绝对计数（Eos#）：A.复检条件：首次结果＞2.0×10^9/L；B.复检要求：涂片镜检。

⑱嗜碱性粒细胞绝对计数（Baso#）：复检条件：首次结果＞0.5×10^9/L。

⑲有核红细胞绝对计数（NRBC#）：A.复检条件：首次出现任何结果；B.复检要求：涂片镜检。

⑳网织红细胞绝对计数（Ret#）：复检条件：首次结果＞0.10×10^9/L。

㉑怀疑性报警［不成熟粒细胞（IG）/杆状核中性粒细胞（Band）报警提示除外］：A.复检条件：首次成人结果出现阳性报警；B.复检要求：涂片镜检。

㉒怀疑性报警：A.复检条件：首次儿童结果出现阳性报警；B.复检要求：涂片镜检。

㉓WBC结果不可靠报警：A.复检条件：阳性报警；B.复检要求：确认标本是否符合要求并重测标本；如出现同样报警提示，检查仪器；如需要，进行人工分类。

㉔RBC碎片：A.复检条件：阳性报警；B.复检要求：涂片镜检。

㉕双形RBC：A.复检条件：首次结果出现阳性报警；B.复检要求：涂片镜检。

㉖难溶性RBC：A.复检条件：阳性报警；B.复检要求：检查WBC直方散点图；根据实验室SOP证实Ret计数是否正确；涂片镜检是否有异常形态的红细胞。

㉗PLT报警：A.复检条件：PLT聚集或除PLT聚集外的PLT和MPV报警；B.复检要求：检查标本是否有凝块；涂片镜检估计PLT数；如PLT仍聚集，按实验室SOP进行。

㉘IG报警：A.复检条件：首次结果出现阳性报警或BC的Delta值超上限，有以前确认的阳性报警结果。B.复检要求：涂片镜检。

㉙左移报警：A.复检条件：阳性报警；B.复检要求：按实验室SOP进行。

㉚不典型和（或）变异Lym：A.复检条件：首次结果出现阳性报警或WBC的Delta值超上限，有以前确认的阳性报警结果；B.复检要求：涂片镜检。

㉛原始细胞报警：A.复检条件：首次结果出现阳性报警；3～7天内WBC的Delta值通过，有

以前确认的阳性报警结果；WBC的Delta值超上限，有以前确认的阳性报警结果；B.复检要求：涂片镜检及按实验室SOP进行。

㉜NRBC报警：A.复检条件：阳性报警；B.复检要求：涂片镜检；如发现NRBC，计数NRBC，重新计算WBC结果。

㉝Ret：A.复检条件：散点/直方图异常；B.复检要求：检查仪器状态是否正常；如吸氧有问题，重测标本；如结果维持不变，涂片镜检。

（2）细胞分析显微镜复检规则建立的技术要点

①复检的标本要求：建立血细胞复检规则，标本数量一般不少于1000份，这些标本从日常检测中随机抽取，其中包括：800份首次检测标本，200份再次检测标本，用于验证Delta Check规则。此外，要求标本中含有一定数量的幼稚细胞。

Delta Check规则指同一患者连续2次检测结果间的差异，用于判断因标本等错误引起结果的偶然误差。一般在仪器检测WBC、PLT、HGB、MCV、MCH时使用Delta Check规则。

②复检的镜下检查：每份标本制备两张血涂片，由有血细胞形态学检验资质的检验人员（至少两人）按照标准操作程序进行镜检。依据原卫生部发布的WS/T 246—2005《白细胞分类计数参考方法》进行白细胞分类计数；每人计数200个白细胞，共计400个；取值为人工分类值，并进行形态观察；白细胞和血小板数量评估；红细胞和血小板的大小、染色及形态；有无巨大血小板及血小板聚集；其他异常：有核红细胞、红细胞冷凝集及寄生虫。对比双盲法分别做仪器和人工检测两者的结果，也可应用血细胞分析仪的筛选软件，对触及复检规则的样本自动筛查、自动涂片，并得出复检百分率、假阴性率和假阳性率等。

③复检的参数内容：应涵盖仪器的所有参数以及形态学特征。将不显示WBC、RBC、HGB、PLT检测数据，仪器不显示分类信息，白细胞异常散点图，未成熟粒细胞、异常淋巴细胞/原始淋巴细胞、原始细胞、有核红细胞、双峰红细胞、血小板凝集列入复检规则中，并结合实验室血细胞危急值来设定WBC、RBC、HGB、PLT复检标准。

④复检的人员配置：血细胞分析复检标本的数量在每日100份以下时，至少配备2人；复检标本量在每日100～200份时，至少配备3～4人；若采用自动化仪器进行形态学筛检，可适当减少人员数量。复检人员应根据《白细胞分类计数参考方法》对镜检的操作人员进行培训。

⑤复检的关键指标：假阴性（<5%）是最关键的指标，特别是具有诊断意义的指标不能出现假阴性，对所有诊断不明确的贫血、白血病或临床有医嘱的样本应做显微镜细胞形态学检查，血液病细胞无漏诊。

⑥复检的"宽""严"程度：仪器对细胞形态的识别能力决定复检标准的"宽""严"程度，不同型号仪器建立的复检参数不同，同一型号仪器因实验室要求不同，标准也可不同，复检参数也不同。在保证结果准确性的基础上，适当降低复检率。

⑦复检的涂片记录：实验室应记录显微镜复检结果，复检涂片至少保留2周。

6. 检测系统性能概要

（1）仪器和设备：检测系统性能的基础是仪器和设备的质量和准确性。这包括显微镜、镜头、光源和相机等。这些设备需要定期校准、维护和清洁，以确保它们的性能稳定和可靠。

（2）标准化和校准：定期对显微镜和相关仪器进行标准化和校准是确保其准确性的关键。标准化幻灯片和校准样本用于验证放大倍数、对焦和颜色校准等参数。

（3）内部质量控制（IQC）：实验室应建立内部质量控制程序，包括使用已知标准样本进行质控测试。这些测试应在每次分析新样本之前进行，以确保仪器和操作的准确性。

（4）质控幻灯片和质控标本：使用质控幻灯片和质控标本来验证观察员的准确性。这些样本包含已知的细胞类型和数量，有助于确定观察员的性能水平和准确性。

（5）质量管理计划（Quality Management Plan）：制订和实施质量管理计划，包括质控程序、记录保留、文件管理和问题报告机制。这有助于确保实验室过程的一致性和可追溯性。

（6）员工培训和认证：实验室技术人员需要接受定期的培训和认证，以确保他们具备正确的技能和知识来执行血细胞形态学观察，并正确解释结果。

（7）外部质量评估（External Quality Assessment）：实验室可以参加外部质量评估计划，接受独立机构的质量评估。这有助于发现潜在问题并提供改进的机会。

（8）记录和审查：定期记录和审查实验室的质量控制结果和程序。这有助于评估实验室的性能，并识别需要改进的领域。

（9）持续改进：基于内部和外部质量控制结果，实验室应采取必要的纠正措施和改进措施，以提高检测系统性能和结果的准确性。

7. 血细胞形态学显微镜检查

（1）红细胞形态学检查

血涂片红细胞形态学（red blood cell morphology）检查主要是镜下对周围血液中红细胞大小、形态、染色和结构四个方面的检查，包括对红细胞数量的评估。正常时，成人及出生1周以上新生儿的外周血成熟红细胞无核，直径为6~9μm，双面微凹，瑞氏染色呈粉红色，中央1/3处着色较淡，称中心淡染区。通过检查红细胞形态，有助于对各种贫血、红细胞增多症和红细胞形态异常疾病的诊断和鉴别诊断。

①大小异常

A.小红细胞：红细胞直径<6μm，见于球形红细胞增多症、缺铁性贫血、海洋性贫血、慢性失血导致的贫血等。

B.大红细胞：红细胞直径>10μm，见于巨幼红细胞贫血、恶性贫血、溶血性贫血等。

C.巨红细胞：红细胞直径>15μm，见于营养性巨幼细胞贫血、化疗相关性贫血、骨髓增生异常综合征、红白血病等。

D.红细胞大小不等：红细胞大小直径相差超过1倍，见于各种原因的肾性贫血如巨幼红细胞贫血或骨髓增生异常综合征等。

②形态异常

A.球形红细胞：直径常<6μm，厚度增加，常>2μm，呈小圆球形，红细胞中心淡染区消失。此外，还可见于其他原因的溶血性贫血、脾功能亢进等。

B.靶形红细胞：由于红细胞内的血红蛋白分布于细胞周边并聚集于细胞中心，故在瑞氏染色下红细胞中心及边缘深染，形态类似靶状称靶形红细胞，正常人占1%~2%，见于缺铁性贫血、珠蛋白生成障碍性贫血等。

C.缗钱状红细胞：当血浆中带正电荷的不对称大分子物质增多时（如球蛋白、纤维蛋白原），导致膜带负电荷的红细胞相互排斥减弱，成熟红细胞聚集呈串状叠加连成缗钱状。见于多发性骨髓瘤、巨球蛋白血症等。

D.泪滴形红细胞：成熟红细胞形态似泪滴状。主要见于DIC、骨髓纤维化等。

E.椭圆形红细胞：成熟红细胞呈椭圆形或杆形，长度一般为宽度的3～4倍，正常人占1%。增多对遗传性椭圆形细胞增多症有诊断参考价值，还可见于巨幼细胞贫血、骨髓增生异常综合征（myelodysplastic syndromes，MDS）。

F.棘形红细胞：红细胞表面呈不规则棘样突起，细胞突起少于5～10个且不规则者称棘形红细胞，细胞突起多于10～30个且规则者称为锯齿红细胞。棘形红细胞大于25%时对巨细胞增多症有诊断意义，还可见于严重肝病、脾切除术后、梗阻性黄疸等。

G.口形红细胞：成熟红细胞中心淡染区扁平状，似口形。正常人小于4%，增多见于遗传性口形红细胞增多症、乙醇性肝病。

H.镰形红细胞：由于红细胞内存在异常的HbS，在缺氧情况下红细胞呈镰刀状，见于镰形红细胞性贫血、血红蛋白病等。

I.红细胞形态不整：红细胞出现梨形、哑铃形、三角形、盔形等形态不规则变化。见于DIC、溶血性贫血、感染性贫血、巨幼红细胞贫血、骨髓增生异常综合征等。

J.红细胞聚集：成熟红细胞成堆聚集，是可逆性抗体冷凝集素增多时导致的红细胞聚集，见于支原体肺炎、传染性单核细胞增多症、恶性淋巴瘤、肝硬化等。

③染色异常

A.浅染红细胞：红细胞中心淡染区扩大，着色过浅甚至呈影隐、环状。多见于缺铁性贫血、海洋性贫血、铁粒幼细胞增多等难治性贫血。

B.浓染红细胞：红细胞中心淡染区消失，着色过深。见于球形细胞增多症、溶血性贫血、MDS、红白血病等。

C.嗜多色性红细胞：未完全成熟的红细胞胞质中残留有核糖体等嗜碱性物质，在瑞氏染色下，红细胞胞质内全部或局部呈蓝灰色，见于各种原因的增生性贫血。

④结构异常

A.嗜碱性点彩红细胞：未完全成熟的红细胞胞质中残留的核糖体等嗜碱性物质变性聚集，在瑞氏染色下，红细胞胞质内呈点状、散在的蓝黑色颗粒，见于重金属中毒、各种原因的增生性贫血、再生障碍性贫血等。

B.卡波环（Cabot ring）：红细胞内出现红色"8"字形或环形结构，多认为是核膜的残留物。见于溶血性贫血、脾切除及各种原因的增生性贫血。

C.豪周小体（Howell-Jolly body）：红细胞内出现紫红色、圆形小体，大小不等，多认为是红细胞脱核时的核残留。见于溶血性贫血、脾切除及各种原因的增生性贫血。

D.有核红细胞：有核红细胞存在于骨髓内及1周内出生的新生儿外周血中。成人及出生1周后新生儿的外周血中出现有核红细胞见于各种原因的贫血、急慢性白血病、骨髓纤维化、原发性血小板增多症、恶性组织细胞病、MDS、多发性骨髓瘤及骨髓转移癌等。

E.红细胞内的其他包涵体：HbH小体（活体组织染色）见于α-珠蛋白生成障碍性贫血，Heinz小体（活体组织染色）见于α-珠蛋白生成障碍性贫血重型，Fessus小体（活体组织染色）见于β-珠蛋白生成障碍性贫血重型，Pappenheimer小体见于铁粒幼细胞贫血、MDS或脾切除后。

（2）白细胞形态学检查

血涂片白细胞形态学（white blood cell morphology）检查主要是镜下对周围血液中的中性粒细胞、淋巴细胞、嗜酸性粒细胞、嗜碱性粒细胞和单核细胞5种白细胞形态的检查，包括对血细胞分析仪检查数量的评估。通过显微镜检查观察白细胞的各种形态变化，有助于急慢性白血病诊断、鉴别诊断及治疗后缓解状况的观察，可以了解感染的程度，提示各种血液相关性疾病，对白细胞异常疾病的诊断和疗效观察有重要意义。

①中性粒细胞

A.中性分叶核粒细胞（neutrophilic segmented granulocyte，Neg）：正常人白细胞分类分叶核粒细胞占50%~70%。细胞大小为10~15fL，呈圆形或卵圆形，核多分为3~5叶。分叶之间以丝相连，或核最细部分的直径小于最粗部分的1/3，或分叶核各分叶之间扭曲折叠。核染色质粗糙、浓缩成块状、无核仁。胞质丰富、淡粉红色、含细小的紫红色颗粒。

B.中性杆状核粒细胞（neutrophilic stab granulocyte，Nst）：正常人白细胞分类杆状核粒细胞<5%。细胞大小为10~18fL，呈圆形或卵圆形。核弯曲呈杆状，核最细部分的直径大于最粗部分的1/3，核染色质，粗颗粒状聚集，无核仁。胞质丰富、淡粉红色、含细小的紫红色颗粒。

C.中性粒细胞核象变化：指中性粒细胞细胞核形态的变化情况，反映中性粒细胞的成熟程度。正常情况下外周血中性粒细胞杆状核与分叶核的比值约为1:13，病理情况下可出现核左移和核右移。

a.核左移：外周血白细胞分类中性粒细胞杆状核大于5%或出现杆状核以前阶段的幼稚细胞，称为核左移。依据杆状核增多的程度分为轻度核左移（>6%）、中度核左移（>10%）和重度核左移（>25%）。核左移常伴有白细胞增高或白细胞减少，并伴有中性粒细胞的中毒性改变。常见于急性感染、急性中毒、急性失血、急性溶血、急性组织细胞破坏、长期应用肾上腺皮质激素及急性粒细胞白血病。

b.核右移：外周血白细胞分类中性粒细胞分叶核5叶者超过3%，称为核右移。见于巨幼细胞贫血、恶性贫血、再生障碍性贫血、应用抗代谢药物、炎症恢复期等情况。在疾病进行期突然出现核象右移，提示预后不良。

D.中性粒细胞中毒性变化：严重感染、恶性肿瘤、重金属或药物中毒、大面积烧伤等引起白细胞增高的疾病均可出现中性粒细胞的中毒性变化。

a.中毒颗粒：中性粒细胞胞质中出现的大小不等、蓝黑色、点状分布的颗粒，中性粒细胞碱性磷酸酶染色呈阳性，多认为是嗜苯胺颗粒聚集的结果。

b.空泡：中性粒细胞胞质中出现大小不等的泡沫状空泡，多认为是脂类变性的结果。

c.Dohle小体：中性粒细胞胞质内出现片状、云雾状结构，呈天蓝色或灰蓝色。多认为是核质发育失衡的结果。

d.核变性：中性粒细胞肿胀性变化是细胞胞体肿大、结构模糊、边缘不清晰，核肿胀和核溶解等现象；固缩性变化是细胞核致密、碎裂、变小。

e.大小不等：中性粒细胞体积大小相差明显。多认为是细胞分裂不规则的结果。

E.棒状小体（Auer小体）：在急性粒细胞性白血病或急性单核细胞白血病时，原幼细胞胞质内出现棒状、红色杆状物，粒细胞性白血病时棒状小体短而粗，常多个；单核细胞白血病时，棒状小体长而细，常单个。棒状小体是嗜天青颗粒浓缩聚集的结果。

F.中性粒细胞畸形

a.梅-赫（May-Hegglin）畸形：同一涂片内多个中性粒细胞（成熟粒细胞）胞质内出现单个或多个蓝色包涵体，大而圆。梅-赫畸形是一种以家族性血小板减少为特点的常染色体显性遗传疾病，常伴有巨大血小板。

b.Pelger-Huet畸形：白细胞核呈眼镜形、哑铃形双叶核，核分叶减少，核染色质凝集成团块。Pelger-Huet畸形为常染色体显性遗传病，又称为家族性粒细胞异常。获得性异常见于急性髓系白血病（AML），骨髓异常综合征，偶见于慢性粒细胞性白血病（CML）。

c.Chediak-Higashi畸形：在各阶段粒细胞的胞质中含有数个至数十个紫红色的包涵体。Chediak-Higashi畸形为常染色体隐性遗传，患者常伴有白化病。

d.Alder-Reilly畸形：中性粒细胞胞质中含有的巨大深染嗜天青颗粒，呈深红或紫色包涵体。Alder-Reilly畸形多为常染色体隐性遗传，患者常伴有脂肪软骨营养不良或遗传性黏多糖代谢障碍。

②淋巴细胞（lymphocyte，L）

A.成熟淋巴细胞：大淋巴细胞直径10～15μm，占10%。小淋巴细胞在6～10μm，占90%。细胞呈圆形或卵圆形。大淋巴细胞蓝色胞质丰富，内有少量嗜天青颗粒。小淋巴细胞胞质少，无颗粒，胞核呈圆形或椭圆形，有切迹，成熟淋巴细胞染色质粗、块状凝聚。

B.异型淋巴细胞

a.不规则型异型淋巴细胞：是异型淋巴细胞中最常见的一种。胞体较大而不规则，似单核细胞状，常见伪足，核呈圆形或不规则形，胞质丰富，呈较成熟淋巴细胞，染色深，呈灰蓝色。

b.幼稚型异型淋巴细胞：胞体较大，核圆形或椭圆形，染色质较粗，可见1～2个假核仁，胞质深蓝色。

c.空泡型异型淋巴细胞：属成熟淋巴细胞，细胞异型，胞质丰富，胞质及细胞核可见穿凿样空泡。空泡也可出现在不规则型异型淋巴细胞和幼稚型异型淋巴细胞。

异型淋巴细胞多见于病毒感染，以传染性单核细胞增多症（EB病毒感染）时最为常见。此外，可见于流行性出血热、肺炎支原体性脑炎、疟疾、过敏性疾病、急慢性淋巴结炎、淋巴细胞增殖性疾病等。

C.卫星现象：淋巴细胞核旁出现游离于核外的核结构（小卫星核），常见于接受大剂量电离辐射、核辐射之后或其他理化因素、抗癌药物等造成的细胞染色体损伤，是致畸、致突变的指标之一。

③嗜酸性粒细胞（eosinophil，E）成熟嗜酸性粒细胞主要包括嗜酸性杆状核粒细胞和分叶核粒细胞。周围血中多为分叶核，细胞直径为13～15μm，圆形或类圆形，核呈镜片状，核染色质粗，胞质丰富，充满橘红色粗大、圆形、紧密排列的嗜酸性颗粒。

嗜酸性粒细胞增多主要见于寄生虫感染、变态反应性疾病、过敏性疾病、剥脱性皮炎、淋巴瘤、肺嗜酸性细胞增多症、嗜酸性粒细胞综合征及少见的嗜酸性粒细胞白血病。

④嗜碱性粒细胞（basophil，B）

成熟嗜碱性粒细胞：细胞直径10～12μm，核染色质粗，呈深紫色，细胞质内量少，含蓝黑色的嗜碱性颗粒，蓝黑色覆盖分布于整个细胞质及细胞核表面，导致细胞核结构不清。

嗜碱性粒细胞增多见于慢性粒细胞性白血病、嗜碱性粒细胞性白血病、骨髓纤维化、恶性肿瘤如转移癌及过敏性疾病如结肠炎、结缔组织病如类风湿关节炎。

⑤单核细胞（monocyte，M）

成熟单核细胞：直径14～20μm，圆形或不规则形，胞核不规则，可见伪足，核染色质粗糙、疏松、有起伏感，胞质呈浅灰蓝色，胞质内可见细小淡红色颗粒。

单核细胞增多见于活动性结核病、亚急性感染性心内膜炎、急性感染恢复期、黑热病、粒细胞缺乏症恢复期、恶性组织细胞病、骨髓增生异常综合征、单核细胞白血病等。

（3）血小板形态学检查

血涂片血小板形态学（platelet morphology）检查，主要是在镜下对血小板形态的检查，包括对血细胞分析仪检查血小板数量的评估。形态学检查观察血小板大小、形态、聚集性和分布性情况，对判断和分析血小板相关性疾病具有重要意义。

①大小异常

A.正常血小板：血小板呈小圆形或椭圆形，直径约2～4μm，淡蓝色或淡紫红色，多以小堆或成簇分布，新生的幼稚血小板体积大，成熟者体积小。

B.小血小板：占33%～47%，增多见于缺铁性贫血、再生障碍性贫血。

C.大血小板：占8%～16%，直径20～50μm以上称为巨血小板，占0.7%～2%，增多见于特发性血小板减少性紫癜、粒细胞白血病、血小板无力症、巨大血小板综合征、MDS和脾切除后。

②形态异常

A.血小板颗粒减少：血小板内嗜天青颗粒减少或无颗粒，胞质灰蓝或淡蓝色，常见于骨髓增生异常综合征。

B.血小板卫星现象：指血小板黏附、围绕于中性粒细胞或单核细胞的现象，可见血小板吞噬现象。偶见于EDTA抗凝血涂片中，可导致血液分析仪计数血小板假性减少。

C.血小板分布情况：功能正常的血小板可聚集成团或成簇。原发性血小板增多症时血小板明显增多并聚集至油镜满视野，血小板无力症时血小板数量正常但无聚集，呈单个散在分布。

③血小板数量

镜下观察血小板可了解血小板的聚集功能，评估血小板数量。数量正常、聚集功能正常的血小板血涂片中常7～10个以上聚集，成小簇或成小堆存在。而单个分布、散在少见的血小板多表明血小板数减少或功能异常。

特发性血小板增多症和血小板增多的慢性粒细胞白血病，血小板可呈大片聚集。再生障碍性贫血和原发性血小板减少性紫癜因血小板数量少，聚集情况明显减少。血小板无力症时血小板无聚集功能，散在分布，不出现聚集现象。

8. 临床意义

（1）诊断血液疾病：血细胞形态学观察可以帮助医生诊断各种血液疾病，如贫血、白血病、血小板疾病和出血性疾病。通过观察红细胞、白细胞和血小板的数量和形态，可以确定疾病的类型和严重程度。

（2）监测治疗效果：对于已诊断的血液疾病患者，血细胞形态学观察可用于监测治疗效果。例如，治疗后白细胞计数的变化可以反映出感染或白血病治疗的效果。

（3）检测感染：血细胞形态学观察可以帮助检测感染性疾病。感染时，白细胞计数和形态可能发生变化，从而提示可能的感染。

（4）评估贫血：观察红细胞的形态和数量可以用于评估贫血的类型和原因。不同类型的贫血具有不同的红细胞形态学特征。

（5）发现异常细胞：血细胞形态学观察有助于发现异常细胞，如畸形的红细胞、异常的白细胞或异形血小板。这可以提供有关患者健康状况的关键信息。

（6）评估凝血功能：血细胞形态学观察还可以用于评估凝血功能。观察血小板数量和形态可以帮助识别凝血问题。

（7）诊断骨髓疾病：对骨髓样本的形态学观察对于诊断和监测骨髓疾病，如骨髓增生异常综合征和骨髓纤维化等，非常重要。

（8）指导临床决策：血细胞形态学观察的结果可用于指导临床决策，包括药物治疗、输血、骨髓穿刺和其他治疗干预措施。

┼ 第三节　快速 C- 反应蛋白测定

C-反应蛋白（C-reactive protein，简称CRP）测定是一项常用的生化检验，CRP是一种急性期反应蛋白，能激活补体、促进吞噬并具有其他的免疫调控作用，用于评估炎症和感染的存在和程度。C-反应蛋白属于全身性炎症反应急性期的一种非特异性的标志物，通过肝脏合成。在正常的情况下，机体含有C反应蛋白的量极少，当机体有感染、炎症、创伤和心血管疾病时会成倍增高。在感染发生后6~8hC反应蛋白水平就会出现升高，24~48h后就能到达峰值，然后随着病变的逐渐消退、结构、组织以及功能的恢复，C反应蛋白水平会随之恢复至正常水平。快速C-反应蛋白（CRP）测定是一种基于CRP与炎症或感染关联的免疫测定方法，用于评估体内炎症的存在和程度。这一快速、便捷的检验通过测量样本中CRP的浓度来提供关键的临床信息，通常在几分钟到半个小时内获得结果。CRP测定具有较高的灵敏度，有助于早期发现炎症，但结果的特异性较低，因此需要结合其他临床信息来进行诊断和治疗决策。这一方法在急诊医学中发挥着重要作用，有助于医生迅速了解患者的健康状况，支持临床决策。

1. 方法学概述

测定CRP目前主要用免疫化学法，如单向免疫扩散、火箭免疫电泳和乳胶凝集法、ELISA法等。其原理都是利用特异抗CRP抗体与检样中CRP反应，根据形成的沉淀环直径、沉淀峰高度、凝集程度或呈色程度，判定检样中CRP含量，适合急诊常用的是免疫荧光干式定量测试技术。

2. 标本要求

快速CRP测定可以使用全血、血清或血浆样本。多选用EDTA-K_2抗凝采血管。标本体积因不同的试剂盒或仪器而异，通常在1~5mL之间，标本在室温下最多保留4h。不能在4h内检测的标本，放置于冷藏冰箱（2~8℃）中保存，8h内有效，使用前从冰箱中取出至少15min，待恢复室温后在规定的时间内送达实验室进行分析。检测完后的标本放2~8℃冰箱保存1周。

3. 测定原理及参数设置

（1）测定原理

快速C-反应蛋白（CRP）测定的原理基于免疫学。首先，样本（通常为血清或血浆）与包含特定抗CRP抗体的试剂发生反应，导致CRP蛋白与抗体结合形成复合物。这种结合是高度特异性的，只与CRP相互作用，而不与其他蛋白质反应。然后，通过测量复合物的数量或特征信号，例如光学密度、荧光强度或化学发光信号，来定量分析CRP的浓度。最终的测定结果表示样本中CRP的浓度水平，通常以毫克每升（mg/L）为单位报告。

急诊常用的是免疫荧光干式定量测试技术。将检测缓冲液和血液样本在检测瓶中进行混合，缓冲液中的荧光标记抗CRP抗体和血液中的CRP抗原结合形成抗原抗体复合物，当混合样本被滴到反应板的滴样孔内并通过毛细血管作用扩散到硝化纤维基质的测试带上，该复合物被测试带上的抗CRP抗体所捕获。因此，血液样本中的CRP越多，测试带上的复合物积聚得越多。荧光抗体的信号强度反映了被捕获的CRP数量，经过分析仪的处理，能够反映出血液样本中CRP的浓度。这一快速而准确的测定方法使得CRP测定成为评估炎症状态的有力工具，可在急诊医学和临床实践中帮助医生迅速做出诊断和治疗决策。

（2）测定参数

测定参数对于评估CRP测定方法的质量和适用性至关重要，因为它们影响了测定结果的准确性、可靠性和临床解释。不同的CRP测定方法可能具有不同的参数，因此在使用特定方法时应仔细查阅相应的试剂盒说明书或实验室标准操作程序，以确保测定结果的有效性。快速C-反应蛋白（CRP）测定的主要测定参数包括以下几个方面：

①测定单位：CRP测定的结果通常以毫克每升（mg/L）为单位报告，表示样本中CRP的浓度水平。

②灵敏度：测定的灵敏度指的是能够可靠检测到CRP浓度的最低限度。高灵敏度的测定可以检测到低浓度的CRP，这对于早期发现炎症状态非常重要。

③特异性：测定的特异性表示其是否仅与CRP分子相互作用，而不与其他蛋白质或物质发生交叉反应。高特异性是确保测定准确性的关键。

④线性范围：这是指测定方法可以可靠测量的CRP浓度范围。通常，线性范围越宽，测定的适用性越广泛。

⑤精确度：精确度描述了测定结果的准确程度，通常以百分比误差或标准偏差表示。高精确度是确保测定结果可靠性的关键。

⑥重复性和再现性：重复性指的是在相同样本上连续多次进行测定时，结果的一致性。再现性表示在不同时间或不同实验室进行相同样本的测定时，结果的一致性。这两个参数影响了测定方法的可重复性和可比性。

⑦上限：CRP测定通常具有上限，即在超出某个浓度水平后，测定结果将不再准确。这一上限通常由测定方法的灵敏度和线性范围决定。

⑧参考范围：CRP测定的参考范围是指正常人群中CRP浓度的典型范围。在临床实践中，医生可以将患者的CRP测定结果与这一参考范围进行比较，以帮助做出诊断和治疗决策。

4. 项目校准及室内质量控制

（1）项目校准

快速C-反应蛋白（CRP）测定的项目校准是确保测定结果准确性的关键步骤。校准是通过使用标准物质或参考物质来验证和调整测定方法，以确保它们能够产生可靠和准确的CRP浓度测定结果。以下是项目校准的一般步骤：

①选择合适的参考物质：首先，选择与测定方法相匹配的CRP参考物质。这些参考物质通常具有已知的CRP浓度，可用于校准和验证测定方法。

②准备校准曲线：使用不同浓度的CRP参考物质，制备一条校准曲线。这通常涉及制备一系列浓度递增的标准样品，并测定每个标准样品的信号强度。

③测定标本：使用所选择的CRP测定方法，测量校准标准样品以及实验室内的控制样本。这些控制样本具有已知的CRP浓度，用于验证测定方法的准确性。

④分析校准曲线：将所测得的校准标准样品的信号强度与其已知浓度相对应，建立校准曲线。根据这条曲线，可以将未知样本的信号强度转化为CRP浓度。

⑤校准调整：如果测定方法的校准曲线与预期的标准不符，需要进行校准调整。这可能涉及重新校准仪器或重新选择适当的参考物质。

⑥定期维护和监控：一旦完成校准，定期维护和监控测定方法是至关重要的。这包括使用质控样本来验证测定方法的稳定性和准确性，并根据需要进行再校准。

（2）室内质量控制

室内质量控制是确保快速C-反应蛋白（CRP）测定方法的准确性和可靠性的重要步骤。

①使用质控样本：实验室通常会使用已知CRP浓度的质控样本，这些样本具有已知的参考值。质控样本可以购买或制备，其浓度应该覆盖实验室通常遇到的浓度范围。

②日常检验：在每一次CRP测定过程中，实验室会运行一定数量的质控样本，通常是每个批次内的第一个样本和最后一个样本，以确保测定方法的准确性。

③记录和分析结果：实验室会记录每个质控样本的测定结果，并将其与已知的参考值进行比较。这些比较可以用来评估测定方法的准确性和稳定性。

④控制图：通过创建控制图，实验室可以跟踪时间内的测定结果变化。控制图显示了每个质控样本的测定值，以及其与参考值的偏差。这有助于识别任何潜在的问题或趋势。

⑤质控规程：实验室应制定详细的质控规程，其中包括每个测定方法的操作程序、质控样本的使用频率、结果分析的标准等。

⑥纠正措施：如果质控结果显示测定方法存在偏差或问题，实验室应采取纠正措施，如重新校准仪器、更换试剂、检查操作程序等，以确保测定的准确性。

⑦培训和教育：实验室技术人员需要接受培训，了解如何正确执行质控和分析结果，并识别潜在的问题。

5. 参考范围

（1）线性范围：作为一种常见的临床生化标志物，CRP测定通常具有较广的线性范围，以适应多种临床应用。然而，确切的线性范围取决于所使用的试剂盒的设计和制造商的规格。因此，对于具体的CRP测定方法和试剂盒，建议参考试剂盒的说明书或与制造商联系以获取确切的线性范围信息。这将有助于确保在测量CRP浓度时获得准确和可靠的结果。

（2）参考范围：0～10mg/L。

6. 检测系统性能概要：参阅第一篇第六章内容

7. 干扰和交叉反应及注意事项

（1）干扰物质

①血红蛋白：高浓度的血红蛋白可以影响CRP测定的准确性。这是因为血红蛋白与CRP在某些测定方法中可能发生交叉反应。在高血红蛋白浓度的情况下，可能会导致假阳性结果。

②脂质：高浓度的脂质或脂蛋白可能干扰CRP测定，因为它们可以与CRP结合或干扰CRP与抗体之间的反应。

③溶血：样本的溶血（红细胞破裂释放血红蛋白）可能会导致干扰，因为溶血可以引入血红蛋白，如前所述，它可能影响CRP测定。

④抗体干扰：样本中存在的某些抗体或免疫复合物可能会与CRP或CRP抗体发生交叉反应，从而影响测定的准确性。

⑤药物干扰：某些药物可能会对CRP测定产生干扰。例如，高剂量的肾上腺皮质激素可能提高CRP浓度，而某些药物可能对CRP测定产生干扰。

⑥样本凝固：不适当的样本处理或凝固可能导致CRP测定的干扰。应确保采集的样本适当保存和处理，以防止样本凝固。

（2）干扰和交叉反应

①假阳性：可能是以下原因造成的：人类血液中类似抗体交叉反应；人类血液中某些非特异性成分具有相似的抗原决定簇捕获缓冲液中的抗体而导致。

②假阴性：可能是以下原因造成的：某些未知成分屏蔽了抗原决定基使之无法与抗体结合；不稳定的CRP抗原随着时间和温度逐渐退化无法被抗体识别。

③其他因素也可引起hsCRP检测试剂盒测试结果错误，这些因素包括技术原因，操作失误以及其他样本因素。

（3）注意事项

①标本采集后须尽快送检，不能立即检验的标本，需放置于冷藏冰箱（2~8℃）中保存，8h内有效。

②从冰箱内拿出的缓冲液需要放置10min待其恢复至室温。

③免疫荧光分析仪应该放置在干燥、清洁、平坦的水平表面。

④禁止使用与芯片批号不相匹配的反应板。

⑤hs-CRP检测试剂反应板和荧光分析仪使用时应避开颤动和电磁环境。

⑥不可用任何腐蚀性清洁液清洗仪器部件；不要将血液或试剂溅入仪器、或将线钉掉入仪器内。

⑦每一个样本请使用干净的吸液头和样本瓶，每一个吸液头和样本瓶只能使用一次，用完后丢弃。

⑧所使用标本，检测后的缓冲液及反应板应被视为具有生物安全隐患的物质，避免直接接触。进行维护工作或检查时，应注意戴上橡胶手套。使用指定的工具和部件。工作完成以后，用消毒剂洗手。手接触的那些新部位与血液接触过，故可能会引起感染、电击或烧伤。

⑨不要将批号不同的产品交换使用，或使用过期产品，避免对结果有影响。

⑩样品中不可有凝块、杂质等不溶性物质混入，以免影响检测结果的准确性。

8. 临床意义

（1）炎症指标：CRP是一种急性炎症标志物，是一种急性期蛋白，它的浓度在炎症或感染发生时迅速上升。在各种急性慢性感染、组织损伤、恶性肿瘤、心肌梗死、手术创伤、放射线损伤时，CRP在病后数小时迅速升高，病变好转时又迅速降至正常，此反应不受放疗、化疗、皮质激素治疗影响。

（2）疾病诊断：CRP测定常用于帮助诊断和评估感染性疾病、自身免疫疾病、创伤或手术后的炎症状态及新生儿感染。

也可以帮助区分病毒感染和细菌感染，因为细菌感染通常导致CRP浓度升高，而病毒感染则较少引起明显的CRP升高。同时，并不会受到激素、抗生素、免疫抑制剂等影响，对机体的感染程度可直接反应。

（3）疾病活动性监测：对于慢性炎症性疾病（如类风湿关节炎、炎症性肠病等），CRP测定可用于监测疾病的活动性。升高的CRP水平通常与疾病活动性增加相关。

（4）治疗效果监测：医生可以使用CRP测定来评估治疗对炎症疾病的效果。降低表明治疗有效，升高则可能需要调整治疗方案。特别是对于抗生素的合理应用有提示作用。

（5）危险评估：高CRP水平与心血管疾病、糖尿病等慢性疾病的风险增加相关。因此，CRP测定可用于评估患者的危险程度，指导预防措施和治疗决策。特别是hsCRP能对心脑血管疾病进行检测和评估，对于心血管事件来说是强有力的一种预测因子。

（6）急诊诊断：在急诊医学中，CRP测定可帮助医生快速评估患者的炎症状态，支持临床决策和治疗选择。

✚ 第四节　尿液干化学分析

尿液干化学分析主要用于泌尿系统感染性和非感染性疾病的筛查、辅助诊断、病程和疗效监测，以及对其他系统疾病，如肝胆疾病、糖尿病、高血压等的筛查、疗效和并发症进行监测。

1. 方法学概述

（1）通过对尿比重的检测，了解尿中电解质的浓度。

（2）通过对pH值的检测，判断尿液的酸碱性。

（3）检测尿液中白细胞，为泌尿系统疾病的诊断、治疗提供依据。

（4）尿亚硝酸盐阳性常见于大肠埃希氏菌引起的泌尿系感染，对尿液中的亚硝酸盐进行检测，辅助临床对尿路细菌感染的鉴别。常见致病菌：大肠杆菌属（致病率最高）、克雷伯杆菌属、变形杆菌属、葡萄球菌属、假单胞菌属等。阳性诊断与大肠埃希菌感染符合率约为80%。粪链球菌属感染时，则试验呈阴性。

（5）尿蛋白检查：正常情况下尿液中仅有极少量蛋白质，各种原因可引起尿液蛋白质增高，当超过100mg/L时成为蛋白尿。

（6）尿糖检查：主要是作为糖尿病的筛查和病情判断的检测指标，但尿糖检查时应同时检测血糖，以提高诊断准确性。

（7）尿酮体检查：主要用于糖代谢障碍和脂肪不完全氧化疾病或状态的诊断，强阳性试验结果具有医学决定价值。

（8）尿胆原（UBG）检查：结合血清胆红素、尿胆红素和粪胆原等检查，主要用于黄疸的诊断和鉴别诊断。

（9）尿胆红素检测：主要用于黄疸的诊断和黄疸类型的鉴别诊断。

（10）对尿中血红蛋白、肌红蛋白进行检测，无论试验前红细胞是否破坏，只要红细胞达到一定浓度，试带检测时均可出现阳性。主要见于肾小球肾炎、尿路结石、泌尿系统肿瘤、感染等。

2. 标本种类及收集要求

（1）标本种类

由患者本人或医护人员采集，第一次晨尿或随机尿的中段尿标本、导尿标本、耻骨上抽取标本。最少标本量6mL；特殊情况除外（如婴儿尿标本）。尿液分析的标本不推荐使用化学防腐剂。用干净的密闭容器转运至实验室。

（2）采样要求

①女性患者应避免在月经期留取标本，同时应防止阴道分泌物混入。

②男性应避免前列腺液或精液混入。

③新生儿及婴幼儿应用0.1%新洁尔灭消毒尿道口、会阴部。

④收集中段尿。

⑤容器干燥洁净。

⑥尿胆原等化学物质可因光分解或氧化，需要避光。

（3）检测时限

建议在收集标本2h内进行检测。标本久置导致细菌繁殖、细胞溶解。如果延误检验，应将标本置于2~8℃冰箱保存，不超过8h。

（4）样品拒收标准

送检样品杯或样品管上的标识不明、条形码脱落、字迹模糊不清等；或留取尿液标本的容器不清洁、尿液标本内有异物；标本量<6mL（特殊情况注明）；标本放置时间超过2h、标本置冰箱（2~8℃保存）超过8h；月经期间的标本；应作为不合格标本应予以拒收。标本接收人员还应填写《不合格标本拒收电子记录表》。

（5）检验后标本处理

尿液标本检测完后，弃入含有2000mg/L有效氯消毒溶液的废物桶中进行消毒后才能排放入污物下水道内。

3.试剂及仪器要求（以AUTION MAX AX-4030为例）

（1）试剂品牌及规格

①试纸条由日本ARKRAY FACTORY株式会社生产的AUTION Sticks 10EA试纸条（100条/筒），避光保存，有效期两年。

②浓缩洗净液3（AUTION MAX专用品），1L/瓶。

（2）清洗液的配制

将1800mL二级纯水注入洗净液瓶，再注入200mL浓缩洗净液，盖上瓶盖，轻轻晃动洗净液瓶，使之混匀。浓缩洗净液3和二级纯水按1∶9的比例配制。

（3）储藏条件及稳定性

试纸条要求容器盖紧，并避光保存于厂商推荐的1~30℃下。

（4）注意事项

一次取出所需的试纸条，并应即重新盖紧容器盖；不能合并各容器内的试纸条；不能触试纸条的化学检测块。

（5）检测环境要求

①灰尘少、换气良好、避免阳光直接照射。

②地面水平良好，无身体可觉察的振动。

③室内温度保持在10~30℃；湿度20%~80%。

④仪器周围5m以内有配电盘；电源电压变动在（220±10）V之内；在仪器附近没有发射高频的机械；有保护性接地（接地电阻10Ω以下）。

（6）关机后维护

①清除试纸条槽中的废试纸条，并用自来水清洗，晾干备用。

②用清水清洁仪器面板；用0.5%优氯净溶液擦拭工作台面。

4. 实验原理及技术参数（以AUTION MAX AX-4030为例）

（1）仪器原理

①试纸条：双波长反射测定法（BLD为单波长）

在光学单元中。双波长的光照射到试剂格的反应部位以及色调补正区域内，这些反射光线由侦测器接收，对于每一个检测项目而言，波长的组合都是不同的。

②比重：反射型曲折率测定法

通过接触尿样本的棱镜，检测样本的曲折率，并用演算式求得比重。从光源（LED）发出的光线通过棱镜，在与样本接触的棱镜面反射。棱镜面反射的光线通过遮光板变成很细的光线，照射到侦测器（CCD图像传感器）上，棱镜面与样本界面的曲折率会随着比重发生变化，光线照射到侦测器的入射位置也会发生变化。

③色调检测：用透过光检测色调

用red（635nm）、green（525nm）、blue（470nm）的光线照射圆筒单元内的样本，通过透过量来检测样本的色相和浓淡。总共有23个色调被同时分析。

④浊度检测：透过光和散乱光测定法

采用透过光和散乱光检测内置的浊度/色调检测单元测得，判定结果分clear（清澄）、turbid（浑浊）、dense turbid（强浑浊）3个等级。

（2）试验原理

①尿比重：利用尿中电解质释放出阳离子，阳离子与试带中的离子交换体中的氢离子交换，使之释放出氢离子，氢离子再与其中的酸碱指示剂反应，根据指示剂显示的颜色可推知尿中的电解质浓度，以电解质浓度来代表密度的原理。反射型曲折率测定法：通过接触尿样本的棱镜，检测样本的曲折率，并用演算式由仪器自动求得比重。从光源（LED）发出的光线通过棱镜，在与样本接触的棱镜面反射。棱镜面反射的光线通过遮光板变成很细的光线，照射到侦测器（CCD图像传感器）上。棱镜面与样本界面的曲折率会随着比重发生变化，光线照射到侦测器的入射位置也会发生变化。

②pH值：采用酸碱指示剂法，两种酸碱指示剂适量配合可反映尿pH值5.0～9.0的变异范围。H^++复合pH值指示剂→pH值指示剂的变色点变化（蓝色）。

③WBC：采用白细胞酯酶法，粒细胞中存在酯酶，它能作用于膜块中的吲哚酚酯，使其产生吲哚酚与重氮盐发生反应形成紫色缩合物，颜色的深浅与白细胞含量成正比。

④亚硝酸盐：采用亚硝酸盐还原法。尿亚硝酸盐先与对氨基苯磺胺形成重氮盐，再与N-萘基乙二胺结合形成红色偶氮化合物，颜色深浅与NIT含量成正比。

⑤尿白蛋白：采用指示剂蛋白质误差法，即在一定的条件下（pH值为3.2时），溴酚蓝产生出阴离子，与带阳离子的蛋白质（主要是白蛋白）结合发生颜色变化。

⑥尿糖：采用葡萄糖氧化酶-过氧化物酶法。葡萄糖氧化酶使尿中葡萄糖与O_2作用生成葡萄糖酸内酯及H_2O_2，过氧化物酶催化H_2O_2氧化色素原而呈现色泽变化，色泽深浅与葡萄糖含量成正比。

⑦尿酮体：采用亚硝基铁氰化钠法。亚硝基铁氰化钠在碱性条件下可与尿液中的乙酰乙酸、丙酮起反应生成紫色化合物。

⑧尿胆原：采用偶氮法。尿胆原与p－甲氨基苯重氮化硼酸盐发生偶联反应，呈色深浅与尿胆原含量成正比。

⑨尿胆红素：在强酸介质中结合胆红素与二氯苯胺重氮盐起偶联反应生成红色的复合物。其反应过程，是重氮盐作用胆红素中央使其裂开，再结合形成2分子的偶氮胆红素而呈现颜色变化。颜色深浅与胆红素含量成正比。

⑩尿隐血：血红蛋白分子中含有血红素基团，具有过氧化物酶活性，能催化过氧化氢作为电子受体使色原氧化呈色，借以识别微量血红蛋白的存在，其呈色深浅与血红蛋白含量成正比。

（3）性能参数

具体参见AUTION MAX AX–4030尿液干化学分析仪说明手册。

5. 项目校准及室内质量控制

（1）校准程序

具体参见AUTION MAX AX–4030尿液干化学分析仪说明手册。

（2）室内质量控制

①质控品：迪瑞尿液分析质控液。

②质控物规格：8mL/瓶，两个浓度包括：阴性，阳性。

③质控物预期用途：尿液分析质控液用于尿液分析试纸及仪器的质量控制。可对尿液葡萄糖、胆红素、酮体、比重、血、酸碱度、蛋白质、尿胆原、亚硝酸盐、白细胞十项尿液分析试纸进行质量控制。

④质控物准备：使用前先将质控品恢复到室温（18～25℃），并颠倒几次保证质控液均匀一致。

⑤结果的解释

A.检测结果在质控所设靶值±一个量级，阴不为阳、阳不为阴，则质量评价为合格。

B.任何一项检测结果如与靶值相差2+或以上，或阴性、阳性相反视为失控。

⑥失控处理方法

见仪器室内质控操作手册。

⑦质控物稳定性及保存期限

A. 2～8℃下密封避光保存，有效期12个月。

B.质控液在第一次开封后，在2～8℃条件下密封避光保存，有效期1个月。

⑧注意事项

A.使用前先将质控品恢复到室温（18～25℃），并颠倒几次保证质控液均匀一致。

B.使用时应避免与皮肤接触，每次使用完毕后拧紧瓶盖放回冰箱内2～8℃保存，严禁吞服。

6. 参考区间（见表2-3）

表2-3　尿液干化学分析参考区间

项目	男	女
尿比重	1.003 ~ 1.030	1.003 ~ 1.030
pH值	4.5 ~ 8.0	4.5 ~ 8.0
LEU	阴性	阴性
PRO	阴性	阴性
GLU	阴性	阴性
NIT	阴性	阴性
KET	阴性	阴性
UBG	阴性或弱阳性	阴性或弱阳性
BIL	阴性	阴性
BLD	阴性	阴性

7. 干扰因素及注意事项

（1）干扰和交叉反应

①尿比重

A.假阳性：酮酸、明显糖尿；放射性造影剂。明显蛋白尿（＞1g/L）时结果可增高。

B.假阴性：葡萄糖、尿素、极碱性尿。

②pH值：见表2-4。

表2-4　影响尿pH值的因素

影响因素	尿酸性	尿碱性
食物	肉类、高蛋白及混合食物（含碱、磷）	蔬菜、水果（含钾、钠）
生理活动	剧烈运动、应激、饥饿、出汗	用餐后碱潮
药物	氯化铵、氯化钾、氧化钙、稀盐酸等	小苏打、碳酸钾、碳酸镁、枸盐酸钠、酵母、利尿剂等
肾功能	肾小球滤过增加而肾小管保碱能力正常	肾小球滤过增加而肾小管保碱能力丧失
疾病	A.酸中毒、发热、慢性肾小球肾炎；B.代谢性疾病：如糖尿病、痛风、低血钾性碱中海（肾小管分泌H$^+$增强，尿酸度增高）；C.其他：如白血病、呼吸性酸中毒（因CO$_2$潴留）；D.尿酸盐或胱氨酸尿结石	A.碱中毒：呼吸性碱中毒，丢失CO$_2$过多；B.严重呕吐（胃酸丢失过多）；C.尿路感染：如膀胱炎、肾盂肾炎、变形杆菌性尿路感染（细菌分解尿素产生氨）；D.肾小管性酸中毒：肾小球虽滤过正常，但远曲小管型成氨和H$^+$的交换功能受损，肾小管泌H$^+$、排H$^+$及H$^+$-Na$^+$交换能力减低，机体明显酸中毒，尿pH值呈相对偏碱性；E.草酸盐或磷酸盐或碳酸盐尿结石
其他	尿液含酸性磷酸盐	尿内混入多量脓、血、细菌

③白细胞

A.假阳性结果：氧化型清洁剂、甲醛、叠氮钠；色素尿（摄入甜菜、胆红素尿）以及阴道分泌物污染。

B.假阴性结果：尿液中四环素浓度高、硝基呋喃、庆大霉素、维生素C（数克/天）、汞盐、胰蛋白酶抑制剂、草酸盐、1%的硼酸；含黏液标本、含淋巴细胞标本。尿葡萄糖＞30g/L、尿蛋白＞5g/L，比重和草酸浓度增高时灵敏度降低。

④亚硝酸盐

A.假阳性结果：药物使尿呈红色或在酸性介质中尿呈红色；色素尿。

B.假阴性结果：感染细菌无亚硝酸盐还原酶、膀胱储存时间短、饮食中无蔬菜，缺乏硝酸盐，革兰氏阳性菌。大量维生素C。

⑤尿蛋白

A.假阳性结果：碱性尿（pH值≥9）、季铵类清洁剂、氯己定（洗必泰）、尿中含聚乙烯吡咯烷酮。

B.假阴性结果：不能检出球蛋白、免疫球蛋白轻链；色素尿。

⑥尿糖

A.假阳性结果：氧化型清洁剂、次氯乙酸。

B.假阴性结果：维生素C、尿路感染、标本久置后葡萄糖被细菌或细胞酶分解；酮体浓度过高（＞0.4g/L）、尿比重增高。

⑦尿酮体

A.假阳性结果：高色素尿，尿中含大量左旋多巴代谢物、2-硫基乙醇黄素肌酐。

B.假阴性结果：不能检出β-羟丁酸；试纸条保存不当。

⑧尿胆原

A.假阳性结果：对氨基水杨酸、磺胺药、对氨基苯磺酸、非那吡啶；色素尿。

B.假阴性结果：甲醛（2g/L）；曝光。

⑨尿胆红素

A.假阳性结果：患者接受非那吡啶、依托度酸、大剂量氯丙嗪治疗，色素尿。

B.假阴性结果：尿维生素C浓度达1.42mmol/L和亚硝酸盐浓度增高；曝光。

⑩尿隐血

A.假阳性结果：氧化型清洁剂、次氯乙酸、尿液中含有对热不稳定酶、尿路感染时某些细菌产生过氧化物酶。

B.假阴性结果：甲醛、大剂量的维生素C、大量亚硝酸盐、高比密尿液、陈旧标本。

（2）注意事项

①在18～30℃之间的温度范围、20%～80%的湿度范围内进行检测。

②必须使用仪器配套试纸条进行检测，不可使用其他试纸条。

③勿使用过期的、有色的、变形的或变质的试纸条。

④试纸条应避光保存。

⑤场所的照明种类不同（荧光灯、白炽灯、自然光等），判断结果会有差异，所以应将仪器前盖打开再检测。

⑥操作台、离心机、检测仪器设备应经常用1%～2%的消毒灵或75%乙醇擦拭消毒。

8. 临床意义

（1）尿比重测定

是临床上估计肾脏浓缩稀释功能常用的指标。

①高比重尿：尿少时比重可增高，见于：

A.急性肾小球肾炎、急性肾衰少尿期。B.肾前性少尿疾病，如肝病、心功能不全、周围循环衰竭、高热、脱水以及糖尿病、蛋白尿、使用放射剂等。

②低比重尿：尿比重常<1.015时，称低比密尿或低张尿。如尿比重固定在1.010±0.003（与肾小球滤过液比密接近）者，称为等渗性尿或等张尿，提示肾脏稀释浓缩功能严重损害。主要见于：A.急性肾小管坏死，急性肾衰多尿期，慢性肾功能衰竭、肾小管间质疾病等。B.尿崩症：常见低比重尿（SG<1.003），尿比重测定有助于多尿时糖尿病与尿崩症的鉴别。

③尿比重易受生理和病理多种因素的影响，用于估计肾功能时，24h连续多次测定尿比重，比一次测定更有价值。

（2）尿pH值

①生理性变化

A.尿液pH值易受食物影响：如进食含蛋白质高的食物过多或饥饿状态等，尿pH值减低；而进食过多的蔬菜、水果等含碱性物质较多的食品时，尿pH值增高。

B.进餐后尿pH值增高：机体每次进餐后，尿液pH值呈一过性增高，称之为碱潮。

C.剧烈运动、饥饿、出汗、应激状态等生理活动，夜间入睡后呼吸减慢，体内酸性代谢产物增多均可使尿液pH值减低。许多药物也会影响尿液pH值。尿内含有大量脓、血或细菌污染，分解尿素可使尿液碱化。

②病理变化

A.尿pH值减低：见于：a.酸中毒、慢性肾小球肾炎、发热、服用氯化铵等药物时。b.代谢性疾病：如糖尿病、痛风、低血钾性碱中毒（肾小管分泌H^+增强，尿酸度增高）等。c.其他：如白血病、呼吸性酸中毒。

B.尿pH值增高：见于：a.碱中毒：如呼吸性碱中毒。b.严重呕吐。c.尿路感染：如膀胱炎、肾盂肾炎、变形杆菌性尿路感染，由于细菌分解尿素产生氨等。d.肾小管性酸中毒：尿pH值呈相对偏碱性。e.应用利尿剂、进食太多蔬菜、水果等。

C.观察尿液pH值变化，指导临床用药，预防肾结石的形成和复发，减轻泌尿系统微生物的感染。

（3）尿白细胞检测

①主要用于肾脏、泌尿道疾病的诊断、治疗等。阳性提示尿路炎症，如肾脏或下尿道炎症，包括肾盂肾炎、膀胱炎、尿道炎和前列腺炎，表明尿液中白细胞数量>20个/μL。

②注意事项

中性粒细胞质中含有酯酶，而单核细胞、淋巴细胞胞质中则无酯酶，因此，干化学白细胞检测方法只对粒细胞敏感。在肾移植患者发生排异反应尿中以淋巴细胞为主时，应该以显微镜检查法为准。尿pH值或尿比重超过正常范围时，因为白细胞形态的变化，可能会和尿沉渣白细胞数出现偏离。

（4）尿亚硝酸盐检测

①阳性常见于大肠埃希氏菌引起的泌尿系感染，其检出敏感度为0.3~0.6mg/L。同时符合以下三个条件：A.尿液中的致病菌须含有硝酸盐还原酶；B.体内有适量硝酸盐的存在；C.尿液在膀胱内有足够的停留间隔（＞4h）且排除药物等干扰因素。干化学法亚硝酸盐诊断大肠埃希氏菌感染的阳性符合率为80%，反之呈阴性结果。因此，本实验阴性并不能排除菌尿的可能；同样，亚硝酸盐阳性也不能完全肯定泌尿系统感染，标本放置过久或污染可呈假阳性，应结合其他尿液检查结果综合分析，得出正确的判断。

②亚硝酸盐+干化学白细胞检查+显微镜检查的组合，灵敏度和阴性预测值100%，此时的亚硝酸盐特异性和阳性预测值100%。

③亚硝酸盐+干化学白细胞检查+尿培养用于诊断产科患者的尿路感染，尿培养阳性证实亚硝酸盐和白细胞的敏感性分别为43%和77%，特异性分别为99%和96%，两个试验组合的敏感性和特异性分别为92%和95%。

④亚硝酸盐+干化学白细胞检查+蛋白质试剂带检测新生儿和婴儿尿路感染，阳性预测值很低，阴性预测值为99.4%，男、女性别之间无差异。由此认为，试剂带有助于婴儿尿路感染的诊断；可避免进行昂贵的培养。

⑤注意事项

A.尿路感染的病原微生物种类

尿亚硝酸盐检查先决条件是尿液中的致病菌必须含有硝酸盐还原酶。从尿路感染患者尿液分离出病原微生物有：大肠假单胞菌、变形假单胞菌、克雷伯氏杆菌、粪链球菌、葡萄球菌、绿脓假单胞菌、厌氧菌（如消化球菌、消化链球菌、韦荣氏球菌、拟杆菌）、酵母菌（如白色念珠菌、圆球拟酵母菌）、支原体、人型支原体、酵母支原体等。急性尿路感染单纯由大肠杆菌引起者占85%，而慢性肾炎由大肠杆菌引起者占52%，有些则是大肠杆菌与其他细菌（如葡萄球菌、肠球菌）的混合感染。肠菌科的大肠杆菌、虱大肠杆菌、变形杆菌、产气杆菌、绿脓杆菌及部分厌氧菌皆含硝酸盐还原酶，可使尿亚硝酸盐测定呈阳性反应。而粪链球菌因缺乏此酶可出现阴性反应。用妇女阴道及宫颈部分离出的多种真菌进行了还原硝酸盐实验研究，结果表明短密青霉菌还原硝酸盐阳性率很高，约为72.73%，五峰霉菌为67.65%，酵母及假丝酵母属真菌还原阳性率低。白曲霉、土曲霉、黄柄曲霉、屡地青霉、产紫青霉及砖红酵母还原阳性率很高。

B.体内适量硝酸盐的存在

尿液中需有适量硝酸盐，一是来源于食物中的硝酸，如加工肉制品及某些地区饮水也是硝酸盐的来源；二是来源于体内蛋白质正常代谢产物的硝酸盐；三是体内可由氨内源性合成硝酸盐。尿硝酸盐排泄增加不是因体内硝酸盐分解代谢降低，而是加速硝酸盐的生物合成所致。体内缺乏硝酸盐，尽管有细菌也将出现假阴性结果。

C.尿液标本留取的时间

尿液应在膀胱停留间隔4h以上，使细菌有充分的作用时间，故以早晨留取第一次尿液为宜。间隔时间过短，试验易呈假阴性反应。留取尿液样杯应清洁，并应尽快检测，否则易出现假阳性。

D.药物的影响

使用利尿剂可使尿中硝酸盐含量不高，本试验呈假阴性；硝基味喃可能降低亚硝酸盐反应的灵敏性；非那吡啶可引起假阳性；使用生素细菌被抑制时，可出现假阴性；使用大量维生素C（250mg/L或以上）时，可出现假阴性结果等。

E.高比重尿可使本试验敏感性降低；若尿液中含亚硝酸盐离子≤1mg时，可出现假阴性。

（5）尿蛋白检测

①生理性蛋白尿

A.功能性蛋白尿：见于剧烈运动后、发热、寒冷刺激、精神紧张、过度兴奋等，呈混合性蛋白尿，一般2~3天后消失。

B.直立性蛋白尿：可见于站立时间过长、"行军性"蛋白尿等，多见于青少年，绝大多数无肾病证据。

C.摄入性蛋白尿：输注成分血浆、清蛋白及其他蛋白制剂，或进食过多蛋白质时，尿液中可偶然被检出尿蛋白。

D.偶然性蛋白尿：受白带、月经血、精液、前列腺液的污染，偶尔出现假性蛋白尿。

E.老年性蛋白尿：与年龄低于60岁的人相比，老年人蛋白尿的发生率增高。

F.妊娠性蛋白尿：妊娠时可有蛋白尿，应注意随访。

②病理性蛋白尿

A.肾前性蛋白尿

见于浆细胞瘤：如多发性骨髓瘤、巨球蛋白血症、浆细胞白血病等。血管内溶血性疾病：如陈旧性睡眠性血红蛋白尿等。大面积肌肉损伤：如挤压伤综合征、电烧伤、多发性肌炎、进行性肌肉萎缩等。酶类增高：如急性单核细胞白血病尿溶菌酶增高，胰腺炎严重时尿淀粉酶增高等。

B.肾性蛋白尿

a.肾小球性蛋白尿肾病综合征

蛋白尿以清蛋白为主，少量小相对分子质量蛋白，定性试验多数为3+~4+，定量试验常为3.5~10g/d，最多可达20g/d。原发性肾小球肾炎：如急性肾炎、慢性肾炎、膜性肾炎、膜增生性肾炎、肾功能衰竭等。继发性肾小球疾病：糖尿病肾病：早期尿中即出现微量清蛋白，临床肾病期尿蛋白常＞0.5g/d。狼疮性肾炎：轻型损害时，尿蛋白多在+~2+之间，定量为0.5~2g/d。妊娠中毒症：正常妊娠时，尿蛋白可轻度增高：但妊娠中毒症者，尿蛋白多为+~2+，严重时可达3+~4+，定量可＞5g/d。

b.肾小管性蛋白尿

肾小管间质病变：如间质性肾炎、肾盂肾炎、Fanconi综合征、肾小管性酸中毒等。重金属中毒：如汞、镉、铅、砷、铀等，重金属类引起中毒性肾间质疾病。药物中毒：某些抗生素如庆大霉素、卡那霉素、多黏菌素等；中草药类如马兜铃、木通等；有机溶剂如苯中毒等。器官移植：如肾移植排斥反应等。

c.肾后性蛋白尿

泌尿、生殖系炎症反应：如膀胱炎、尿道炎、前列腺炎、精囊炎等。泌尿系结石、结核、肿瘤等。泌尿系邻近器官疾病：如急性阑尾炎、慢性盆腔炎、宫颈炎、盆腔肿瘤等，泌尿系邻近器官炎症或肿瘤刺激。

（6）尿糖检查

主要是作为糖尿病的筛查和病情判断的检测指标，但尿糖检查时，应同时检测血糖，以提高诊断准确性。

①血糖增高性糖尿

A.摄入性糖尿　摄入增加：摄入大量的糖类食品、饮料、糖液时，可引起血糖短暂性增高而导致糖尿。输入性增多：静脉输注高渗葡萄糖溶液后，可引起尿糖增高。

B.应激性糖尿　由于情绪激动、脑血管意外、脑出血、颅脑外伤等情况下，出现暂时性高血糖和一过性糖尿。

C.代谢性糖尿　由于内分泌激素分泌失常，糖代谢发生紊乱引起高血糖所致。最常见的是糖尿病。

D.内分泌性糖尿　甲状腺功能亢进；肢端肥大症；嗜铬细胞瘤；Cushing（库欣）综合征。

②血糖正常性糖尿

又称肾性糖尿。出现糖尿的原因是肾小管对滤过液中葡萄糖重吸收能力减低，肾糖阈减低所致的糖尿。家族性肾性糖尿：如Fanconi综合征，因先天性近曲小管对糖的重吸收功能缺损，尿糖为阳性。新生儿糖尿：因肾小管对葡萄糖重吸收功能还不完善所致。后天获得性肾性糖尿：可见于慢性肾炎、肾病综合征，伴有肾小管损伤者。妊娠期或哺乳期妇女：因细胞外液容量增高，肾滤过率增高而近曲小管的重吸收能力受到抑制，使肾糖阈减低，出现糖尿。

③其他糖尿　血液中除了葡萄糖外，其他糖类有：乳糖、半乳糖、果糖、戊糖、蔗糖等。如果进食过多或受遗传因素影响，体内糖代谢失调后，亦可使血液中浓度增高，易出现相应的糖尿。

（7）尿酮体检查

主要用于糖代谢障碍和脂肪不完全氧化疾病或状态的诊断，强阳性试验结果具有医学决定价值。

①糖尿病酮症酸中毒

A.早期诊断：糖尿病由于未控制或治疗不当，血酮体增高而引起酮症，出现酸中毒或昏迷，尿酮体检查有助于糖尿病酮症酸中毒早期诊断（尿酮体阳性），并能与低血糖、心脑疾病乳酸中毒或高血糖高渗透性糖尿病昏迷相区别（尿酮体阴性）。但应注意，当患者肾功能严重损伤肾阈值增高时，尿酮体排出反而减低，甚至完全消失。故当临床高度怀疑为糖尿病酮症酸中毒时，即使尿酮体阴性也不能排除诊断，应进一步检查血酮体等。

B.治疗监测：糖尿病酮症酸中毒早期病例中，主要酮体成分是β-羟丁酸（一般试带法无法测定），而乙酰乙酸很少或缺乏，此时测得结果可导致对总酮体量估计不足。当糖尿病酮症酸中毒症状缓解后，β-羟丁酸转变为乙酰乙酸，反而使乙酰乙酸含量比急性期早期增高，此时易造成对病情估计过重。因此，必须注意病程发展，并与临床医生共同分析测定结果。当多次检测尿酮体均为阴性时，可视为疾病好转。

②非糖尿病性酮症者

如应激状态、剧烈运动、饥饿、禁食过久、饮食缺乏糖类或为高脂肪，感染性疾病如肺炎、伤寒、败血症、结核等发热期，严重腹泻、呕吐包括妊娠反应性，均可出现酮尿。

③其他：A.中毒：如氯仿、磷等中毒或全身麻醉后，尿酮体可阳性。B.服用双胍类降糖药（如降糖灵）等，由于药物抑制细胞呼吸，可出现血糖减低而尿酮体阳性的现象。C.新生儿：出现尿酮体强阳性，应怀疑为遗传性疾病。

（8）尿胆原（UBG）检查

结合血清胆红素、尿胆红素和粪胆原等检查，主要用于黄疸的诊断和鉴别诊断。

①溶血性黄疸　因体内有大量红细胞破坏，使血中UCB含量增高，导致肝细胞代偿性功能增强，更多的结合胆红素（CB），从胆道排入肠道也增高，粪胆原随之增高，粪色加深，尿液UBG呈明显强阳性，尿胆素阳性。可见于各种先天性或后天获得性溶血性疾病，如珠蛋白生成障碍性贫血、遗传性球形红细胞增多症、自身免疫性溶血性贫血、新生儿溶血、输血后溶血、蚕豆病、蛇毒、陈旧性睡眠性血红蛋白尿等，也可见于大面积烧伤等。

②肝细胞性黄疸　因肝功能障碍，使胆素原肠-肝循环受损，UBG可轻度或明显增高，尿胆素阳性。在反映肝细胞损伤方面，UBG比尿胆红素更灵敏，是早期发现肝炎的简易有效的方法。

③梗阻性黄疸　因无胆红素排入肠腔，粪便呈白陶土色，UBG阴性，尿胆素亦阴性。

（9）尿胆红素检测

主要用于黄疸的诊断和黄疸类型的鉴别诊断。

①胆汁淤积性黄疸，又称阻塞性黄疸，因胆汁淤积使肝胆管内压增高，导致毛细胆管破裂，结合胆红素不能排入肠道而逆流入血由尿中排出，故尿胆红素阳性。可见于各种原因引起的肝内或肝外、完全或不完全梗阻，如胆石症、胆管癌、胰头癌、原发性胆汁性肝硬化、门脉周围炎、纤维化及药物所致胆汁淤滞等。

②肝细胞性黄疸，见于各种使肝细胞广泛损害的疾病，如急性黄疸性肝炎、病毒性肝炎、肝硬化、中毒性肝炎、败血症等。因肝细胞损伤，致使肝细胞对胆红素的摄取、结合、排泄功能受损。肝细胞摄取血浆中未结合胆红素能力减低，使UCB在血中浓度增高，但受损的肝细胞仍能将UCB转变为CB。在病毒性肝炎黄疸前期，当血清总胆红素增高或黄疸不明显时，尿胆红素阳性为最早出现阳性的检测指标之一，阳性率达86%，因此胆红素的检测有利于病毒性肝炎的早期诊断。

③溶血性黄疸，由于大量红细胞的破坏，形成大量的UCB，超过肝细胞的摄取、结合、排泄能力；同时，由于溶血性造成的贫血缺氧和红细胞破坏产物的毒性作用，削弱了肝细胞对胆红素的代谢功能，使UCB在血中潴留而引起黄疸。但肝细胞将UCB转变为CB，并经胆管排泄均正常，因而血液中并无CB存在，故尿胆红素阴性。溶血性黄疸可见于各种溶血性疾病。

④先天性高胆红素血症，如Dubin – Johnson综合征；Rotor综合征；Gilbert综合征和Crigler – Najjar综合征。

（10）尿红细胞检测

①无论试验前红细胞是否破坏，只要红细胞达到一定浓度，试带检测时均可出现阳性。主要见于肾小球肾炎、尿路结石、泌尿系统肿瘤、感染等。

②尿中出现Hb是血管内溶血的证据之一，因此尿Hb测定有助于血管内溶血疾病的诊断。当血液中游离血红蛋白超过$1.00 \sim 1.35g/L$时，即出现血红蛋白尿。引起溶血的疾病如下：A.红细胞破坏：如心脏瓣膜修复术、大面积烧伤、剧烈运动、急行军、严重肌肉外伤和血管组织损伤。B.生物因素：如疟疾感染、梭状芽孢杆菌中毒。C.动植物所致溶血：如蛇毒、蜂毒、毒蕈。D.服用药物：如伯喹啉、阿司匹林、磺胺、非那西汀等。E.微血管性溶血性贫血：如DIC。F.免疫因素：溶血性尿毒症综合征、血栓性血小板减低性紫癜、血型不合输血、温抗体、冷抗体如阵发性寒冷性血红蛋白尿症、阵发性睡眠性血红蛋白尿症及药物诱导的半抗原型（青霉素、甲基多巴型、奎尼丁）自身免疫性溶血性贫血。G.红细胞膜缺陷：因葡萄糖-6-磷酸脱氢酶缺乏导致的蚕豆病。

✛ 第五节 尿液有形成分分析及尿沉渣镜检

一、尿液有形成分分析（仪器法）

尿液有形成分定量分析主要用于泌尿系统感染性和非感染性疾病的筛查、辅助诊断、病程和疗效监测，以及对其他系统疾病，如肝胆疾病、糖尿病、高血压等的筛查、疗效和并发症进行监测。

1. 方法学概述

尿液有形成分定量分析仪是手工显微镜检查的替代方法，可以对尿中有形成分进行定量分析，以每微升多少个细胞进行计数，较显微镜检测更加规范化并且检测结果准确性、重复性好。同时可筛选出真正需要镜检的标本，快速向临床医生报告结果。有利于泌尿系统疾病诊断、疗效观察和预后判断；协助诊断其他系统疾病；监测各种肾毒性药物的作用；辅助诊断和防治职业病；无症状人群的健康普查。

2. 标本种类及收集要求

（1）标本种类

第一次晨尿或随机尿的中段尿标本、导尿标本、耻骨上抽取标本。最少标本量6mL；特殊情况除外（如婴儿尿标本）。尿液分析的标本不推荐使用化学防腐剂。用干净的密闭容器转运至实验室。

（2）采样要求

①女性患者应避免在月经期留取标本，同时应防止阴道分泌物混入。

②男性应避免前列腺液或精液混入。

③新生儿及婴幼儿应用0.1%新洁尔灭消毒尿道口、会阴部。

④收集中段尿。

⑤容器干燥洁净。

（3）检测时限

建议在收集标本2h内进行检测。标本久置导致细菌繁殖、细胞溶解。如果延误检验，应将标本置于2~8℃冰箱保存，不超过8h。

（4）样品拒收标准

送检样品杯或样品管上的标识不明、条形码脱落、字迹模糊不清等；或留取尿液标本的容器不清洁、尿液标本内有异物；标本量<6mL；标本放置时间超过2h、标本置冰箱（2~8℃保存）超过8h等为不合格标本应予以拒收。月经期等特殊情况注明。标本接收人员还应填写《不合格标本拒收记录表》。

（5）检验后标本处理

尿液标本检测完后，弃入含有2000mg/L有效氯消毒溶液的废物桶中进行消毒后才能排放入污物下水道内。

3.试剂及仪器要求

试剂的核查：名称、种类和包装，检查试剂是否为原厂配套包装，是否在有效期内，有无破损泄漏、冰冻等情况。试剂应在18~30℃干净避光储存。

4.实验原理及技术参数（以UF-1000i为例）

①实验原理

采用流式细胞术和电阻抗法原理。先用荧光染料对尿中各类有形成分进行染色，然后每一有形成分在液压聚焦下经过鞘流技术，在红色半导体激光照射下，每一有形成分发出的荧光强度、散射光强度及电阻抗大小进行综合分析得出红细胞、白细胞、上皮细胞、管型和细菌定量数据；各种有形成分的散射图；RBC、WBC直方图；尿中红、白细胞信息；以及病理性管型、小圆上皮细胞、结晶、酵母样细胞等信息。

②仪器原理（以UF-1000i为例）

UF-1000i全自动尿细胞分析仪使用流式细胞计数法（FCM）技术来获得尿有形成分前向散射光及侧向荧光的强度参数，以对其中的成分进行识别。

在对尿液中有形成分进行荧光染色并调节到悬浮状后，使用鞘液包围此物质，然后通过喷嘴以单柱形式喷出，此时有形成分都将暴露在高度密集的激光束照射之下，会按不同角度发出前向散射光、侧向散射光和侧向荧光，散射光的强度即可获知有形成分的大小和复杂程度，侧向荧光能够反映量化的细胞表面和胞质内的性状，以及核糖核酸和脱氧核糖核酸的数量。系统将对这些电信号进行分析，按照前向散射光强度生成直方图，并按照荧光强度和散射光强度生成散点图，以进行识别。

UF-1000i分析仪基于流式细胞计数原理分析尿样中的有机成分，主要包括RBC（红细胞）、WBC（白细胞）、EC（上皮细胞）、CAST（管型）和BACT（细菌），并可定量显示。

③技术参数

具体参见各型全自动尿细胞分析仪使用说明。

5. 操作步骤

（1）开机前检查：检查试剂和废液箱，检查设备各处线路是否接好。

（2）开机：打开外围设备电源→打开IPU电源→打开总开关→打开启动开关→仪器自检→执行质控分析→分析标本。

（3）标本分析

①自动进样：先把要检测的标本倒入检测试管中，标本量应大于4mL。然后，把试管插入自动进样的架子里，再把试管架放入自动进样器，点"进样分析"仪器开始检测。

②手工进样：输入标本号，把要检测的标本倒入检测试管中，然后充分混匀，放到进样针下，"点手动分析"开始检测。

（4）每日维护：完成每日的测定后，关机前仪器会自动清洗，清空试管架上做完的标本。

6. 项目校准及室内质控规则

（1）校准程序（与工程师共同完成）

①校准前的性能要求

A.本底计数（见表2-5）

a.参数：RBC、WBC、EC、CAST、BACT

b.本底计数检测要求（厂家）

表2-5　本底计数

参数	RBC	WBC	EC	CAST	BACT	SED Total Count	BAC Total Count
判定标准	≤1个/μL	≤1个/μL	≤1个/μL	≤0.2个/μL	≤1个/μL	≤300个/μL	≤300个/μL

c.实验方法

用稀释液作为样本在分析仪上连续检测3次，3次检测结果的最大值应在允许范围内。

B.携带污染率

a.参数：RBC、BACT

b.实验方案：取高浓度尿液样本（RBC >5000count/μL，BACT >10000count/μL），混合均匀后连续测定3次，测定值分别为H_1、H_2、H_3；再取低浓度尿液样本，连续测定3次，测定值分别为L_1、L_2、L_3。按公式计算携带污染率。

$$携带污染率 = \frac{|L_1 - L_3|}{(H_3 - L_3)} \times 100\%$$

c.携带污染率允许范围（见表2-6）：

表2-6　携带污染率允许范围

参数	RBC	BACT
要求	≤0.1%	≤0.05%

C.批内精密度

a.参数：RBC、WBC、EC、CAST、BACT（见表2-7）

b.实验方案：取两个不同值标本，每份连续测11次结果，去除第一次结果进行统计。

表2-7　批内精密度参数

参数	RBC	WBC	EC	CAST	BACT
判定标准CV	≤10.0%	≤10.0%	≤30.0%	≤40.0%	≤10.0%

c.允许范围（见表2-8）：

表2-8　允许范围

参数	SED Particle	BAC Particle	Conductivity
单位	个/μL	个/μL	Ms/cm
偏差要求	5.00%	5.00%	6.00%

②校准物的准备

使用仪器制造商推荐的配套校准物。将校准物从冰箱内（2～8℃）取出后，要求在室温（18～25℃）条件下放置约30min，使其温度恢复至室温。检查校准物是否超出效期，是否有变质或污染，将校准物反复振摇几次直到瓶底没有颗粒沉积，然后再用力振荡20次。混匀后立即从顶部管口滴入一个新试管中大约1mL。

③校准物的检测

A.取1管校准物，在校准模式下连续检测6～10次，将各次检测结果手工记录于工作表格中。计算均值，均值的小数点后数字保留位数较日常报告结果多一位。有自动校准功能的仪器可直接得出均值。

B.用上述均值与校准物的定值比较以判别是否需要调整仪器。

C.计算各参数的均值与定值相差的百分数（不计正负号），与表中的标准数据进行比较。

公式：

$$\text{偏倚（\%）} = \frac{（检测结果-靶值）}{靶值} f \times 100\%$$

④校准结果判定

各参数均值与定值的差异全部等于或小于允许范围，仪器不需进行调整，记录检测数据即可；若各参数均值与定值的差异大于附表中的数值时，需对仪器进行调整，调整方法可按说明书的要求进行。若仪器无自动校准功能，则将定值除以所测均值，求出校准系数。将仪器原来的系数乘以校准系数，即为校准后的系数。将校准后的系数输入仪器更换原来的系数。

⑤校准结果的验证

将目前在用批号质控物UFⅡCONTROL-H、UFⅡCONTROL-L作为校准验证检测物质，在仪器上进行检测，各项目检测值若达到控制线范围要求，证明校准合格。如达不到要求，须请维修人员进行检修。

⑥以下情况应进行分析仪的校准

A.仪器投入使用前（新安装或旧仪器重新启用）。

B.更换部件进行维修后，可能对检测结果的准确性有影响时。

C.仪器搬动后，需要确认检测结果的可靠性时。

D.室内质量控制显示系统的检测结果有漂移时（排除仪器故障和试剂的影响因素后）。

E.比对结果超出允许范围。

F.实验室认为需进行校准的其他情况。

（2）室内质控规则

①质控品

质控品是SYSMEX公司的UFⅡCONTROL，有两种浓度类型：UFⅡCONTROL-H和UFⅡCONTROL-L。

②质控物预期用途

尿有形成分质控品用于尿液红细胞、白细胞、上皮细胞、管型及细菌等项目的质量控制。

③质控物检测原理

UFⅡCONTROL含有的微粒可代表红细胞、白细胞、上皮细胞、管型及细菌，当1台经过适当校准的仪器在质控模式下检测UFⅡCONTROL时，结果将落在靶值允许的范围内。

④操作步骤

A.使用前先将UFⅡCONTROL从冰箱取出，恢复到室温（15～30℃）后，分别准备1支干净试管或类似的容器用于盛放试剂。

B.确保仪器是在"质控"模式下。

C.用力振荡、摇匀质控品，直到瓶底没有颗粒沉积。

D.轻轻挤压瓶身，使0.9mL的质控品（约12滴）沿试剂瓶顶端管口滴入容器中。

E.分装后立即（10s）将仪器进样针插入质控液内（为了确保吸样针能充分吸取样本，请将吸样针插到容器底部），按下仪器"开始"按钮。

F.检测后丢弃容器，任何使用过的容器不能再次使用。

G.回到步骤2重复测量操作。

⑤结果的解释

A.检测结果在质控所设靶值±2SD内，则质量评价为合格。

B.质控以1~2S为警告限，1~3S为失控限，仪器自动绘制质控图，判断是否在控。

⑥失控处理方法

见仪器室内质控操作手册。

⑦质控物稳定性及保存期限

A.2~10℃下密封避光保存，有效期6个月。

B.质控液在第一次开封后，在2~10℃条件下密封避光保存，有效期30天。

C.禁止冷冻，避光保存。

⑧注意事项

A.混合后立即使用，如果静置超过30s，微粒会下沉，微粒会不均匀分布，可导致检测误差。

B.使用后立即盖紧瓶盖，否则液体的挥发会增加试剂的密度，从而影响检测结果。

C.检测后，瓶内残留的试剂不可重新灌注入瓶中。

D.使用时应避免与皮肤接触，每次使用完毕后拧紧瓶盖放回盒内，入冰箱2~10℃保存，严禁吞服。

7. 参考区间

RBC：	男性	0~12个/μL	女性	0~24个/μL
WBC：	男性	0~12个/μL	女性	0~26个/μL
EC：	男性	0~6个/μL	女性	0~20个/μL
CAST：	男性	0~2.0个/μL	女性	0~2.0个/μL
BACT：	男性	0~4000个/μL	女性	0~4000个/μL

8. 检测系统性能概要

（1）精密度：精密度是仪器在手动模式下使用一种质控品连续分析10次而确定的。是仪器使用最宽限的要求（CV）：RBC、WBC：±10.0%；EC：±30%；CAST：±40.0%；BACT：±10.0%（批内）；±20.0%（批间）。

（2）分析范围：

WBC/RBC：	0~5000个/μL
EC：	0~200个/μL
CAST：	0~30个/μL
BACT：	0~10000个/μL

9. 干扰因素及注意事项

（1）干扰因素

①应用误差来源分析：A.采样误差；B.样本超时放置；C.标本错误；D.试剂更换错误。

②样本：A.样本中有可被激光激发产生荧光作用的药物或抗生素成分；B.被检者做过血管造影、眼底血管造影等；C.样本中混有化学物品，如防腐剂、甲苯、乙醇、福尔马林、戊二醛等。

③仪器：A.管道污染或堵塞；B.试剂过期失效；C.激光状态不良。

④环境：A.电压不稳定；B.环境灰尘颗粒过多；C.散热条件不好。

（2）干扰和交叉反应

①样本中有可被激光激发产生荧光作用的药物或抗生素成分。

②被检者做过血管造影、眼底血管造影等。

③样本中混有化学物品，如防腐剂、甲苯、乙醇、福尔马林、戊二醛等。

（3）注意事项

①所有检测样品应视为具有传染性物质，实验过程中穿工作服，戴一次性手套；样本操作、废弃物处理均需符合相关法规要求。

②如果皮肤或衣物上沾到了试剂，立刻用清水冲洗。如果眼睛沾到试剂，用大量的清水冲洗并进行必要的医疗措施。

③UF-1000i系统包含一个红色半导体激光部分。属于一级激光产品，切勿开启屏蔽激光的金属盖，直视激光束会引起眼睛疼痛或受伤。

10. 临床意义

（1）尿红细胞检查

主要用于鉴别红细胞形态有助于判断血尿是肾源性还是非肾源性疾病。

①肾源性血尿：见于急性或慢性肾小球肾炎、肾盂肾炎、红斑狼疮性肾炎、肾病综合征。肾源性血尿时，多伴有尿蛋白增多明显，而红细胞增多不明显，还常伴有管型，如颗粒管型、红细胞管型、肾小管上皮细胞管型等。

②非肾源性血尿：见于暂时性镜下血尿，如正常人，特别是青少年在剧烈运动、急行军、冷水浴、久站或重体力、肿瘤、结核、结石、创伤、肾移植排异反应、先天性畸形等均可引起不同程度的血尿。

③其他：见于各种原因引起的出血性疾病，如特发性血小板减少、DIC、高血压、动脉硬化、高热；某些免疫性疾病如系统性红斑狼疮等；泌尿系统附近器官的疾病如前列腺炎、精囊炎、盆腔炎等。女性患者，还需注意是否有月经血污染尿，应通过动态观察加以区别。

④泌尿系统自身疾病：如泌尿系统各部位的炎症尿的特点为尿红细胞增多，而蛋白不增多或增多不明显。

（2）尿白细胞检查

主要用于泌尿系统及邻近组织器官感染或炎症疾病诊断。

①肾盂肾炎：由细菌感染所致，尿细菌培养为阳性。有些肾盂肾炎首发症状为血尿，或镜下血尿；在急性期尿白细胞明显增多，还可见小圆上皮细胞、闪光细胞等；多数有白细胞管型。

②膀胱炎：尿白细胞增多常伴有脓尿，可见小圆上皮细胞、大圆上皮细胞、闪光细胞等，但无管型。急性期有明显的肉眼脓尿。尿三杯均为脓尿（全程脓尿），提示病变位于膀胱颈以上的尿路，见于膀胱炎、输尿管炎、肾盂肾炎、肾脓肿等。

③女性阴道炎、宫颈炎或附件炎：尿白细胞增多，常伴大量鳞状上皮细胞。在血尿中，如红细胞与白细胞比例为500∶1，应考虑出血，如比例为200∶1，应考虑为炎症。

④肾移植后排异反应：尿中可出现大量淋巴细胞及单核细胞。

⑤其他：药物性急性间质性肾炎，尿单核细胞增多，而急性肾小管坏死时单核细胞减少或消失。嗜酸性细胞尿，见于某些急性间质性肾炎患者、药物所致变态反应等。

（3）上皮细胞检查

上皮细胞可少量出现于正常女性的尿中；上皮细胞大量出现，提示泌尿系统有炎症。

①女性阴道炎或宫颈炎、附件炎时可因分泌物进入尿中，而见白细胞增多，常伴大量扁平上皮细胞。

②鳞状上皮细胞增多：尿中大量出现或片状脱落，或伴白细胞、脓细胞，多见于尿道炎；女性患者，应排除阴道分泌物的污染。

③肾小管上皮细胞：尿中一旦增多，即提示肾小管病变。见于：急性肾小管肾炎、肾病综合征、肾小管间质性炎症。如肾小管上皮细胞成堆出现提示肾小管有坏死性病变；慢性肾小球肾炎（可见复粒细胞）；肾移植术后1周，尿内可出现较多的肾小管上皮细胞，随后逐渐减少至恢复正常，但如发生排斥反应，则尿中可再度大量出现肾小管上皮细胞及管型；如肾小管上皮细胞中见含铁血黄色，则提示有慢性心力衰竭、肾梗死、血管内溶血等。

④移行上皮细胞增多：尿中出现大量移行上皮细胞时，提示有相应部分的炎症或坏死性病变。膀胱炎时，可见大量大圆上皮细胞成片脱落；肾盂肾炎时，常见尾形上皮细胞增多。

（4）尿液内管型

出现常提示存在肾实质性病变，可见于急性肾小球肾炎、慢性肾炎、慢性肾小球肾炎、慢性肾功能衰竭等。

①透明管型：偶见于成人浓缩尿、激烈运动后等，也可见于正常人清晨浓缩尿中；当有轻度或暂时性肾功能改变时，尿内可有少量透明管型；病理情况下透明管型可见于发热、麻醉、心力衰竭、肾受刺激后；如大量持续出现透明管型，同时可见异常粗大的透明管型和红细胞，表示肾小管上皮细胞有剥落现象，肾脏病变严重；可见于急、慢性肾小球肾炎，慢性进行性肾功能衰竭、急性肾盂肾炎、肾瘀血、恶性高血压、肾动脉硬化、肾病综合征等。

②红细胞管型：正常尿中无。红细胞管型出现提示肾小球疾病和肾单位内有出血：可见于急性肾小球肾炎、慢性肾盂急性发作、肾出血、肾充血、急性肾小管坏死、肾移植排斥反应、肾梗死、深静脉血栓形成、恶性高血压等，亦可见于狼疮性肾炎、亚急性心内膜炎、IgA肾病等。

③白细胞管型：正常尿中无。出现白细胞管型提示肾实质有细菌感染性病变，见于急性肾盂肾炎、肾脓肿、间质性肾炎、急性肾小球肾炎；非感染性炎症的肾病综合征、红斑狼疮肾炎；肾移植排斥反应（可见淋巴细胞管型）。

④肾上皮细胞管型：正常尿中无。肾上皮细胞管型出现和增多常见于肾小管病变，如急性肾小管坏死、急性肾小球肾炎、间质性肾炎、肾病综合征、子痫、肾淀粉样变性、慢性肾炎晚期、重金属（如镉、汞、铋等）及其他化学物质、药物中毒。肾移植患者，在移植术3天内，尿出现肾小管上皮细胞管型为排异反应的可靠指标之一。

⑤颗粒管型：正常人尿中无。颗粒管型的出现和增多，提示肾脏有实质性病变。可见于脱水、发热，尤其多见于急性或慢性肾小球肾炎、肾病、肾小管硬化症、肾盂肾炎、病毒性疾病、慢性铅中毒、肾移植、急性排斥反应、药物中毒等。在急性肾功能衰竭多尿早期，可大量出现宽幅的颗粒管型；如出现于慢性肾炎晚期，提示预后不良。

⑥蜡样管型：正常尿中无。出现蜡样管型提示肾小管有严重病变，预后差。可见于慢性肾小球肾炎晚期、长期无尿或少尿、尿毒症、肾病综合征、肾功能不全、肾淀粉样变性；亦可见于肾血管炎症后变性、肾移植慢性排异反应、重症肝病等。

⑦脂肪管型：正常尿中无。出现脂肪管型提示肾小管损伤、肾小管上皮细胞脂肪变性。可见于亚急性肾小球肾炎、慢性肾小球肾炎、中毒性肾病等，尤多见于肾病综合征。

⑧宽幅管型：正常人尿中无。出现宽幅管型，见于重症肾病、急性肾功能衰竭患者多尿早期、慢性肾炎晚期尿毒症（表示预后不良，故又称"肾衰管型"）。

⑨细菌管型和真菌管型：正常人尿中无。出现细菌管型表明肾脏有病原体感染，常见于肾脓毒性疾病；出现真菌管型提示真菌感染。

⑩结晶管型：正常人尿中无，出现结晶管型的临床意义类似相应的结晶尿，多见于代谢性疾病、中毒或药物所致的肾小管内结晶沉积伴急性肾衰、隐匿型肾小球肾炎、肾病综合征。

⑪混合管型：混合管型指管型内同时含有不同细胞及其他有形成分。正常尿中无。混合管型见于肾小球肾炎反复发作、出血和血管坏死、肾梗死、肾移植后急性排异反应等。

⑫其他管型

A.血液管型：指血液进入肾小管后，红细胞崩解破坏，其各种成分所形成的管型称血液管型，其临床意义同红细胞管型。

B.血红蛋白管型：管型内充满血红蛋白。可见于：急性肾小球肾炎、慢性肾炎急性发作、肾出血、肾充血、急性肾小管坏死。肾移植排斥反应、肾梗死、肾静脉血栓形成、血管内溶血、恶性高血压、狼疮性肾炎、亚急性心内膜炎、IgA肾病、肾单位发生梗死等。

C.血小板管型：主要见于弥散性血管内凝血。

D.肌红蛋白管型：见于急性肌肉损伤引起的肌红蛋白尿症和急性肾功能衰竭等。

E.胆红素管型：见于严重阻塞性黄疸患者，可伴亮氨酸和酪氨酸结晶。

（5）尿内细菌

数量增加，提示泌尿系统有感染。伴随尿内白细胞数量的增加是诊断尿路感染的主要依据。必要时做尿液细菌培养，进一步做微生物鉴定。仪器会结合白细胞计数，提示UTI – info；临床可根据这个提示针对性地去做尿液培养。

（6）类管型相似物

①黏液丝：常见于正常尿中，尤其妇女尿中较多；如大量存在常表示尿道受刺激或有炎症反应。

②假管型：为非晶形尿酸盐、磷酸盐等形成的圆柱体。

③圆柱体：见于急性肾炎、肾血循环障碍或肾受刺激的患者。

（7）结晶：为了便于临床应用，将结晶分为生理性结晶和病理性结晶。

①生理性结晶：生理性结晶多来自食物及机体正常的代谢，一般无临床意义。但当大量持续出现在患者新鲜尿内，可成为尿路结石诊断依据之一。

A.草酸钙结晶：草酸钙结晶属正常代谢成分，但在新鲜尿中大量出现此结晶伴随红细胞，而又有肾或膀胱的刺激症状，多为肾或膀胱结石的征兆，尿路结石约90%为草酸钙结晶。

B.尿酸结晶：尿酸是核蛋白中嘌呤代谢的产物，以尿酸或尿酸盐的形式经尿排出体外。正常情况下，如多食高嘌呤的动物内脏可使尿中尿酸增高。一般无临床意义。尿中尿酸浓度增高，可引起尿酸结晶增多（高尿酸结晶）。大量尿酸沉淀于肾小管及间质中，可产生高尿酸肾病及尿酸结石，高尿酸亦可见于急性痛风症、儿童急性发热、慢性间质性肾炎等。

C.非结晶性尿酸盐：外观呈黄色的非结晶形颗粒状沉淀物。

D.磷酸盐类结晶：为正常尿成分，来源于食物和机体代谢组织分解，尿中长期出现时，应注意有磷酸盐结石的可能：

a.磷酸钙结晶：如长期在尿中见到大量磷酸钙结晶，应考虑到甲状旁腺功能亢进、肾小管性酸中毒、长期卧床骨质脱钙等。

b.磷酸铵镁结晶（三联磷酸盐）：一般无临床意义。

c.非晶型磷酸盐：为白色颗粒状，一般无临床意义。

E.尿酸铵结晶：一般无临床意义。如在新鲜尿中大量出现，提示膀胱有细菌感染。

②病理性结晶：尿出现病理性结晶，与各种疾病因素和某些药物在体内代谢异常有关。

A.胆红素结晶：见于各种黄疸患者、肝癌、肝硬化和有机磷中毒等。

B.胱氨酸结晶：正常尿中少见，大量出现多为肾或膀胱结石的征兆。

C.亮氨酸与酪氨酸结晶：可见于组织大量坏死的疾病，如急性肝坏死、急性磷中毒；糖尿病性昏迷、白血病或伤寒等。

D.胆固醇结晶：可见于膀胱炎、肾盂肾炎或有乳糜尿的患者；偶见于脓尿患者。

E.含铁血黄素：当体内红细胞大量破坏时，各组织中均有含铁血黄素沉积，如沉积于肾脏时，即可在尿中见到。

③药物结晶：

A.放射造影剂：如使用碘泛影剂、尿路造影剂后尿中出现。

B.磺胺类药物结晶：如在新鲜尿中，查到大量磺胺结晶，同时与红细胞或管型并存，多表示肾脏已受磺胺药物损害，应立即停药，大量饮水，服用碱性药物使尿碱化，以保护肾不受进一步损害。

二、尿液有形成分镜检（显微镜法）

尿液有形成分检查可以弥补尿理、化学检查不足造成的漏诊，对辅助泌尿系统疾病的定位诊断、鉴别诊断及预后判断等有重要意义，是尿液形态学检测的金标准。

1. 方法学概述

尿液有形成分分析显微镜检查法又为离心涂片镜检法。检测原理以显微镜镜检尿沉渣为主，尿沉渣是尿有形成分经离心沉淀、在显微镜下见到的尿有形成分。这些成分可来自肾脏或尿道脱落的细胞、形成的管型、结晶和感染的微生物、寄生虫等。

2. 标本种类

收集要求，检验后标本处理等在尿液有形成分分析（仪器法）部分已有论述，在此略。

3. 使用仪器

显微镜（OLYMPUS）、载玻片、盖玻片、水平式离心机。检测环境要求操作台清洁，室温18～25℃。

4. 操作步骤

（1）直接镜检法

脓尿、肉眼血尿和盐类结晶较多的混浊标本不适宜离心镜检，可采用直接镜检的方式，但结果中需要注明"直接镜检法"。该方法重复性差，易导致漏检，仅适用于此类标本。

（2）离心镜检法

取尿10mL离心，采用水平式离心机，有效离心半径15cm×1500r/min，相对离心力（RCF）400g，离心5min，手持离心管45°～90°弃除上层尿，保留0.2mL尿沉渣，轻轻混匀后，取1滴（大约50μL）置载玻片上进行显微镜镜检。

（3）染色法

通常用Sternheimer-Malbin染色法（S-M染色法）和Sternheimer染色法（S染色法），对离心后难以识别的有形成分进行鉴定和确认。通过染色能提高有形成分的识别，更清晰、细致地观察细胞内部结构，特别是白细胞、上皮细胞和管型。

（4）观察方法

从混匀的沉渣中取50μL滴在载玻片上，首先在低倍镜下（10×10）至少10个视野下观察沉渣分布的情况，再转高倍镜（10×40）至少20个视野下，鉴别细胞、管型、结晶等类别并计数。

（5）报告方式

管型以低倍（10×10）镜视野检全片至少20个视野所见的平均值报告××/LP；半定量、定量细胞以高倍（40×10）镜视野至少10个视野所见的均值报告××/HP；尿结晶、原虫、寄生虫卵、细菌、真菌、盐类等，以每高倍镜视野所见数换算为半定量结果"-、±、1+、2+、3+"等级报告，见表2-9。

表2-9　尿结晶、细菌、真菌、寄生虫等报告方式

项目	报告等级				
	阴性	±	1+	2+	3+
结晶	0	0	1～4个/HP	5～9个/HP	>10个/HP
原虫、虫卵	0	0	1个/片～4个/HP	5～9个/HP	>10个/HP
细菌、真菌	0	散在可见	各视野均见	多、呈团状	无数
盐类	0	罕见	少量	中等量	多量

5. 室内质量控制概要

（1）显微镜定期维护、清洗、校正镜头。

（2）检验人员具有专业资格证书并经过定期培训、考核，能够熟练掌握尿沉渣中正常和异

常成分的形态特点及相似物质的鉴别方法。具备较高的专业水平、镜检识别能力、具有强烈的责任心及细致耐心。

（3）载玻片要求干燥、清洁，出现磨损、缺失要及时更换。

（4）等渗0.9%氯化钠溶液要保存恰当，定期更换，防止被细菌、真菌污染，影响结果。

（5）离心后要充分振动后再涂片，涂片要均匀、适宜。

（6）严格控制实验室温度18~25℃。

（7）镜检时要按照操作规程进行，先用低倍镜观察全片，再用高倍镜检验，高倍镜要观察至少10个视野，以防漏检。

6. 尿中各有形成分的形态描述

（1）红细胞形态特征

①正常红细胞：尿中未经染色的红细胞形态为双凹圆盘状，浅黄色，直径大约8μm。

②异形红细胞：尿异性红细胞常见的形态有：A.大红细胞，直径＞8μm。B.小红细胞，直径＜8μm。C.棘形红细胞，胞质常向一侧或多侧伸出、突起，如生芽样。D.环形红细胞（面包圈红细胞），因细胞内血红蛋白丢失或胞质凝聚，形似面包圈样空心环状。E.新月形红细胞，如半月形。F.颗粒形红细胞，胞质内有颗粒状的间断沉积，血红蛋白丢失。G.皱缩红细胞，高渗尿中多见。H.影细胞，低渗尿中多见。I.红细胞碎片。

（2）白细胞形态特征

①完整的白细胞：新鲜尿中完整白细胞呈圆形，直径10~14μm，不染色时核较模糊，胞质内颗粒清晰可见，加入1%乙酸处理后，可清晰地看到细胞核；染色后粒细胞的胞核呈紫红色，细胞质中可见紫色颗粒；常分散存在。在低渗尿及碱性尿中，胞体常胀大，直径可达18μm左右，约半数可在2h内溶解。

②闪光细胞：急性肾盂肾炎时，在低渗条件下，可见到中性粒细胞胞质内颗粒呈布朗分子运动，在高渗尿及酸性尿中，白细胞常萎缩，直径多为8~10μm。

③脓细胞：在炎症过程中破坏或死亡的中性粒细胞外形多变，不规则，结构模糊，浆内充满粗大颗粒，核不清楚，细胞常成团，边界不清，已为死亡细胞，成为脓细胞。

（3）上皮细胞形态特征

①肾小管上皮细胞：来自肾小管立方上皮。肾小管上皮细胞形态不一，多为圆形或多边形，又称多边细胞，略大于中性粒细胞（约为1.5倍），一般不超过15μm；胞核圆形，核膜厚，核突出易见；胞质中可有小空泡、分布不规则、有时见出现数量不等的含铁血黄素颗粒或脂肪小滴，此时，又称复粒细胞。肾小管上皮细胞的形态与移行上皮细胞底层的小圆上皮细胞相似，须注意鉴别。

②移行上皮细胞：由肾盂、输尿管、膀胱和尿道近膀胱段处的移行上皮组织脱落而来。

③大圆上皮细胞：为表层移行上皮细胞，胞体较大，如果在器官充盈时脱落，则胞体较大，约为白细胞的4~5倍，多呈不规则圆形，核较小，常居中；如在器官收缩时脱落，则胞体较小，约为白细胞的2~3倍，形态较圆。

④尾形上皮细胞：多来自肾盂，为中层移行上皮细胞，体积大小不一，常呈梨形、纺锤形或带尾形，核较大，呈圆形或椭圆形。

⑤小圆上皮细胞：为底层移行上皮细胞，形态较圆，较肾小管上皮细胞略大，但胞核较小。

⑥鳞状上皮细胞：形体扁平而薄，又称复层扁平上皮细胞，来自输尿管下部、膀胱、尿道和阴道的表层。胞体为尿上皮细胞中最大，形状不规则，多边多角，边缘常卷折；胞核小，呈圆形或卵圆形，有时可有一个以上小核，全角化者核更小或无核，为上皮细胞中胞核最小者；胞质丰富。

（4）管型形态特征

①透明管型：一般呈规则圆柱体状，但大小、长短很不一致；通常两边平行，两端钝圆（但有时一端可稍尖细），平直或略弯曲，甚至扭曲，质地菲薄，但也有少许颗粒或少量细胞黏附在管型外或包含其中；通常较窄而短，也有形态较大者；折光性较差，镜下观察时应将显微镜视野亮度调暗，否则易漏检。

②红细胞管型：管型中的红细胞常互相粘连而无明显的细胞界限，有的甚至残缺不全，有时红细胞形态完整、清晰，接近正常，易于识别，有时因溶血仅见红细胞残影。

③白细胞管型：管型中含有退化变性坏死的白细胞（或脓细胞），一般为中性粒细胞，细胞呈球形，有时成团性重合，因白细胞黏附性强，常可呈块状，也可单独存在，或与上皮细胞管型、红细胞管型并存。

④肾上皮细胞管型：管型内含肾小管上皮细胞。可分为两大类：一类管型是由脱落肾小管上皮细胞与T-H糖蛋白组成，成片上皮细胞与基底膜分离，脱落细胞粘在一起；另一类管型为急性肾小管坏死时，胞体较大，形态多变，典型的上皮细胞呈瓦片状排列，可充满管型，细胞大小不等，核形模糊，有时有浅黄色，此管型其核形常难与白细胞管型区别，但管型内细胞比白细胞大，其大小和形态变化比白细胞复杂，可用加酸法呈现细胞核；酯酶染色呈阳性，过氧化物酶染色呈阴性，借此可与白细胞管型鉴别。

⑤颗粒管型：颗粒管型内含大小不等的颗粒物，含量超过1/3管型面积时，称为颗粒管型。颗粒来自崩解变性的细胞残渣、血浆蛋白及其他物质，这些物质直接聚集于T-H糖蛋白基质。颗粒管型常较透明管型短而宽大，呈淡黄褐色或棕黑色。按颗粒的粗细又分为粗颗粒管型和细颗粒管型两种，前者充满粗大颗粒，常呈暗褐色；后者含许多微细颗粒，不透明，呈灰色或微黄色。

⑥蜡样管型：由细颗粒管型或细胞管型进一步衍化而来，也有认为来自淀粉样变性的上皮细胞溶解后逐渐形成的管型，或者是透明管型在肾小管内停留时间较长演变而成。其外形似透明管型，为蜡烛样浅灰色或淡黄色，折光性强、质地厚、易折断、有切迹或泡沫状，较短而粗，一般略有弯曲，两端常不整齐。

⑦脂肪管型：由肾小管上皮细胞脂肪变性、崩解，大量的脂肪滴进入管型内而形成。管型内可见大小不等的折光很强的脂肪滴，当脂肪滴较大时，用偏振荧光显微镜检查，可见马耳他"十"字，脂肪滴较小时则互相重叠，用苏丹Ⅲ染色可染成橙红色或红色。

⑧宽幅管型：来自破损扩张的肾小管、集合管或乳头管，多数宽大管型由颗粒管型和蜡样管型演变而来，但也可由其他管型演变而成。其宽可达50μm以上，是一般管型的2~6倍，既宽又长，可横跨整个视野，不规则，易折断，有时呈扭曲形。

（5）类管型相似物

①黏液丝：为长线条形，边缘不清，末端尖细卷曲，大小不等。

②假管型：为非晶形尿酸盐、磷酸盐等形成的圆柱体，其外形与管型相似，但无管型的基质，边缘不整齐、两端破碎、其颗粒粗细不均、色泽发暗，加温或加酸后即消失，而真管型不变。

③圆柱体：又称类管型，其形态与透明管型相似，但一端尖细，有时有扭曲或弯曲，如螺旋状，常伴透明管型同时出现。

（6）结晶

①草酸钙结晶：为无色、方形、闪烁发光的八面体，有时呈菱形，偶见哑铃形或饼状，与红细胞相似。

②尿酸结晶：尿酸是核蛋白中嘌呤代谢的产物，以尿酸或尿酸盐的形式经尿排出体外。尿酸结晶在尿中呈黄色、暗棕色；形状有三棱形、哑铃形、蝴蝶形及不规则形。

③非结晶性尿酸盐：外观呈黄色的非结晶形颗粒状沉淀物。

④磷酸钙结晶：常见于弱碱性尿、中性尿，有非结晶形、粒状形、三棱形，排列成星状或束状。

⑤磷酸铵镁结晶（三联磷酸盐）：呈方柱状、信封状或羽毛状，无色，有很强大折光性。

⑥非晶型磷酸盐：为白色颗粒状。

⑦尿酸铵结晶：此结晶呈黄色，不透明，有球状、哑铃状、树根状等形态。

⑧胆红素结晶：此结晶外形为成束的针状或小块状，黄红色，由于氧化，有时可呈非结晶体色素颗粒。

⑨胱氨酸结晶：为无色、六边形，边缘清晰。折光性强的薄片状结晶，由蛋白分解而来。

⑩亮氨酸与酪氨酸结晶：亮氨酸与酪氨酸结晶为蛋白分解产物。亮氨酸结晶呈淡黄色或褐色小球形或油滴状，并有密集辐射状条纹，折光性强。酪氨酸结晶为略带黑色的细针状结晶，呈束状团或羽毛状。

⑪胆固醇结晶：其外形为缺角的长方形或方形，无色透明，常浮于尿的表面，呈薄片状。

⑫含铁血黄素：为黄色小颗粒状，存在细胞内，可用亚铁氰化钾染色进行鉴别。

⑬放射造影剂：出现束状、球状、多形性结晶。

⑭磺胺类药物结晶：A.乙酰基磺胺嘧啶（SD）：易在酸性尿中形成结晶。磺胺嘧啶结晶为棕黄色、不对称的麦秆束状、球状，但其束偏在一侧，两端不对称，有时呈贝壳状。B.磺胺甲基异噁唑结晶：为无色透明、长方形、正方形的六面体结晶，似厚玻块，厚度大，边缘有折光阴影，散在或集束成"十""X"形等排列。

⑮常见生理性和病理性结晶

A.生理性结晶：草酸盐结晶、尿酸结晶、非晶型尿酸结晶、马尿酸结晶体、磷酸盐类结晶、碳酸钙结晶、碳酸铵结晶。

B.病理性结晶：胱氨酸结晶、胆红素结晶、酪氨酸结晶、亮氨酸结晶、胆固醇结晶、磺胺类结晶、含铁血黄素。

7. 干扰因素和交叉反应

（1）标本因素

使用新鲜尿标本，无需添加任何防腐剂。时间延长会使尿中的细胞成分发生破坏、溶解、变形等。尿pH值增高，尿渗透压减低，温度高的环境或放置时间过长均可造成白细胞容易破坏。见表2-10：

表2-10　尿酸碱度和渗透压对有机沉渣物的影响

有机成分	红细胞	白细胞	管型
高渗尿	皱缩、体积变小、星形或桑葚状	体积缩小	可存在较久
低渗尿	膨胀、体积变大、不定形、无色	膨胀、易破坏	易崩裂
酸性尿	可存在一定时间、体积缩小	体积变小、能存在一定时间	可存在较久
碱性尿	溶解破裂，形成褐色颗粒	膨胀，形成块状结构	溶解，崩溃

（2）食物因素

长期进食蔬菜类、水果和含碱性物质较多的食品者，尿液易出现偏碱性改变，可间接影响尿中红细胞的形态和造成适当破坏。

（3）药物因素

警惕和注意某些药物，特别是磺胺类药物、解热镇痛类药物和某些新型化学药物可能出现的结晶。

（4）器材和试剂因素

离心机应按尿沉渣标准化建议中的要求设置，正确使用显微镜，适当调整显微镜光源。在低倍镜下发现的管型，需改用高倍镜进行鉴定。

8. 注意事项

严格遵守标本送检时间，正确合理标本取材，还有严格控制检验人员的熟练水平及主观观察判断能力。注意所有检测样品应视为具有传染性物质，实验过程中严格遵守生物安全操作规程，合理穿戴工作服、工作帽、口罩，甚至有必要使用面屏，戴一次性医用手套。样本操作、废弃物处理均需符合操作规程及相关法律法规要求。

✚ 第六节　尿液 HCG 检测

通过定性检测人体尿液中的人绒毛膜促性腺激素（HCG），主要用于妊娠的早期诊断和滋养细胞相关疾病的诊断、鉴别诊断。

1. 方法学概述

尿液HCG检测主要包括双抗体夹心一步法（胶体金法）、双抗体夹心酶联免疫吸附法、乳胶凝集抑制法等。临床上常用胶体金法，因其试验方法简便快速、试剂保存、使用方便容易、结果观察简单明确，所以是门急诊尿液HCG检测的首选方法。最低检出量为25U/mL，与hTSH，hFSH，hLH无交叉反应，一般在受孕后月经过期1天，最早在月经前3～4天即可检出。

2. 样本要求

（1）采样要求

①留取新鲜中段尿，贴上条码标签，盖好管盖，及时送检。若不能及时检测，尿液样本可在2～8℃冷藏保存48h，长期保存需冷冻于-20℃。忌反复冻融。

②留取尿液标本应无血液、生殖道分泌物、前列腺分泌物、药物、消毒剂等污染。

③尿样若呈可见的混浊状，需先离心、过滤或待其沉淀后取上清液检测。

3. 检测原理及参数设置

双抗体夹心一步法技术，以胶体金为指示标记，检测尿液中的HCG浓度。原理是将特异性的抗体固定于硝酸纤维膜的某一区带，当干燥的硝酸纤维膜一端浸入样品后，由于毛细管的作用，样品将沿着膜向前移动，当移动到固定有抗体的区域时，样品中相应的抗原即与该抗体发生特异性结合，免疫胶体金可使该区域显示一定的颜色，从而做出特异性的免疫诊断。

（1）检验方法

①将试剂和尿液标本恢复至室温（20～30℃）。

②从原包装袋中取出试纸条，并在1h内使用。

③将试剂按箭头方向插入尿液样本中，注意尿液液面不可超过试剂条的标记线。

④至少5s后取出平放于干净平整的台面上，或者一直放在尿杯中等待判读结果。

⑤等待紫红色条带的出现，检测结果应在3min时判读，10min后判读无效。

（2）结果判读

①阳性（+）：两条紫红色条带出现。一条位于测试区（T）内，另一条位于质控区（C）。

②阴性（-）：仅值控区（C）出现一条紫红色条带，在测试区（T）内无紫红色条带出现。

③无效：质控区（C）与测试区（T）均无紫红色条带出现或质控区（C）未出现紫红色条带，只有测试区（T）出现一条紫红色条带，表明不正确的操作过程或试剂已变质损坏，在此情况下，表明试验无效，应再次仔细阅读说明书，并用新的试剂重新检测。

4. 项目校准及室内质量控制

（1）试剂条质控线与检测线的色带可因尿中HCG含量的多少而显现出颜色深浅。

（2）要严格控制操作的时间，防止出现结果的误判。

（3）显示窗口淋湿或吸尿量不足等可影响结果的准确性。

（4）要注意对照线的出现与否，无对照线要检验试带是否失效。

5. 检测系统性能概要

（1）分析特异性：特异性的针对人尿液中的绒毛膜促性腺激素（HCG）。

（2）分析敏感性：可以检出最低量为25U/mL的HCG。

（3）分析重复性：以某一浓度的HCG国家标准品测定（n=10），反应结果一致，显色度均一。

6. 注意事项

（1）仅供一次性测试使用，用于体外诊断。

（2）试剂应放置在儿童不易接触的地方。

（3）受孕初期尿液中的HCG浓度很低，测定结果可能为阴性。可在48～72h后重新收集晨尿再次测定。

（4）当HCG浓度很高时测试线颜色可能比质控线更深，为正常结果。

（5）由于自然或非自然原因终止妊娠（包括自然分娩、剖宫产、习惯性流产或药物流产）后，尿液标本中持续几周HCG检测会为阳性。

（6）子宫肌瘤、葡萄胎或更年期的患者，因尿中HCG含量较高，也可能会出现阳性结果。

（7）显示窗口淋湿或吸尿量不足等可影响结果的准确性。

7. 临床意义

（1）早期妊娠诊断：受孕2～6天即呈现阳性。

（2）妊娠与相关疾病和肿瘤的诊断及鉴别诊断。

（3）过期流产或不完全流产：本实验呈阳性，提示子宫内仍有活胎盘组织。

（4）人工流产后，本实验仍呈阳性，提示宫内尚有残存胚胎组织。

（5）异位妊娠：HCG低于正常妊娠，仅有60%阳性。

第七节 粪便常规检查

粪便是食物在人体被消化吸收营养后剩余的排泄产物，新鲜粪便标本直接涂片法检查细胞、食物残渣、结晶、寄生虫、真菌孢子等，在消化道疾病的诊断中有重要意义。显微镜检测是形态学的金标准。

1. 方法学概述

临床上急诊粪便常规检查采用直接涂片镜检法。用等渗盐水1～2滴加在洁净玻片上，选择粪便不正常的部分在盐水中制作成涂片或挑取不同部位的粪便标本混合于等渗盐水中制作成涂片，然后直接进行显微镜镜检，判断粪便中细胞、残渣等有形成分的有无或多少，检测是否存在致病的有形成分或分解产物。

2. 标本要求

（1）采样要求

①粪便常规用干燥、清洁，无吸水性的一次性粪便采集器留取新鲜指头大小（约5g或稀便2mL）即可。

②采集尽可能含脓液、黏液、血液等异常病理成分的新鲜粪便，外观无异常时应从浅、深处多处取材。

③检查阿米巴滋养体，应于排便后立即检查，冬季需采取保温措施，迅速送检。

④盛粪便标本的容器必须有盖，有明显的标识和条码。

⑤检查蛲虫卵需要用可黏软玻璃纸，在清晨排便前于肛门四周粘取标本，也可用棉拭子拭取，但均需立即镜检。

⑥留取粪便标本应无尿液、药物、消毒剂等污染。

（2）采样时限

采集标本后，应在1h内完成检查，阿米巴滋养体检测应在半小时内完成，否则标本留取时间过长，可因pH值改变及消化酶作用影响，而使粪便中细胞有形成分破坏分解。

（3）样本拒收标准

对于标本标识不清或错误、条码欠缺或有误、留取标本不符、标本容器不清洁、送检时间超过1h、标本量过少等情况，应该拒收，或列为不合格标本。

（4）检验后标本处理

①检测后的标本不保留，放置到医用垃圾袋中由医院环卫科进行集中无害化处理，并登记。

②如无统一集中无害化处理的情况，可以将一次性容器浸入5%甲酚皂溶液中24h，或0.1%过氧乙酸12h，再将粪便倒入厕所。

3. 检测原理及参数设置

包括一般性状检查、显微镜直接涂片检查、虫卵及包囊浓缩检查、血吸虫卵沉淀孵化法、肛门擦拭虫卵检查等。

（1）粪便的一般性状检查：包括颜色、性状、黏液、脓液、血液等外观。

①根据肉眼观察所见，黄色、褐色、土灰色、绿色、红色、黑色、柏油样等描述颜色。

正常粪便因粪胆素而呈棕黄色，可因饮食、药物或病理原因影响而改变粪便颜色，常见原因见表2-11。

表2-11　粪便颜色改变及常见原因

颜色	可能原因
棕黄色	正常粪便
灰白色	钡餐后、服硅酸铝、阻塞性黄疸、胆汁减少或缺乏
绿色	食用含叶绿素的蔬菜后及含胆绿素食物
红色	下消化道出血、痔疮、肛裂、直肠癌、食用西红柿、西瓜等
果酱色	阿米巴痢疾、食用大量咖啡、巧克力等
柏油色	上消化道出血、服用铁剂、动物血、活性炭及一些特定中药
米泔色	霍乱

②根据软、硬、糊状、泡沫状、稀汁样、血水样、血样、黏液脓样、有不消化食物等报告性状。

正常粪便为有形软便，可因一些生理因素、病理因素、手术治疗、应激反应等影响而改变粪便性状，常见原因见表2-12。

表2-12 粪便性状改变及常见原因

性状	可能原因
有形软便	正常粪便
球形硬便	便秘时可见
黏液稀便	肠壁受刺激或发炎，如肠炎、痢疾、急性血吸虫病等
黏液脓性血便	细菌性痢疾
酱色黏液脓便	阿米巴痢疾
稀汁样便	急性肠胃炎、大量时见于伪膜性肠炎、隐孢子虫感染
米泔样便	霍乱、副霍乱（伴有大量肠黏膜脱落）
扁平带状便	可能因直肠或肛门狭窄所致

③检出虫体应该报告，蛔虫、蛲虫、绦虫节片等较大虫体，肉眼即可分辨。钩虫虫体常需将粪便冲洗过筛后方可看到。服驱虫剂后排便时应检查有无虫体。驱绦虫后应仔细寻找有无虫头。

（2）涂片显微镜检查

①涂片制备

在干燥、干净的载玻片上，加等渗0.9%氯化钠溶液1～2滴于玻片中央，用木棒或专用螺纹棒等采样棒取黏、脓、液、血等典型部位的新鲜粪便样本或外观无异常时需粪便内外多点取材，混悬于等渗0.9%氯化钠溶液中涂成面积占载玻片2/3、厚度以通过悬液能看清纸上的字迹为准的厚薄均匀的涂片标本。

②显微镜镜检

先用低倍镜观察全片，观察有无细胞、残渣、虫卵、包囊、原虫等有形成分（一般按照"从上至下、从左至右"的顺序观察显微镜下视野），再用高倍镜观察至少10个视野，观察有无红细胞、白细胞、寄生虫卵、包囊结晶、脂肪球等。

（3）各有形成分形态特征

①白细胞：在细菌性痢疾时，白细胞大量出现，可呈灰白色，细胞质中充满细小颗粒，核不清楚，呈分叶状，细胞肿大，边缘不整，出现成堆的脓细胞。若滴加冰乙酸，细胞质和核清晰可见。过敏性肠炎或肠道寄生虫时还可见较多的嗜酸性粒细胞，还常伴有夏科-雷登结晶。

②红细胞：正常粪便中无红细胞。上消化道出血时，红细胞多因胃液和肠液而破坏，可通过隐血试验证实。下消化道炎症、外伤、肿瘤及其他出血性疾病时，可见到多少不等的红细胞。在阿米巴痢疾的粪便中以红细胞为主，成堆存在。在细菌性痢疾时红细胞少于白细胞，常分散存在，形态多正常。

③巨噬细胞：细胞较中性粒细胞大，核形多不规则，细胞质常有伪足状突起，内常吞噬有颗粒或细胞或碎屑等异物。

④肠黏膜上皮细胞：整个小肠或大肠黏膜的上皮细胞均为柱状上皮细胞。

⑤肿瘤细胞：乙状结肠癌、直肠癌患者的血性粪便涂片染色，可见到成堆的癌细胞，但形态多不典型，不足以为证。

⑥脂肪：用苏丹Ⅲ染液直接染色后呈橘红色或红色球状颗粒。

⑦夏科–雷登结晶：为无色或浅黄色两端尖而透明具有折光性的菱形结晶，大小不一。

⑧酵母样真菌孢子：约大于球菌5~6倍，圆形、卵圆形细胞的单孢子或双孢子。菌群失调症者，注意与白色念珠菌区别，后者需见菌丝或厚膜孢子方能确认，否则只能报酵母样菌。

（4）显微镜镜检报告

①报告时间：急诊粪便常规要求收到标本30min以内。

②报告方式：按粪便镜检细胞成分报告方式见表2-13。

表2-13 粪便细胞成分报告方式

10个高倍镜视野所见	报告方式
没有检出	-
偶见1个	偶见
最多3个	0~3
5~10个	+
20~40个	++
满视野、难以计数	+++
满视野、难以计数、细胞堆积	++++

③检出寄生虫成虫、虫卵的报告方式：未找到者报告为"未找到虫卵"或"未检出"，找到一种报告一种，找到几种报告几种，并在该虫卵后面注明数量若干。

4. 项目校准及室内质量控制

（1）显微镜定期维护、清洗、校正镜头。

（2）检验人员具有专业资格证书并经过定期培训、考核，能够熟练掌握粪便中正常和异常成分的形态特点及相似物质的鉴别方法。具备较高的专业水平、镜检识别能力、具有强烈的责任心及细致耐心。

（3）载玻片要求干燥、清洁，出现磨损、缺失要及时更换。

（4）等渗0.9%氯化钠溶液要保存恰当，定期更换，防止被细菌、真菌污染，影响结果。

（5）挑取粪便要适量、选择有黏液、脓液、血液等的异常部分挑取，提高检出率，涂片要均匀、适宜。

（6）严格控制实验室温度18~25℃，在温度较低时，检验阿米巴原虫要将0.9%氯化钠溶液及载玻片预温后再涂片，并快速予以检测。

（7）镜检时要按照操作规程进行，先用低倍镜观察全片，再用高倍镜检验，高倍镜要观察至少10个视野，以防漏检。

5. 参考区间

阴性：正常成人粪便为成形的、棕黄色软便，婴儿粪便多为黄色、金黄色、黄绿色糊状便。粪便中不见或偶见白细胞，不见红细胞及寄生虫虫卵等。

6. 干扰因素及注意事项

涂片时应注意粪便部位的选择，正确合理标本取材，严格遵守标本送检时间，还有严控检验人员的熟练水平及主观观察判断能力。检测样品应视为具有传染性物质，样本操作、废弃物处理均需符合操作规程及相关法律法规要求。

7. 临床意义

（1）粪便一般性状检查的临床意义

①鲜血便：提示下消化道有出血，常见于肛裂、痔疮、直肠息肉及结肠癌等。

②黏液便：正常粪便中含有少量黏液，但因与粪便均匀混合而不易被发现。黏液增多提示肠道受刺激或者有炎症，常见于各种肠炎、细菌性痢疾、阿米巴痢疾、急性血吸虫病等。小肠炎症时，增多的黏液均匀混合于粪便之中；而来自大肠病变的黏液则一般附着于粪便表面。黏液减少提示便秘等。

③脓便及脓血便：常见于细菌性痢疾、阿米巴痢疾、溃疡性结肠炎、结肠癌或直肠癌等。其中细菌性痢疾以脓液及黏液为主，脓中带血；阿米巴痢疾以血为主，血中带脓，呈暗红色稀果酱样。

④胶状便：呈黏胶状、膜状或纽带状物，多见于肠易激综合征患者腹部绞痛之后。某些慢性细菌性痢疾患者也可排出类似的粪便，痉挛性便秘时粪便表面亦可有少量的黏胶。

⑤糊状或水样便：见于各种因素引起的腹泻，尤其急性胃肠炎，为肠蠕动亢进或分泌增多所致。

⑥白陶土样便：胆道梗阻时，进入肠道的胆汁减少或缺如，粪胆素生成减少甚至缺如，使粪便呈灰白色。主要见于梗阻性黄疸，钡餐造影后也可使粪便呈现灰白色，但有明显的节段性。

⑦米泔样便：呈乳白色淘米水样，多见于霍乱、副霍乱。

⑧柏油样便：上消化道出血时粪便呈黑色或褐色，质软且富有光泽。上消化道出血量超过50mL时，可见柏油样变。

⑨硬便：粪便在肠道内停留过久，水分过度吸收所致。常见于习惯性便秘患者，亦可见于老年人排便无力时。

⑩乳凝块状便：婴儿粪便中可见白色、黄色或绿色的乳凝块，提示脂肪或酪蛋白消化不完全，常见于婴儿消化不良等。

⑪寄生虫虫体：蛔虫、蛲虫、绦虫节片等较大的虫体，肉眼即可分辨。钩虫虫体需将粪便冲洗过筛后方能看到。

（2）有形成分分析的临床意义

①白细胞：肠道炎症时其数量增多，并且与炎症轻重程度及部位相关；在肠道寄生虫感染（尤其钩虫病及阿米巴痢疾时）和过敏性肠炎时，粪便中可见较多的嗜酸性细胞。

②红细胞：下消化道的病变，如炎症、痔疮、直肠息肉肿瘤及其他出血性疾病时可见到多少不等的红细胞；上消化道出血时红细胞在胃及肠道中被消化液破坏。

③吞噬细胞：可作为诊断急性细菌性痢疾的依据，也可见于急性出血性肠炎或偶见于溃疡性结肠炎。

④上皮细胞：正常粪便中很难发现，在结肠炎症，如坏死性肠炎、霍乱、副霍乱、伪膜性肠炎等，上皮细胞数量增多。其中以伪膜性肠炎的肠黏膜柱状上皮细胞增多明显。

⑤脂肪：粪便脂肪由结合脂肪酸、游离脂肪酸和中性脂肪组成。经苏丹Ⅲ染液直接染色后镜检，镜检脂肪小滴>6个/HPF，为脂肪排泄增多，多见于腹泻、梗阻性黄疸及胰腺外分泌减退等；若>60个/HPF表明为脂肪泻。

⑥淀粉颗粒：正常粪便中较少见。碳水化合物消化不良及腹泻患者的粪便中可大量出现。

⑦肌肉纤维：增多见于腹泻、肠蠕动亢进或蛋白质消化不良等。胰腺外分泌功能减退时，肌肉纤维增多，且其横纹易见，如果见到细胞核，则是胰腺功能障碍的佐证。

⑧结缔组织：胃蛋白酶缺乏时可较多出现。

⑨夏科-雷登结晶：多见于阿米巴痢疾及过敏性肠炎的粪便中。

⑩霉菌：见于应用大量抗生素所致的肠道菌群紊乱，引起霉菌性二重感染。

第八节　粪便隐血试验

上消化道少量出血时，红细胞被消化而分解破坏，由于显微镜下不能发现，故称为隐血。

1. 方法学概述

隐血试验包括胶体金免疫层析法、匹拉米洞半定量检测法、邻甲联苯胺法、愈创木酯法、试带法等，这些方法各有优缺点，急诊粪便隐血首选胶体金免疫层析法，此方法方便、快捷、低成本、高效率，又能有效避免动物血红蛋白的干扰。缺点是对于出血不均匀、间断性出血或直肠癌不出血的样本可能造成阴性结果，对某些正常人因药物刺激得到阳性结果，所以本检验方法只能作为筛选或辅助诊断用，不能替代胃镜、直肠镜、内窥镜和X线检查。为减少漏诊，一般选用胶体金免疫层析法再加上一种化学法来进行检测。

2.标本要求部分在前面大便常规处已有论述，在此不做赘述。

3. 检测原理及参数设置

（1）急诊粪便隐血试验一般采用胶体金免疫层析法，分别在硝酸纤维素膜上的反应线（T）包被抗HB1单克隆抗体和在控制线（C）包被羊抗鼠多克隆抗体。检测时，样品中的人血红蛋白可与包被在试剂前端的胶体金——抗体结合，形成免疫复合物，由于层析作用复合物沿膜带移动，在反应区出现肉眼可见的条带（反应线）。

检测时将试纸条浸入粪便悬液中，通过层析作用，沿试纸条上行。若粪便中含有血红蛋白，试纸条在不到5min的时间里呈阳性反应，可检出最低量为0.2μg/mL的血红蛋白。本试验不受动物血红蛋白的干扰，试验前不需禁食肉类。

①检验方法

A.试剂准备，将0.5~1mL专用稀释液加入小试管中。

B.用采便棒多位点采集便样后，将其放入装有缓冲液的小试管中，充分混匀便样。

C.撕开铝箔袋，取出检测试纸（请勿触摸到试纸中段白色部分）。

D.将试纸标有MAX箭头的一端插入待测样本中，待测样本界面不得超过MAX线。

E.5min时判读结果，10min后显示结果无效。

②结果判读

A.阳性：反应线（T）和控制线（C）均出现一条色带，即两条色带，提示标本中有隐性出血。

B.阴性：只在控制线（C）出现一条色带，而反应线（T）无色带出现，即一条色带，提示标本中无隐性出血。

C.无效：控制线（C）和反应线（T）均无色带出现或只在反应线（T）出现一条色带，表明试验无效，应重新测试。

（2）便隐血（OB）匹拉米洞半定量检测法作为隐血的化学法检测，本试剂属匹拉米洞法，系利用匹拉米洞当作呈色指示剂，在酸及H_2O_2的作用下，与血红蛋白反应，产生紫蓝→紫红的颜色，据此来进行判读及对阳性结果半定量。

样本的收集与准备：可由医检师从采集盒（瓶）中取样或将测试卡及取样木棒交给患者自行取样，取样时直接打开测试卡正面的盖子，并利用取样木棒挖取不同部位的粪便检体10~50mg（相当于火柴头大小）涂抹在测试卡A窗或B窗的方格内（切勿超出方格之外），然后合上盖子。若是患者自行取样应尽快将测试卡交回医检师处或检验室，以进行常规试验。（注：患者绝对不能自行打开测试卡背面印有"Development Window"的封盖）

①检验方法

A.将测试卡背面朝上，并打开印有"Development Window"的封盖。

B.在方格内左右两侧各滴一滴显色剂A，待试剂完全渗透之后，再各滴一滴显示剂B。

C.当加入显色剂B后，于2min内判读完毕。

②结果判读

A.当加入显色剂B后，立即产生紫蓝色，报告为（4+）。

B.当加入显色剂B后，10s内产生紫蓝色，报告为（3+）。

C.当加入显色剂B后，1min内产生紫红色，报告为（2+）。

D.当加入显色剂B后，1~2min内才逐渐产生紫红色，报告为（1+）。

E.当加入显色剂B后，于判读时间内无任何紫蓝或紫红的颜色反应，报告为阴性（-）。

※敏感性：不小于50μg（Hb）/g（stool）

4.项目校准及室内质量控制

（1）试验器具要干净，标本不能被血液或脓液污染，否则可导致假阳性。

（2）要严格控制操作的时间，防止出现结果的误判。

（3）注意后带现象（大量出血时，血红蛋白浓度过高造成的与单克隆抗体不匹配现象），必要时可将粪便稀释后重做试验。要注意对照线的出现与否，无对照线要检验试带是否失效。

5. 参考区间

阴性。

6. 检测系统性能概要

（1）线性范围：0.2~2000μg/mL血红蛋白。

（2）分析特异性：特异性的针对粪便样品中的人血红蛋白（Hb），无须禁食。

（3）分析敏感性：可以检出最低量为0.2μg/mL的血红蛋白。

（4）分析重复性：以0.2μg/mL的血红蛋白样品检测，平行检测10次，反应结果应一致，显色度均一。

（5）阴性参考品符合率：测定浓度为500μg/mL的羊、鸡、兔、猪、牛、狗血红蛋白样品，2000μg/mL的辣根过氧化物酶样品，水及正常大便均为阴性。

（6）HOOK效应：检测浓度为2000μg/mL的血红蛋白标准液，检测结果应为阳性。

7.干扰因素及注意事项

（1）干扰因素

①生理因素：生理性胃肠道排出血液0.5~1.5mL/d，长跑运动员跑马拉松后可达4mL/d，所以试验结果可呈阳性。

②药物因素：服用皮质类固醇、布洛芬、阿司匹林等可使试验结果可呈阳性，阿司匹林2.5mg可使消化道出血达2~5mL/d。

③标本因素：造成试验假阴性可见于消化道大量出血时，出现后带现象；还见于血红蛋白经肠道消化酶降解变性、丧失免疫原性或单克隆抗体与血红蛋白抗原不匹配所致。

④操作因素：直接从冰箱中取出标本，不经室温预热，在低于15℃的情况下做试验，结果可呈假阴性。

⑤试剂因素：多见于试纸条失效，结果可呈假阴性。

（2）注意事项（胶体金免疫层析法）

①正常颜色大便隐血呈阳性，可能是胃肠道少量出血或者一些药物（如阿司匹林等）刺激造成的隐性出血。

②在上消化道大量出血，出现柏油样便时，血红蛋白浓度超出2000μg/mL检测范围，会出现假阴性结果，这种情况需要把标本充分稀释50~100倍，重复进行检测，可呈现真实结果；如果血红蛋白在消化道内存留时间过长，被肠道内细菌分泌的酶所降解，使其免疫原性被破坏而失去与抗体结合的能力，可导致反应线颜色变浅或呈假阴性结果。此时应该连续重复检测多次，可呈现真实结果，这种情况判断结果应该结合临床。

③粪便形成及出血的情况具有间断性、时限性、不均一性，少量消化道出血分布不均，可能出现假阴性，这种情况应该重复检测多次，可获得准确结果，只需任意一次结果阳性，就可判断隐血出血存在。

④对于可疑或弱阳性的结果应做进一步检查，然后再重新检测。

⑤隐血试纸只能做定性筛选，不能确定标本出血量，得到定量结果。

⑥处于血尿、月经期、口鼻腔出血等外出血情况会导致假阳性。

⑦粪便隐血胶体金检测试纸不能对胃肠道出血性病变做结论性的诊断，只能做筛查或辅助诊断。对于出现的阳性结果，只有提示作用，不得作为临床诊断诊治的唯一依据，应该结合临床做进一步检查并根据患者的症状、体征、病史、其他实验室检查及治疗反应等情况综合考虑。

⑧粪便隐血胶体金检测试纸有严格的有效期，为一次性试纸，不能反复使用。

⑨粪便隐血胶体金检测不受饮食的限制，能准确检测无症状、少量、持续，肉眼和显微镜下看不到的消化道出血，并且不受动物血或铁剂等药物干扰。适用于消化道出血性疾病的早期诊断。

⑩粪便隐血胶体金检测试纸保存于4～30℃干燥和避光的环境，不得冰箱冻存，有效期为24个月。

⑪开封后即刻使用。

（3）注意事项（匹拉米洞半定量检测法）

①本试剂盒仅用于体外诊断，不作其他临床用途。

②在粪便标本的采集、运送过程中和使用试剂进行检测时，操作人员应注意做好个人防护，避免人体接触，以防止可能产生的污染和自身感染。

③对无任何明显症状但却怀疑可能有少量出血的患者，建议应连续取3天粪便标本，每天从标本的不同部位取材做两次实验，3天之内，共做6次隐血检查。

④检验前2天内建议应禁食动物血、脏器及含叶绿素类食物，铁剂、中药、维生素C等药品，以尽量避免出现假阳结果。

⑤本试剂盒不能与氧化剂共同存放，应避免阳光直射及高、低温和潮湿的贮存环境。

⑥冬天室温过低时反应可能较迟缓，应适当延长观察时间。

⑦本试剂应由专业人员使用，每次使用后请拧紧试剂瓶盖，以免挥发。

⑧使用前应详细阅读使用说明书，在有效期内使用。本试剂盒应避光贮存在相对湿度不大于80%，无腐蚀性气体和通风良好的5～30℃室内。

⑨粪便检体收集后应尽快进行检测，以免因样本长时间放置导致隐血反应的敏感性降低。

⑩生产批号、有效期见外包装。原包装未开封试剂的有效期为24个月；在有效期内的已开封试剂应在开封后3个月内使用完，每次使用后应及时拧紧瓶盖，以免挥发或变质。

⑪仅作为对粪便隐血检测的初检及筛查试剂使用，不能替代胃镜、直肠镜、内窥镜和X线检查。

8. 临床意义

粪便隐血试验阳性主要包括消化道疾病、肠结核、克罗恩病、溃疡性结肠炎、钩虫病、结肠息肉、药物以及消化道肿瘤等。消化道溃疡经治疗后粪便颜色恢复正常，但可能隐血阳性将持续5～10天，隐血试验结果转阴可作为判断出血完全停止的可靠指标。

隐血试验可作为消化道恶性肿瘤普查的一个筛选指标，连续反复检测对早期发现结肠癌、直肠癌、胃癌等恶性肿瘤有重要价值。

✛ 第九节　脑脊液常规检查

脑脊液常规检查主要包括理学、化学、有形成分等检查，中枢神经系统任何部位发生感染、肿瘤、外伤等均引起脑脊液性状和成分改变，从而为中枢神经系统疾病的诊断和治疗提供依据。

1.方法学概述

脑脊液检查主要有一般性状检查、潘氏（Pandy）球蛋白定性试验、细胞计数及分类（人工法及仪器法）。潘氏（Pandy）试验操作简便、标本量少、易于观察、灵敏度高，但假阳性率高。

显微镜计数法：清亮或微浑的脑脊液标本，可直接计数有核细胞或稀释后再直接计数，将结果乘以稀释倍数。计数后，在高倍镜下根据细胞形态特征进行分类计数，也可采用瑞氏染色后油镜下分类计数。细胞直接分类法简单、快速，但准确性差。染色法结果准确可靠，不足之处是操作较复杂、费时。

仪器计数分类法：无色、清亮及细胞数小于参考区间的标本不建议用此方法，因为低值结果仪器检测结果变异较大，导致结果不准确，应用人工法进行计数。如果计数结果超过参考区间，应用染色分类法进行细胞分类，确认有无病理细胞。

2.标本要求

（1）采样要求：腰椎穿刺，必要时行小脑延髓池和脑室穿刺，穿刺顺利，不混入血液，穿刺成功后留取1～2mL于无菌试管中立即送检，不能少于0.5mL。遇到高蛋白标本时，用EDTA抗凝管抗凝。

（2）采样时限：越快越好，采样后立即送检。

（3）样品拒收标准：样品标识及条码不清或错误；从采集到送检时间超过1h；样本量少于0.5mL；标本绝大部分已经凝固。

（4）检验后标本处理：检测后的标本盖好管盖放入2～4℃冰箱保留24h，到期放置到医用垃圾袋中由医院环卫科进行集中无害化处理，并登记。

3.检测原理及参数设置

（1）一般性状检查：目测脑脊液的量、颜色、透明度、有无薄膜、凝块、沉淀。可记录为水样透明、白雾状浑浊、微黄浑浊、绿黄浑浊、灰白浑浊等。脓性标本应立即直接涂片进行革兰氏染色检查细菌，并应及时接种培养基。各颜色可初步判断可能引起的原因。如表2-14。

表2-14 脑脊液颜色改变及常见原因

颜色	常见原因
红色	标本为血性，区别蛛网膜下腔出血或穿刺性损伤
黄色	黄疸患者、陈旧性出血、脑脊髓肿瘤所致脑脊液滞留
米汤色	各种化脓性细菌引起的脑膜炎，导致白细胞增多
绿色	绿脓杆菌、肺炎链球菌、甲型链球菌引起的脑膜炎
褐黑色	侵犯脑膜的中枢神经系统黑色素肉瘤

（2）化学检查：潘氏（Pandy）球蛋白定性试验

脑脊液中球蛋白与苯酚结合，可形成不溶性蛋白盐而下沉，产生白色浑浊或沉淀。取苯酚溶液试剂2~3mL，置于小试管内，用毛细滴管滴入脑脊液1~2滴，衬以黑背景，立即观察结果。结果判断及报告方式。如表2-15。

表2-15 结果判断及报告方式

结果判断	反应表现
阴性	清晰透明，不显雾状
极弱阳性（±）	微呈白雾状，在黑色背景下，才能看到
弱阳性（+）	灰白色云雾状
阳性（2+）	白色浑浊
强阳性（3+）	白色浓絮状沉淀
最强阳性（4+）	白色凝块

（3）脑脊液细胞计数与分类（手工法）

①细胞总数

对澄清的脑脊液可混匀后用滴管直接滴入计数池，计数5个大方格内红、白细胞数，乘以2即为每微升的细胞数。再换算成每升脑脊液中的细胞数。如细胞较多，可计数一大格内的细胞×10，即得每微升脑脊液中的细胞总数。如用升表示，则再乘以10^6。也可用0.9%氯化钠溶液或红细胞稀释液稀释后再用人工计数。

对于浑浊或带血的脑脊液可用血红蛋白吸管吸取混匀的脑脊液20μL，加入含红细胞稀释液0.38mL的小试管内，混匀后滴入计数池内，用低倍镜计数4个大方格中的细胞总数，乘以50，即为每微升脑脊液的细胞总数。

②白细胞计数

A.非血性标本：小试管内放入冰乙酸1~2滴，转动试管，使内壁沾有冰乙酸后倾去之，然后滴加混匀的脑脊液3~4滴，数分钟后，混匀充入计数池，按细胞总数操作中的白细胞计数法计数。

B.血性标本：将混匀的脑脊液用1%冰乙酸溶液稀释后进行计数。为剔除因出血而来的白细胞数，用下方公式进行校正：

$$校正脑脊液WBC计数=检测到的脑脊液WBC计数-（血WBC计数\times\frac{脑脊液RBC计数}{血RBC计数}）$$

③细胞分类

A.直接分类法：白细胞计数后，将低倍镜换为高倍镜，直接在高倍镜下根据细胞核的形态分别计数单个核细胞（包括淋巴细胞及单核细胞）和多核细胞，应数100个白细胞，并以百分率表示。若白细胞少于100个，应直接写出单核、多核细胞的具体数字。如遇分类不明细胞，建议做病理检查。

B.染色分类法：如直接分类不易区分细胞时，可将脑脊液离心沉淀，取沉淀物2滴，加正常血清1滴，推片制成均匀薄膜，置室温或37℃温箱内待干，进行瑞氏染色后用油镜分类。如见内皮细胞应计入分类百分比中。如见有不分类的细胞，应另行描述报告，如脑膜白细胞或肿瘤。

（4）脑脊液细胞计数与分类（仪器法）

按仪器操作规程及步骤检测，使用的仪器很多，比如SYSMEX XE-4000，SYSMEX XE-5000。

4.项目校准及室内质量控制

（1）校正与鉴别

①校正：因穿刺损伤血管，引起血性脑脊液，白细胞计数结果必须采用校正公式进行校正，以消除因出血带来的白细胞的影响。

②鉴别：应注意红细胞、白细胞和新生隐球菌的鉴别，新生隐球菌不溶于乙酸，加优质墨汁后可见未染色的荚膜；白细胞也不溶于乙酸，加酸后细胞核更加明显；红细胞加酸后溶解。

（2）质量控制

①试验中所用试管和滴管应该干燥洁净，否则蛋白易出现假阳性。

②苯酚不纯可引起假阳性。

③由于穿刺出血，脑脊液可有血液蛋白质混入，蛋白可出现假阳性。

④室温低于10℃或苯酚饱和度减低也可引起假阳性。

⑤细胞计数过程中，标本采集后应在1h内进行细胞计数，标本放置过久，细胞可能凝集成团被破坏，影响计数结果。

⑥计数应及时进行，以免脑脊液凝固，使结果不准确。

⑦标本必须混匀后方可进行检查，否则会影响计数结果。

⑧细胞直接计数法的试管和吸管中的冰乙酸要尽量去尽，否则可使结果偏低。

⑨标本陈旧、细胞变形时细胞直接分类法误差大，可采用涂片染色分类法分类。

⑩涂片染色分类时，离心速度不能太快，否则会影响细胞形态。

⑪涂片染色分类时，涂片固定时间不能太长，不能高温固定，以免细胞皱缩，影响检验

结果。

⑫用过的计数池应用75%乙醇消毒60min。忌用苯酚消毒，因其会损坏计数池的刻度。

5. 参考区间

（1）脑脊液潘氏（Pandy）球蛋白定性试验：阴性或极弱阳性。

（2）脑脊液细胞计数：正常人脑脊液中无红细胞，仅有少量白细胞。

WBC：成人（0~8）×10^6/L　儿童（0~15）×10^6/L　新生儿（0~30）×10^6/L

（3）脑脊液细胞分类：

脑脊液中多为淋巴细胞及大单核细胞，两者之比约为7∶3，偶见内皮细胞。

成人：淋巴细胞40%~80%，单核细胞15%~45%，中性粒细胞0~6%。

新生儿：淋巴细胞5%~35%，单核细胞50%~90%，中性粒细胞0~8%。

6. 干扰因素及注意事项

干扰因素为标本的送检时间、凝固性、是否混入血液、试验仪器是否洁净、室温以及苯酚的纯度。注意事项为标本久置可造成细胞破坏、葡萄糖等物质分解、细菌溶解等，送检和检测必须及时以免影响检验结果。为防止凝固，采用EDTA盐抗凝。

7. 临床意义

（1）脑脊液常见的颜色变化及临床意义（如表2-16）。

表2-16　脑脊液常见的颜色变化及临床意义

颜色	原因	临床意义
无色	—	正常脑脊液、病毒性脑炎、轻型结核性脑膜炎、脊髓灰质炎、神经梅毒
红色	出血	穿刺损伤出血、蛛网膜下腔或脑室出血
黄色	黄变症	出血、黄疸、淤滞和梗阻，黄色素、胡萝卜素、黑色素、脂色素增高
白色	白细胞高	脑膜炎球菌、肺炎球菌、溶血性链球菌引起的化脓性脑膜炎
绿色	脓分泌多	铜绿假单胞菌性脑膜炎、急性肺炎双球菌性脑膜炎
褐色	色素增多	脑膜黑色素肉瘤

（2）脑脊液新鲜性出血与陈旧性出血的鉴别（如表2-17）。

表2-17　脑脊液新鲜性出血与陈旧性出血的鉴别

项目	新鲜性出血	陈旧性出血
外观	浑浊	清晰、透明
易凝性	易凝	不易凝

续表2-17

项目	新鲜性出血	陈旧性出血
离心后上清液	无色、透明	红色、黄褐色或柠檬色
红细胞形态	无变化	皱缩
上清液隐血试验	多为阴性	阳性
白细胞	不增高	继发性或反应性增高

（3）当脑脊液白细胞超过300×10⁶/L时，可呈浑浊，脑脊液中蛋白质明显增高或含有大量细菌、真菌时，也可使脑脊液浑浊。结核性脑膜炎的脑脊液可呈毛玻璃样的浑浊，化脓性脑膜炎的脑脊液呈脓性或块样浑浊，穿刺损伤性脑脊液可呈轻微的红色浑浊。

（4）脑脊液形成凝块或薄膜与其所含的蛋白质，特别是与纤维蛋白原的含量有关，当脑脊液蛋白质含量超过19g/L时，可出现薄膜、凝块或沉淀。化脓性脑膜炎的脑脊液在1～2h内呈块状凝固；结核性脑膜炎的脑脊液在12～24h内呈薄膜或纤细的凝块；神经梅毒的脑脊液可有小絮状凝块；蛛网膜下腔梗阻的脑脊液呈黄色胶样凝固。

（5）有脑组织和脑膜疾患时，蛋白定性常呈阳性反应，如化脓性脑膜炎、结核性脑膜炎、梅毒性中枢神经系统疾病、脊髓灰质炎、流行性脑炎等。脑出血时多呈阳性反应，如果外伤血液混入脑脊液中，亦可呈阳性反应。常见原因如表2-18。

表2-18　脑脊液蛋白质增高常见的原因

原因	临床意义
感染	以化脓性、结核性脑膜炎脑脊液蛋白质增高最明显，病毒性脑炎则轻度增高
神经根病变	常见于急性感染性多发性神经根神经炎，有蛋白质-细胞分离的现象
梗阻	脊髓肿瘤、肉芽肿、硬膜外脓肿造成的椎管部分或完全梗阻，可有自凝现象
出血	脑血管畸形、高血压病、脑动脉硬化症以及全身出血性疾病等
其他	肺炎、尿毒症等出现中枢神经系统症状时，脑脊液蛋白含量也可增高

（6）中枢神经系统病变的脑脊液，细胞数可增多，其增多的程度及细胞的种类与病变的性质有关。中枢神经系统病毒感染，结核性或霉菌性脑膜炎时，细胞数可中度增加常以淋巴细胞为主。细菌感染时（化脓性脑膜炎），细胞数显著增加，以中性粒细胞为主，脑寄生虫病时，可见较多的嗜酸性粒细胞。脑室或蛛网膜下腔出血时，脑脊液内可见多数红细胞。

第十节　浆膜腔积液常规检查

人体的胸膜腔、腹膜腔和心包腔统称为浆膜腔。浆膜腔积液常规检验主要包括理学、化学、有形成分等检查，在漏出液和渗出液、癌性和非癌性积液、结核和非结核性积液的鉴别诊断及寻找致病原因等方面具有重要意义。

1. 方法学概述

浆膜腔积液检查主要有一般性状检查、浆膜腔蛋白定性试验（Rivalta反应）、细胞计数及分类（人工法及仪器法）。

黏蛋白定性试验：浆膜间皮细胞在炎症反应刺激下分泌黏蛋白增加，黏蛋白是一种酸性糖蛋白。其等电点为pH值3～5，在稀乙酸溶液中产生白色雾状沉淀，也称为Rivalta试验。试验操作简便、标本量少、易于观察、灵敏度高；但假阳性率高。

浆膜腔积液细胞计数法：清晰或微浑的浆膜腔积液标本可用直接计数法，直接计数细胞总数和有核细胞数量。浑浊的浆膜腔积液标本，需用0.9%氯化钠溶液或白细胞稀释液稀释后再做细胞总数计数或有核细胞计数，结果需乘以稀释倍数。

浆膜腔积液细胞分类法：清晰或微浑的浆膜腔积液可用显微镜直接分类法，白细胞计数后，将低倍镜换为高倍镜，直接在高倍镜下根据细胞核的形态分别计数单个核细胞（包括淋巴细胞及单核细胞）和多核细胞，应分类100个白细胞，并以百分率表示。此分类法简单、快速，但准确性差，尤其陈旧性标本，细胞变形，分类困难，误差较大。而涂片染色分类法细胞分类详细，结果准确可靠，尤其可以发现异常细胞，故推荐使用，该法不足之处是操作较复杂，费时。

2. 标本要求

（1）采样要求：采样顺利，穿刺胸腔、腹腔、心包腔成功后，留取中段液体于无菌的容器内，标本量不少于2mL，为防止凝固，可采用EDTA抗凝。

（2）采样时限：留取标本后及时送检。

（3）样品拒收标准：样品标识及条码不清或错误；从采集到送检时间超过1h；样本量少于1mL；标本已经凝固。

（4）检验前标本处理：

①细胞计数前应混匀标本。

②血性浆膜腔积液应离心取上清液进行蛋白质定性试验。

③进行Rivalta试验时，量筒中的蒸馏水加入冰乙酸后应充分混匀。

（5）检验后标本处理：检测后的标本盖好管盖放入2～4℃冰箱保留24h，到期放置到医用垃圾袋中由医院环卫科进行集中无害化处理，并登记。

3. 检测原理及参数设置

（1）化学检查：黏蛋白定性试验（Rivalta试验）

取100mL量筒，加蒸馏水100mL，滴入冰醋酸0.1mL（pH值3～5），充分混匀，静止数分钟，将穿刺液靠近量筒液面逐滴轻轻滴下，在黑色背景下，观察白色雾状沉淀的发生及其下降速度等，积液中细胞数目较多时，应将积液离心后取上清液进行试验。结果判断及报告方式如2-19。

表2-19　结果判断及报告方式

结果判断	反应表现
阴性	清晰不显雾状
弱阳性（±）	渐呈白雾状
阳性（+）	加后呈白雾状
强阳性（2+）	白薄云状
最强阳性（3+）	白浓云状

（2）浆膜腔积液细胞计数与分类（手工法）

①有核细胞数

对于血性标本，将均匀的浆膜腔积液用白细胞稀释液按血液白细胞计数方法进行稀释后计数并加以换算。

对于非血性标本，小试管内放入冰乙酸1~2滴，转动试管，使内壁黏有冰乙酸后倾弃，然后滴加混匀的浆膜腔积液3~4滴，数分钟后，混匀充入计数池，计数5个大方格内有核细胞数（包括间皮细胞），乘以2，即为每微升浆膜腔积液的细胞数，再换算成每升浆膜腔积液中的细胞数。

②浆膜腔积液细胞分类

直接分类法是细胞计数后，将低倍镜换为高倍镜，直接在高倍镜下根据细胞核的形态分别计数单个核细胞（包括淋巴细胞及单核细胞）和多核细胞，应分类100个白细胞，并以百分率表示。若白细胞少于100个，应直接写出单核、多核细胞占所分类细胞中的具体数字。如遇分类不明细胞，建议做病理检查。

染色分类法是直接分类不易区分细胞时，可将积液离心沉淀，取沉淀物2滴，可加正常血清1滴，推片制成均匀薄膜，置室温或37℃温箱内待干，进行瑞氏染后用油镜分类。报告各种白细胞、间皮细胞所占百分率。如遇分类不明细胞，建议做病理检查。

（3）浆膜腔积液细胞计数与分类（仪器法）

按仪器操作规程及步骤检测，使用的仪器很多，比如SYSMEX XE-4000，SYSMEX XE-5000等。

4.项目校准及室内质量控制（参阅脑脊液部分相关内容）

5.参考区间

（1）浆膜腔积液黏蛋白定性试验（Rivalta试验）：阴性。

（2）浆膜腔积液有核细胞数：漏出液一般 $< 100 \times 10^6$/L；渗出液一般 $>500 \times 10^6$/L。

（3）浆膜腔积液分类计数：漏出液一般以淋巴细胞和间皮细胞为主，渗出液中细胞种类较多，依病因、病情不同而变化。

6.干扰因素及注意事项

干扰因素为标本的送检时间、凝固性、是否混入血液、试验仪器是否洁净、室温等。应定期更换0.9%氯化钠溶液，以免细菌、真菌等污染，敞口或高温时冰乙酸易挥发，所以要保存放置在避荫恒温的地方，有盖密闭的玻璃瓶内。注意事项为标本久置可造成细胞破坏、葡萄糖等物质分解、细菌溶解等，送检和检测必须及时以免影响检验结果。

做浆膜腔积液黏蛋白定性试验时要注意：在蒸馏水中加冰乙酸后应充分混匀，否则可能产生假阴性。在滴下穿刺液后，如见浓厚的白色雾状沉淀很快地下降，而且形成较长的沉淀物，说明Rivalta试验反应阳性。如产生白色浑浊不明显，下沉缓慢，中途消失等，一般为阴性反应。球蛋白不溶于水且可呈云雾状浑浊，肝硬化腹膜腔积液时可因积液中球蛋白增高而呈假阳性。可将积液滴入未加乙酸的蒸馏水中，因球蛋白不溶于水可出现白色雾状沉淀，借以鉴别。

7.临床意义

（1）正常浆膜腔积液为淡黄色。病理情况下可出现不同的颜色变化及临床意义（如表2-20）。

表2-20 浆膜腔积液常见的颜色变化及临床意义

颜色	临床意义
红色	见于穿刺损伤、结核、肿瘤、内脏损伤、出血性疾病等
白色	化脓性感染、真性或假性乳糜积液、有恶臭气味脓性积液多为厌氧菌感染所致
绿色	铜绿假单胞菌感染
棕色	阿米巴脓肿破溃进入胸腔或腹腔
黄色、淡黄色	可见于各种原因的黄疸
黑色	曲霉菌感染
草黄色	多见于尿毒症引起的心包积液

（2）鉴别：渗出液中含较多浆膜黏蛋白，故Rivalta试验反应呈阳性，而漏出液为阴性，但如漏出液经长期吸收蛋白浓缩后，也可呈阳性反应。不同疾患引起的浆膜腔积液的蛋白质含量稍有不同见表2-21。

表2-21 不同疾患引起的浆膜腔积液的蛋白质含量

各种疾患	蛋白质大概含量
炎症性疾患（化脓性、结核性等）	>40g/L
恶性肿瘤	20～40g/L
肝静脉血栓形成	40～60g/L
瘀血性心功能不全、肾病变患者	1～10g/L

肝硬化	5~20g/L

（3）穿刺液中以多形核白细胞为主，提示化脓性炎症或早期结核性积液。在结核性渗出液的吸收期可见嗜酸性粒细胞增多。

（4）以淋巴细胞增多为主，提示慢性炎症。可见于结核性渗出液、病毒感染、系统性红斑狼疮的多发性浆膜炎等。

（5）以间皮细胞及组织细胞增多为主，提示浆膜上皮脱落旺盛，可见于瘀血、恶性肿瘤等。

（6）浆膜腔积液中的白细胞：漏出液$<100 \times 10^6/L$，渗出液$>500 \times 10^6/L$。

（7）漏出液一般以淋巴细胞和间皮细胞为主，渗出液中细胞种类较多，依病因、病情不同而变化。

（8）浆膜腔积液细胞数增高的临床意义如表2-22。

表2-22　浆膜腔积液细胞数增高的临床意义

细胞	数量（$\times 10^6/L$）	临床意义
淋巴细胞	>200	结核性、肿瘤性积液
中性粒细胞	>1000	化脓性积液

（9）浆膜腔积液细胞分类计数增高的临床意义如表2-23。

表2-23　浆膜腔积液细胞分类计数增高的临床意义

细胞	临床意义
中性粒细胞	化脓性积液、早期结核性积液、肺梗死、膈下脓肿
淋巴细胞	结核性积液、肿瘤、病毒、结缔组织疾病等所致积液
浆细胞	充血性心力衰竭、恶性肿瘤或多发性骨髓瘤浸润浆膜所致积液
间皮细胞	主要见于漏出液，提示浆膜受刺激或损伤
恶性细胞	恶性肿瘤
嗜酸性粒细胞	胸腔积液：血胸、气胸、肺梗死、真菌、寄生虫感染、间皮瘤、过敏综合征 腹腔积液：腹膜透析、血管炎、淋巴瘤、充血性心力衰竭等
其他细胞	组织细胞见于炎性积液，含铁血黄素细胞见于陈旧性血性积液

（10）乳糜性积液离心后沉淀物中可查有无微丝蚴。

（11）胆固醇结晶见于陈旧性胸腔积液和胆固醇胸膜炎积液。

（12）含铁血黄素颗粒见于浆膜腔出血。

（13）漏出液与渗出液的鉴别如表2-24。

表2-24 漏出液与渗出液的鉴别

鉴别点	漏出液	渗出液
病因	非炎症性	炎症性、外伤、肿瘤或物理、化学刺激
外观	浆液性	不定，脓性、血性、乳糜性
颜色	淡黄色	不定，可黄色、红色、乳白色
透明度	透明或微浑	大多浑浊
比密	低于1.015	高于1.018
凝固性	不自凝	易自凝
黏蛋白定性试验	阴性	阳性
蛋白质定量（g/L）	常小于25g/L	常大于30g/L
积液蛋白/血清蛋白	<0.5	>0.5
葡萄糖量（mmol/L）	与血糖相近	常低于血糖水平
LD（U/L）	<200U/L	>200U/L
积液LD/血清LD	<0.6	>0.6
蛋白电泳	白蛋白为主	电泳谱与血浆相似
细胞总数（$\times 10^6$/L）	$<100 \times 10^6$/L	$>500 \times 10^6$/L
有核细胞分类	淋巴、间皮细胞	急性感染以中性粒细胞为主，慢性以淋巴细胞为主
细菌检查	无细菌发现	可找到病原菌

第二章　急诊止血凝血检测

✚ 第一节　急诊止凝血检测概论

急诊止凝血检测可以帮助医生评估患者是否存在凝血功能异常，了解凝血失调和血液疾病的发生机制，因此急诊止凝血检测通常需要结果快速、准确和可靠，以便在急救过程中采取最恰当的治疗措施。止凝血是一种复杂的生理过程，主要是为了防止出血并维持血管的完整性。

在止凝血基础理论中，有三个主要步骤：血小板黏附、血小板聚集和血液凝固。生理情况下，凝血与抗凝血、纤溶与抗纤溶系统互相制约，处于动态平衡状态。当血管受损时，血小板会黏附在受损血管表面，并释放一些化学物质，促使血小板聚集在一起形成血栓。同时，凝血因子也会被激活，机体启动外源性凝血途径，再激活内源性凝血途径形成血凝块，最终停止出血。

凝血过程中的关键物质是凝血因子。凝血因子按照其功能分为两组：凝血因子和抗凝血因子。凝血因子的活化和调控是血液凝固过程中的关键步骤。但由于血液凝固是一种自我放大的过程，如果没有适当的调节，可能会导致血栓形成和血管阻塞。因此，在止凝血过程中，还有一些重要的调节机制：如组织因子通路抑制剂和蛋白C抗凝系统，来保持血液的流动性。

常见的急诊止凝血检测项目：

（1）凝血酶时间（PT）和活化部分凝血活酶时间（APTT）

最常用的凝血功能检测方法，用于评估外源性和内源性凝血途径异常，凝血因子和血小板功能异常。

（2）血小板计数和血小板功能测定

用于评估血小板的数量，血小板的聚集能力和黏附能力。

（3）D–二聚体测定

D–二聚体是一种血栓降解产物，其水平可以用来评估血栓形成的风险。

（4）纤维蛋白原测定

纤维蛋白原是血液凝固过程中的一个重要物质，其测定可以评估凝血功能的异常和共同途径的异常。

一、止凝血基础理论

止凝血基础理论包括以下几个方面：血小板功能与止血机制、凝血因子的作用与调节、纤维蛋白溶解系统、血液凝固与抗凝平衡、血管损伤与止血、血小板异常性疾病和凝血因子异常性疾病。

1. 血小板功能与止血机制

血小板是血液中的一种细胞，其形态呈圆盘状，直径约为1.5~3μm；通过释放多种生物活性物质，如腺苷二磷酸（ADP）、花生四烯酸（AA）和血小板源性生长因子（PDGF）等，参与止血、伤口愈合和血管修复过程。当血管受损时，血小板会迅速黏附并聚集在受损部位，形成血小板止血栓子，同时释放多种生长因子和细胞因子，促进血管平滑肌细胞增殖和胶原蛋白合成，形成肉眼可见的纤维蛋白血凝块，从而起到止血作用。

在止血过程中，血小板通过以下步骤发挥作用：

（1）血小板黏附：当血管受损时，血小板迅速黏附于受损部位，并释放出ADP和AA，从而引起血小板聚集。

（2）血小板聚集：ADP和AA刺激血小板表面糖蛋白受体，导致血小板聚集，形成血小板止血栓。

（3）血小板释放：血小板在聚集过程中释放出血小板因子、纤维蛋白原和其他生物活性物质，这些物质参与血液凝固过程。

（4）血液凝固：血小板释放的纤维蛋白原与血液中的凝血因子结合，形成纤维蛋白网络，从而堵塞伤口，达到止血目的。

2. 凝血因子的作用与调节

凝血因子是参与血液凝固过程的一系列蛋白质，包括纤维蛋白原、纤维蛋白溶酶原、凝血酶原等（见表2-25）。

表2-25　常见凝血因子

因子	同义名	合成部位	主要功能
I	纤维蛋白原	肝细胞	形成纤维蛋白，参与血小板聚集
II	凝血酶原		促进纤维蛋白原转变为纤维蛋白；激活FV、FVIII、FXI、FXIII和血小板，正反馈促凝血
III	组织因子	内皮细胞和其他细胞	作为FVIIa的辅助因子，是生理性凝血的启动因子
IV	钙离子		辅因子
V	前加速易变因子	内皮细胞和血小板	加速FXa对凝血酶原的激活
VII	前转变素稳定因子	肝细胞	与组织因子形成VIIa-组织因子复合物，激活FX和FIX
VIII	抗血友病因子		作为辅因子，加速FIXa对FX的激活
IX	血浆凝血活酶成分		FIXa与VIIIa形成因子X酶复合物，激活FX为FXa
X	Stuart-Prower因子		形成凝血酶原复合物，激活凝血酶原，FXa还可激活FVII、FVIII、FV

续表2-25

因子	同义名	合成部位	主要功能
XI	血浆凝血活酶前质		激活FIX为FIXa
XII	接触因子		激活FXI为FXIa
XIII	纤维蛋白稳定因子		使纤维蛋白单体互相交联聚合形成纤维蛋白网

当血管受损时，血小板释放的磷脂成分与血液中的钙离子结合，形成纤维蛋白多聚体，进一步激活凝血因子，使其转变为具有催化活性的凝血酶。凝血酶可加速纤维蛋白原水解生成纤维蛋白单体，后者聚合形成纤维蛋白血凝块，发挥止血作用。该机制被称为"凝血瀑布学说"，是一个有逐级放大功能的机制学说（见图2-1）。

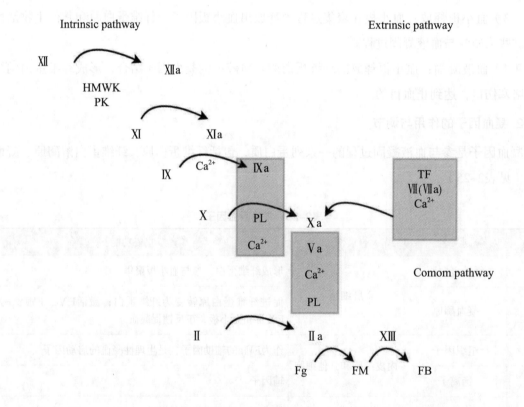

图2-1 凝血瀑布学说

调节凝血因子的主要因素有血管壁、血流速度和血液pH值等。正常情况下，血管壁完整，血流速度快，血液pH值维持在7.35～7.45，有利于维持血液凝固与抗凝系统的平衡。病理状态下，如血管损伤、血流减慢或pH值发生变化等，可能会导致血液凝固过程异常。

为了保持血液凝固与抗凝平衡，体内存在多种调节机制。例如，抗凝血酶（AT）可以抑制凝血酶的活性，从而防止血液过度凝固。同时，纤维蛋白溶酶原可以与纤维蛋白结合，抑制纤维蛋白的交联，从而抑制血液凝固。

3. 纤维蛋白溶解系统

纤维蛋白溶解系统是人体内负责溶解纤维蛋白的一套系统，主要由纤溶酶、纤溶酶原和纤维蛋白溶酶抑制物组成。纤溶酶原在纤溶酶的催化下转变为具有纤溶活性的纤溶酶，后者可降解纤维蛋白和其他血浆蛋白。纤维蛋白溶酶抑制物则通过抑制纤溶酶的活性，调节纤维蛋白溶解过程。

在正常生理状态下，纤维蛋白溶解系统保持动态平衡，以保证血液流动性和血管通透性的稳定。但在某些病理情况下，如局部炎症、恶性肿瘤等，可能导致纤溶活性异常增强或抑制，引起出血倾向或血栓形成。

4. 血液凝固与抗凝平衡

血液凝固和抗凝是两个相对的过程，它们在体内相互拮抗，以保持血液流动状态。

在止血过程中，血小板聚集和凝血因子的激活导致血液凝固。同时，抗凝物质如AT和纤溶酶原等也在调节血液凝固过程。当血管损伤修复后，血小板和凝血因子的活性降低，而AT和纤溶酶原的活性增强，从而解除血液凝固状态，恢复血液流动。

5. 血管损伤与止血

对于小血管损伤，机体通过血小板聚集和血液凝固过程形成血栓止血。

对于大血管损伤或重要器官出血，需要采取紧急处理和医疗干预。

针对血管损伤的止血措施：

（1）加压包扎：通过施加外部压力来控制出血。

（2）手术缝合：接将出血部位缝合。

（3）使用止血药物和介入治疗：使用促进血小板聚集的药物和促凝药物等；介入治疗则是在影像引导下进行血管栓塞或血管修补等。

6. 血小板异常性疾病

血小板异常性疾病包括血小板过多、过少或功能异常等。这些疾病会影响止血过程，导致自发性出血或血栓形成等临床表现。

血小板过多性疾病主要包括原发性血小板增多症和慢性粒细胞白血病等，治疗方法包括药物治疗、放疗和骨髓抑制等。血小板过少性疾病主要包括免疫性血小板减少症和再生障碍性贫血等，治疗方法包括免疫抑制剂、激素治疗和造血干细胞移植等。血小板功能异常性疾病主要包括先天性血小板无力症和骨髓增生异常综合征等，治疗方法因疾病类型而异。

7. 凝血因子异常性疾病

凝血因子异常性疾病包括凝血因子缺乏或功能异常等。

二、血栓与止血检验标本的采集与处理（详见第一篇第五章）

血栓与止血检验的标本采集以及前处理直接影响实验结果的准确性，服用某些药物或某些生理状况（如受孕、情绪激动或剧烈运动）会对一些凝血试验结果造成影响。如阿司匹林、双海达莫等双联抗栓药物能抑制血小板聚集；口服避孕药、雌激素会影响血小板黏附和聚集功能以及使纤维蛋白原、凝血酶原及凝血因子Ⅵ、Ⅷ、Ⅸ、Ⅹ、Ⅺ的活性明显增高；剧烈运动或输注肾上腺素时，因子Ⅷ活性快速上升；口服香豆素类抗凝药物，可以使维生素K依赖的凝血因子（因子Ⅱ、Ⅶ、Ⅸ、Ⅹ）和抗凝蛋白（蛋白C、蛋白S）等活性下降。故一般在进行此类检验时，应停用有关药物2周，因故不能停药者，必须注明用药状态。

采血技术要点：

（1）止血带压力大及束缚时间长可造成局部血液浓缩和内皮细胞释放组织型纤溶酶原激活物（tissue plasminogen activator，t-PA），后者将引起纤溶活性增加。

（2）反复静脉穿刺可以导致血小板活化，致使血小板计数（PLT）假性减少。

（3）试管壁进行硅化。

（4）不能从输液管取血：输液管取血的样品常含小凝血块及污染的组织液，甚至可混有经此途径给予的药物，常导致凝血时间异常。

（5）若用于血小板颗粒释放产物B-TGp、血小板第4因子PFJ或P-选择素测定时，由于要尽量避免血小板的体外活化而造成的结果变异，抗凝剂以选择EDTA-Na为宜，同时抗凝剂中要加入茶碱、吲哚美辛（消炎痛）等，以避免血小板活化。

三、检验程序的质量保证

1. 实验室内部质量控制应符合要求

（1）质控品的选择：宜使用配套质控品，使用非配套质控品时应评价其质量和适用性。

（2）质控品的浓度水平：至少使用2个浓度水平（正常和异常水平）的质控品。

质控项目：实施的所有检测项目均应开展室内质量控制。

（3）质控频度：根据检验标本量定期实施，检测当天至少1次。

（4）质控图：应使用L-J质控图；L-J质控图或类似的质量控制记录应包含以下信息：检测质控品的时间、范围、质控图的中心线和控制界线、仪器/方法名称、质控品的名称、浓度水平、批号和有效期、试剂名称和批号、每个数据点的日期、操作人员的记录。

（5）质控图中心线和标准差的确定：具体方法参见GB/T 20468—2006《临床实验室定量测定室内质量控制指南》。

（6）失控判断规则：应规定质控规则，至少使用3S和2S规则。

（7）失控报告：应包括失控情况的描述、核查方法、原因分析、纠正措施及纠正效果的评价等内容；应检查失控对之前样品检测结果的影响。

（8）质控数据的管理：按质控品批次或每月统计1次，记录至少保存2年。

（9）记录：实验室负责人应对每批次或每月室内质量控制记录进行审查并签字。

2. 所开展的检验项目应参加相应的室间质评

应使用相同的检测系统检测质控样本与实验样本；应由从事常规检验工作的人员实施室间质评样品的检测；应有禁止与其他实验室核对上报室间质评结果的规定；应保留参加室间质评的结

果和证书。实验室应对"不满意"和"不合格"的室间质评结果进行分析并采取纠正措施。实验室负责人应监控室间质量评价活动的结果，并在结果报告上签字。

对没有开展室间质评的检验项目应通过与其他实验室（如使用相同检测方法的实验室、使用配套系统的实验室）比对的方式，判断检验结果的可接受性，并应满足如下要求：①规定比对实验室的选择原则。②样品数量：至少5份，包括正常和异常水平。③频率：至少每年2次。④判定标准：应有80%的结果符合要求。当实验室间比对不可行或不适用时，实验室应制定评价检验结果与临床诊断一致性的方法，判断检验结果的可接受性。每年至少评价2次，并有记录。

第二节　凝血酶原时间（PT）测定

凝血酶原时间（PT）是反映血浆中凝血因子Ⅰ、Ⅱ、Ⅴ、Ⅶ、Ⅹ活性的指标。不仅适用于外源性凝血途径的先天性凝血疾病及获得性出血性疾病的诊断，同时还可作为肝脏合成蛋白质功能的检测，对诊断重症肝炎及早期肝硬化有重要意义，也是临床上口服抗凝药物治疗监控的首选指标。

1. 方法学概述

凝血酶原时间（PT）检测原理是基于凝固法的检测，手工法目前已不常用，凝血分析仪分磁珠法和光学法。磁珠法优点在于不受标本性状（溶血、黄疸及高脂血症、加样气泡）的干扰，缺陷是仪器、试剂成本偏高。光学法（比浊法）又分为散射法和透射法，优点在于灵敏度高，仪器、试剂成本相对低，缺点是脂血、黄疸、溶血样本影响结果准确性。

2. 标本要求

（1）抗凝血：用于血浆凝固实验的抗凝剂应为109mmol/L（3.13%～3.2%，通常定为3.2%）的枸橼酸三钠的水合物（$Na_3C_6H_5O_7 \cdot 2H_2O$）。不能使用其他抗凝剂（如草酸盐、肝素或EDTA）。血液与水合枸橼酸钠抗凝剂的体积比应为9∶1，颠倒混匀4次（过多混合可能会导致溶血或血小板激活，影响结果的检测）。3000r/min离心10min，分离获得乏血小板血浆（血小板计数$<10 \times 10^9$/L）待检。离心后宜在1h内完成检测，以保证结果的可靠性。4℃冰箱保存不应超过4h，-20℃下可放置2周，-70℃下可放置6个月。

（2）在血细胞比容（Hct）≥0.55L/L（55%）时，需要对患者血液中枸橼酸盐的浓度进行调节。按下列公式进行调节：

$$X = (100 - Hct) / (595 - Hct)$$

公式中：

X——单位体积血液所需的抗凝剂体积数；

Hct——红细胞比容。

注：对于血细胞比容≤0.20L/L（20%）的，目前还无足够的数据用于确定枸橼酸盐浓度的调节。

（3）宜早晨空腹（空腹12h左右）采静脉血，急诊检验不作空腹限制。

（4）标本采集的注意事项

①在特殊情况下，可以使用血液采集系统或注射器从血管通路装置（VAD）采集血液标本。从VAD中收集血液标本时，应仔细检查血液采集系统的各个部分（VAD、连接设备、注射器、针和采集设备）的匹配性，以避免因漏气可能导致的溶血和采血量不准确。应尽可能避免通过肝素冲洗的管路采集血液。如必须使用VAD采血时，应考虑到可能的肝素污染和标本稀释。在这种情况下，管路应以5mL盐水冲洗，最初采集的5mL血液或者6倍VAD无效腔容积的血量应弃去。

②无论使用真空采血管、注射器或密闭式静脉留置针进行静脉采血，均需要将采集的第二管血液用作凝血标本的检测。

③所有标本都应该收集在非激活表面的容器中。

④对于任何预料之外的异常的血浆凝固实验结果，要重新采集标本，重复实验。

⑤市场上供应的组织凝血活酶制剂应注明ISI值，选用ISI<2.0的组织凝血活酶为宜。

3. 测定原理及参数设置

（1）测定原理

光学法：在待检血浆中加入过量的组织凝血活酶（兔脑、人脑、基因重组等）浸出液和Ca^{2+}，激活外源性凝血途径，组织凝血活酶使凝血酶原转变为凝血酶，后者使纤维蛋白原转变为纤维蛋白，形成固体凝胶，通过吸光率或光散射得到凝血酶原时间，再通过参数计算得出凝血酶原活动度（PTR）及国际标准化比值（INR）。

磁珠法：检测杯两侧有一组驱动线圈产生恒定交变电磁场，使检测杯内特制的磁珠保持等幅振荡运动。凝血激活剂加入后，随着纤维蛋白产生增多，血浆黏稠度增加，磁珠运动振幅逐渐减弱，仪器根据另一组测量线圈感应到磁珠运动变化，当运动幅度衰减到50%时确定凝固终点。

$$Ca^{2+}+血浆+PT试剂（组织凝血活酶）→纤维蛋白原→纤维蛋白→血液凝固$$

（2）试剂组成：组织凝血活酶浸出液，0.025mol/L氯化钙溶液。

（3）测定参数：不同检测系统参数设置略有不同，请按照厂商说明书推荐的参数设置。

4. 项目校准及室内质量控制

（1）项目校准依照检测系统项目校准标准操作程序进行。

（2）质量控制：完整的质量控制程序，推荐使用正常与异常对照。建议对凝血酶原时间的测定设计正常对照、异常低值对照和异常高值对照，每个实验室都应建立自己的平均值和标准差，并且应该建立一套质量控制体系以监测实验室的试验，根据良好实验室规范，应该至少每8h进行一次质控品的分析，其他更多信息请参见各分析系统操作手册的介绍。

室内质控：在做完每日的仪器保养维护后进行上机质控，室内质控结果提示检测系统稳定后方可检测样本。以2S为警告限，3S为失控限，绘制质控图，判断是否在控。失控情形的识别及解决参考Westgard规则。

按时参加省或国家临检中心组织的室间质评。

5. 结果计算及参考区间

（1）结果计算

凝血酶原时间比值（PTR）=待检血浆的凝血酶原时间（s）/正常参比血浆的凝血酶原时间（s）

现在采用国际标准化（凝血活酶时间）比值（international normalized ratio，INR）统一判断治疗效果。

（2）PT值（秒）

①手工法：男11～13.7，女11～14.3，男女平均为12±1；待测者测定值较正常对照值延长超过3s才有临床意义。

②仪器法：不同品牌仪器及试剂间结果差异较大，需要各实验室自行制定。

（3）凝血酶原时间比值（PTR）：0.82～1.15（1.00±0.05）。

INR依ISI不同而异，一般在1.0～2.0。

6. 检测系统性能概要（不同检测系统请参考厂商声明）

7. 干扰因素及注意事项（不同检测系统请参考厂商声明）

（1）干扰因素

①抗凝剂：草酸盐、EDTA、肝素不适用于PT检查。

②标本采集处理不当：如抗凝剂比例不当，未充分混匀，混匀时过分用力。

③PT结果会受到许多药物治疗的影响：如纤溶药物（双香豆素、链激酶、尿酶等）；超剂量使用肝素；口服避孕药、雌激素、天门冬酰胺酶、纳洛酮等。

纤维蛋白原分析的结果（基于PT的方法）可能会受到待检血浆中降解产物的影响，FDP增加使凝固时间延长。

标本严重溶血、脂浊、黄疸因素会对结果造成影响（磁珠法除外）。

对于一些意外的异常结果的原因的确定还需要更多的研究。

（2）注意事项

①存储说明：未开启的试剂在2～8℃保存有效期内稳定；开启后的试剂应于原瓶中于2～8℃的环境中保存。

②干粉试剂及质控血浆溶解：必须按说明书要求使用。

8. 临床意义

（1）PT延长或PTR增加：先天性因子Ⅱ、Ⅴ、Ⅶ、Ⅹ缺乏症或低（无）纤维蛋白原血症；DIC、原发性纤溶症、维生素K缺乏症、血液循环中有抗凝物质如口服抗凝剂、肝素和FDP存在；广泛而严重的肝脏实质性损伤，如急性重症肝炎及肝硬化。

（2）PT缩短或PTR降低：先天性因子Ⅴ增多症、口服避孕药、高凝状态（DIC早期、急性心肌梗死等）、血栓性疾病（脑血栓形成、急性血栓性静脉炎）、多发性骨髓瘤、洋地黄中毒、乙醚麻醉后等。

（3）监测口服抗凝药（如华法林、双香豆素等）的重要指标。国人以PT（S）：18~24s，INR：1.8~2.5为宜，一般不超过3，不同疾病要求不同。

第三节　活化部分凝血活酶时间（APTT）测定

活化部分凝血活酶时间（APTT）是内源性凝血系统功能检测敏感和较常用的筛选试验。在评价内源性凝血因子（Ⅷ、Ⅸ、Ⅺ、Ⅻ、Ⅱ、Ⅹ、Ⅴ及纤维蛋白原）及肝素治疗过程的监测等方面具有重要意义。

1. 方法学概述

活化部分凝血活酶时间（APTT）检测原理是基于凝固法的检测，手工法目前已不常用，凝血分析仪分磁珠法和光学法。磁珠法优点在于不受标本性状（溶血、黄疸及高脂血症、加氧气泡）的干扰，缺陷是仪器、试剂成本偏高。光学法（比浊法）又分为散射法和透射法，优点在于灵敏度高、仪器、试剂成本相对低，缺点是脂血、黄疸、溶血样本影响结果准确性。

2. 标本要求：详见本章第二节

3. 测定原理

光学法：血浆在37℃下孵育一定时间后，以激活剂（白陶土或胶质硅）激活因子Ⅻ、Ⅺ，以脑磷脂（部分凝血活酶）代替血小板提供凝血的催化表面，加入钙以触发内源性凝血途径，最终纤维蛋白原转变为纤维蛋白，形成固体凝胶，通过吸光率或光散射得到含血小板血浆凝固所需要的时间。

磁珠法：同PT。

$$Ca^{2+}+血浆+APTT试剂（部分凝血活酶）\rightarrow 纤维蛋白原\rightarrow 纤维蛋白\rightarrow 血液凝固$$

①试剂组成：40g/L白陶土–脑磷脂的混悬液（或胶质硅–磷脂反应物），0.025mol/L氯化钙溶液。

②测定参数：不同检测系统参数设置略有不同，请按照厂商说明书推荐的参数设置。

4. 项目校准及室内质量控制：标本要求：详见本章第二节

按时参加省或国家临检中心组织的室间质评。

5. 参考区间及报告单位

[参考值]（由于血凝时间受多个变量的影响，不同仪器及试剂间结果差异较大，每个实验室需确立本实验室的参考范围）

成人APTT：25~35s（被测血浆结果超过正常对照10s有临床意义）。

6. 检测系统性能概要（不同检测系统请参考厂商声明）

7. 干扰因素及注意事项（不同检测系统请参考厂商声明）

8. 临床意义

（1）延长：①因子Ⅷ、Ⅸ、Ⅺ、Ⅻ水平减低，如血友病A（Ⅷ因子缺乏）、血友病B（Ⅸ因子缺乏）、血友病C（Ⅺ因子缺乏），Ⅷ因子减少还见于部分血管性血友病（vWD）患者；②严重Ⅱ、Ⅹ、Ⅴ及纤维蛋白原缺乏，如严重肝病、阻塞性黄疸、新生儿出血病、口服抗凝剂及纤维蛋白原缺乏症等。③纤溶活性增强，如继发性DIC，原发性（后期）及循环血液有中纤维蛋白（原）降解产物。④血液循环中抗凝物质增高：抗因子抗体、狼疮抗凝物、大量库存血输入。

（2）肝素治疗的监测：在使用肝素治疗时，多用APTT监测用药量，一般以维持结果为基础值的2倍左右（1.5～3.0倍）为宜（75～100s之间）。但应事先检测所用部分凝血活酶试剂是否对肝素敏感，即向正常人血浆中加入不同量的肝素。

（3）缩短：①高凝状态，如弥散性血管内凝血的高凝期、促凝物质进入血流以及凝血因子的活性增强等。②血栓性疾病，如心肌梗死、不稳定型心绞痛、脑血管病变、糖尿病伴血管病变、肺栓塞、深静脉血栓形成、妊娠期高血压疾病和肾病综合征以及严重烧伤等。

＋ 第四节　纤维蛋白原（FIB）测定

纤维蛋白原（Fibrinogen，FIB/FBG）是一种由肝脏合成的大分子蛋白质，在凝血酶的作用下，由纤维蛋白原转变为纤维蛋白，直接参与凝血过程，故又称为凝血因子Ⅰ，是凝血过程中的主要蛋白质。FBG增高除了生理情况下的应激反应和妊娠晚期外，主要出现在急性感染、烧伤、动脉粥样硬化、急性心肌梗死、自身免疫性疾病、多发性骨髓瘤、糖尿病、妊高症及急性肾炎、尿毒症等；减少主要见于DIC、原发性纤溶亢进、重症肝炎、肝硬化和溶栓治疗时。FBG是用于判定血栓前状态或血栓性疾病的必查项目。

1. 方法学概述

血浆纤维蛋白原测定的方法很多，有PT衍生法、Clauss法（凝血酶凝固法）、双缩脲法、比色法、免疫法等，其中Clauss法目前常作为首选。Clauss法原理是基于凝固法的检测，手工法目前已不常用，凝血分析仪分磁珠法和光学法。磁珠法优点在于不受标本性状（溶血、黄疸及高脂血症、加氧气泡）的干扰，缺陷是仪器、试剂成本偏高。光学法（比浊法）又分为散射法和透射法，优点在于灵敏度高，仪器、试剂成本相对低，缺点是脂血、黄疸、溶血样本影响结果准确性。

2. 标本要求：详见本章第二节

3. 测定原理

（1）光学法：使用过量的凝血酶使稀释血浆中的纤维蛋白原转化为纤维蛋白，在高凝血酶和低纤维蛋白原浓度的情况下，反应速率反映的是纤维蛋白原浓度。以国际标准品为参比血浆制作标准曲线，用凝血酶来测定血浆凝固时间，所凝固时间与血浆中纤维蛋白原浓度呈负相关，从而得到纤维蛋白原的含量。

（2）磁珠法：同前。

血浆+FBG试剂（凝血酶）→纤维蛋白原→纤维蛋白→血液凝固

①试剂组成：凝血酶（冻干）、参比血浆（冻干）、血浆稀释液。

②参数设置：不同检测系统参数设置略有不同，请按照厂商说明书推荐的参数设置。

4. 项目校准及室内质量控制：详见本章第二节

5. 参考区间及报告单位：2～4g/L

6. 检测系统性能概要（不同检测系统请参考厂商声明）

7. 干扰因素及注意事项（不同检测系统请参考厂商声明）

（1）干扰因素

①抗凝剂：同PT。

②标本采集处理不当：同PT。

③其他影响因素：血浆中出现肝素、FDP或罕见的异常纤维蛋白原血症所致，会导致血浆纤维蛋白原浓度假性降低。标本严重溶血、脂浊、黄疸因素会对结果造成影响（磁珠法除外）。

（2）存储说明：FBG检测中的凝血酶试剂容易氧化失活，严格按照说明书推荐的条件保存，一旦配制要尽早使用。其余同PT。

8. 临床意义

纤维蛋白原是用于判定血栓前状态或血栓性疾病的必查项目。

（1）FBG增高：高凝状态（如糖尿病伴血管病变，急性心肌梗死，脑血管病病变，口服避孕药，妊娠晚期和妊娠期高血压疾病，深静脉血栓形成，动脉粥样硬化，高脂血症等）；亦见于急性传染病、急性感染、肾小球疾病活动期、放射治疗后、烧伤、休克、外科手术后、恶性肿瘤、多发性骨髓瘤等。

（2）FBG减少：肝脏疾病（重症肝炎，慢性肝炎，肝硬化等）；DIC消耗性低凝血期及纤溶期，降纤治疗（抗栓酶、去纤酶）和溶栓治疗（UK，t-PA）的监测，原发性纤维蛋白原缺乏症，原发性纤溶活性亢进，恶性贫血及肺、甲状腺、子宫、前列腺手术等。

（3）FBG异常：纤维蛋白原异常是一种常染色体显性遗传病。患者FBG含量可能在正常范围，但纤维蛋白原有功能异常。临床上可无症状或有轻度出血倾向。

（4）溶栓治疗的监控，范围：1.2～1.5g/L，低于1.2g/L时易引起患者出血。

（5）凝固时间延长，纤维蛋白原浓度降低可有以下情况：①血浆纤维蛋白原浓度真正地降低。②血浆纤维蛋白原浓度假性降低，即由于血浆中出现肝素、FDP或罕见的异常纤维蛋白原血症所致，属以上情况时应进一步用其他实验方法证实或测定纤维蛋白原的抗原浓度。

第五节　凝血酶时间（TT）测定

血浆凝血酶时间（TT）反映血浆内纤维蛋白原水平及血浆中肝素样物质的多少。主要用于类肝素物质增多、高分子量肝素治疗、纤溶活性筛选及治疗、纤维蛋白形成的监测。血浆凝血酶时间是用于判定血栓前状态或血栓性疾病的必查项目。

1. 方法学概述

血浆凝血酶时间测定的方法很多，有Clauss法（凝固法）、双缩脲法、比色法、免疫法等，其中Clauss法目前常作为首选。Clauss法原理是基于凝固法的检测，手工法目前已不常用，凝血分析仪分磁珠法和光学法。磁珠法优点在于不受标本性状（溶血、黄疸及高脂血症、加氧气泡）的干扰，缺陷是仪器、试剂成本偏高。光学法（比浊法）又分为散射法和透射法，优点在于灵敏度高，仪器、试剂成本相对低，缺点是脂血、黄疸、溶血样本影响结果准确性。

2. 标本要求：详见本章第二节

3. 测定原理

（1）光学法：确定量的血浆样本经过一定时间的加温后，加入一定浓度的凝血酶试剂，凝血酶可使血浆标本中的纤维蛋白原转化为纤维蛋白，形成凝胶块，采用波长为660nm的光照射样本，通过测量散射光光强度的改变来得出血浆凝血酶时间。

（2）磁珠法：同前。

血浆+TT试剂（凝血酶）→纤维蛋白原→纤维蛋白→血液凝固

①试剂组成：凝血酶（冻干）、缓冲液。

②参数设置：不同检测系统参数设置略有不同，请按照厂商说明书推荐的参数设置。

4. 项目校准及室内质量控制：详见本章第二节

按时参加省或国家临检中心组织的室间质评。

5. 参考区间及报告单位

16～18s，若超过正常对照3s以上者为异常。

6. 检测系统性能概要（不同检测系统请参考厂商声明）

7. 干扰因素及注意事项（不同检测系统请参考厂商声明）

8. 临床意义

凝血酶时间是用于判定血栓前状态或血栓性疾病的必查项目。

（1）TT延长：患者血循环中AT-Ⅲ活性明显增高，肝素增多或类肝素抗凝物质存在，如

SLE、肝病、肾病等，异常纤维蛋白原血症、低（无）纤维蛋白原血症、FDP增多（DIC）、异常球蛋白增多（多发性骨髓瘤）等。常用于：

①评估弥散性血管内凝血（DIC）。

②监测肝素抗凝和纤溶治疗。

③检测是否存在FDP（纤维蛋白/纤维蛋白原降解产物），遗传性或获得性纤维蛋白原质量和数量异常以及纤维蛋白溶解增加。

（2）TT缩短：样本有微小凝块或钙离子存在时。

第六节　抗凝血酶（AT Ⅲ）测定

抗凝血酶Ⅲ（ATⅢ）是抗凝系统中最重要的成分，它由肝脏合成，为一种多功能的丝氨酸蛋白酶抑制物，是凝血酶及因子Ⅻα、Ⅺα、Ⅸα、Ⅹα等含丝氨酸的蛋白酶的抑制剂。可抑制凝血酶生成，具有强大的抗凝活性，占血浆抗凝酶活性的70%。它与凝血酶通过精氨酸–丝氨酸肽键相结合，成ATⅢ凝血酶复合物而使酶灭活，肝素可加速这一反应达千倍以上。抗ATⅢ检测能够预防无法控制的凝血和血栓形成，抗凝血酶Ⅲ缺陷是血栓形成的高风险因素。

1. 方法学概述

目前抗凝血酶的测定有抗原和活性两种。抗凝血酶抗原测定常用方法有：免疫比浊法、酶联免疫吸附法、免疫火箭电泳法；目前主要检测抗凝血酶活性，常用的检测方法有：凝胶空斑法、发色底物法。其中，发色底物法是全自动血凝仪较常用的检测方法，其具有高灵敏性、稳定性、重复性和强大的抗干扰能力。

2. 标本要求：详见本章第二节

3. 测定原理（发色底物法）

（1）测定法：以合成显色底物和FXa灭活为基础的测定法，抗凝血酶Ⅲ（ATⅢ）或肝素辅因子Ⅰ是主要的凝血抑制剂，同时也是肝素治疗的有效组成成分。通过抑制凝血蛋白酶，尤其凝血酶、FXa和FⅨa，起到抗凝作用。患者血浆中的抗凝血酶活性检测分为两个阶段：①与含有过量肝素的活化FXa因子（代替凝血酶）的血浆进行孵育。发色底物法定量检测血浆中剩余的凝血酶（FXa代替）的活性。②在405nm的波长上进行动态监测对硝基苯胺，其水平与样品中的抗凝血酶Ⅲ成反比：

$$AT\ Ⅲ_{标本}+凝血酶_{过量}\xrightarrow{肝素}［AT\ Ⅲ-凝血酶］+凝血酶残余$$

$$Tos-Gly-Pro-Arg-ANBA-IPA\xrightarrow{残余凝血酶}Tos-Gly-Pro-Arg-OH+ANBA-IPA$$

（由于凝血酶易使血浆纤维蛋白凝固，而且活性不如FXa稳定，所以在测定中用FXa替代凝血酶可以减少干扰和增加结果的稳定性。）

（2）试剂组成：显色底物、FXa因子反应物、标准血浆等。

（3）参数设置：不同检测系统参数设置略有不同，请按照厂商说明书推荐的参数设置。

4. 项目校准及室内质量控制：详见本章第二节

5. 参考区间及报告单位

108.5±5.3%（新生儿或婴儿体内的抗凝血酶活性水平很低，约1岁时逐渐增强至成年水平；而至16岁时比成人水平稍微高一些；绝经期前的女性AT水平较男性稍低，妊娠期AT水平更进一步降低；男性AT水平随年龄增长而降低）。

由于存在很多可能影响结果的变量，每个实验室应该建立自己的正常值范围。

6. 检测系统性能概要（不同检测系统请参考厂商声明）

7. 干扰因素及注意事项（不同检测系统请参考厂商声明）

8. 临床意义

定量测定血浆中抗凝血酶Ⅲ（ATⅢ）的活性，能用于诊断ATⅢ合成减少或消耗增加性疾病，监测替代治疗效果。试验能早期检出有血栓危险度的患者。

（1）ATⅢ活性增高：血友病、口服抗凝剂等。

（2）ATⅢ活性降低：弥漫性血管内凝血（DIC）、深静脉血栓形成（DVT）、肺栓塞（PE）、心脑血管疾病、肝病、肾病综合征、妊娠高血压等。

（3）获得性抗凝血酶Ⅲ缺乏常见于大手术后或伴败血症的弥散性血管内凝血（DIC）、坏死、肝实质病变（肝炎、药物中毒、嗜酒）和含雌激素的口服避孕药等消耗性疾病。

第七节 纤维蛋白（原）降解产物（FDP）测定

纤维蛋白（原）降解产物（FDP）是在纤溶亢进时产生的纤溶酶作用下，纤维蛋白或纤维蛋白原被分解后产生的降解产物的总称，FDP能够反映纤溶系统功能，判断血管内凝血、血栓形成等情况。

1. 方法学概述

FDP的检测方法有多种，主要是基于胶乳凝集原理的定性或半定量试验以及基于ELISA原理的定量测定，也有一些方法采用免疫浊度原理或免疫荧光原理。胶乳凝集敏感度低、结果受不同观察者之间差异的影响，且由于其结果判断以阴性和阳性表示，阳性结果需倍比稀释到一定浓度后粗略得出检测值，无法通过降低临界值水平来提高敏感性现已逐渐淘汰。ELISA操作步骤多、耗时长，临床较少用。目前临床多用乳胶凝集免疫比浊法在全自动血凝仪上进行定量检测，快速灵敏。

2. 标本要求

详见本章第二节

3. 测定原理（胶乳凝集免疫比浊法）

（1）测定原理：样本中的FDP与抗人FDP单克隆抗体胶乳颗粒发生抗原抗体反应，产生凝集导致浊度增大，凝聚的程度直接与样品中FDP的浓度成正比，并通过测量聚合物引起的671mm波长处透射光的减少而进行测定确定FDP浓度。

（2）试剂组成：乳胶试剂（抗人FDP单克隆抗体）、反应缓冲液等。

（3）参数设置：不同检测系统参数设置略有不同，请按照厂商说明书推荐的参数设置。

4. 项目校准及室内质量控制：详见本章第二节

按时参加省或国家临检中心组织的室间质评。

5. 参考区间及报告单位

<5mg/L（由于存在很多可能影响结果的变量，每个实验室应该建立自己的正常值范围）。

6. 检测系统性能概要（不同检测系统请参考厂商声明）

7. 干扰因素及注意事项（不同检测系统请参考厂商声明）

（1）干扰因素

抗凝剂：同PT。注意：类风湿因子强阳性时，可产生假阳性反应。

（2）存储说明：同PT。

8. 临床意义

（1）纤维蛋白（原）降解产物是纤维蛋白原和纤维蛋白在纤溶酶分解下的产物，是纤溶系统活动性指标，具有保持机体血管通畅的作用。在原发性纤溶亢进病理情况下，纤维蛋白原降解产物的升高是出血的信号。

（2）尿中FDP的升高，可在肾小球肾炎或膀胱肿瘤患者中发生。肾移植后FDP出现超过2周，强烈提示存在并发症。

（3）高凝状态、弥散性血管内凝血、肺栓塞、器官移植的排斥反应、妊娠期高血压疾病、恶性肿瘤、心、肝、肾疾病及静脉血栓、溶栓治疗等所致的继发性纤溶亢进时，FDP含量升高。故也有助于诊断血栓形成，并监测溶血栓药治疗的有效性。

（4）血中FDP明显升高主要见于：①原发性纤维蛋白溶解功能亢进病理过程中。②继发性纤维蛋白溶解功能亢进：高凝状态弥散性血管内凝血、肾病、器官移植排斥反应、溶栓治疗。③血管栓塞性疾病（肺栓塞、心肌梗死、闭塞性脑血管病、深部静脉血栓）。④白血病化疗诱导期后出血性血小板增多症、尿毒症、肝病或各种肿瘤。

╋ 第八节 D-二聚体（D-Dimer）测定

D-二聚体是纤维蛋白单体经活化因子XⅢ交联后，再经纤溶酶水解所产生的特异性降解产物，是一个特异性的纤溶过程标志物。如果身体处于高凝状态，有血栓出现时，就会引起D-二聚体的升高，D-二聚体水平升高说明体内存在高凝状态和继发性的纤维蛋白溶解亢进。因此，D-二聚体浓度对血栓性疾病的诊断、疗效评估和预后判断具有重要的意义。

1. 方法学概述

D-二聚体的检测方法有多种，主要是基于胶乳凝集原理的定性或半定量试验以及基于ELISA原理的定量测定，也有一些方法采用免疫浊度原理或免疫荧光原理。胶乳凝集敏感度低、结果受不同观察者之间的差异的影响，且由于其结果判断以阴性和阳性表示，无法通过降低临界值水平来提高敏感性。ELISA可准确定量D-二聚体，但操作步骤多、耗时长，临床较少用。目前临床多用乳胶凝集免疫比浊法在全自动血凝仪上进行定量检测。

2. 标本要求：详见本章第二节

3. 测定原理（胶乳凝集免疫比浊法）

（1）测定原理：把含有D-二聚体的血浆和乳胶试剂（包被有单克隆抗体的Fcab$_2$片段，能和纤维蛋白可溶衍生物即D-二聚体高度特异凝集）混合，发生抗原抗体反应产生凝集，凝集程度和样品的D-二聚体浓度呈正相关，可通过测量凝集物透射光的减少量确定D-二聚体浓度。

（2）试剂组成：乳胶试剂（抗D-二聚体单克隆抗体）、反应缓冲液、D-二聚体校准品等。

（3）参数设置：不同检测系统参数设置略有不同，请按照厂商说明书推荐的参数设置。

4. 项目校准及室内质量控制（详见本章第二节）

按时参加省或国家临检中心组织的室间质评。

5. 参考区间及报告单位

0 ~ 0.256mg/L（或ng/mL）（D-二聚体参考区限的限定对于静脉血栓形成的排除诊断至关重要。传统的以正常人群测定结果分布的95%置信区间作为参考区限的方法对临床帮助不大。应以可获得深静脉血栓形成诊断最佳敏感性或阴性预测值作为临界值的判断指标。各实验室应该以对疑诊深静脉血栓形成的患者经过客观影像学检验证实的临床研究中确立针对该特定检测方法和特定人群的检测界限。手术后、肿瘤、妊娠、产后和高龄人群均可以出现D-二聚体的水平增高，这些情况下对深静脉血栓形成的阴性排除值应该单独设定。当D-二聚体值检测目的为排除VTE时，若排除VTE阈值与考区间上限值不同，最好报告阈值。当不明确D-二聚体检测的原因或需要评估临床疾病时，建议同时报告参考区间及阈值）。

6. 检测系统性能概要（不同检测系统请参考厂商声明）

7. 干扰因素及注意事项（不同检测系统请参考厂商声明）

（1）干扰因素

①抗凝剂：同FDP。

②标本采集处理不当：同FDP。

③结果影响因素：同FDP。

④随着妊娠期的发展，孕妇的D–D值随之逐渐升高，可高至基础值的3～4倍。故结果判断时尤其要引起注意。妊娠期发生VTE，可干扰D–D排除VTE的有效性。若D–D结果阴性，仍有排除VTE的价值。

⑤D–D阴性患者（假阴性），仍有极少数患者（<2%）伴静脉血栓，其原因：①血栓体积很小/远端小血栓。②放射线/超声检查出现假阳性。③临床表现与标本采集时间相隔太长。④纤溶活性降低。

（2）存储说明：同FDP。

8. 临床意义

（1）D-二聚体是交联纤维蛋白降解中的一个特征性产物，是继发性纤溶亢进诊断的重要依据，是机体活动性血栓形成的特异性分子标志物。D-二聚体增高提示了与体内各种原因引起的血栓性疾病相关，同时也说明了纤溶活性的增强。临床上常见于弥散性血管内凝血、深静脉血栓、肺栓塞、急性心肌梗死、脑梗死、恶性肿瘤、卵巢癌、肺癌、败血症、肝病、妊高症孕妇、先兆子痫、烧伤、外科手术、创伤和脓毒血症等，但是二聚体升高并不能说明血栓形成的原因和位置，必须结合临床进行分析。D-二聚体含量可反映血栓大小的变化，含量再升高，预示血栓再发生。可作为溶栓治疗的用药指导及疗效观察，治疗期间持续升高，血栓大小无变化，说明治疗无效，若达到疗效则该指标在升高后很快下降，陈旧性血栓不增高。

（2）多种原因引起的DIC并发症，血液在全身微小血管内广泛性凝固，形成以血小板和纤维蛋白为主要成分的微血栓。此过程消耗了大量的血小板和凝血因子，并激活了纤溶系统。微血栓中交联的纤维蛋白被纤溶酶降解产生大量的D-二聚体。与其他诊断DIC的指标相比较，D-二聚体是唯一直接反映凝血酶和纤溶酶生成的理想指标，诊断DIC的特异性也早于其他指标。

（3）深静脉血栓的筛查，血浆D-二聚体阴性可排除深静脉血栓的可能性，冠脉造影证实深静脉血栓患者D-二聚体100%阳性。

（4）肺栓塞的筛查，肺栓塞是一种较常见的潜在的致命性疾病，尤其多见于血液病、心脏病以及外科手术的患者，肺栓塞临床表现差异极大且缺乏特异性，常规检查无法获得直接证据，常造成漏诊及误诊，及时治疗依赖于早期诊断，对于呼吸困难、胸闷、咳嗽、咯血、昏厥的患者，尤其近期有外伤、手术及长途旅行史者。

（5）在先兆子痫患者中发现约40%均存在D-二聚体升高，并且该指标对妊高症患者高凝状态的诊断、疗效观察及预后判断有重要意义。D-二聚体水平在正常妊娠过程中也会上升，但过高的水平和并发症有关。

（6）D–二聚体的升高与肝病的严重程度呈正相关。

（7）恶性肿瘤伴有D–二聚体增高，提示血栓形成及栓塞，对于病情判断及治疗有重要意义。

（8）在对心血管疾病患者进行溶栓治疗时，D–二聚体的增高对指导溶栓治疗意义重大。

第九节　蛋白C（PC）测定

蛋白C（PC）是体内重要的抗凝血因子，在血液凝固和纤溶过程起着重要的平衡作用，其抗凝活性占全血的20%～30%，体外只要达到0.12μg/mL即可引起明显的抗凝效应，直接影响凝血与抗凝血机制的平衡，严重的蛋白C缺乏症会使凝血与抗凝及纤溶系统发生紊乱，从而引发血栓性疾病，如深静脉血栓形成、弥散性血管内凝血等，因此准确检测体内蛋白C的水平对于蛋白C缺乏症有重要的意义。

1. 方法学概述

目前蛋白C（PC）可进行抗原和活性的测定。蛋白C抗原含量检测的方法有：放射免疫扩散法、免疫电泳法以及酶联免疫吸附试验（ELISA）。蛋白C抗原检测是指检测血浆中蛋白C的含量，而与其是否有活性无关。免疫电泳法测蛋白C抗原，需要特殊仪器，实验耗时长，需要对身体有害的钙螯合剂，应用较少；ELISA法灵敏度高，应用率较高。目前主要检测蛋白C活性，其方法主要有：凝固法和显色底物法，蛋白C缺乏症的筛选建议用显色底物法，因为此法较凝固法特异性和准确度好。

2. 标本要求：详见本章第二节

3. 测定原理（显色底物法）

（1）测定原理：蛋白C测定试剂盒是基于合成显色底物的蛋白C检测方法。患者血浆中蛋白C的水平在凝血系统上自动检测，可以分两个步骤：①蛋白C激活剂加入血浆中进行温育。②用合成显色底物定量检测活化的蛋白C。在405nm波长检测对硝基苯胺的释放，它的值与待测样本中蛋白C的水平成正比。

（2）试剂组成：稀释剂、蛋白C活化剂、显色底物。

（3）参数设置：不同检测系统参数设置略有不同，请按照厂商说明书推荐的参数设置。

4. 项目校准及室内质量控制：详见本章第二节

按时参加省或国家临检中心组织的室间质评。

5. 参考区间及报告单位

活性测定参考范围：（100.24±13.18）%（在新生儿及婴儿中，蛋白C的水平较低，在青春期可达到成人水平。由于影响结果的变量很多，每个实验室都应该建立自己的参考范围）。

6. 检测系统性能概要（不同检测系统请参考厂商声明）

7. 干扰因素及注意事项（不同检测系统请参考厂商声明）

（1）干扰因素

①抗凝剂：同PT。

②标本采集处理不当：同PT。

③如果采用凝固法检测可能受到狼疮抗凝物（LAC）、高浓度的FⅧ（>250%）等的影响。

④除本法外，尚有血浆凝固法。后者检测可能受到狼疮抗凝物（lupus anticoagulant，LAC）、高浓度的FⅧ（>250%）等的影响。如果存在活化蛋白C抵抗（activated protein C resistance，APC-R）时，可出现血浆凝固时间假性缩短，将待测血浆用缺乏PC的基质血浆进行1：2、1：4等适当比例稀释后可以纠正。

（2）存储说明：同PT。

8. 临床意义

蛋白C是体内重要的抗凝血因子，其在体内的水平与年龄相关，多种因素可导致蛋白C缺乏。蛋白C缺乏症人群发病率为0.2%～0.5%，在血栓病患者中的发病率为5%～15%，大部分蛋白C缺乏症无明显的临床症状，2%的蛋白C缺乏症有明显而严重的临床症状。严重的蛋白C缺乏症会使凝血与抗凝及纤溶系统发生紊乱，从而引发血栓性疾病，如深静脉血栓形成、弥散性血管内凝血等，也有报道称蛋白C缺乏与早期流产相关。蛋白C是维生素K依赖性蛋白，作为酶原存在于血浆中。当体内有血栓调节蛋白存在时，蛋白C被凝血酶激活。蛋白C还可在体外被从铜斑蝮蛇蛇毒中提炼的蛋白激活。蛋白C缺乏与静脉血栓的反复形成相关，特别是年轻人。获得性的蛋白C缺乏与肝脏疾病，口服抗凝治疗和弥散性血管内凝血相关。

（1）先天性PC缺陷：Ⅰ型者PC：Ag含量与活性均降低，Ⅱ型者PC：Ag正常而活性降低。

（2）获得性PC减少：DIC、深静脉血栓、肝功能不全、手术后及口服双香豆素抗凝剂等。

✛ 第十节 蛋白S（PS）测定

蛋白S（PS）是一种维生素K依赖性蛋白，是活化蛋白C介导的Ⅴa和Ⅷa因子降解的辅因子。因此，蛋白S和蛋白C是天然血浆抗凝系统的组成部分。血浆中存在两种蛋白S形式：游离蛋白S（FPS，40%）和与补体C4b结合（C4BP-PS，60%）的蛋白S。只有游离蛋白S带有功能性辅助因子活性。蛋白S缺乏可为先天遗传性或后天获得。妊娠期间、口服抗凝治疗时、使用口服避孕药时、肝脏疾病者、新生婴儿中以及其他临床情况下都可能观察到后天缺乏。蛋白S缺乏与静脉血栓栓塞形成高风险有关，尤其在年轻人中。

1. 方法学概述

目前蛋白S（PS）可进行抗原和活性的测定。蛋白S抗原测定采用免疫火箭电泳法，需要特殊仪器，实验耗时长。目前主要检测蛋白S的活性，自动分析仪上一般采用凝固法检测血浆中的游离蛋白S的活性，灵敏快速、稳定性好，但结果易受标本性状影响。

2. 标本要求：详见本章第二节

3. 测定原理（凝固法）及参数设置

（1）测定原理：蛋白S活性试剂通过测量存在重组人组织因子、磷脂、钙离子和活化蛋白C时凝血酶原时间的延长，确定游离蛋白S的功能活性。将稀释后的样品加入蛋白S缺乏血浆后，蛋白S活性与血浆的凝血时间延长相关，延长的时间就对应于测定样本中蛋白S的含量。

（2）试剂组成：蛋白S试剂（含重组人组织因子、合成磷脂、活化蛋白C、聚凝胺、缓冲剂等）、钙试剂、蛋白S缺乏血浆。

（3）参数设置：不同检测系统参数设置略有不同，请按照厂商说明书推荐的参数设置。

4. 项目校准及室内质量控制：详见本章第二节

按时参加省或国家临检中心组织的室间质评。

5. 参考区间及报告单位

FPS活性测定：63.5% ~ 149%。

6. 检测系统性能概要（不同检测系统请参考厂商声明）

7. 干扰因素及注意事项（不同检测系统请参考厂商声明）

（1）干扰因素

①蛋白S检测受特定常用药物（如华法林、肝素），血栓发作后10天和在停止使用华法林（香豆素类）的抗凝治疗后2周后才能检测，以及特定情况（如妊娠）的影响。

②标本采集处理不当：同PT。

③标本严重溶血、脂浊、黄疸等的影响。

（2）存储说明：同PT。

8. 临床意义

（1）PS作为PC的辅因子，对因子Ⅴa、Ⅷa有加速灭活作用。先天性PS缺陷者常伴发严重的深静脉血栓栓塞。

（2）获得性PS缺乏见于肝功能障碍、口服双香豆素类抗凝药物。

（3）蛋白S缺乏可为先天遗传性或后天获得。妊娠期间、口服抗凝治疗时、使用口服避孕药时、肝脏疾病者、新生婴儿中以及其他临床情况下都可能观察到后天缺乏。蛋白S缺乏与静脉血栓栓塞形成高风险有关，尤其在年轻人中。

第十一节　狼疮抗凝物（LAC）测定

狼疮抗凝物（LAC）是一种可在体内自然产生或因自身免疫而产生的磷脂依赖的病理性循环抗凝物质，多数为IgG，少数为IgM或二者混合存在。狼疮抗凝物在体外试验中延长磷脂依赖的凝血试验时间，因首先在系统性红斑狼疮（SLE）患者血清中发现而得名。主要通过结合β2糖蛋白Ⅰ（β2-GPⅠ）及其他带负电荷的磷脂结合而使磷脂依赖的凝血时间延长。狼疮抗凝物可见于抗磷脂综合征（APS）、SLE、结缔组织病等，与患者动静脉血栓和病理妊娠密切相关。

1. 方法学概述

目前尚无LAC检测的统一标准和参考值，关于LA检测的三种指南［国际血栓与止血学会（ISTH）2009，英国血液学标准委员会（BCSH）2012和临床实验室和标准化协会（CLSI）2014］也不完全一致。

（1）活化部分凝血活酶时间（APTT）为凝血常规中的一项，是临床最常用的LAC筛查试验。

（2）稀释蝰蛇毒时间试验（dRVVT）敏感度最高。目前没有一种试验对LAC具有100%敏感度，三种指南均推荐对LAC进行两种不同方法的检测，以增加敏感性和特异性，均推荐APTT + dRVVT为首选试验。

（3）硅凝血时间试验（SCT）特异度最高，可作为LAC的排除试验。

稀释蝰蛇毒时间试验（dRVVT）敏感度和特异性较高，故dRVVT筛查和dRVVT确认试验被ISTH（国际血栓形成与止血学会）2009协会推荐为检测狼疮抗凝物的联合检测方式。目前自动检测系统上主要采取此方法测LAC。

2. 标本要求：详见本章第二节

3. 测定原理（稀释蝰蛇毒时间试验（dRVVT））

用蛇毒试剂激活FX，加入Ca^{2+}和低浓度磷脂，观察血浆发生凝固的时间，称为Russell蛇毒时间（Russell viper venom time，RVVT），作为狼疮抗凝物（lupus anticoagulation，LAC）的过筛试验（LAC screen）。若RVVT明显延长时，提示有凝血因子缺陷或存在LAC。加入正常血浆后，RVVT缩短，为凝血因子缺陷；若RVVT仍延长，表明存在LAC。加入高浓度的磷脂中和LAC后，可使延长的RVVT缩短或恢复正常，确证血浆中存在LAC，称为LAC确认试验（LAC confirm）。通过计算LAC screen或LAC confirm与正常人血浆RVVT的比值，得到LAC过筛试验比值（screen ratio，SR）和确认试验比值（confirm ratio，CR），用筛查除以确认比值，得到标准化LAC比值（normalized LAC ratio，NLR），根据NLR的大小，判断待测血浆中有无LAC。

4. 项目校准及室内质量控制：详见本章第二节

按时参加省或国家临检中心组织的室间质评。

5. 参考区间及报告单位

NLR正常人：<1.2；>2.0为强阳性；1.5~2.0为中度阳性；1.2~1.5为弱阳性。（由于影响实验凝固时间的因素非常多，每一个实验室都应该建立自己的正常参考范围）

6. 检测系统性能概要（不同检测系统请参考厂商声明）

7. 干扰因素及注意事项（不同检测系统请参考厂商声明）

（1）干扰因素

LAC检测中的主要混杂因素是抗凝治疗，因为任何抗凝药物都有可能延长测试的凝血时间。对于使用普通肝素或低分子肝素的患者样本，可采用包含肝素中和剂的商品试剂将肝素淬灭。对于直接口服抗凝剂的患者样本，使用新型抗凝药吸附剂是一种有应用前景的解决方案。对于使用维生素K拮抗剂的患者样本，目前可采取受其影响较小的太攀蛇/锯鳞蝰蛇毒液作为激活剂的试剂盒进行检测。不建议对血浆样本进行稀释来规避抗凝剂对试验产生的影响，因为会出现假阳性或假阴性结果。

（2）注意事项

①存储说明：同PT。

②稀释蝰蛇毒时间试验（dRVVT）：本试验对狼疮抗凝物检测的敏感性和特异性均较高。检测系统内磷脂的含量至关重要。要求待检血浆中尽量去除血小板成分。在常规离心获得乏血小板血浆后，可以将所得的血浆吸取2/3，再次3000r/min离心10min，取后次所得血浆的上1/3用于检测。这样，可以避免剩余血小板磷脂参与反应，导致对检测结果的影响。

8. 临床意义

（1）LAC阳性与抗磷脂综合征（APS）、系统性红斑狼疮（SLE）、结缔组织病相关：APS分类标准要求在有临床症状的同时还要存在持续高滴度阳性的LAC、IgG或IgM型的抗心磷脂抗体（aCL）和抗β2糖蛋白抗体-GP1（抗β2GP1）中至少一项（两次检测阳性，间隔时间大于12周）。在最近欧洲抗风湿病联盟（EMLAR）关于APS管理的建议中，将高风险特征定义为持续存在LAC、双aPL（LAC、aCL和抗β2GP1中任意两项阳性）或三重aPL（LAC、aCL和抗β2GP1阳性），或持续存在的高滴度aPL。而一过性的LAC阳性可能出现于肿瘤患者、感染性疾病患者和极少数健康人群。

（2）LAC阳性与血栓形成

LAC通过诱导组织因子表达、干扰凝血酶原活性、激活血小板和血管内皮细胞、影响补体活化、抑制蛋白C，导致血栓的形成。Koji Habe等研究报道，在APS及其相关血栓性疾病中，63.5%的患者LAC检测阳性。并且，在已发生血栓事件的患者中，复发风险最高的是LAC阳性的患者。此外，还有研究报道在LAC检测中DRVVT和APTT试验同时阳性的患者比单一试验阳性的患者更易发生血栓。

（3）LAC阳性与不良妊娠结局

aPL阳性是血栓形成和病态妊娠发生的危险因素。在病态妊娠的发生过程中，aPL会干扰前列环素的合成，从而导致胎盘有产生血栓的风险。aPL可以通过抑制抗凝血蛋白Ⅰ和抗凝血酶Ⅲ的激活，干扰蛋白C的活性，灭活蛋白S和蛋白C对Ⅴ因子的活性促进血栓形成、造成细胞免疫平衡紊乱、过度活化补体系统、损伤滋养细胞功能导致病态妊娠，造成胎盘供血不足导致胎儿缺血缺氧，引起流产、胎儿窘迫、子痫前期等并发症。

第三章　急诊心肌标志物及心肌酶检测

第一节　高敏肌钙蛋白T（hs-cTnT）测定

高敏肌钙蛋白T（hs-cTnT）是反映心肌损伤的理想标志物。肌钙蛋白（troponin，Tn）是存在于心肌、骨骼肌的一组收缩蛋白。心肌肌钙蛋白（cardiac troponin，cTn）由心肌肌钙蛋白T（cardiac troponin T，cTnT）、肌钙蛋白I（cardiac troponin I，cTnI）和肌钙蛋白C（troponin C，TnC）三个亚单位组成。当心肌损伤或坏死时，心肌肌钙蛋白（cardiac troponin，cTn）可因心肌细胞通透性增加及从心肌纤维上降解下来导致血清cTn增高，因此血清cTn浓度可反映心肌损伤的情况，是心肌损伤的特异性标志物。相较于常规肌钙蛋白检测，高敏心肌肌钙蛋白（hs-cTnT）有助于将观察时间从6h缩减到3h，并且肌钙蛋白T检测值是心血管事件（包括心房颤动的发生和再次发生）的独立预测指标，在指导临床医师制定或调整治疗方案等方面具有重要价值。肌钙蛋白T测定包括cTnT（18min）和cTnT STAT（9min），急诊检验的肌钙蛋白T测定多为cTnT STAT测定。

1. 方法学概述

目前电化学发光法（ECLIA）是测定cTnT STAT的主要方法。常用的检测方法有：电化学发光法（ECLIA）和化学发光法（CLIA），但ECLIA法灵敏度更高，而CLIA法难以检测到血液循环中低水平的cTnT。

2. 标本要求

（1）血清样本须用标准试管或有分离胶的真空管收集。

（2）2K-EDTA、3K-EDTA、肝素锂、肝素钠抗凝的血浆都适用。特别对于急诊检验可优选抗凝血浆检测。

（3）血浆（EDTA、肝素）和血清样本不应交替使用。

（4）由于蒸发因素的影响，样本、定标液及质控品在分析仪上的检测必须2h内完成。

（5）有沉淀的样本检测前必须先作离心处理，避免使用热灭活的样本。

（6）轻度溶血、脂血、黄疸标本均不影响检测结果。

（7）添加叠氮化合物的样本和质控品均不能使用。

3. 测定原理（电化学发光法）及参数设置

测定原理：在9min孵育过程中，标本（50μL）中的抗原、生物素化抗心肌肌钙蛋白T特异性单克隆抗体、钌复合物标记的抗心肌肌钙蛋白T特异性单克隆抗体与包被链霉亲和素的磁珠微粒一起孵育形成抗原抗体夹心复合物并结合至固相。

将反应液吸入测量池中，通过电磁作用将磁珠吸附在电极表面。未与磁珠结合的物质通过ProCell/ProCell M被去除。给电极加以一定的电压，使复合体化学发光，并通过光电倍增器测量发光强度。仪器自动通过2点校正的定标曲线计算得到检测结果，试剂条码或电子条形码提供标准曲线。

4. 溯源性、定标频率及室内质量控制

（1）溯源性：Elecsys Troponin T hs STAT检测法可溯源至Troponin T STAT检测法，而Troponin T STAT检测法又可溯源至Troponin T（CARDIAC T）酶标检测法。每套Elecsys Troponin T hs STAT试剂的条码标签上均含有其批特异的定标信息。使用Troponin T hs STAT CalSet定标液可调整预设置的定标曲线。校准区间可能会根据实验室可接受的校准验证扩展。

（2）定标频率：新批号试剂必须进行定标（新试剂盒在分析仪上放置不能超过24h）。

以下情况建议重新进行定标：

· 使用同一批号试剂12周；

· （同一试剂盒在分析仪上使用）根据需要：如失控。

（3）室内质量控制

可使用Elecsys PreciControl Troponin进行质量控制。其他合适的质控品也适用。

各浓度质控至少每24h内检测一次，每次更换试剂盒或定标后也须进行质控。每个实验室可根据各自的情况设定合适的控制限和质控周期。质控值必须处于规定的控制限内。各实验室必须建立应对失控的相应纠正措施。必要时重复检测相关样本。请遵循政府法规和当地行业导则进行质量控制。

室内质控结果提示检测系统稳定后方可检测样本。

5. 参考区间（厂商声明）、稀释及报告单位

（1）参考区间：<0.014μg/L（此参考区间引自试剂说明书）。

（2）稀释：高于检测范围的标本可用Diluent MultiAssay稀释。建议1∶10稀释（分析仪可以自动稀释，也可以手工稀释）。稀释的标本cTnT浓度必须>1000ng/L（pg/mL）。如用手工稀释，结果应乘稀释倍数。如果是机器自动稀释，机器会自动计算结果。

（3）报告单位：单位：pg/mL，ng/L，ng/mL或μg/L。

1L=1000mL；1μg=1000ng；1ng=1000pg。

6. 检测系统性能概要（不同检测系统请参考厂商声明）

（1）分析精密度：

以cobas e 601为例，应用Elecsys试剂盒、样本和质控品验证重复性，按照CLSI（临床和实验室标准研究所）的EP05-A$_3$操作：每天2次重复检测，共21天（$n=84$）。

（2）线性范围：3～10000ng/L或pg/mL（通过最低检出限和厂商定标曲线的最高值确定）。低于检出限的值报告＜3ng/L（pg/mL），高于检测范围的值报告＞10000ng/L（pg/mL）（1∶10稀释结果可报告至100000ng/L）。

（3）分析特异性：Elecsys Troponin T hs STAT检测在TnT浓度约为18ng/L（pg/mL），交叉反应测试物质为500ng/mL时不会出现明显的交叉反应。骨骼肌肌钙蛋白T 0.066%，心肌肌钙蛋白I 0.017%，骨骼肌肌钙蛋白I 0.006%，人肌钙蛋白C 0.0003%。

7. 干扰因素及注意事项（不同检测系统请参考厂商声明）

8. 临床意义

（1）急性心肌梗死的诊断

敏感性和特异性明显高于肌酸激酶–MB（CK–MB）和Mb，是诊断AMI敏感和特异的指标。出现阳性结果时，高度提示出现心肌损伤，阴性结果建议2h后重复测定，若胸痛后8h后结果仍为阴性，则心肌损伤的可能性很小。持续增高的cTnI值表明存在不可逆的心肌坏死。

（2）区分不稳定型心绞痛（unstable angina，UAP）与稳定型心绞痛（stable angina，SAP）

UAP患者中高危患者组织学检查常有心肌细胞灶性坏死，cTnI是反映心肌细胞损伤敏感而特异的指标，即使在微小损伤时也可被检测到。

（3）监测溶栓治疗

心肌梗死后的梗死血管再灌注会使肌钙蛋白大量释放。以溶栓后90min与溶栓前的差值为指标，可较好地反映再通情况。

（4）肌钙蛋白T（TnT）是参与横纹肌收缩的一种物质

尽管TnT的功能在所有横纹肌中相同，但单纯心肌来源的TnT（心肌TnT，分子量39.7kDa）与骨骼肌TnT明显不同。由于组织特异性高，心肌肌钙蛋白T（cTnT）是心肌损伤的特异性和高敏感性的标志物。心肌肌钙蛋白T在心肌梗死（AMI）后迅速升高并可持续升高直至此后2周。另外，血液中肌钙蛋白增加的早期可检测性有赖于所使用的特异性肌钙蛋白检测的分析灵敏度。根据2011 ESC和2014 NICE关于非ST段抬高心肌梗死（NSTEMI）指南的推荐，相较于常规肌钙蛋白检测，高敏感性–心肌肌钙蛋白（hs–cTnT）有助于将观察时间从6h缩减到3h。在新的非ST段抬高心肌梗死（NSTEMI）诊治指南中，心肌肌钙蛋白再次被确认为心肌损伤的首选标志物。肌钙蛋白在肌细胞坏死过程中释放。虽然它们是心肌特异性指标，但此特异性并不仅仅针对心肌梗死。2016 ESC急性和慢性心力衰竭的诊治指南以及急性心肌梗死的第四个定义认识到cTn对于急性心力衰竭（AHF）患者风险分层和决策中的作用。除B型利尿钠肽之外，还建议所有存在急性呼吸困难的患者和怀疑AHF的患者在就诊时进行cTn测量，以帮助区分AHF和非心源性急性呼吸困难或帮助排除心肌损伤或1型AMI。

心肌细胞损伤导致血中cTnT浓度增高也可见于其他临床疾病，如心肌炎、心脏挫伤、肺栓塞、肾病和药物诱导的心脏毒性损伤。此外，hs–cTnT测量可用于预测接受非心脏大手术的患者的围手术期和手术后的心脏事件。

第二节　肌红蛋白（Myo）测定

肌红蛋白（myoglobin，Myo）是一种小细胞质蛋白质，存在于心脏和骨骼的横纹肌中，具有转运氧气和贮存氧气的功能，具有低分子量重量（17.8kDa）并在心肌损伤后迅速释放到血流中。检测血清肌红蛋白可用于诊断急性心肌梗死，早期再度梗死以及观察溶栓治疗后成功再灌注。

症状发生后约2h，肌红蛋白水平即可升高，因此肌红蛋白被认为是心肌梗死很早期的标志物。在24h内很快从肾脏排出。再灌入治疗期间，使用溶栓措施，肌红蛋白浓度在不到3h达到峰值，即使在直接经皮冠状动脉介入治疗后15min内也可达到。肌红蛋白升高也可见于骨骼肌损伤和肾功能极度衰竭的患者。根据第4版心肌梗死全球统一定义，心肌肌钙蛋白是评估心肌损伤的首选标志物，因其他标志物特异性和敏感度较其更低。高敏肌钙蛋白检测被推荐成为常规临床应用。当无法检测高敏肌钙蛋白时，联合其他心肌标志物，包括肌红蛋白，与单个标志物比，可提高急性心肌梗死诊断的敏感度。Myo测定包括Myo（18min）和Myo STAT（9min），急诊检验的Myo测定多为Myo STAT测定。

1. 方法学概述

肌红蛋白测定常采用乳胶增强透射比浊法、ECLIA法和非均相免疫法测定。

2. 标本要求：详见本章第一节

3. 测定原理（电化学发光法）及参数设置

测定原理：在9min孵育过程中，样本中的抗原（15μL）、生物素化单克隆抗Myo抗体，钌复合物标记的单克隆Myo特异抗体以及包被链霉亲和素的微粒发生反应，形成三明治复合物，联结至固相。

反应混合物被吸入测量池，在测量池内微粒被磁力吸附到电极表面。未结合的物质用Procell/ProCell M移除。对电极加电压，产生化学发光，通过光电倍增管进行测量。

结果用定标曲线进行测定，定标曲线由2点定标和试剂条码或电子条码提供的主曲线经特异性的仪器产生。

4. 溯源性、定标频率及室内质量控制：参阅本章第一节

室内质控结果提示检测系统稳定后方可检测样本。

5. 参考区间（厂商声明）、稀释及报告单位

（1）参考区间：男性：28～72ng/mL；女性：25～58ng/mL（此参考区间引自试剂说明书）。

（2）Myo浓度超过测量范围的样品可以使用样本稀释液（Diluent MultiAssay）进行稀释。推荐的稀释比例为1：10（由分析仪自动或手动稀释）。被稀释样品的浓度必须＞50ng/mL。经手动稀释后，稀释因素可以倍增测量结果。

（3）报告单位：单位：pg/mL，ng/L，ng/mL或μg/L。　1L=1000mL；1μg=1000ng；1ng=1000pg。

6. 检测系统性能概要（不同检测系统请参考厂商声明）

（1）分析精密度：以cobas e 601为例，使用Elecsys试剂、样本和质控品，按照CLSI（临床和实验室标准研究院）方案（EP5-A$_2$）确定精密度：每天平行检测2轮，共21天（$n=84$）。

（2）线性范围：21～3000ng/mL（由检测限和主曲线最大值定义）。检测结果低于检测限的数值报告为＜21ng/mL，高于测量范围的结果报告为＞3000ng/mL（或者10倍稀释的样品浓度不超过3000ng/mL）。

（3）分析特异性：针对肌红蛋白特异性抗体，发现下列交叉反应性：CK-MM无交叉反应性，CK-BB有0.1%的交叉反应性。

7. 干扰因素及注意事项（不同检测系统请参考厂商声明）

8. 临床意义

（1）血清肌红蛋白在胸痛发生后2～4h开始迅速增高，8～12h达峰值，可与ECG同时早期诊断心肌梗死。

（2）急性胸痛后6～10h血清肌红蛋白检测值在正常范围内可排除心肌梗死的可能。

（3）溶栓治疗后肌红蛋白出现快速的升高，或者溶栓90min后增高4倍以上表明再灌注成功。

（4）骨骼肌损伤时血清肌红蛋白，随肌肉损伤程度的增高而明显升高。

（5）肌红蛋白通过肾从血中清除，肾衰竭可引起肌红蛋白升高，高强度体育锻炼也可使肌红蛋白升高。

✛ 第三节　肌酸激酶同工酶MB（CK-MB）测定

血清（血浆）肌酸激酶同工酶可分为3种，即CK-MM、CK-MB和CK-BB。在骨骼肌中绝大部分为CK-MM（97%～99%），极少部分为CK-MB（1%～3%）；心肌中78%为CK-MM，22%为CK-MB；脑组织中全部为CK-BB；胃肠道和膀胱平滑肌绝大部分为CK-BB（＞90%）。其中CK-MB是重要的心肌标志物，主要用于诊断急性心肌梗死及其他心肌损伤（如心衰和心肌炎），也用于心肌梗死面积评估，目前认为是无条件测定心肌钙蛋白（cardiac troponin，cTn）情况下的首选心肌标志物。心脏症状出现后3～8h即可在血液中检测到肌酸激酶同工酶，根据病情病程，在很长时间内仍可检测到。肌酸激酶同工酶也可出现于其他临床疾病，如横纹肌溶解症和中风。CK-MB测定包括CK-MB（18min）和CK-MB STAT（9min），急诊检验的肌酸激酶同工酶测定多为CK-MB STAT测定。

1. 方法学概述

肌酸激酶同工酶测定主要有电泳法、CK-MB活性测定法、CK-MB质量测定法等。目前应用最多的肌酸激酶同工酶测定方法是测定CK-MB质量的ECLIA法和非均相免疫法，二者均具有较好的灵敏度和准确性。

2. 标本要求：参阅本章第一节

3. 测定原理（电化学发光法）及参数设置

测定原理：在9min孵育过程中，样本中的抗原（15μL）、生物素化单克隆抗CK-MB抗体，钌复合物标记的单克隆CK-MB特异抗体以及包被链霉亲和素的微粒发生反应，形成三明治复合物，联结至固相。

反应混合物被吸入测量池，在测量池内微粒被磁力吸附到电极表面。未结合的物质用Procell/ProCell M移除。对电极加电压，产生化学发光，通过光电倍增管进行测量。

结果用定标曲线进行测定，定标曲线由2点定标和试剂条码或电子条码提供的主曲线经特异性的仪器产生。

4. 溯源性、定标频率及室内质量控制

（1）溯源性：Elecsys CK-MB STAT测定可溯源至雅培IMx CK-MB分析并通过Seradyn公司的人重组CK-MB[6]线性化。每个Elecsys CK-MB STAT试剂盒均标记着条形码，内含特殊试剂批次定标液的特定信息。通过使用Elecsys CK-MB STATCalSet，预定义的主曲线（master curve）适合于此分析仪。

（2）定标频率及室内质量控制：参阅本章第一节。

5. 参考区间（厂商声明）、稀释及报告单位

（1）参考区间：男性：<3.61μg/L（<3.61ng/mL）；女性：<4.87μg/L（<4.87ng/mL）（此参考区间引自试剂说明书）。

（2）CK-MB浓度超过测量范围的样品可以使用样本稀释液（Diluent MultiAssay）进行稀释。推荐的稀释比例为1：2（由分析仪自动或手动稀释）。被稀释样品的浓度必须>50ng/mL。经手动稀释后，稀释因素可以倍增测量结果。

（3）报告单位：单位：pg/mL，ng/L，ng/mL或μg/L。 1L=1000mL；1μg=1000ng；1ng=1000pg。

6. 检测系统性能概要（不同检测系统请参考厂商声明）

（1）分析精密度：以cobas e 601为例，使用Elecsys试剂、样本和质控品，按照CLSI（临床和实验室标准研究院）方案（EP5-A$_2$）确定精密度：每天平行检测2轮，共21天（$n=84$）。

（2）线性范围：0.3～300ng/mL（由检测限和主曲线最大值定义）。检测结果低于检测限的数值报告为<0.3ng/mL，高于测量范围的结果报告为>300ng/mL（或者2倍稀释的样品最高浓度可达600ng/mL）。

（3）分析特异性：针对单克隆CK-MB特异性抗体，发现下列交叉反应性：CK-MM无交叉反应性，CK-BB有0.1%的交叉反应性。

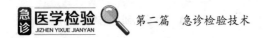

7. 干扰因素及注意事项（不同检测系统请参考厂商声明）

8. 临床意义

（1）血浆中的CK-MB主要来自心肌，假若连续监测患者血浆中的CK-MB值超过参考值上限，或发病最初几小时峰值超过参考范围上限2倍，并同时具有CK-MB升高和下降的序列变化，没找到其他原因，应高度怀疑AMI。

（2）AMI发作后若未进行溶栓治疗，CK-MB通常在3～8h出现升高，9～30h达到峰值，于48～72h恢复到正常水平。溶栓治疗后，CK-MB早期升高及短时间内达高峰是再灌注的征兆。

（3）大多数不稳定型心绞痛的患者CK-MB并不升高，即便是升高也不超过参考上限2倍。

肌酸激酶同工酶是急性心肌梗死及其他心肌损伤（如心衰和心肌炎）诱因的重要生物标志物。心脏症状出现后3～8h即可在血液中检测到肌酸激酶同工酶，根据病情病程，在很长时间内仍可检测到。肌酸激酶同工酶也可出现于其他临床疾病，如横纹肌溶解症和中风。实验室诊断范围内，总CK、肌钙蛋白T和（或）肌红蛋白的测定有助于临床区分。因其更高的敏感度和特异性，采用高敏检测法测定的心肌肌钙蛋白是确定心肌梗死的首选生物标志物，如果无法进行肌钙蛋白测定，最佳选择是采用质量测定法测定肌酸激酶同工酶。

肌酸激酶同工酶检测的灵敏度依赖于样品采集的时间。因此，采集后立即进行检测是有意义的。

第四节　肌酸激酶（CK）测定

肌酸激酶（creatine kinase，CK）是由两个亚基（B和M）组成的二聚体。CK主要分布于骨骼肌和心肌，也分布于脑、胃肠道、膀胱等组织（含量低），肝脏和红细胞基本不含CK。其存在于四种不同的形式中：线粒体同工酶和细胞质同工酶CK-MM（骨骼肌型）、CK-BB（脑型）和CK-MB（心肌型）。肌酸激酶和肌酸激酶同工酶活性检测被用于诊断和监测心肌梗死和心肌病，比如进行性假肥大性肌营养不良。一旦心肌损伤，比如发生急性心肌梗死，受损心肌细胞就会释放肌酸激酶。早期情况下，心肌梗死4h后就能检测到肌酸激酶活性升高。肌酸激酶活性在心肌损伤12～24h后达到峰值，在3～4天后下降到正常范围。

1. 方法学概述

使用磷酸肌酸和二磷酸腺苷测定肌酸激酶的方法由Oliver首次提出，由Rosalki改进，并由Szasz等人进一步改善最佳检测条件。肌酸激酶的活性中心被巯基氧化，迅速失活。加入乙酰半胱氨酸（NAC）可再激活肌酸激酶。加入二腺苷五磷酸和一磷酸腺苷（AMP）可防止腺苷酸激酶造成干扰。德国临床化学学会（DGKC）和国际临床生化学会（IFCC）分别在1977年和1991年推荐了标准化肌酸激酶的检测方法，即使用NAC激活。2002年IFCC确认了此推荐方法，并将检测温度扩大到37℃。

2. 标本要求：参阅本章第一节

3.测定原理及参数设置

（1）测定原理

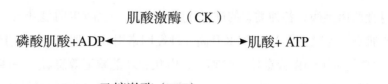

$$磷酸肌酸+ADP \xleftrightarrow{肌酸激酶（CK）} 肌酸+ ATP$$

$$ATP+ D-葡萄糖 \xleftrightarrow{己糖激酶（HK）} ADP+葡萄糖-6-磷酸$$

$$葡萄糖-6-磷酸+NADP+ \xleftrightarrow{葡萄糖-6-磷酸脱氢酶（GPDH）} 6-磷酸葡萄糖酸+NADPH+H^+$$

CK催化磷酸肌酸和二磷酸腺苷（ADP）的反应，生成肌酸和ATP，生成的ATP在己糖激酶（HK）催化下与葡萄糖反应，生成葡萄糖-6-磷酸和ADP，葡萄糖-6-磷酸在葡萄糖-6-磷酸脱氢酶（GPDH）作用下被氧化为6-磷酸葡萄糖酸，同时氧化型烟酰胺腺嘌呤二核苷酸磷酸（NADP+）被还原为还原型烟酰胺腺嘌呤二核苷酸磷酸（NADPH）。NADPH在340nm波长处有较强吸收。在底物过剩的情况下，ATP的生成速率与血清CK浓度成正比，NADPH生成速率与ATP的生成速率成正比，因而可通过监测NADPH生成测定血清CK活性浓度。

4.溯源性、定标频率及室内质量控制

（1）溯源性：样品CK浓度过去常用由NADPH的摩尔消光系数推导的校准因子计算，但各种常规方法很难完全重复IFCC推荐方法的试剂组成和反应条件，由此会造成测定结果差异。目前认为，血清CK测定需用定值可溯源至IFCC参考方法的定标品校准。

（2）定标频率，室内质量控制：参阅本章第一节。

5.参考区间、稀释及报告单位

（1）参考区间：男性（20~79岁）：50~310U/L；女性（20~79岁）：40~200U/L。

（2）CK浓度超过测量范围的样品可以对样本进行稀释。但用0.9%氯化钠溶液稀释血清样本可使测定结果升高，故当样本CK浓度过高时最好用已知浓度的血清稀释。经手动稀释后，稀释因素可以倍增测量结果。

（3）报告单位：单位：U/L或μkat/L。 U/L × 0.0167=μkat/L

6. 检测系统性能概要（不同检测系统请参考厂商声明）

分析精密度：以cobas c501为例，根据CLSI（临床和实验室标准学会）EP5规定，使用人样本和质控品测定重复性和中间精密度（每批2份，每天2批，21天）。

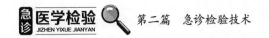

7. 干扰因素及注意事项（不同检测系统请参考厂商声明）

8. 临床意义

血清CK测定主要用于骨骼肌和心肌损伤相关疾病的实验室诊断。急性心肌梗死时血清CK升高，CK升高一般出现于梗死后2~4h，10~24h达峰值，3~4天恢复正常。血清CK极度升高主要见于全身性肌肉疾病，各种类型的进行性肌萎缩时，血清CK明显升高。病毒、细菌等的肌肉感染（如心肌炎、皮肌炎等）血清CK升高。神经因素引起的肌萎缩，如脊髓白质炎时，CK一般正常。CK增高还见于脑血管意外、脑膜炎、甲状腺功能减退等患者。一些非疾病因素如剧烈运动、各种插管及手术、肌内注射氯丙嗪（冬眠灵）和抗生素等也可能引起CK活性增高。

✛ 第五节 乳酸脱氢酶（LDH）测定

乳酸脱氢酶（LDH）广泛分布于各组织，特别是在心、肝、肌肉和肾中。根据电泳迁移率的不同，血清中的LDH可被分为5种不同的同工酶。每个同工酶都是由两个不同亚基组成的四聚体。这两种亚基根据多肽链的不同，被命名为心型和肌型。5种同工酶中，有2种是同源四聚体：LDH-1（心）和LDH-5（肌肉），其他3种为杂合体。血清LDH升高见于多种疾病。在巨幼细胞性贫血、播散性癌和休克的患者中，LDH水平最高。LDH中度升高见于肌肉损伤、肾病综合征和肝硬化。轻度升高见于心肌梗死或肺梗死、白血病、溶血性贫血和非病毒性肝炎。

1. 方法学概述

血清LDH总催化活性浓度测定也曾出现过比色法，但后来以连续监测法（速率法）为主。速率法有两种，分别利用乳酸氧化为丙酮酸的反应（LP法）和其逆反应（PL法）。1994年国际临床化学联合会（IFCC）提出LDH测定推荐方法（LP法），2002年IFCC在推荐方法基础上提出LDH测定参考方法，用于血清LDH测定标准化。

2. 标本要求：参阅本章第一节

血清稳定性：15~25℃稳定7天；2~8℃稳定4天；−25~−15℃稳定6周。

3. 测定原理

$$L-乳酸+NAD^+ \xrightleftharpoons[]{乳酸脱氢酶（LDH）} 丙酮酸+NADH+H^+$$

乳酸脱氢酶催化L-乳酸向丙酮酸盐转化；在这一过程中烟酰胺腺嘌呤二核苷酸（NAD）被还原为还原型烟酰胺腺嘌呤二核苷酸（NADH）。NADH形成的初速度和LDH的催化活力呈正比。可用光度计检测吸光度的增加。

4. 溯源性、定标频率及室内质量控制

（1）溯源性：使用校准移液管和一个能提供绝对值和底物特定吸收性的手动光度计，按照最初的IFCC公式对本检测方法进行标准化。

（2）定标频率，室内质量控制：参阅本章第一节。

5.参考区间、稀释及报告单位

（1）参考区间：成人（20～79岁）血清：120～150U/L。

（2）稀释：以cobas c 501为例，测量范围10～1000 U/L（0.17～16.7μkat/L）通过自动重测功能测定较高活性的样本。通过自动重测功能以1：2.5稀释样本。以自动重测功能稀释的样本的检测结果会自动乘上稀释倍数2.5。

（3）报告单位：单位：U/L或μkat/L。 U/L × 0.0167=μkat/L。

6. 检测系统性能概要（不同检测系统请参考厂商声明）

（1）分析精密度：以cobas c501为例，使用人样本和质控品通过重复性（n=21）和中间精密度（每批3份，每天1批，共21天）测定精密度。

（2）线性范围：以cobas c501为例，根据CLSI（临床和实验室标准协会）EP17–A_2的要求测定空白限、检出限和定量检出限。通过检测数个独立系列的不含分析物的样本，得出$n \geqslant 60$个测试值，这些值的第95百分位值为空白限。空白限低于不含分析物样本活性的概率为95%。检出限是根据空白限以及低活性样本测量值的标准差来确定。检出限相当于可被检测出来的最低分析物活性（数值有95%的可能性高于空白限）。定量检出限是在20 %总误差下可通过重复测量的最低分析物活性。已使用低活性乳酸脱氢酶样本对其进行了检测。

7. 干扰因素及注意事项（不同检测系统请参考厂商声明）

8. 临床意义

LDH广泛分布于人体各种组织或细胞，其中肝脏、心肌、肾脏、骨骼肌、红细胞等含量较多，均存在于细胞质中。因此，血清LDH升高可见于众多临床情况，如心肌梗死、肝炎、溶血、肿瘤及肾、肺、肌肉等的多种疾患。目前血清LDH测定可能主要用于血液学和肿瘤相关疾病的诊断。溶血性贫血（如巨幼细胞性贫血）、白血病、恶性肿瘤等常可见血清LDH显著升高。

第四章　急诊输血部分

✛ 第一节　基础技术操作规程

一、血样的采集

医疗机构应统一采购、供应样品采集用具、容器，相同检测项目应使用统一规格的容器，并确保在有效期内使用。

1. 常规相容性检测

样品采集容器是一次性含EDTA-K$_2$或EDTA-K$_3$抗凝剂的真空采血管（规格：13mm × 75mm或13mm × 100mm，紫色）；样品采集的类型是静脉血（特殊情况下可以使用动脉血）；样本量是抗凝血≥3mL。

2. 末梢血

少量用血时，用针刺耳垂或指尖采血，直接用0.9%氯化钠溶液稀释制成红细胞悬液。

3. 血清

无菌操作采静脉血，自然凝固后或置37℃水浴使血块收缩后离心分离。

4. 抗凝血

无菌操作采静脉血根据实验要求于含抗凝剂的真空管内，轻轻摇动混匀。

5. 需长期保存的血浆或血清

用吸管移入另一支干燥试管中，加入10%叠氮钠（NaN$_3$）水溶液防腐（叠氮钠总浓度为0.1%，置于4℃下或冰冻保存）。

二、血样的配制

1. 目的

制备约3%红细胞悬液。

对大多数试验来说，达到适当的血清/细胞比率的近似值并有足够数量的红细胞即可，以便进行试验结果的读取和分级。

2. 材料

全血标本、试管、移液器（1mL和10mL，血清学专用）、0.9%氯化钠溶液、离心机（3000 r/min或同等转速）、商品化的3%红细胞悬液。

3. 程序（见表2-26）

表2-26　制备红细胞悬液程序

目的	制备约3%红细胞悬液10mL
步骤	操作
1	将至少1mL全血加入10mL试管中
2	用盐水或磷酸缓冲盐水（PBS）洗涤红细胞，离心5min，洗涤3次。最后一次离心所得的上清液应澄清，吸取并完全去除上清
3	洗涤过的红细胞0.3mL加至含9.7mL0.9%氯化钠溶液、PBS或Alsever液的试管中
4	用封口膜封住或盖上试管；轻轻颠倒试管数次，彻底混匀红细胞和盐水
5	为了肉眼比较悬液的颜色和密度，将一定体积的制备好的悬液转移到13mm×75mm的试管中；再将相近体积的已知3%红细胞悬浮液（如商品化的红细胞悬浮液）转移到另1个13mm×75mm管中，将两个试管放在光源前进行比较
6	为了比较3%红细胞悬浮液中压积细胞的大小，将1滴制备好的悬液转移到13mm×75mm的试管中；同样，将1滴已知的3%商品化的红细胞悬液转移到另1个13mm×75mm的试管中；在1个血清学离心机内离心，两个试管离心后的细胞扣大小应该是相近的

4. 注释

为获得最佳效果，制备的红细胞悬液仅供当天使用，除非其长时间稳定性得到验证。

三、A、B、O型反定红细胞试剂的配制

（1）分别取3~5人份已知A、B、O血型的红细胞，同型混合后用0.9%氯化钠溶液洗涤、离心（前两次3000r/min，3min，第三次3000r/min，5min）3次，去上清液制备成压积红细胞。

（2）用0.9%氯化钠溶液配成浓度为5%的试剂，红细胞9.5mL0.9%氯化钠溶液加0.5mL压积红细胞。

（3）配制好的红细胞悬液应使用抗-A、抗-B标准血清进行血型鉴定，A细胞与抗-A、B细胞与抗-B均应出现4+强度的凝集，O细胞与抗-A、抗-B均不凝集。

（4）配制好的5%的红细胞悬液在试管上注明红细胞血型及配制时间，2~8℃避光保存，有效期24h。

（5）将用于制备反定红细胞的供者信息及血型复核结果记录在反定试剂红细胞制备登记表上。

第二节 ABO 及 RhD 血型鉴定

一、检验目的

检测红细胞表面ABO血型抗原、RhD抗原及血清（或血浆）中抗-A、抗-B抗体，确定受检者ABO及RhD血型。

二、检验原理

1. 正定型

手工试管法、玻片法或纸板法利用标准IgM抗-A/B血清鉴定红细胞表面ABO抗原。反定型：利用已知ABO血型反定红细胞鉴定同一样品血清（或血浆）中的抗-A/B抗体。综合正反定型结果确定受检样品ABO血型；利用标准IgM/IgG抗-D直接鉴定RhD血型。凝集强度判定标准参见表2-27。

表2-27 玻片法、试管法、纸板法及微孔板法红细胞凝集强度及对应评分标准

反应强度	对应评分	外观描述
4+	12	一个完整凝块，无游离细胞
3+	10	若干个较大凝块，无游离细胞
2+	8	中等大小凝块，无游离细胞
1+	5	许多小凝块，游离细胞为背景
0.5+或±/-	3	大量游离红细胞中可见少量弱凝集颗粒，镜下多凝集
微弱或镜下可见	2	肉眼观察不到明显凝集，镜下多数视野可见细胞凝集颗粒
0	0	细胞全部游离，无凝集
混合视野		大量游离红细胞中可见明显的细胞凝集块
全部溶血		无凝集、无游离红细胞，液体呈透明红色
部分溶血		可见部分游离红细胞，液体接近透明红色

2. 微柱凝集法

ABO/RhD卡的微管中装填有葡聚糖凝胶颗粒（或玻璃珠）和抗-A、抗-B、抗-D标准血清，如果红细胞表面存在A或B或D抗原，就会与对应的抗体发生凝集反应，凝胶颗粒（或玻璃珠）具有分子筛的作用，可以阻滞凝集的红细胞在离心力的作用下通过凝胶颗粒（或玻璃珠）间隙，使其悬浮在凝胶颗粒（或玻璃珠）中，即为阳性反应；未凝集的红细胞则可以通过凝胶颗粒（或玻璃珠）间隙到达微管底部，即为阴性反应。凝集强度参见表2-28和图2-2。

表2-28　微柱凝集法红细胞凝集强度及对应评分标准

反应强度	对应评分	外观描述
4+	12	红细胞在凝胶顶部形成固体条带，少量凝集红细胞可以穿过凝胶顶部，但仍保持在固体细胞条带附近
3+	10	绝大部分凝集红细胞被阻拦在微管的上1/2范围内
2+	8	凝集的红细胞贯穿整个微管，少量未凝集红细胞出现在微管底部
1+	5	红细胞凝集主要出现在微管的下1/2范围内，未凝集的红细胞在微管底部形成细胞扣
0.5+或+/-	3	大量未凝集的红细胞在微管底部形成细胞扣，但细胞扣表面不平整，向上形成微弱拖尾现象
-	0	红细胞完全沉积在微柱管尖底部
双群（Dcp）		部分红细胞完全沉降到微柱管尖底部，部分红细胞凝集位于凝胶或玻璃珠表面，微柱中间区域无细胞可见
全部溶血（H）		无凝集或游离红细胞，液体呈透明红色
部分溶血（H）		可见部分红细胞，或沉降于管底，或形成凝集浮于管中，上半部液体呈透明红色

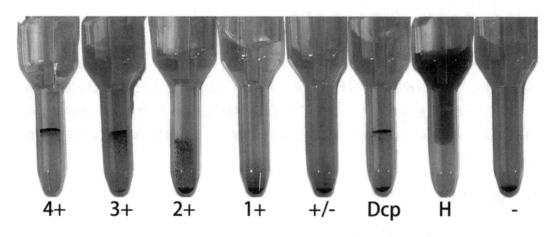

图2-2　微柱凝集法红细胞凝集强度结果判读

3. 微孔板法

使用聚氯乙烯（PVC）或聚苯乙烯（PS）制成的96孔U形底微板，在其孔中添加受检者红细胞悬液和标准血清（或受检者血浆和反定型红细胞），经室温孵育后，离心、振荡，通过肉眼或自动判断仪判读受检者ABO及RhD血型。凝集强度判定标准参见表2-27。

三、适用范围

适用于手工、半自动、全自动ABO血型及RhD血型鉴定试验。

四、设备性能参数

各种血型检测系统性能指标参见相应血型检测系统说明书。

五、器材与试剂

（1）器材GRIFOLS WADiana全自动血型配血系统、Immucor Galileo全自动血型分析系统、Bio-Rad IH1000全自动血型配血系统、ORTHO Autovue Innova全自动血型配血系统、ORTHO Vision Max全自动血型配血系统、B600-A型低速离心机、KA-2200血清学专用离心机、阅片灯箱、塑料软试管、塑料硬质试管（13mm×100mm和13mm×75mm）、血型鉴定专用纸板、玻片、试管架、一次性塑料滴管、记号笔等。

（2）试剂DG Gel ABO-CDE血型卡、96孔微孔板Bio-RadABO/RhD血型卡、ORTHOBiovue ABO/RhD血型卡、2%氢氧化钠溶液、0.9%氯化钠溶液、抗-A/B标准血清、抗-D标准血清、3%~5%反定试剂红细胞、0.8%~1%反定试剂红细胞等。

六、样品要求

EDTA-K$_3$或EDTA-K$_2$抗凝静脉血≥3mL经B600-A型离心机3000r/min离心5min，离心后无溶血及明显乳糜。紧急情况下可以使用抗凝动脉血。

七、校准步骤

各类血型配血系统的校准操作过程分别见《WADiana全自动血型配血系统标准操作规程》《Galileo全自动血型分析系统标准操作规程》《IH1000全自动血型配血系统标准操作规程》《ORTHO Autovue Innova全自动血型配血系统标准操作规程》《ORTHO Vision Max全自动血型配血系统标准操作规程》。

八、操作步骤

1.试管法（凝集强度判读结果见图2-3）

（1）ABO血型正定型试验

①取两支洁净试管，做好标记，按试管标记向试管中加入抗-A、抗-B血清各1滴。

②向每管中各加入1滴3%~5%被检红细胞盐水（血清或血浆）悬液。

③轻轻混合试管内容物，经KA-2200离心机在3000r/min条件下离心15s。

④结果判断，将试管拿成锐角，缓慢倾斜，使液体通过细胞扣，当细胞不再附着在试管上时，继续缓慢地倾斜和振摇，直到形成均匀的细胞悬液或凝集块。

⑤判读凝集强度。

⑥记录结果，记录观察到的凝集程度或溶血程度。用ABO反定型试验进一步验证正定型结果。

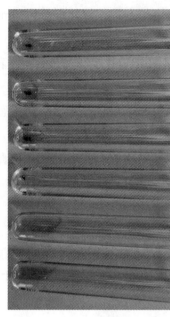

4+　一个完整凝集块

3+　数个大凝集块

2+　中型凝集块，背景清晰

1+　许多小凝集块，背景浑浊

+/-　肉眼勉强可见凝集

-　无任何凝集

图2-3　试管法红细胞凝集强度结果判读

（2）ABO血型反定型试验

①取两支洁净试管，做好标记，向每管中各加2滴被检血清（或血浆）。

②按试管标记向试管中加入3%～5%A1型、B型反定试剂红细胞各1滴。

③轻轻混合试管内容物，经KA-2200离心机在3000r/min离心15s。

④结果判断，将试管拿成锐角，缓慢倾斜，使液体反复通过细胞扣，当细胞不再附着在试管壁上时，继续缓慢地倾斜和振摇，直到形成均匀的细胞悬液或凝集块。

⑤记录结果，记录观察到的凝集程度或溶血程度。与正定型结果进行相互验证。

⑥如果反应较弱，可将试管于室温（或4℃）放置5～15min，以促进弱抗体与对应血型抗原的反应，再次离心观察结果。如果反应还是很弱，可以增加血清（或血浆）滴数，最多到6滴以加强反应。

（3）RhD血型鉴定试验

①取一支洁净试管，做好标记，加入抗-D血清1滴。

②向试管中加入1滴3%～5%被检红细胞盐水悬液。

③轻轻混合试管内容物，经KA-2200离心机在3000r/min离心15s。

④结果判断：将试管拿成锐角，缓慢倾斜，使液体反复通过细胞扣，当细胞不再附着在试管壁上时，继续缓慢地倾斜和振摇，直到形成均匀的细胞悬液或凝集块。

⑤记录结果：记录观察到的凝集程度或溶血程度。

2. 玻片法

（1）ABO血型正定型

①在标记的玻片上分别加1滴抗-A、抗-B标准血清，再各加1滴红细胞悬液（按试剂说明书的要求配制受检者红细胞浓度）。

②将红细胞悬液和抗体试剂充分混合，并把混合物均匀涂开，使其覆盖约20mm×20mm的面积。

③缓慢连续倾斜转动玻片2min，观察结果并记录。不要把玻片放在加热的物体表面上，例如阅片灯箱等，以防水分蒸发导致假阳性结果。

④结果判断：凝集或发生溶血为阳性结果；细胞混匀2min后仍呈细胞游离状态的为阴性结果；对弱凝集或可疑结果，应改用试管法重复试验。

⑤注意事项：玻片法不适用于ABO反定型试验；不要将玻片边缘红细胞干涸与真凝集混淆。

（2）RhD抗原定型试验

①在一块标记的干净玻片上加1滴IgM或抗–D标准血清。

②在第二块标记的玻片上加1滴合适的阴性对照试剂。

③在每块玻片上加1滴受检者红细胞悬液（按试剂说明书的要求配制受检者红细胞浓度）。

④用玻棒或竹签将细胞悬液试剂充分混合，并把混合物均匀涂开，使其覆盖玻片约20mm×20mm面积。

⑤把两块玻片同时放在观察箱上，缓慢连续倾斜转动并观察凝集情况。多数试剂要求试验必须在2min内判读结果。

⑥结果判断：当含有抗–D血清的玻片上出现红细胞凝集而对照玻片上是均匀红细胞悬液时为阳性结果；当含有抗–D血清的玻片和对照玻片上都是均匀的细胞游离状态时，提示是阴性结果，如果要进行RhD阴性确认试验，可参照《RhD血型确证试验（微柱凝集抗人球蛋白法）标准操作规程》；如对照玻片上出现凝集，在未经进一步试验之前，不能解释为阳性结果；不应该将玻片边缘附近的红细胞干涸与真凝集相混淆；对弱凝集或可疑结果，应改用试管法重复试验。

3. 纸板法（ABO血型正、反定型及RhD定型同时鉴定）

（1）取洁净五孔血型鉴定专用纸板，做好受检者姓名、ID号或申请单号标记。

（2）按纸板标识向每孔中分别加入相应试剂抗–A、抗–B、抗–D血清各1滴以及受检者血清（或血浆）各2滴。

（3）各孔中分别加入适量受检者红细胞及相应所需3%~5%A1型、B型试剂红细胞（自制或商品化试剂）并使用洁净玻璃棒搅匀。

（4）轻轻旋转摇晃纸板，直到形成均匀的细胞悬液或凝集块，边摇边观察。

（5）3min时记录结果。记录观察到的凝集程度或溶血程度。

4. WADiana全自动ABO及RhD血型鉴定

参照《WADiana全自动血型配血系统标准操作规程》进行。

5. Galileo全自动ABO及RhD血型鉴定

参照《Galileo全自动血型分析系统标准操作规程》进行。

6. IH1000全自动血型/配血系统ABO及RhD血型鉴定

参照《IH1000全自动血型配血系统标准操作规程》进行。

7. ORTHO Autovue Innova全自动ABO及RhD血型鉴定

参照《ORTHO AutovueInnova全自动血型配血系统标准操作规程》进行。

8. ORTHO Vision Max全自动ABO及RhD血型鉴定

参照《ORTHO Vision Max全自动血型配血系统标准操作规程》进行。

9. 检验结果的输入与确认

参照LIS系统的标准操作规程进行。

九、质量控制

1. 室内质量控制

（1）手工试管法、玻片法或纸板法每日（或当日更换试剂包装时）进行试剂质控，具体操作参照《输血相容性检测室内质量控制管理程序》进行。

（2）微柱凝集法每日（或当日更换试剂批号时）进行过程质控，具体操作参照《输血相容性检测室内质量控制管理程序》进行。

2. 室间质量评价

参加国家卫健委（和/或各省）临床检验中心组织的全国（和/或各省）输血相容性检测室间质量评价活动。

十、干扰因素

（1）严重的黄疸或脂血使全自动血型检测系统判读结果时出现反定型假阳性。

（2）冷凝集素或异常球蛋白增高会使红细胞出现异常凝集，从而影响正定型和（或）反定型结果，出现假阳性结果。

（3）受检者使用羟乙基淀粉、右旋糖酐等大分子药物时可能会使红细胞出现假凝集，干扰正反定型结果。

十一、检验结果可报告区间

（1）ABO血型鉴定A、B、O、AB血型。

（2）RhD血型鉴定阴性或阳性。

十二、警告 / 危急值

受检者出现亚型或因产生意外抗体干扰血型鉴定可能影响常规输血时，应及时通知临床医生，必要时通知患者或家属。

十三、实验室解释

出现亚型结果时应遵守相应的输血原则。

十四、安全性预警措施

1. 实验室及工作人员一般安全防护措施

参见《实验室安全与卫生管理制度》。

2. 发生血液样品溢出时

应参照《实验室消毒与清洁管理制度》对污染的环境进行消毒处理。

3. 操作人员发生职业暴露时

应参照《实验室职业暴露预防与处置管理制度》及时进行相应处理。

4. 操作过程中

在仪器运转过程中，勿触及加样针、移动的传输装置等，避免造成人身伤害。禁止触摸仪器密封面板内的电路，防止造成电击损伤。

5. 对突发传染性疾病的血液样品

应启动特殊的安全防护程序。

十五、变异潜在来源

（1）出生6个月以内新生儿，体内可能尚无ABO血型抗体产生，血型以正定型为准。

（2）老年患者、急性白血病患者、肿瘤患者可能出现血型抗原减弱而影响血型结果。

（3）ABO亚型会影响正常结果的判读，出现正定型减弱或假阴性，导致正反定型不一致。

十六、ABO 及 RhD 血型鉴定试验特别注意事项

（1）正反定型不一致的样品一律使用试管法重复试验。

（2）正定弱于3+，一律用试管法重复试验，并根据情况加做其他辅助试验。

（3）玻片法、纸板法试验要注意结果观察时间，既不能过短，因反应不充分出现假阴性，也不能过长（一般不超过5min），因水分蒸发造成红细胞假凝集。

（4）本实验室自制试剂红细胞须经标准血清正定型鉴定无误后方可使用。

（5）自制试剂红细胞须将3个以上健康供者同型新鲜红细胞混合，用0.9%氯化钠溶液充分洗涤3次，以除去存在于血清中的抗体、蛋白成分及可溶性抗原。

（6）所有全自动方法的注意事项分别参照各检测系统的标准操作规程。

第三节 红细胞血型抗体筛选与鉴定

一、红细胞完全抗体筛选试验

（1）取试管排成3排，每排2支，另设自身对照1管。

（2）每排各管加受检者血清1滴。

（3）按标记加入同型标准红细胞悬液各1滴，对照管加受检者自身红细胞悬液1滴。

（4）混合后，3排试管分别置于4℃、室温、37℃温度下，15min后用肉眼观察结果。

（5）结果分析

如自身对照管阴性，而其余一管以上有凝集，说明受检者血清有抗体，利用阴性排除原则判断抗体特异性。

如自身对照管也是同等程度或较弱的凝集，可能为自身抗体所致，应采用自身吸收的方法使受检者红细胞不再与其自身血清凝集后，再与标准红细胞试验，方能确定受检者有无特异性抗体。

如放37℃管中呈现凝集反应的抗体为"温抗体"，有临床意义，而在4℃及20℃呈现凝集的抗体为"冷抗体"，临床意义不大，但可干扰血型鉴定和配血试验。

二、红细胞不完全（不规则）抗体筛选试验

常用的方法有聚凝胺法、微柱凝胶法，抗球蛋白法。

1.聚凝胺法

（1）取4支试管，分别标记Ⅰ、Ⅱ、Ⅲ、自身对照。

（2）每管各加受检者血清2滴，再分别加入Ⅰ、Ⅱ、Ⅲ4%筛选细胞悬液。

（3）自身对照加2%~5%自身红细胞1滴。

（4）混匀，按凝聚胺配血步骤进行操作。

（5）轻轻摇动试管，用肉眼和显微镜观察有无凝集。

（6）自身对照应无凝集，Ⅰ、Ⅱ、Ⅲ任何一管显现±~4+凝集为阳性结果。

2.微柱凝胶法

（1）将微柱凝胶试剂卡的微管做好标记（Ⅰ、Ⅱ、Ⅲ号细胞和自身细胞）。

（2）将0.8%~1%的抗体筛选细胞悬液加入Ⅰ、Ⅱ、Ⅲ号管中，每管50μL，自身管加入0.8%~1%的待检者红细胞50μL。

（3）将待检血清50μL加入标记管中。

（4）加样后的试剂卡，置37℃孵育器中孵育15min。

（5）即刻使用专用卡式法离心机，按设置离心时间和速度进行离心。

（6）取出反应卡肉眼观察结果。

（7）结果判断：根据红细胞或复合物（凝集）位于凝胶的位置确定，方法同血型鉴定。

三、红细胞不完全（不规则）抗体鉴定试验（试管法）

（1）取33支试管分3排各11支，做好标记后每管各加受检者血清1滴。

（2）受检者红细胞用0.9%氯化钠溶液洗涤3次配成2%～5%红细胞悬液。

（3）第1排1～10管依次加入1～10号谱细胞各1滴，第11管加自身2%～5%红细胞悬液1滴。

（4）第1排混匀后以3000r/min离心15s，轻轻摇动试管，肉眼观察。

（5）第2～3排1～10管依次加入1～10号谱细胞各1滴，第11管加自身2%～5%红细胞悬液1滴。

（6）第2排11支试管各加1%菠萝蛋白酶1滴，将第2～3排试管放37℃水浴孵育30min。

（7）第2排11支试管取出后以3000r/min离心15s，轻轻摇动试管，肉眼观察酶反应结果并记录。

（8）第3排11支试管用0.9%氯化钠溶液洗涤3次，每管加多价抗球蛋白血清1滴，以3000r/min离心15s，轻轻摇动试管，肉眼观察抗球蛋白反应结果并记录。

（9）结果判断

自身对照管无凝集，其余1～10管出现±～4+凝集为阳性结果。

自身对照管出现凝集，提示存在自身免疫性抗体。

酶介质或抗球蛋白试验反应管出现凝集，提示存在IgG免疫性抗体，用阴性排除法的原则根据谱细胞反应格局，确定抗体特异性。

（10）注意事项：阴性试验不一定意味着血清中不存在抗体，而是说明在使用这些技术时，缺乏与鉴定细胞起反应的抗体。

四、不规则抗体筛选及鉴定注意事项

（1）所用试剂都应在有效期内并进行质量控制，试验同步设置必要的阴、阳性及自身对照。

（2）多数IgG类抗体比IgM类抗体更有临床意义，盐水介质法通常只能检出IgM类不规则抗体，不应单独采用盐水介质法检测红细胞不规则抗体，可结合凝聚胺法或抗球蛋白法。不规则抗体产生大多为Rh血型系统，除抗-D外，其他如抗-E、抗-Ec、抗-Ce，有较高的检出率。根据我国汉族人群Rh抗原分布特点，E抗原阳性比D抗原阳性低，产生抗-E抗体的概率高于抗-D抗体，故Rh血型系统D抗原阳性而E抗原阴性者输血不容忽视。

（3）理论上凝聚胺法除不能检出抗-K外，其他红细胞血型抗体均可检出，但实际工作中许多包括IgM和IgG类弱抗体并不能被凝聚胺法检出，对部分IgM类红细胞血型抗体的检测，凝聚胺法甚至没有盐水介质法敏感。

（4）微柱凝胶法对不规则抗体的检测均敏感，且操作简便，可进行大批量检测，目前已实现自动化检测，但不能鉴别抗体是否具有临床意义，且成本较高。建议采用微柱凝胶法进行筛选。

（5）不规则抗体筛选检出自身抗体时，应采用自身吸收试验，排除同种不规则抗体。

（6）自身抗体和同种抗体同时存在时，也可能有多种同种抗体或联合抗体同时存在，故遇到难鉴定的抗体应当送有条件的实验室。

（7）无论采用何种方法进行红细胞不规则抗体筛选，都有漏检机会，但不规则抗体筛选比交叉配血更可信、更敏感。

（8）抗体筛选应严格控制温度与时间，因部分抗原、抗体凝集反应凝块比较脆弱，观察反应结果时，应轻轻摇动试管，不可用力振摇。

（9）不规则抗体筛选阳性时，必须进一步作抗体鉴定，确定其特异性后，再输入无相应抗原的红细胞。

（10）应高度重视ABO亚型中的不规则抗体，如抗A1抗体也是引起溶血性输血反应的一个因素。抗M抗体为冷凝集素，很少在37℃有活性，一般在体内不能引起溶血反应，但患者处于低温麻醉状态下手术时应注意，因为此类抗体可激活补体，在冷抗体最适反应温度时，可发生溶血反应。

✛ 第四节 交叉配血试验

交叉配血试验又称血液相容性试验，是确保患者安全输血必不可少的试验。包括：查阅受血者以前的血型检查记录，如与这次检查结果有所不同，必须及时分析原因；对受血者血样进行ABO正反定型和RhD抗原检测，必要时可增加其他血型抗原的检查；选择预先进行血型检查的合格供血者做交叉配血试验。

交叉配血主要是检查受血者与供血者血液之间有没有相应的抗原–抗体反应，包括主侧与次侧配血。使用受血者血清加供血者红细胞的一管称为"主侧"；使用供血者血清加受血者红细胞的一管称为"次侧"。常用的方法有微柱凝胶法、盐水介质法、抗球蛋白法。

一、盐水介质交叉配血试验

1. 原理

红细胞上携带有ABO抗原，当和相应的抗体结合（如A型红细胞遇到含有抗A的B型血清）之后，就会产生肉眼可见的凝集。所以当受血者和供血者细胞经混合并离心后，如有ABO不配合问题，就会很快显示出来，所以常称为"立即离心"（immediate spin，IS）配血试验。用来检测供者红细胞与受血者血清之间的ABO相容性。

2. 试剂

0.9%氯化钠溶液。

3. 操作

（1）用0.9%氯化钠溶液将受血者红细胞制备2%～5%盐水悬液。

（2）从供血者血液保存袋上的辫子中获取少量血样，分离血清，0.9%氯化钠溶液三洗红细胞，并用0.9%氯化钠溶液将供血者红细胞制备2%～5%盐水悬液。

（3）取洁净小试管（10mm×60mm）2支，1支标明受血者血清（PS）+供血者细胞（DC）或"主侧"；另1支标明供血者血清（DS）+受血者细胞（PC）或"次侧"。

（4）按标记"主侧"管加受血者血清2滴，加供血者红细胞悬液1滴。"次侧"管放供血者血清2滴，加受血者红细胞悬液1滴。混匀，以3000r/min离心15s，轻轻晃动试管，肉眼观察结果。

4. 结果判定

（1）肉眼观察，如果试管中出现任何红细胞凝集或溶血，则判读为阳性，无凝集为阴性。

（2）对于不能明显判定为阴性而并未达到阳性凝集的反应，可通过显微镜进一步判读。镜下有红细胞凝集的反应为阳性，无凝集的为阴性。

（3）如果试验在室温进行，若有凝集产生，可置37℃放置2min后观察凝块是否散开，以排除冷凝集素造成的凝集影响测定结果。

5. 注意事项

如盐水介质配血结果阴性，可将原标本接着做抗球蛋白法配血。若输注洗涤红细胞，可以只做"主侧"配血而不做"次侧"配血。

二、微柱凝集法交叉配血试验

1. 原理

微柱凝集法交叉配血是通过抗原–抗体在凝胶卡的反应室中反应后，离心通过预先装填有抗IgG的凝胶柱。凝集的红细胞将会被截留在凝胶柱的顶部或柱体中，而不凝集的红细胞则将在凝胶柱的底部。

2. 试剂

微柱凝集配血卡。

3. 操作

（1）取凝胶抗球蛋白微柱卡，标记1号（"主侧"），2号（"次侧"）。

（2）主侧配制细胞悬液，通常情况下使用供应商提供的稀释液（或0.9%氯化钠溶液）将献血者红细胞配成1%的悬液50μL轻轻滴入1号微管孔中，再加25μL受血者血清。

（3）次侧配制细胞悬液，通常情况下使用供应商提供的稀释液（或0.9%氯化钠溶液）将受血者红细胞配成1%的悬液50μL轻轻滴入2号微管孔中，再加25μL献血者血清。

（4）阴性对照配制细胞悬液，通常情况下使用供应商提供的稀释液（或0.9%氯化钠溶液）将受血者红细胞配成1%的悬液50μL轻轻滴入2号微管孔中，再加25μL AB型血清。

（5）将已加好反应物的凝胶卡放入37℃孵育15min。

（6）取出凝胶卡，立即用专用离心机离心，通常离心的速度被设定在1000r/min离心10min后（或按照试剂卡说明书设定好的程序离心），观察结果。

4．结果判定

（1）若对照管细胞沉淀在管底，检测管凝集块在胶上或胶中判读为阳性。结果判断参照图示（见图2-2）。

（2）若对照管和检测管的细胞沉淀均在管底判读为阴性。

（3）若对照管细胞在胶上或胶中说明试验失败，应重新试验。

5．注意事项

（1）每种微柱凝集卡都分为反应室和凝胶柱两部分，操作时，向反应孔内要先加红细胞悬液，后加血清或抗体。

（2）不同的厂商所提供的微柱凝集试验要求的细胞与血清的比例不同，一般50μL 1％红细胞悬浮加40μL血清；50μL 0.8％红细胞悬浮加25μL血清。

（3）除上述两种配血方法之外，常用的还有快速的聚凝胺介质配血、LISS介质配血以及增强反应的酶法配血等。

三、聚凝胺法交叉配血试验

1．原理

聚凝胺试验（polybrene）使用低离子介质（low ionic medium，LIM）加速IgG型抗体与红细胞之间的反应速度。聚凝胺作为一种碱性分子可以和红细胞表面的酸性糖分子结合，在离心力的作用下聚凝胺使红细胞相互靠近，使已经结合在红细胞表面的IgG抗体分子可以在不同的红细胞之间搭桥。然后加入重悬液，使得聚凝胺的作用被消除。被聚凝胺凝集起来的红细胞，此时会渐渐散开，但已经被IgG抗体分子搭桥连接起来的红细胞不会散开，以此检测血清或血浆中存在的血型抗体。本试验具有敏感性高及快速等优点，已应用于血型检查、抗体筛选和鉴定、交叉配血试验。

2．试剂

（1）低离子介质（LIM）。

（2）Polybrene试剂。

（3）2％～5％已知抗原的红细胞0.9％氯化钠溶液悬液。

（4）重悬液。

3．操作

（1）主侧配血向试管中加入患者血清2滴和献血者2％～5％红细胞悬液1滴。次侧配血：向试管中加入献血者血清2滴和患者2％～5％红细胞悬液1滴。

（2）立即以3000r/min离心15s，观察结果。如果阴性则继续试验；如果阳性，需分析原因排除干扰后继续后续试验。

（3）加0.6mL LIM试剂，室温放置1min。

（4）加入2滴polybrene试剂，立即以3000r/min离心15s，弃去试管中液体，轻摇试管，肉眼判断红细胞凝集情况。如果有凝集出现则继续操作。如果没有凝集出现则该试验无效。

（5）加入1滴重悬液，轻摇试管，肉眼观察结果。

4.结果判定

1min内凝集消失为聚凝胺试验阴性，1min内凝集不消失为聚凝胺试验阳性。

5.注意事项

（1）通常情况下，使用LISS和LIM试剂作为缩短抗原-抗体的反应时间是同时有效的。

（2）加入重悬液后，应尽快观察结果，以免弱反应消失。

（3）肝素会中和聚凝胺的作用，应避免用肝素抗凝的血样。

（4）聚凝胺方法不适合Kell系统抗体的检测，所以对阴性结果需进行抗球蛋白试验，以免漏检。黄种人中Kell系统抗体极罕见。

6.临床评价

盐水法交叉配血简单、方便、快速，但不能检出不完全抗体引起的交叉配血不配合。而且盐水法对于操作人员的操作技能与专业判断能力有一定的要求。有一定概率会导致试验结果出现假阴性。

试管法抗球蛋白介质交叉配血是一种安全可靠的交叉配血方法。在盐水法的基础上，抗人球蛋白介质增加了对不完全抗体（IgG抗体）引起的检测。但试管法抗球蛋白介质交叉配血试验操作复杂、时间长，很难应用于紧急配血试验。同样对于操作人员的操作技能与专业判断能力有一定的要求。

微柱凝集法能对微弱的抗原或抗体进行反应，大大提高了试验的敏感度，便于自动化、标准化，重复性好，结果稳定，结果观察直观。但孵育、离心时间较长，不适用于特别紧急的配血。

✚ 第五节 抗球蛋白试验

一、直接抗球蛋白试验（DAT）

（1）受检红细胞用0.9%氯化钠溶液洗涤3次，末次洗涤后将上清液倒净，用滤纸吸净管口盐水，配制成5%的红细胞悬液。

（2）取4支洁净试管分别标记多抗、抗-IgG、抗-C₃、0.9%氯化钠溶液，加入相应试剂。

（3）在每支试管中加入1滴配制好的待检红细胞悬液。

（4）以3000r/min离心15s。

（5）轻轻转动试管观察结果，凝集为阳性，反之为阴性。

（6）实验结果阴性时，应按照试剂说明书要求验证阴性结果的正确性。加1滴致敏5%红细胞悬液于未出现凝集的试管中，以3000r/min离心15s，肉眼观察，应该出现凝集，如果仍未凝集表示阴性结果无效，实验应重做。

二、间接抗球蛋白试验（IAT）

常用的方法有试管法。

试管法间接抗球蛋白试验（IAT）：

（1）取小试管4支，分别标明受检者、阳性对照、阴性对照和自身对照。

（2）按表2-29分别加入反应物：

表2-29　试管法间接抗球蛋白试验

反应物	受检者	阳性对照	阴性对照	自身对照
血清（已知或受检者）	2滴	—	—	2滴
IgG抗-D血清	—	2滴	—	—
AB型血清	—	—	2滴	—
5%O型红细胞悬液	1滴	1滴	1滴	—
5%受检者红细胞悬液	—	—	—	1滴

（3）混匀，放37℃水浴箱致敏30min。

（4）用0.9%氯化钠溶液洗涤3次，末次洗涤后将上清液倒净，用滤纸吸净管口盐水。

（5）每管加入多特异性抗球蛋白血清1滴。

（6）混匀，以3000r/min离心15s，轻轻摇动试管，观察凝集。阳性对照管凝集，阴性对照管不凝集，受检管出现凝集为阳性，不凝集为阴性。

（7）实验结果阴性时，加1滴IgG致敏5%红细胞悬液于未出现凝集的试管中，以3000r/min离心15s，观察凝集，如果仍未凝集，则表示第4步洗涤不彻底，抗球蛋白试剂与未洗净的游离抗体结合，或者抗球蛋白试剂失效。如出现凝集，则表明阴性结果可靠。

✚ 第六节　吸收、放散试验操作规程

一、吸收试验

1. 原理

血清中的抗体可以通过表达相应抗原的红细胞吸收除去。抗体被吸收后，分离血清和细胞，相应的抗体仍结合在红细胞上。通过放散试验，可收集结合的抗体。检测吸收后的血清，可鉴定吸收后剩余的抗体。吸收试验常用于：分离多抗体血清；吸收自身抗体，以检测可能被掩盖的同种抗体；制作血清试剂时，除去不要的抗体（通常是抗A、抗B）；用已知特异性的抗血清，通过吸收试验证明红细胞上存在相应抗原；用已知抗原表型的红细胞，通过吸收试验可证明抗体的特异性。

2. 试剂与器材

（1）待吸收的血清或血浆。

（2）（自体或异源）红细胞，应有待吸收抗体所对应的抗原。

3. 操作

（1）盐水洗涤红细胞至少3次。

（2）红细胞末次洗涤后，3000r/min离心5min，尽量除尽上清液。残余盐水可用滤纸条吸尽。

（3）混匀适量体积的压积红细胞和血清，在37℃水浴箱孵育30～60min。

（4）孵育过程中，定时混匀血清和细胞。

（5）红细胞3000r/min离心5min。如有条件，在孵育温度下离心，防止抗体从红细胞膜上解离。

（6）将上清液（被吸收的血清）转移至干净的试管。如要放散液，保留红细胞。

（7）取部分吸收后的血清反应，和保留的未用过的吸收红细胞反应，以检查是否所有抗体都被吸收。

4. 结果判定

如果吸收后血清仍有活性，证明抗体未被完全吸收。血清不反应，证明抗体被完全吸收。

5. 注意事项

（1）压积红细胞和血清可按等体积加入，也可根据实际情况，加大红细胞或血清的量。IgG抗体的最适吸收温度为37℃，IgM抗体的最适吸收温度为4℃。

（2）如果红细胞和血清的接触面积较大，吸收会更有效。推荐使用大口径试管（13mm以上）。

（3）抗体要完全除尽，可能需多次吸收。但每增加一次吸收，血清被稀释的可能性会增加，未被吸收的抗体会减弱。

（4）重复吸收时，要用新的红细胞，而非之前吸收过的红细胞。

（5）对于耐酶处理的抗原，可用酶处理红细胞，以增强对相应抗体的吸收。

二、放散试验

原理

红细胞上的抗原与血清中抗体在适合条件下发生凝集或致敏，这种结合是可逆的，如改变某些物理条件，抗体又可从结合的细胞上放散，再以相应的红细胞鉴定放散液内抗体的种类并测定其强度，用以判定原来红细胞上抗原的型别。这种方法常用于ABO亚型的鉴定、全凝集或多凝集红细胞的定型、类别的鉴定以及新生儿溶血病的诊断等。

放散试验的方法很多，ABO血型新生儿溶血病的IgG抗A、抗B以及IgM血型抗体以热放散法为常用。Rh血型IgG抗体以乙醚放散法为常用。

（一）热放散法

1. 试剂与器材

（1）直接抗球蛋白试验（DAT）阳性红细胞，用0.9%氯化钠溶液洗涤4～6次。

（2）待放散红细胞末次洗涤的盐水上清。

（3）6%牛白蛋白。

2. 操作

（1）在13mm×100mm的试管中，加等体积洗涤后的压积红细胞和6%牛白蛋白，混匀。

（2）56℃，孵育10min。孵育期间，定时摇动试管。

（3）3000r/min离心2～3min。

（4）立即转移上清放散液至一新试管，和红细胞末次洗涤的盐水上清平行试验。

3. 注意事项

对于冷抗体，红细胞应用冷盐水洗涤，防止结合的抗体在放散前解离。

（二）乙醚放散法

1. 试剂与器材

（1）受检者血清。

（2）相应抗原的红细胞（抗凝血）。

（3）乙醚（分析试剂）。

（4）AB型血清。

2. 操作

（1）取具有相应抗原的抗凝血，离心后吸去血浆，加0.9%氯化钠溶液，洗涤3次，离心，取压积红细胞备用。

（2）将适量的受检者血清和压积红细胞混匀后，放在37℃水浴箱中孵育30～60min，在此期间要摇匀1～2次。

（3）3000r/min离心5min，将上清液吸出另放1管，鉴定上清液中的抗体，以判断待检血清除被吸收的抗体外，是否还有其他血型抗体。

（4）将红细胞用盐水洗涤3次，离心压积红细胞。

（5）取1体积压积红细胞，加1体积AB型血清或0.9%氯化钠溶液、2体积乙醚，用力颠倒振摇1min，然后以3000r/min离心3min。

（6）离心后即分成3层，最上层是乙醚，中层是红细胞基质，下层是具有抗体的放散液，颜色深红。

（7）用清洁的吸管吸出放散液。若有混浊，可再离心1次。

（8）将放散液放置37℃水浴中10min，除尽乙醚。

（9）3000r/min离心2min，取上层深红色放散液鉴定抗体。

3. 注意事项

本试验适用于鉴定Rh抗体。最大优点用于检查获得性溶血性贫血，此类患者的红细胞为直接抗球蛋白试验阳性，说明在体内已有自身抗体吸附在红细胞上。这种抗体常常有Rh特异性。

✛ 第七节　急诊输血相关仪器

一、4℃储血冰箱

（一）操作注意事项

（1）存、取血液完毕后，放回置血抽篮，及时关好冰箱内、外门。

（2）随时注意观察储血冰箱温度，每4～6h记录一次当前温度（如有冷链自动温控系统，定时观察工作状况是否正常）。

（3）每月将温度记录结果导出绘制质控图，认真分析质控结果并交科主任签字后归档。

（4）当温度异常或停电时，冰箱内部监控系统将自动报警，应立即查找原因，处理并报告和维修。

（二）保养要求

（1）每日保持冰箱外清洁，每周用75%乙醇擦拭冰箱内部一次，并做记录。

（2）每月对冰箱内的空气进行细菌监测，检出致病性微生物和霉菌为不合格，需立即整改。

（3）定期检测冰箱温度和报警性能并记录。

（4）如发生故障，温度不能恢复正常时，立即将血液转移其他冰箱，及时通知设备维护人员进行维修，并做好维修记录。

二、-20℃（-30℃）低温冰箱

（一）操作步骤

（1）接通电源，打开冰箱电源总开关及冰箱内部的报警开关。

（2）将温度设置在-20℃（-30℃），冰箱温度达到设置的温度时方可储存血浆制品。

（3）存、取血浆制品时，打开冰箱门，取出塑料抽屉，按血型、规格、日期分别存、取血浆。

（4）存、取血浆完毕后，放回塑料抽屉，及时关好冰箱门。

（5）随时注意观察储血冰箱温度，每4～6h记录一次当前温度（如有冷链自动温控系统，定时观察工作状况是否正常）。

（6）当温度异常或停电时，冰箱内部监控系统将自动报警，应立即查找原因，及时处理并报告和维修。

（二）保养要求

（1）每日保持冰箱外清洁，每周用75%乙醇擦拭冰箱内部一次，并做记录。

（2）定期检测冰箱温度和报警性能并记录。

（3）如发生故障，温度不能恢复正常时，立即将血液转移其他冰箱，及时通知设备维护人员进行维修，并做好维修记录。

三、数码恒温血小板振荡保存箱（SJW-IA）

（一）操作步骤

（1）接通电源，将电源总开关打开，并打开报警开关。

（2）将温度设置在（22±2）℃，并打开水平振荡开关（振动频率60次/min）。

（3）当温度达到设定温度时，可储存血小板。

（4）存、取血小板时，打开箱门，水平拉出置血架，放入（取出）血小板，退回置血架，及时关门。

（5）随时观察储存箱温度和工作状况并记录，仪器按预定时间打印温度。

（6）温度异常或停电时，储存箱将自动报警。

（7）用完后，先关闭水平振荡开关再关总电源开关。

（二）保养要求

（1）每日保持箱外清洁，每周用75%乙醇擦拭保存箱内部一次，并做记录。

（2）定期监控仪器的温度和参数。

四、离心机类仪器

（一）血清学专用离心机（KA-2200）操作

1. 操作步骤

（1）接通电源，将开关按至"ON"，指示灯亮。

（2）将"THROMBIN"旋钮至中间。

（3）将"SERO/HLA"键拨至"SERO"位置。

（4）根据目的选择离心条件，按"SELECTOR"的"1、2、3"键（1、2键用于试验离心判断结果，3键用于离心标本和洗涤红细胞）。

（5）打开盖板，将试管对称放入离心套管内。

（6）按下"START"键，开始离心。

（7）离心机自动停止工作，打开盖板，取出试管，关闭电源。

2. 保养要求

（1）离心的标本必须对称保持平衡。

（2）每日保持离心机外部清洁，每周用2%戊二醛或75%乙醇擦拭内壁一次，若有污染需及时清洁和消毒。

（3）每半年校准离心机一次并记录。

（4）如发生故障应及时通知设备维护人员进行维修，并做好维修记录。

（二）细胞洗涤离心机 TXL-4.7 操作

1.操作步骤

（1）接通电源，将开关按至"ON"，指示灯亮。

（2）打开盖板，将试管对称放入离心套管内。

（3）合上盖板，调节所需要速度和时间后按启动键，绿灯亮。

（4）离心完毕，离心速度和时间回到"0"，离心机自动停止工作。

（5）黄灯亮，打开盖板，小心取出试管，关闭电源。

2.保养要求

（1）离心的试管必须对称保持平衡。

（2）每日保持离心机外部清洁，每周用2%戊二醛（或75%乙醇）擦拭内壁一次，若有污染需及时清洁和消毒。

（3）每半年校准离心机一次并记录。

（4）如发生故障应及时通知设备维护人员进行维修，并做好维修记录。

（三）微电脑控制专用离心机（BASO）操作规程

1.操作步骤

（1）打开离心机电源开关。

（2）按"OPEN"键，同时按手动安全门扣，打开离心机上盖。

（3）放入要离心的试管（注意试管的三点配平），关上离心机上盖。

（4）按说明书中所述选择所需的程序。

（5）按"START"键开始离心。

（6）听到"嘟"的长音，表示离心结束，可以打开上盖取出试管，完成试验后，关闭电源。

（7）如需修改转速和时间，请按操作手册说明进行。

（8）停电无法正常打开上盖时，可用细木杆（牙签）插入离心机右侧小孔并用力推，同时按手动安全门扣，即可打开上盖取出离心试管；严禁在离心机运行过程中强行打开上盖。

2.保养要求

（1）操作前后检查内部有无杂质及水滴，检查转盘是否松动，如果松动请锁紧后再使用。

（2）每日保持离心机外部清洁，每周用2%戊二醛（或75%乙醇）擦拭内壁一次，若有污染需及时清洁和消毒。

（3）每半年校准离心机一次并记录。

（4）如发生故障应及时通知设备维护人员进行维修，并做好维修记录。

（四）低速离心机 TDZ5-WS 操作

1.操作步骤

（1）离心机面板按键（旋钮）功能说明（见表2-30）。

表2-30　离心机面板按键（旋钮）功能说明

序号	按键	功能说明
1	电源键	离心机的电源开关，控制整机电源的通断
2	启动键	运行命令键，用于启动离心机
3	设定键（位选键）	用于选择目位数码，选中的数码呈闪烁状态
4	选择键（增加键）	按位选键后，按此键，改变闪烁位的数值至所需值
5	转速选择键	对离心机转速进行调整，调整范围：0～4000r/min

（2）打开上盖把隔架正确地安装在吊篮上，将目测相等的分离样品对称放入格架内。

（3）盖好上盖，插好电源插头。

（4）打开电源开关，设置时间：第一次按位选键，第一位数码管开始闪烁，按增加键，设定数值，以此类推，设定第二位、第三位、第四位数值，设定值便自动存入机内。

（5）调节调速旋钮至所需的转速刻度，按启动键，离心机将均匀地加速到预定的转速。

（6）离心机根据设定的时间自动停机。

2. 保养要求

（1）操作前后检查内部有无杂质及水滴，检查转盘是否松动，如果松动锁紧后再使用。

（2）每日保持离心机外部清洁，每周用2%戊二醛（或75%乙醇）擦拭内壁一次，若有污染需及时清洁和消毒。

（3）每半年校准离心机一次并记录。

（4）如发生故障应及时通知设备维护人员进行维修，并做好维修记录。

（五）电热恒温振荡水浴箱 DKZ-2 操作

1. 操作步骤

（1）接通电源，将开关按至"开"，指示灯亮。

（2）根据试验条件调节所需温度（试验前设置好）。

（3）将试管等需温育的容器放置好。

（4）需要振荡时，将振荡开关按至"开"，旋转旋钮调节振荡频率。

（5）试验完毕后，若长时间不用需关闭开关和电源。

2. 保养要求

（1）每周检查振荡水浴箱水位，不足时随时补充，防止干烧。

（2）每月清洁振荡水浴箱一次，若发生污染应及时清洁。

（3）定期校准振荡水浴箱温度。

（六）冰冻血浆解冻箱（KJX-1A）操作

1. 操作步骤

（1）接通电源，将电源开关打开，指示灯亮，仪器处于工作状态。

（2）当面板显示"缺水"时，可选择"人工进水"或"自动进水"，进水完成后仪器进入预温状态。

（3）解冻前，必须选择解冻温度和时间，面板提供①～⑤档常用数选择，可根据溶解的血液品种来设定。

（4）预温完成后，根据不同的血液品种选择不同的温度和时间，按"启动"键，仪器进入自动解冻状态。

（5）血液制品解冻时，放入解冻专用夹内，完成解冻后，将血液取出擦干。

（6）解冻完成后，仪器自动排水，回到解冻前的温度，待机。

2. 保养要求

（1）至少每周清洗一次，在非解冻情况下，按"清洗"键完成后，按"排水"键排水，仪器自动清洗并返回初始状态。

（2）每日保持外部清洁，每周用2%戊二醛（或75%乙醇）擦拭内外壁。

（3）每月监控仪器的温度和参数一次。

（七）血液加温仪（Barkey）操作

1. 操作步骤

（1）在装置中需要添加大约8.5L的蒸馏水或软化水以及两片微生物抑制剂。

（2）按操作盘上的开机按钮，接通加热设备，操作盘左侧的绿色发光二极管闪烁，表明设备已经接通。

（3）预置加热时间：

①在主屏上按确认按钮"菜单"启动系统。

②在用户菜单上使用底部选择按钮（箭头），选择"加热时间"入口，然后按"OK"加以确认。

③在加热时间菜单上使用底部选择按钮（箭头），选择"血浆时间"入口，然后按"OK"加以确认。

④按底部的选择按钮（–）直至所需时间显示在屏幕上，时间的调整每次为（–/+）30s。

⑤选定所需加热时间后，双击"OK"确认。

⑥加热时间菜单再次出现，选择返回，按"OK"确认，返回用户菜单。

⑦在用户菜单上使用底部选择按钮（箭头），选择"加热程序"入口，然后按"OK"确认。

（4）启动血浆加热程序

①选择"启动血浆"，然后按"OK"确认。

②按底部转换图标，由"否"转换为"是"，按"OK"确认，启动血浆加热程序。

③加热程序启动，显示下列内容："血浆"程序名称、"有效"程序状态、剩余时间、现温度。

④如果加热时间已到，加热程序开始闪烁，并发出断断续续的音响信号。

⑤打开盖板，按"停止"确认，可以随时退出加热程序。

2. 保养要求

（1）设备的表面、加热室和加热垫必须定期清洗，每周至少一次，在进行消毒之前必须切断设备电源。

（2）每次清洗后都要更换过滤纸，如果过滤纸潮湿，加热室底板上的两个传感器就会导电，从而触发音响信号，在显示器上闪烁报警信息。

（3）每年换水一次，由合格的维修人员对仪器进行检查、维修、技术安全检测和更换电池。

第八节 急诊输血图表（单）示例

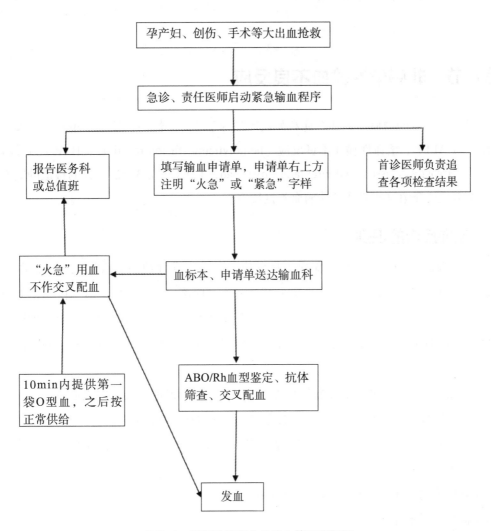

图2-4 紧急抢救配合性输血管理流程图

输血科急诊用血及相关管理的单据和记录表格汇总：

（1）急诊用血申请单。

（2）交叉配血报告单。

（3）输血检测记录单。

（4）紧急非同型输血治疗知情同意书。

（5）输血不良反应回报单。

（6）大量用血（1600mL及以上）审批表。

（7）血液入出库记录表。

（8）报废血液处置记录表。

（9）与临床科室沟通记录表。

（10）冰箱监控记录表。

（11）储血冰箱消毒及培养记录表等。

第九节　非感染性输血不良反应

据统计，最严重的输血相关并发症和死亡风险源于非感染性不良反应。事实上，输血相关急性肺损伤（TRALI）、溶血性输血不良反应（hemolytictransfusion reactions，HTR）以及输血相关循环超负荷（transfusionassociated circulatory overload，TACO）是3个最常见的报道的输血相关死亡原因。本节主要介绍这些非感染性输血不良反应。

一、输血反应的识别

与许多必要的药物治疗一样，输血不良反应总是无法准确地预测或避免。输血医生在评估患者输血需要时，应意识到这些风险。输血知情同意书应该包括关于传染病风险与诸如TRALI、HTRs等严重非传染性并发症风险的告知。此外，输血责任医师应十分注意和了解疑似输血反应的症状和体征。他们应该有足够的能力来处理已经出现的输血反应，并对可能发生的类似反应做好预防。

许多常见的临床症状和体征与输血不良反应有关。早期识别、及时停止输血并进一步评估是获得良好预后的关键。作为输血反应指标的症状和体征包括下列内容：

（1）发热：一般定义为体温高于37℃者（急性溶血性输血不良反应AHTR最常见的体征）。

（2）畏寒伴或不伴寒战。

（3）呼吸窘迫，包括喘息、咳嗽和呼吸困难。

（4）高血压或低血压。

（5）腹部、胸部、腰部或背部疼痛。

（6）输注部位疼痛。

（7）皮肤表现，包括荨麻疹、皮疹、潮红、瘙痒和局部水肿。

（8）黄疸或血红蛋白尿。

（9）恶心/呕吐。

（10）异常出血。

（11）少尿/无尿。

二、输血反应的临床评价与处理

疑似输血反应的评价涉及一项两方面的调查，该调查结合了患者的临床评估与实验室检验和测试结果。护士或输血技师必须在医生的指导下给予患者支持治疗，停止输入相关血液成分，并联系输血科以确定调查方向。怀疑发生AHTR时，必须立即采取处理措施。

患者相关的处理步骤如下：

1. 立即停止输血

用0.9%氯化钠溶液维持静脉通道。

2. 复核记录患者与所输血液成分的文书

检查血袋标签、患者输血记录和身份识别信息以发现任何可识别的错误。输血科要求采集新鲜血样重做ABO与Rh血型鉴定。

3. 立即联系患者的经治医生以指导对患者的护理

血液成分相关的处理步骤如下：

（1）联系输血科以指导调查AHTR的发生原因。大多数输血科采用标准化表格记录患者与血液成分的所有有效信息。

（2）获取回收剩余血液成分、相关静脉输液袋和导管的指示。

（3）采集适当的标本（血液和尿液）并送至实验室。就AHTR发生与否，输血科决定是否需要将发生的AHTR通知血液中心。

三、输血反应的标准实验室检查

实验室收到疑似输血反应通知时，由技术人员进行下列几个步骤：

（1）文字记录复检血袋、标签、输血记录和患者标本。

（2）复测输血后标本的ABO与Rh血型鉴定。

（3）标本离心后肉眼观察输血前后标本，确定有无溶血。

（4）对输血后标本进行直接抗球蛋白试验（direct antiglobulin test，DAT）。

（5）报告科主任或医学主管，有必要追加进一步的检测，或者对来自同一供血者的血液成分进行隔离检查。

四、急性或速发型输血反应

急性或速发型输血反应发生于输注血液成分的24h内，常在输血过程中发生。急性输血反应包括由免疫与非免疫因素介导的溶血、输血相关性脓毒症、TRALI、严重过敏反应、TACO、大量输血的并发症、空气栓塞、非溶血性发热反应（febrilenonhemolytic transfusion reactions, FNHTR）和轻度过敏反应，如荨麻疹或皮疹。急性输血反应的临床意义并非仅由患者的临床病史、体征和症状决定，还需实验室评价加以确定。

五、急性溶血性输血不良反应

1. 临床表现

输入至少10mL不相容血液导致快速溶血后即可出现AHTR症状。最常见的症状是发热伴或不伴畏寒、寒战。轻度反应者可能出现腹部、胸部、腰部或背部疼痛，严重者可能出现低血压、呼吸困难和腰部疼痛，某些病例中，病情进一步发展为休克，伴或不伴有弥散性血管内凝血（DIC）。发生血管内溶血的最早征象可能是红色尿或深色尿，尤其麻醉或昏迷患者，他们也可能表现为少尿，在极少数病例中可表现为DIC。临床症状的严重程度与不相容血液的输入量有关。及时识别该反应并立即停止输血可预防发生严重后果。

2. 鉴别诊断

由免疫因素介导的AHTR，其许多症状和体征也发生在其他的急性输血反应中。输血相关性脓毒症和TRALI也可出现低血压、发热伴或不伴畏寒，但两者均不发生溶血，且不能立即检测出是否溶血。AHTR通常不出现呼吸困难表现。急性溶血与脓毒症的紧急治疗措施相同，待明确诊断期间也可采取此措施，即停止输血，维持血流动力学稳定。

患者的基础疾病进程可使AHTR的诊断极为困难。葡萄糖-6-磷酸脱氢酶缺乏症、自身免疫性溶血性贫血或镰状细胞病患者出现发热、低血压等症状时，其病情变得十分复杂。这些患者的自身抗体和多种同种抗体延误AHTR的血清学诊断，且难以鉴别出主要致病抗体。

3. 治疗

及时识别AHTR，立即停止输血至关重要。余血应返回输血科进行输血反应调查。输注0.9%氯化钠溶液以维持静脉通道，纠正低血压，维持肾血流量，以尿流率＞1mL/（kg·h）为目标。仅输注0.9%氯化钠溶液可能并不是恰当的治疗，必须严密监测尿量，以免引起患者容量超负荷。研究表明，小剂量多巴胺早期可改善肾功能。然而，剔除了AHTRs患者的研究显示，在急性期使用小剂量多巴胺可使尿量增加25%。因此，小剂量多巴胺（1～5μg/kg）治疗AHTR的并发症仍可能有疗效。

加用利尿剂呋塞米（成人40～80mg静脉注射，儿童1～2mg/kg）可促进尿量增多，进一步改善肾皮质血流量。若输注1000mL0.9%氯化钠溶液后，患者尿量仍持续减少，则可能已发生急性肾小管坏死，患者可能有发生肺水肿的危险，此时应就患者的进一步医治咨询肾病科医生。少尿型肾功能衰竭可能并发高钾血症及高钾血症引起的心脏骤停，因此，应对患者进行追踪检测。代谢性酸中毒和尿毒症常需透析治疗。

DIC也是AHTR的一种严重表现。DIC极难治疗，它可能是无尿或麻醉患者发生溶血的最早表现。DIC的传统治疗包括治疗或消除其根本病因，以及通过输入血小板、冰冻血浆和冷沉淀凝血因子来进行支持治疗。

在发现昏迷或麻醉患者发生急性溶血前，患者可能已输入多个单位的不相容血液。由于AHTR的严重程度与不相容红细胞的输入量有关，故可考虑换血治疗。一些严重的输血反应，如仅输入1个单位的严重不相容血液，也可进行换血治疗。必须采用抗原阴性血进行换血治疗。由非ABO抗体导致的急性溶血，必须给予血库足够时间为后续只输注红细胞或计划性换血治疗找到适当的血液成分。同样，应选择不引起溶血的血浆和血小板进行输注。

及时开始治疗，积极纠正低血压，维持肾血流量，防治DIC，从而最大可能获得良好预后。此外，在治疗过程中及早咨询相关医学专家，以确保患者在需要时进行血液透析、心电监测和机械通气治疗。

4. 预防

造成错误血液成分输注的最常见因素就是实验室进行评估的事件。与核对患者、标本和血袋有关的书写错误和人为差错是误输的最常见原因，从而导致了AHTRs。幸免事件的风险为1∶1000，输错血的风险为1∶15000，ABO血型不合输血的风险为1∶40000。执行医院的规章制度与程序可降低此类错误发生的可能性，且纠正和预防性程序可持续减少此类错误发生的次数。然而，没有一种减少误输的方法是万无一失的。可有效增加患者安全的可用的措施，包括基于技术的解决方法，如射频识别芯片、手持式条码扫描仪，以及类似于药物制剂系统的"智能"冰箱。

对于体内存在HLA抗体的患者而言，预防输注ABO血型轻微不合的血小板后导致的溶血仍具有挑战性。多种预防措施可能有所帮助，包括血液成分的抗-A、抗-B滴定，限制含不相容血浆的血小板输入量，以及减少血小板输入量。血小板添加剂不含有血浆中的ABO抗体和血浆蛋白，故使用血小板添加剂代替血浆同样有所帮助。

✛ 第十节　临床输血质量保证

一、急诊输血相关定义

（一）大量失血定义

24h内丢失一个自身血容量（正常成人体重的7%；儿童体重的8%～9%）；或3h内丢失50%自身血容量；或成人出血速度达到150mL/min；或出血速度达到1.5mL/（kg·min）超过20min；失血导致收缩压低于90mmHg或成人心率超过110次/min。

（二）输血定义

根据病情的实际需要，患者安全有效的输入血液的过程。

（三）急诊输血定义

急诊输血是指在急诊情况下，为了挽救患者生命或避免严重后果，迅速进行的输血治疗。输血科工作人员收到"绿色通道"急诊输血申请单后，要确保在30min内可以将所申请血液成分发出（临床未及时取血除外）。急诊输血指征：如失血性休克、严重贫血、出血性疾病、术中大出血，其他如急性心肌梗死、中毒等情况下需要迅速输血以维持患者生命。

（四）血型定义

血液各种成分的抗原的遗传性状，是血液的主要特征之一。一般指红细胞上的抗原结构。

（五）交叉配血定义

测定输血的相容性，在血型鉴定的基础上，通过交叉配血试验进一步证实受血者和供血者之间是否存在血型不合的抗原-抗体反应，以保证受血者的输血安全。

（六）不规则抗体定义

抗A、抗B之外的红细胞血型抗体，常由同种异体红细胞免疫产生。如接受输血、妊娠等。

（七）围手术期定义

从患者和医生决定手术治疗之日开始到术后28天（基本康复）止的一段时间。

（八）输血不良反应定义

输血过程中或输血后受血者出现用原来疾病不能解释的新的症状和体征，是输血的非感染性并发症。

（九）患者血液管理定义

以患者为中心，遵守预防为主和循证医学的原则，应用多学科技术和方法，使可能需要输血的患者获得最佳治疗和良好结局。

二、输血科（血库）质量管理

（一）质量管理方针与目的

质量管理方针：公正、科学、准确、及时、有效地为临床、为患者提供安全的血液及制品。

质量管理目的：杜绝工作中可能发生的差错，持续改进和不断提高工作质量，保证患者输血治疗的安全、有效，为工作的回顾性总结和可能发生的输血纠纷留取证据和资料。具体任务与医院等级功能一致。

（二）质量管理计划与目标

全面贯彻质量方针，建立符合《临床输血技术规范》等相关法律法规的实验室质量标准，不断提高实验室的检验质量和服务水平，保证患者的输血安全。

1. 质量管理计划

输血科（血库）实施输血质量管理的最终目标是保证安全输血和输血疗效，安全输血包括血液安全即血液成分制品的安全和临床输血安全两个方面。临床血液输注质量管理主要是针对患者输血前的检测、血液成分的合理使用、血液发放、血液输注过程监测以及输血不良反应处理和预防等过程，其中任何环节若发生质量差错，都将会对患者造成严重甚至是致命的后果。

2. 质量管理指标

（1）入库血液复核率100%。

（2）输血台账合格率100%。

（3）患者输血前感染性指标检测率100%。

（4）输血治疗知情同意书合格率100%。

（5）体外诊断试剂、一次性输血器材达标率100%。

（6）设备校准、在控率100%。

（7）ABO、RhD血型鉴定正确率100%。

（8）交叉配血符合率100%。

（9）受血者、供血者血型复查率100%。

（10）抗体筛检率100%。

（11）各种试验报告单合格率100%。

（12）发血准确率100%。

（13）输血标本保存率100%。

（14）输血不良反应回报率100%。

（15）室内质控合格率100%。

（16）成分输血率100%。

（17）成分输血适应证合格率≥90%。

（18）储血冰箱空气培养合格率100%。

（19）输血事故发生率0。

（20）室间质评成绩合格率100%。

（三）质量监测方法与措施

1. 监测方法

科室质控小组每月用质量考核指标进行效果评估并针对存在问题研究改进措施。

2. 监测主要措施

医院成立输血管理委员会，落实《中华人民共和国献血法》《医疗机构临床用血管理办法》《临床输血技术规范》等有关法律和规范。输血管理委员会负责临床输血的技术指导和监督管理；指导临床血液、血液成分和血液制品的合理使用；协调处理临床输血工作的重大问题。加强输血科（血库）工作人员的业务学习，不断提高业务能力。科室定期组织工作人员学习《中华人民共和国献血法》《医疗机构临床用血管理办法》《临床输血技术规范》等有关法律和规范并贯彻落实。

（1）制定临床用血的管理制度，信息反馈等制度。

（2）制定"临床输血管理实施细则""临床科室输血考核表"等规定并执行和落实。每年组织医院医护人员进行临床输血知识培训考核，使医护人员掌握输血基本知识。

（3）科室质控小组每月进行质量与安全管理检查，对存在的问题及时分析、总结、讲评、改进并备案。

（4）与指定供血单位签订供血协议，输血科（血库）储血基数要达到3天急症用血量，具备为临床提供24h配血、供血服务的能力，满足临床需要，无非法自采供血。

（5）加强输血科（血库）能力建设，做到布局合理，仪器和人员资质符合要求，确保临床工作需要。严把质量关，严禁非正常途径的各种血液制品进入输血科（血库）和临床科室。

（6）加强血液入库、核对、交叉配血和出库的技术操作规范和登记制度，严格执行输血技术操作规程，进行血液储存、解冻、配合、发放和使用，确保输血质量与安全。

（7）落实临床用血申请、登记制度，履行用血报批手续，执行输血前检验和核对制度。

（8）建立输血质量全程监控，严格掌握输血适应证，科学、合理用血。加强输血适应证的宣传，使医护人员熟练掌握输血适应证，完成全血和成分输血适应证合格率≥90%，成分输血比例≥90%的质量指标。

（9）不断充实、改进、完善临床用血管理制度，并在工作中贯彻落实，进一步完善输血质量全程监控，保证输血安全。

（10）输血科（血库）每月对临床用血情况统计和分析，指导临床科学、合理、安全用血，杜绝不合理用血，对临床用血存在的问题及时向主管部门反馈。

（11）建立输血不良反应信息反馈报告机制。制订实施控制输血感染的方案，严格执行输血技术操作规范，完善输血不良反应及输血感染疾病的登记、报告和调查处理制度。有输血不良反应的患者，按输血不良反应相关流程处理与调查，并认真记录反应处理过程，填写输血不良反应回报单，上报输血科（血库）。输血科（血库）应认真调查输血不良反应原因并记录，给予正确的反应评估与反馈，并按月上报医务部。

（12）严格执行报废血液处理规定。储血冰箱每周用75%乙醇消毒一次，并每月进行细菌学监测，做好相关记录。器材符合国家标准，"三证"齐全；杜绝不合格医疗用品购入和使用。输血完毕后血袋按规定回收，做好移交销毁记录。

（四）效果评价及持续改进

输血科（血库）应严格按照《医疗机构临床用血管理办法》《临床输血技术规范》规定，配合临床开展输血及血液治疗，指导临床合理用血，推广成分输血和自身输血。开展输血新技术，促进本单位临床输血技术水平整体提高，参与输血患者的临床诊疗活动。定期召开科室质控小组会议，对质量考核指标进行的效果评价与存在的问题，提出持续改进措施。

同时依照检测指标进行人员岗位能力考核，如发现存在人员能力和质量问题，应及时提出整改措施，限期改正；对重特大事故、手术等抢救过程中，为挽救患者生命做出贡献的人员进行表彰。

（五）质量管理制度与承诺

医院法定代表人为本医疗机构输血质量管理的第一责任人。

输血科（血库）质量管理应符合国家法律、法规标准的要求。人员应接受质量管理培训，定期考核评估，并建立业务技术档案，开展输血新技术必须经过审核确认。定期对输血质量和技术问题进行分析、评估与持续改进。从血液入库、配血到发放的全过程记录应完整，保证其可追溯性。记录内容真实、项目完整、清晰可辨，更改应留有原记录痕迹并有更改者签名。记录保存应符合国家相关规定，建立与实施输血文书保存管理规程，用血记录至少保存10年。

1. 质量管理制度

（1）建立符合国家法律法规、覆盖临床全过程的持续改进的质量体系文件，包括：质量手册、程序文件、标准操作规程（SOP）、相关记录和表格。

（2）科主任为科室质量管理责任人，全体工作人员对其职责范围内的质量负责。

（3）设立科室质量与安全管理小组：

组长：科主任

成员：×××、×××、×××

（4）质量与安全管理小组成员负责协助科主任对科室各种管理文件的建立、实施和监督管理，保证质量管理能有效运行。

（5）质量与安全管理小组根据制度要求，每月完成质控活动并记录，对存在问题和技术进行分析、评估与持续改进，将结果在科务会（交班会）上进行通报并提出整改意见。

2. 质量管理承诺

输血科（血库）向社会和患者承诺，在工作中遵守如下职业规范。

（1）工作制度承诺

工作人员必须依据国家相关的标准、方法进行检测，客观、规范地提供试验结果。

（2）职业道德承诺

站在第三方（患者）的立场上，严格遵守质量检查制度，严把储血、配血、发血"三关"，及时、准确地提供血液制品。

（3）技术水平承诺

科主任必须掌握本实验室检测范围或患者输血安全相适应的相关技术；各级工作人员必须达到与本科检测范围或对患者输血安全相适应的技术水平。

（4）技术质量承诺

科主任及全体人员将依据质量体系文件有关规定严格进行质量控制。科室必须按时参加国家相关的质量控制活动，客观、公正、准确、及时出具相关检测报告，保证结果的准确性和可靠性。

（5）优质服务承诺

在保证质量的前提下，根据临床用血的轻重缓急情况，及时提供安全、有效的血液制品，以临床科室及患者的满意度作为衡量科室工作制度的指标。

（6）遵纪守法承诺

科室郑重承诺严格遵守国家相关的法律、法规和行业标准。

（7）实施质量体系的承诺

科主任保证全科人员熟知本科室的质量体系文件，并严格按照质量体系文件进行各项质量活动和技术活动，保证持续执行质量方针并逐步达到质量目标。

（六）质量管理基本条件

1.科室设置

根据国家标准设置科室规模和功能与服务权限。根据年用红细胞与血浆总量设置输血科、血库、输血小组。输血科（血库）应设置在邻近用血较多的手术室或病区。房屋应光线充足、空气流通，面积大小应符合科室所开展工作的功能需要。功能布局合理，标示清晰。

2.人员设置

从事临床输血工作人员，应具有大学专科及以上学历，临床医学检验专业或临床医学专业人员，具有国家认可的医疗卫生专业技术职称证、医师资格证与执业医师证，并经过临床输血专业知识和操作技能的培训。

输血科主任应具有医科大学本科以上学历或高级卫生技术职称，从事临床医疗或医技工作五年以上，有丰富的临床输血相关专业知识和能胜任管理工作的管理能力。

血库主任应具有医科大学专科以上学历或中级卫生技术职称，从事临床医疗或医技工作三年以上，有临床输血相关专业知识及一定的管理能力。

人员配置根据医院临床年用红细胞与血浆总量和医院床位数来决定输血科（血库）人员配置。一般年红细胞输注量达10000U，不少于10人；每增加5000U，应增加人员1~2人；年红细胞输注量5000U，设7~9人；年红细胞输注量3500~5000U，设3~6人；年红细胞输注量3500U以下，设2~4人。其中医学检验技术人员比例不低于70%，卫生技术人员高、中、初级职称比例以1：3：5为宜。

3.设备基本配置

仪器、设备的配置应能满足输血科（血库）业务工作的需要，使用的仪器、设备应符合国家相关标准。仪器、设备的生产商和供应商应具有国家法律、法规所规定的相应资质。计量器具应符合检定要求，有明显的检定合格标识。

建立和实施仪器设备的确认、维护、保养、校准和持续监控等管理制度，明确维护和校准周期，所有设备必须满足预期使用的要求。关键设备应有唯一性标签标记，维护、校准及使用记录完整，并有专人负责管理。

输血科（血库）应建立关键设备发生故障时的应急预案，明确应急措施实施的人员及职责。

至少配置血库4±2℃储血冰箱、-20℃低温冰箱、水浴箱、血浆解冻箱、离心机、显微镜、计算机、高频热合机、血小板保存箱、冷链血液转运箱、清洁消毒设施等。

4.试剂与材料

建立和实施血型鉴定、交叉配血等试剂与试验材料管理制度。包括试剂与材料生产商和供应商的资质评估，试剂与材料的评估、选购、验收、储存、登记、发放、使用以及库存管理等。

试剂与材料生产商和供应商应具有国家法律、法规所规定的相应资质。选用的试剂与材料应符合国家相关标准，并能保证供给。每批试剂与材料使用前应进行确认并记录，记录应包括确认的人员、方法、质量控制方法和接收标准等。

5. 安全与卫生

输血科（血库）应建立和实施安全与卫生管理制度，应遵从《实验室生物安全通用要求》中的相关规定。

应严格执行《医疗废物管理条例》《医院感染管理规范》《医务人员艾滋病病毒职业暴露防护工作指导原则（试行）》等有关规定，防止交叉感染。应制定与实施清洁和消毒规程，配备消毒灭菌和环境温度、湿度控制设施，并持续监控和记录；有安全防护与急救设施，分区明确，标识醒目。

工作场所应严格划分清洁区、半清洁区和污染区。至少应设置：标本接收与处置室（区）、实验室（区）、清洗消毒间、储血室、值班室、血液处置室、发血室、资料（档案）室。储血室、治疗室应符合《医院感染管理规范》Ⅱ类环境要求。

应建立工作人员健康档案，每年对工作人员进行一次经血传播病原体感染情况的检测（包括HBsAg、抗HCV、抗HIV和梅毒），患有经血传播疾病的人员不得从事输血科（血库）相关工作。

应限制非授权人员进入输血科（血库）工作区域。

6. 业务管理

输血科（血库）应建立健全各项工作制度和岗位职责，按照《临床输血技术规范》的要求，制定并实施本单位血液接收、核查、保存、发放、收回、报废、输血相容性检测及相关实验诊断的技术操作规程，确保临床用血安全。

血液来源必须由卫生行政部门指定的采供血机构提供，不得使用非指定机构提供的血液和原料血浆，不得向其他医疗机构提供血液。严禁违规自采自供血液和再分离制备血液成分。

输血科（血库）应制定本单位年、月、周用血计划，定期向供血单位申报；根据临床用血情况，设定本单位各类血液品种的安全库存量，一般不少于3天日常急诊用血量；根据供血单位血液库存信息，协调临床医疗用血。

推行科学、合理、安全、有效的临床输血技术，积极开展成分输血和自身（体）输血，为临床提供咨询和服务。

输血科（血库）应指导取血人员做好血液运送过程中冷链的保护，有权拒绝非医护人员或未接受培训人员取血。

建立输血不良反应报告处理规程，由专人负责对临床输血不良反应进行调查与处理。遇到重大输血事故或血液质量问题应及时向医院临床输血管理委员会、供血机构和当地卫生行政部门报告。

7. 工作范围

输血科（血库）可根据临床需要，开展血型血清学检测、自身（体）输血、病理性血液成分去除、血浆置换及全血置换等输血治疗。

8. 信息化管理

逐步建立和使用临床输血计算机信息管理系统。对血液入库、储存、发放等整个过程应实行计算机管理。保证数据安全，避免非授权人员对计算机管理系统的入侵与更改，制定严格的用户授权制度，控制不同用户对数据的查询、录入、更改等权限。定期对数据库进行安全备份及保存。

三、输血科（血库）质量控制

（一）检测试剂的质量控制

（1）通过国家认可的试剂才能使用，应有批准文号、生产时间、制造厂商、批号及有效期。试剂应按规定的温度保存。

（2）试剂红细胞应覆盖所有抗原，肉眼无溶血，冷藏保存；抗血清外观无沉淀物、微粒或胶状物。使用前，确保试剂没有受到污染，反应能力没有丧失，标明开启日期。

（3）抗血清和试剂细胞（除谱细胞）必须在每天使用前观察外观并与相应的细胞和血清做阴、阳性对照，以检测其可靠性。

（4）设有专门储存试剂的冰箱，由专人负责试剂的验收、储存、登记和发放，并确保试剂在有效期内使用，避免保存不当而失效。

（5）对每批抗血清必须进行入库前样本的检测来评估试剂的质量，重点检测特异性、亲和力、效价，结果符合相关技术要求与本实验室所用技术吻合。

①ABO和Rh（D）抗血清质量控制要求（见表2-31）

表2-31　ABO和Rh（D）抗血清质量控制要求

抗血清	试剂细胞	效价	亲和力	反应性和特异性	外观
Anti-A	A1	128	15s	—	没有溶血、沉淀、颗粒、或凝胶状物质
	A2	64	30s		
Anti-B	B	128	15s		
Anti-D	R1r*	16	60s		
质量要求		室温时，未稀释的血清与含有相应抗原的红细胞反应凝集强度达"3+~4+"。与A_1、A_2、A_2B细胞反应效价应符合最低标准	血型血清学中亲和力大小通常以出现凝集的时间来评判。与A_1、A_2、A_2B、R1r细胞反应亲和力符合最低标准	没有免疫性溶血、红细胞缗钱状凝集，与含有相应抗原的红细胞反应结果明显、没有假阳性	—
质控频率		每批使用前	每批使用前	每批使用前	每天

注：R1r是指基因型为CcDee的Rh阳性细胞。

②试剂检测细胞质量控制要求

A.A_1细胞和B_1细胞外观无明显的溶血和浑浊，特异性和灵敏度与抗-A、抗-B血清反应清晰。

B.A细胞与抗-A反应凝集强度达3+~4+，与抗-B无反应。

C.B细胞与抗-B反应凝集强度达3+~4+，与抗-A、抗-A1无反应。

③筛选红细胞及谱细胞质量控制标准

A.外观：质量要求上清液没有溶血或混浊。

B.反应性和特异性：质量要求与针对已知红细胞抗原的抗血清反应清晰。

C.质控频率：外观要求每天一次，反应性和特异性在保质期内第一次使用及最后一次使用时进行检测。

④多特异性抗球蛋白试剂质量控制要求

A.外观：质量要求没有沉淀、颗粒或凝胶状物质。

B.反应性和特异性：质量要求无溶血活性，在交叉配血试验中，未致敏的红细胞与相容的血清充分反应，洗涤后加入抗球蛋白试剂不发生凝集。以不超过10ng/mL的抗–D试剂致敏D阳性红细胞，采用抗球蛋白法能够检测出来。与补体结合同种抗体致敏的红细胞的凝集强度较无致敏时高；或与C_3d致敏的红细胞发生凝集。

C.质控频率：外观要求每天一次，反应性和特异性每周一次，每批使用前进行检测。

⑤低离子盐溶液质量控制要求

A.外观：质量要求肉眼观察没有浑浊或颗粒。

B.pH值：质量要求（范围6.5～7.0）。

C.导电性：质量要求3.7ms/cm（23℃）（范围3.44～3.75ms/cm）。

D.质控频率：外观每天一次，缓冲盐pH值每批使用前检测，非缓冲盐每天一次，导电性每批次使用前检测。

⑥注射用0.9%氯化钠溶液质量控制要求：每天试验前更换并检查外观无浑浊或颗粒，每批检测pH值和溶血活性。

（二）检测设备的质量控制

（1）储血冰箱必须定期检测温度计的准确性、均衡性和报警功能，必须每天记录温度，确保在控。

（2）关键设备，如储血冰箱、离心机、血小板恒温振荡保存箱等应定期保养并进行校准。血清学试验专用离心机必须定期检测定时器和离心速度。

（3）辐照仪半年检查一次照射剂量的准确性和一致性，防止外漏。

重要设备的质量控制要求（见表2-32）：

表2-32 重要设备的质量控制要求

设备	4℃冰箱	-20℃低温冰箱	离心机
质量标准	温度范围：2～6℃ 报警功能：高于6℃或低于2℃或切断电源应发出警报	温度范围：低于-20℃ 报警功能：切断电源应发出警报 温度波动性：±0.5℃ 温度均匀性：±0.5℃	离心时间：±10% 离心速度：±50r/min

续表2-32

设备	4℃冰箱	-20℃低温冰箱	离心机
质控办法	在冰箱中放置一盛有水的容器，其水量与所储存的血液成分量相当，至恒温后测定液体的温度，用高于6℃或低于2℃的水浸泡警报器上的温差电偶，将会发出警报，切断电源时也应发出警报	在冰箱中放置一盛有40%异丙醇或乙醇的容器，其量所储存的血液成分量相当，至恒温后测定液体的温度。切断电源时应发出警报，恒温后用计量测定合格的温度计，在同一测试点分别测定0和15min时的温度。测定温度的波动性。恒温后用计量测定合格的温度计，在东、南、西、北、中位置均匀选取5点，测定温度的均匀性	用标准计时器连续测量5次，每次测试20s，取其平均值与离心机上的定时器比较，用标准转速仪，按说明书测定
质控频率	1次/月	1次/月	1次/季度

注：重要设备的质量控制应该由专业技术的工程师或设备工程师进行检测。

（三）输血流程中环节质量控制

临床输血的整个过程有许多环节，这个过程其实就是一个循环，该过程始于患者血管，经过一系列输血服务后，又终止于患者的血管，也就是"从血管到血管的过程"。

如果在这个过程中有一些环节不能正确地循环回到患者就导致差错发生。因此，需将这一过程进行分解成多个环节来进行控制，做好关键环节控制管理，则可有效地避免差错，确保临床输血安全。

第十一节　储血点设置与管理

一、储血点管理体系建设、运行与发展

（一）储血点设置的目的

储血点设置的目的是规范临床用血管理，保障患者用血安全。储血点集储血供血、输血检验、输血治疗等多种功能于一体，极大地保障储血点辖区基层医疗机构的用血需求，缩短血液制品到医疗机构的运输路程，为挽救患者生命赢得宝贵的抢救时间。

（二）储血点管理体系建设、运行与发展

储血点管理体系的建立与运行对于血站的正常运行至关重要。其全面、规范、安全的管理工作直接影响到血液的质量及供血的安全。下面主要从储血点管理体系建立的几个方面进行具体阐述，旨在为储血点正确开展管理工作提供有效的思路和方法。

1. 储血点建设

储血点建设的前提条件是选择一个具有较好的医疗卫生服务能力和专业技术水平的综合性医

疗机构作为储血点，建立和完善该机构的血液安全管理体系。首先，血站要与储血点签订协议，并对储血点工作人员进行规范化的临床输血专业培训，并建立储血点档案。

2. 资格审核

为了保证储血点的合法性和可靠性，血站要对储血点进行定期资格审核。审核过程需要明确储血点的机构资质、人员配备、仪器设备等情况，并对其严格的质控制度、仪器设备运行维护以及样本采集、样本质量检测等方面进行审核。

3. 储血点物资的管理

建立储血点物资管理工作流程，对储血点所需的输血和采血材料进行管理和监控。具体措施包括：储血点的物资要在规定的时间内进行进货、验收和发放，相关登记文件要填写清楚、准确，防止资源浪费。

4. 储血点的信息管理

信息化是储血点管理体系建设的重要内容之一。建立储血点信息化数据库，包括储血点人员、仪器设备、物资信息等，并建立数据共享机制，以便针对信息化管理中的问题及时进行处理。

5. 储血点交流合作

血站与储血点间要建立互信、互助的合作关系。血站要及时向储血点提供相关的技术信息和指导，加强对储血点的监督和指导，确保储血点管理工作的顺利进行。同时，储血点也要积极参加血站组织的培训和交流，不断提高自身的技术和管理水平。

二、储血点建设基本标准

1. 人员配置

（1）储血点工作人员配置应根据供血范围、用血量需要设置业务负责人1名，工作人员若干名。

（2）储血点业务负责人和工作人员都应具有国家认可的卫生专业学历和相应的专业职务，相关的临床输血专业知识。经输血基础理论、技能培训合格后取得上岗资格。储血点业务负责人还应具有副高级以上卫生技术职称和一定的管理和协调能力。

2. 房屋设施

（1）房屋布局合理，应有清洁区、半清洁区和污染区。储血室、收发血室、值班室、血液处置室设在清洁区。更衣室、办公室设在半清洁区。标本室、输血相容性检测实验室、报废血液及废物处置间在污染区。

（2）储血点应具有消毒、空调设施，且通风、光线良好，并应远离污染区域。

（3）储血区洁净度要求达到医院感染管理规范Ⅱ类环境标准，储血冰箱内空气培养每月一次，无霉菌生长或培养皿（90mm）细菌生长菌落<8CFU/10min或<200CFU/m³为合格。

3. 设备配置

包括但不限于：

（1）4℃专用冷藏储血冰箱2~3台。

（2）–20℃低温储血冰箱2~3台。

（3）专用血小板保存箱1台。

（4）空调器2台。

（5）专用运血箱若干。

（6）专用传真直拨电话1部。

（7）备用电源。

（8）电脑3~5台，打印机2~3台。

4. 建立完善的工作制度

包括但不限于：

（1）储血点工作职责。

（2）储血点工作制度。

（3）储血点血液入库、核对、储存制度。

（4）储血点（输血科）发血、供血制度。

（5）储血点（输血科）交接班制度。

（6）储血点（输血科）血液报废管理制度。

（7）输血反应登记报告制度。

（8）储血点（输血科）工作人员职责（负责人，主任技师，副主任技师，主管技师，技师，技士等各级岗位职责）。

第十二节　现行输血相关法律法规、行业标准、技术规范

一、《中华人民共和国献血法》

效力级别：法律，时效性：现行有效。

发布日期1997-12-29，实施日期1998-10-01，发布机关全国人大常委会。

正文（略）。

二、《医疗机构临床用血管理办法》

发布日期2012-06-07，实施日期2012-08-01，发布机关卫生部。

正文（略）。

三、《临床输血技术规范》

发布日期2000-06-01，实施日期2000-10-01，发布机关卫生部。

附件一　成分输血指南；

附件二　自身输血指南；

附件三　手术及创伤输血指南；

附件四　内科输血指南；

附件五　术中控制性低血压技术指南；

附件六　输血治疗同意书；

附件七　临床输血申请单；

附件八　输血记录单；

附件九　患者输血不良反应回报单；

正文（略）。

四、《全血和成分血使用标准》

中华人民共和国卫生行业标准：WS/T 623—2018

《全血和成分血使用》（Transfusion of whole blood and blood components）

2018－09－26发布，2019－04－01实施，中华人民共和国国家卫生健康委员会发布。

正文（略）。

五、《输血反应分类》

中华人民共和国卫生行业标准：WS/T 624—2018

《输血反应分类》（Classification of transfusion reactions）

2018年9月26日发布，2019年4月1日实施，中华人民共和国国家卫生健康委员会发布。

正文（略）。

六、《血液安全监测指南》

中国输血协会团体标准：T/CSBT 001—2019

《血液安全监测指南》（Guideline for Haemovigilance）

2019-04-12发布，2019-04-12实施，中国输血协会发布。

正文（略）。

七、《内科输血》

中华人民共和国卫生行业标准：WS/T 622—2018

《内科输血》（Internal medicine transfusion）

2018－09－26发布，2019－04－01实施，中华人民共和国国家卫生健康委员会发布。

正文（略）。

八、《围手术期患者血液管理指南》

中华人民共和国卫生行业标准：WS/T 796—2022

《围手术期患者血液管理指南》（Guideline for perioperative patient blood management）

2022-01-21发布，2022-06-01实施，中华人民共和国国家卫生健康委员会发布。

正文（略）。

九、《输血相容性检测标准》

中华人民共和国卫生行业标准：WS/T 794—2022

《输血相容性检测标准》（The technical standard of transfusion compatibility test）

2022-01-21发布，2022-06-01实施，中华人民共和国国家卫生健康委员会发布。

正文（略）。

十、《中国医院质量安全管理》第2~13部分：患者服务临床用血

Quality and safety management of Chinese hospital

Part 2-13：Patient service–Clinical blood transfusion

2018-09-20发布，2018-12-01实施，本标准由中国医院协会提出并归档。

正文（略）。

第五章　临床生化急诊检验项目

第一节　血气分析检测

（一）方法学概述

血气分析是利用血气分析仪对血液中氧分压（PO_2）、二氧化碳分压（PCO_2）和酸碱度（pH值）三项指标同时进行检测，并由此计算出其他酸碱平衡诊断相关指标如实际碳酸氢盐（AB）、标准碳酸氢盐（SB）、二氧化碳总量（TCO_2）、碱剩余BE（B）、细胞外碱剩余BE（ecf）、血氧饱和度（$SatO_2$）等参数，是对机体酸碱平衡紊乱做出判断和鉴别的重要检测手段。目前，直接电极电位法是临床常用的检测方法，血气分析仪已发展成为重症监护病房必备的床旁实验设备之一。

（二）标本及注意事项

1. 标本

（1）需肝素抗凝的动脉血，从采集到检测严格隔绝空气，减少样本暴露在空气中的时间，如不能及时检测，放在4℃条件下保存（2h内完成检测），切勿冰冻，避免溶血。

（2）如果使用带液体肝素的第三方产品作为抗凝血剂，抗凝剂量应不大于所需血液的量，以便最大限度地降低抗凝血剂导致的血液稀释影响。通常使用塑料注射器。也有些情况不适合使用塑料注射器，例如，当PO_2值超出正常范围时。在这种情况下，应当在采集后尽快分析样本。

2. 注意事项

（1）进样：上机前双手轻轻对向搓动注射器，以便在样本输入前使红细胞和血浆均匀分布。注射器内第一滴样本丢弃不要，在丢弃过程中注意排除小气泡和观察有无凝块，有凝块则不能进样。

（2）注射器血柱长度需大于20mm，如血柱长度小于20mm，需改用毛细管方式进样。用毛细管方式进样要注意血液要注满毛细管，管内不能留有气泡，样本量要大于115μL。

（3）毛细管：毛细管最小容量必须达到115μL，不应使用带陶瓷帽的毛细管，因为打开管子所产生的破裂点会损坏cobas b123 POC system的加注口。

（三）测定原理及参数设置

以罗氏cobas b123 POC system为例，直接电极电位法（见图2-5）。

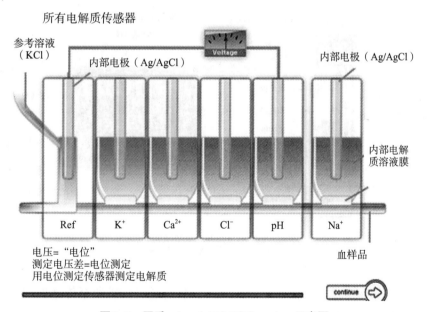

图2-5 罗氏cobas b123 POC system示意图

1. pH值测定原理

pH传感器包含一个pH敏感隔膜。根据样本的pH值，在隔膜和样本之间的边界层上生成电位。此电位可以通过另一个传感器，即参考传感器（在ISE传感器部分中），通过电位方式测定。

2. PCO_2测定原理（直接电极电位法）（见图2-6）

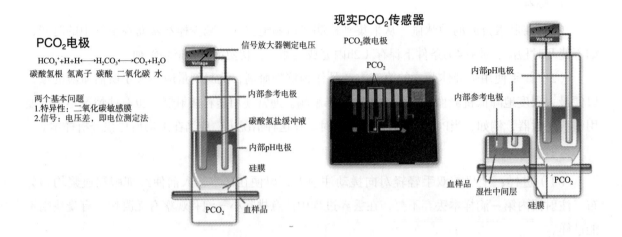

图2-6 PCO_2测定示意图

PCO_2传感器是Severinghaus型传感器。这表示CO_2通过类似于氧传感器的隔膜进行扩散。在传感器中，CO_2浓度发生变化，并导致pH值变化，该值通过电位方式测定。

3. PO_2测定原理（电流测定法）（见图2-7）

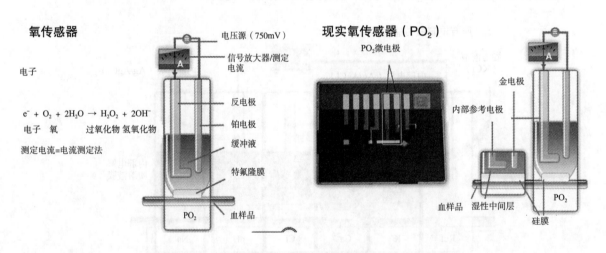

图2-7 PO_2测定示意图

PO_2传感器根据Clark测定原理工作，这意味着氧通过隔膜扩散至传感器内部具有负电位的gold multiwire系统。此处氧减少，这导致生成与样本含氧量成比例的电流，测定此电流（电流测定）。

4. 计算参数测定原理及单位

（1）实际碳酸氢盐（AB）：采用pH值和PCO_2的测量值计算血样中的血浆碳酸氢盐浓度。单位：（mmol/L）

$$cHCO_3^- = 0.0307 \times PCO_2 \times 10\,(pH值-6.105)$$

（2）标准碳酸氢盐（SB）：采用pH值和PCO_2的测量值计算血样中的血浆碳酸氢盐浓度。单位：（mmol/L）

$$cHCO_3^- = 0.0307 \times PCO_2 \times 10\,(pH值-6.105)$$

（3）二氧化碳总量（$ctCO_2$）：$ctCO_2$血浆中的CO_2总浓度，溶解的CO_2和重碳酸盐的总和。单位：（mmol/L）

$$ctCO_2\,(P) = cHCO_3^- + (0.0307 \times PCO_2)$$

（4）碱剩余BE（B）：使用pH值= 7.4、PCO_2 = 40mmHg、37℃时的强酸或强碱计算得出的结果为血液中的过剩碱，用来确定血液中的可滴定碱。单位：（mmol/L）

$$BE\,(B) = (1-0.014tHb) \times [(1.43tHb+7.7) \times (pH值-7.4) -24.8+cHCO_3^-]$$

（5）细胞外碱剩余BE（ecf）：BEecf细胞外液中的过剩碱数值仅指定了酸碱平衡中的非呼吸成分。单位：（mmol/L）

$$BE\,(ecf) = 16.2 \times (pH值-7.4) -24.8+cHCO_3^-$$

（6）血氧饱和度O_2SAT（单位：%）：血液中氧合血红蛋白的数量与血液中可以与氧结合的血红蛋白数量有关。

$$O_2SAT = \frac{O_2Hb}{O_2Hb+HHb} = \frac{O_2Hb}{O_2Hb+HHb} \times 100\%$$

其中：O_2Hb=氧和血红蛋白　　HHb=脱氧血红蛋白

（四）仪器简介

正面（如图2-8、图2-9）。

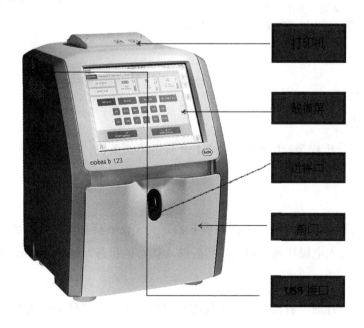

图2-8　罗氏cobas b123正面

触摸屏简介。

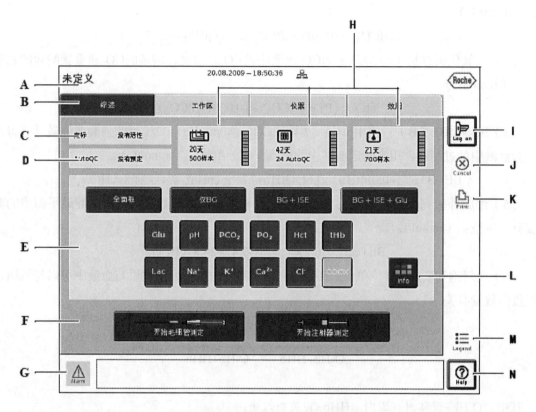

图2-9 罗氏cobas b123触摸屏

注：A：状态区域；B：菜单；C：下次定标；D：下次AutoQC测定；E：参数选择域；F：开始测定；G：报警区域；H：易耗品的状态显示；I：登录；J：停止；K：打印；L：信息；M：图例；N：在线帮助。

注意：所有数据（结果、操作指令、报警、警告等）都会显示在该画面中。可以在此模式下开始测定，此屏幕为LCD彩屏为触敏膜，只能用手指或合适的笔来触碰屏幕。

（五）操作程序

1. 开机前检查

由于急诊血气分析仪为24h开机，原则上开机后不再关机，第一次开机前注意检查电源线是否插好即可。

2. 开机程序

需要执行开机程序时，打开位于仪器后方的开关，仪器会自动进入初始化状态，若第一次开机，根据提示要求装入电极片及试剂包，然后进入初始化状态大概30～45min方可初始化完毕。

3. 关机程序

需要执行关机程序时，直接关闭位于仪器后方的开关，仪器呈关机状态。

4. 检测程序

（1）进样口简介（见图2-10）

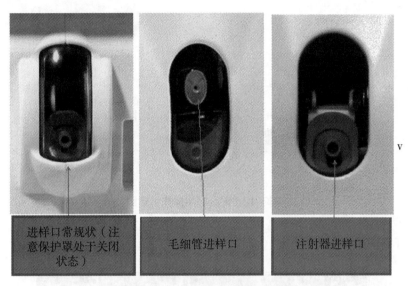

图2-10 罗氏cobas b123进样口

（2）评估样本量，决定采用不同进样模式：检测前评估注射器血柱长度，以便决定选用进样模式：注射器血柱长度大于20mm可以用注射器进样模式；注射器血柱长度小于或等于20mm，需用毛细管方式进样。

（3）注射器进样模式下样本操作

①进入综述界面（见图2-11），血气项目pH值、PCO_2、PO_2、HCT、tHb必须均为绿色（无红色报警）可以进行样本检测，否则要查找原因，进行必要的定标等使变为绿色。

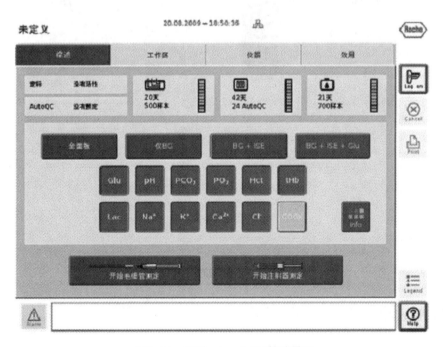

图2-11 罗氏cobas b123综述界面

②轻轻摇晃注射器，以便正确混合样本（见图2-12）。

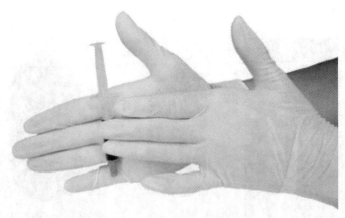

图2-12 混合样本操作示意图

③按下"开始注射器测定"按钮（见图2-13）。

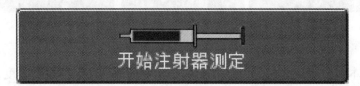

图2-13 "开始注射器测定"按钮示意图

④将注射器紧密连接加注口并按下"是"（见图2-14）。

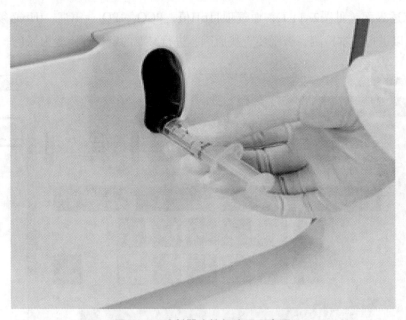

图2-14 注射器连接加注口示意图

⑤样本已被吸入。

⑥当出现"移除注射器"提示后，拔出注射器并按下"是"（见图2-15）。

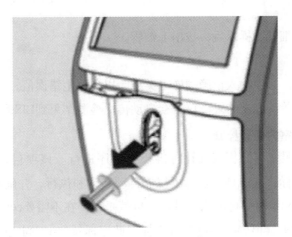

图2-15 拔出注射器示意图

⑦测定开始。

⑧输入所有输入值，必须输入正确的样本类型，以免产生错误值。

（4）毛细管进样模式下的样本操作

①进入综述界面，要求同注射器进样模式一致。

②将样本从注射器注入毛细管内，确保在尽短时间内分析样本。

③按下"开始毛细管测定"按钮（见图2-16）。

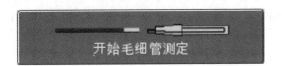

图2-16 "开始毛细管测定"按钮示意图

④将毛细管紧密连接加注口，并按下"是"（见图2-17）。

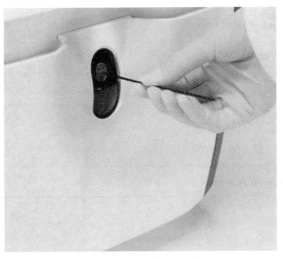

图2-17 毛细管连接加注口示意图

⑤样本已被吸入。

⑥当出现"移除毛细管"提示后，拔出毛细管。

⑦测定开始。

⑧输入所有输入值。必须输入正确的样本类型，以免产生错误值。

录入完成后等的，等待测定结果，仪器会自动传送检测结果到LIS系统。

（六）项目校准及室内质量控制

（1）项目校准依照血气分析仪使用标准操作程序进行。该项目校准为自动定标、系统定标、二点定标和一点定标，其中自动定标由仪器自动启动和执行，并确保cobas b 123system做好测定准备；系统定标的起始时间可由用户设定。也就是说，在不需要cobas b 123 POC system或者实验室或医院病房的样本量很少时，可执行定标。此定标每24h（固定时间间隔，用户自定义的起始时间）执行一次。可手动执行下列定标：1点定标（1P定标）、2点定标（2P定标）、系统定标、血氧计校准

（2）室内质量控制依照专业组血气分析类项目室内质控标准操作程序进行，质控频率及质控品个数、质控规则选择根据实验室的样本量及该项目的性能特征来确定，在做完每日的仪器保养维护后进行上机质控，室内质控结果提示检测系统稳定后方可检测样本。

（七）参考区间（厂商声明）及报告单位

表2-33　pH值参考区间

样本类型	参考区间及报告单位
动脉全血：（a）脐带血	7.18～7.38
动脉全血：（a）新生儿早产，48h	7.35～7.50
动脉全血：（a）新生儿足月，出生	7.11～7.36
动脉全血：（a）新生儿足月，5～10min	7.09～7.30
动脉全血：（a）新生儿足月，30min	7.21～7.38
动脉全血：（a）新生儿足月，1h	7.26～7.49
动脉全血：（a）新生儿足月，1天	7.29～7.45
动脉全血：（a）成人，儿童	7.35～7.45
动脉全血：（a）成人60～90岁	7.31～7.42
动脉全血：（a）成人＞90岁	7.26～7.43

表2-34 PCO$_2$参考区间

样本类型	参考区间及报告单位
动脉全血：（a）新生儿	27~40mmHg
动脉全血（肝素）：（a）婴幼儿	27~41mmHg
动脉全血（肝素）：（a）成人男性	35~48mmHg
动脉全血：（a）成人女性	32~45mmHg

注：*Tietz Textbook of Clinical Chemistry and Molecular Diagnostics：4th Edition 2006，p. 2289

表2-35 PO$_2$参考区间

样本类型	参考区间及报告单位
动脉全血：（a）脐带血	5.7~30.5mmHg
动脉全血：（a）新生儿出生	8~24mmHg
动脉全血：（a）新生儿5~10min	33~75mmHg
动脉全血：（a）新生儿30min	31~85mmHg
动脉全血：（a）新生儿1h	55~80mmHg
动脉全血：（a）新生儿1天	54~95mmHg
动脉全血：（a）成人，儿童2天~60年	83~108mmHg
动脉全血：（a）成人＞60岁	＞80mmHg
动脉全血：（a）成人＞70岁	＞70mmHg
动脉全血：（a）成人＞80岁	＞60mmHg
成人＞90岁	＞50mmHg

注：*Tietz Textbook of Clinical Chemistry and Molecular Diagnostics：4th Edition 2006，p. 2289

其他计算参数的参考区间：

实际碳酸氢盐（HCO$_3$act）：22~27mmol/L

标准碳酸氢盐（HCO$_3$std）：22~27mmol/L

二氧化碳总量（ctCO$_2$）：25.2mmol/L（产商未提供相关数据，数据来源于陈文彬、潘祥林《诊断学》第7版）

碱剩余BE（B）：（0±2.3）mmol/L

细胞外碱剩余BE（ecf）：（0±2.3）mmol/L（产商未提供相关数据，数据来源于陈文彬、潘祥林《诊断学》第7版）

血氧饱和度O$_2$SAT：95%~98%（产商未提供相关数据，数据来源于陈文彬、潘祥林《诊断学》第7版）

（八）检测系统性能（厂商声明）分析精密度、线性范围及分析灵敏度符合厂商声明

（九）干扰因素及注意事项

1. 干扰因素

使用提供的化学物质和药品，就测量模块和测量传感器的干扰稳定性对其进行测试。干扰物质可能是临床分析中错误的重要来源。虽然内部质控可以确定精密度而通过核实参考样本可以确定正确性，但是在正在执行的操作过程中却无法确定可能的干扰源。出于这个原因，对潜在干扰物质的影响进行了测定。

2. 其他信息

关于其他信息，参见临床化学中的干扰测试；临床和实验室标准学会（CLSI）经批准的指导原则EP-7第25卷；第27期。

3. 有干扰作用的物质

表2-36 有干扰作用的物质

物质	物质的浓度	参数	参数浓度（MV）[mmol/L]	物质的干扰影响[mmol/L]	±精度[mmol/L]
乙酰半胱氨酸	10.2mmol/L（a）	Glu	4.1	1.4 ± 0.5	0.5
		Lac	5.5	1.4 ± 0.3	0.7
	2.55mmol/L	Lac（b）	5.2	0.6 ± 0.1	0.7
	1.75mmol/L	Glu	4.0	0.1 ± 0.1	0.5
苯扎氯铵	0.0285mmol/L	Na^+	132.2	+5.3 ± 0.9	2.9
	0.0143mmol/L	Na^+（b）	138.4	+2.1 ± 0.3	3.1
多巴酚丁胺	0.66mmol/L	Na^+	137.4	+21.2 ± 2.3	3.1
	0.05mmol/L	Na^+（b）	138.0	+1.6 ± 0.2	3.1
乙醇酸（羟基乙酸）	13.05mmol/L	Lac	5.2	+0.7 ± 0.5	0.7
	2.5mmol/L	Lac（b）	5.4	+0.4 ± 0.2	0.7
尿酸	1.4mmol/L（a）	Lac	6.0	0.9 ± 0.1	0.7
	0.35mmol/L	Lac（b）	5.4	0.3 ± 0.1	0.7
羟基尿素，羟基脲	2.5mmol/L	Glu	4.0	+1.2 ± 0.7	0.5
		Lac	4.8	+1.2 ± 0.6	0.7
	0.63mmol/L	Glu（b）	3.8	+0.1 ± 0.2	0.5
		Lac（b）	4.5	0.4 ± 0.2	0.7
硫氰酸钾	6.88mmol/L（a）	Cl^-	107.7	+176.5 ± 56.5	4.4
		Glu	4.0	+1.2 ± 0.4	0.5

续表2-36

物质	物质的浓度	参数	参数浓度（MV）[mmol/L]	物质的干扰影响 [mmol/L]	±精度 [mmol/L]
	3.44mmol/L	Glu（b）	3.9	+0.4 ± 0.2	0.5
	0.5mmol/L	Cl⁻（b）	104.8	+3.5 ± 0.9	4.3
溴化钠	37.5mmol/L（a）	Cl⁻	103.7	+111.1 ± 12.0	4.2
		Glu	4.0	+0.5 ± 0.3	0.5
	18.75mmol/L	Glu（b）	4.0	0.2 ± 0.1	0.5
	1.0mmol/L（a）	Cl⁻（b）	105.5	+4.0 ± 0.4	4.3
碘化钠	2.99mmol/L（a）	Cl⁻	102.3	+35.8 ± 13.8	4.2
	0.45mmol/L	Cl⁻（b）	105.3	+1.3 ± 0.7	4.3
硝普酸钠	4mmol/L	Cl⁻	102.5	+10.4 ± 6.7	4.2
	1mmol/L	Cl⁻（b）	104.4	+3.3 ± 1.6	4.3
高氯酸钠	1.5mmol/L	Cl⁻	104.9	+11.4 ± 3.8	4.3
	0.375mmol/L	Cl⁻（b）	103.5	+2.3 ± 0.8	4.3
降肾上腺素	0.118mol/L	Glu	4.1	0.5 ± 0.2	0.5
	0.06mmol/L	Glu（b）	4.5	0.3 ± 0.1	0.5
水杨酸	4.34mmol/L（a）	Lac	104.0	+20.3 ± 6.0	4.3
	1.09mmol/L	Lac（b）	103.6	+1.8 ± 0.5	4.3

注：*临床化学中的干扰测试；临床和实验室标准学会经批准的指导原则EP-7第25卷；第27期的推荐意见中列出
　　了物质和浓度。

（十）临床意义（见POCT详情内容）

✛ 第二节　血清（血浆）Na⁺、K⁺、Cl⁻测定

人体内的钾（potassium，kalium）是维持细胞生理活动的主要阳离子，是细胞内液的重要电解质，虽然血清钾测定实为细胞外液钾离子测定，但体内的钾离子经常不断地在细胞内与体液之间互相交换，以保持动态平衡。因此，血清钾浓度的高低，在一定程度上也可间接地反映细胞内钾的水平。钠离子是细胞外液的重要电解质，人体内的总钠（sodium，natrium）量为60～100g，平均45～50mmol/kg。其中44%存在于细胞外液，47%存在于骨骼中，约10%在细胞内液中。血清钾、钠、氯测定是临床常见的组合检测项目之一，有助于水、电解质平衡和酸碱平衡紊乱的判断。

（一）方法学概述

钾、钠离子检测的主要方法有：火焰光度法、离子选择电极法（ISE）和酶法。钾测定的决定性方法（参考方法）是放射性核素稀释-质谱法（ID-ms）和中子活化法。钠测定的决定性方法是重量分析法和中子活化法。国际临床生化联合会推荐测定钾、钠的参考方法是火焰光度计法。目前临床上测定钾、钠应用较普遍的方法是离子选择电极法（ISE）和酶法，由于后两种方法简便、灵敏，适合装备于大型自动化分析仪，被大多数实验室普遍使用。

（二）标本要求

（1）血清、血浆均可检测。血清管采集后立即离心，血浆管收集于含肝素锂的试管中离心后尽快检验，不会对此方法产生干扰。

（2）采用溶血、脂血、黄疸样本进行检测必须标注样本状态。

（三）测定原理（QuikLYTE® 一体化多功能传感器技术）及参数设置

1. 测定原理

钠、钾和氯（Na^+、K^+、Cl^-）检测方法采用QuikLYTE® 一体化多功能传感器技术（IMT）间接法探测样品使形成的电压与样品中每一特定离子活性成比例。有五个电极被用于在Dimension® 系统进行电解质类测定。其中三个电极被整合QuikLYTE®一体化多功能传感器，是钠、钾和氯离子敏感的电极，一个参比电极也没有整合到多功能传感器。待测样品被稀释后送入传感器中，Na^+、K^+或Cl^-离子与电极表面建立平衡。形成的电位与样品中分析物活性的对数成正比。样品产生的电位与标准溶液产生的电位相比较，采用能斯特方程计算待测定离子的浓度。

Csample = Cstandard C 10（"E/slope）

Csample =样本离子浓度

Cstandard =校准品离子浓度

E =样本和标准物之间的电极电位差（毫伏），原文为difference（in millivolts）between the electrode potential of the sample and the standard

slope =校准斜率

2. 测定参数（不同生化分析仪参数设置略有不同，请按照厂商说明书推荐的参数设置）

（1）样品容量：

Dimension® Max™系统

Na^+、K^+、Cl^-　　　　45μL

（2）检测类型：Na^+、K^+、Cl^-间接法电势测定

（3）检测温度：环境温度18～29℃分析仪所在实验室的环境温度在该范围内，QuikLYTE® 一体化多功能传感器将正常运行。

（四）项目校准及室内质量控制

1. 项目校准

依照《SIEMENS Dimension系列生化分析仪项目校准标准操作规程》进行。该项目校准为线性校准，使用2个浓度校准品校准，每2h仪器会自动进行2点校准，灌注A标准液和盐桥液后仪器

自动执行校准。

2. 室内质量控制

依照专业组生化类项目室内质控标准操作程序进行，质控频率及质控品个数、质控规则选择根据实验室的样本量及该项目的性能特征来确定，在做完每日的仪器保养维护后进行上机质控，室内质控结果提示检测系统稳定后方可检测样本。

（五）参考区间（厂商声明）及报告单位

血浆或血清（mmol/L）：Na^+ 136 ~ 145、K^+ 3.5 ~ 5.1、Cl^- 98 ~ 107。

（六）检测系统性能概要（厂商声明）

分析精密度、线性范围和分析灵敏度符合厂商声明。

（七）干扰因素及注意事项（厂商声明）

1. 干扰因素

下面物质在所示浓度对Na^+、K^+、Cl^-检测方法没有显著影响：

①胆红素1642mmol/L、脂血症11.3mmol/L。

②血红蛋白浓度达到500mg/dL对钠、氯和TCO_2检测没有影响。

③样品暴露于某些采血导管里的苯甲烃铵盐可使钠和钾的检测值假性升高。

④柠檬酸盐在试验浓度52.9mmol/L时减少钠测定值38mmol/L，减少钾测定值0.6mmol/L，增加氯测定值57mmol/L。

⑤在硫喷妥浓度为14mg/dL时，增加钠检测值达8mmol/L，在硫喷妥浓度为2.8mg/dL时，增加钠检测值4mmol/L（治疗浓度范围为0.7到13mg/dL）。

⑥乙二醇为稳定剂或叠氮化物为防腐剂的对照产品一定不要用于Dimension®系统的传感器。它们会干扰传感器膜，改变其性能特征。

2. 注意事项

（1）存储说明：试剂在2 ~ 8℃保存。

（2）有效期：见包装上标签说明，为了避免因为细菌污染引起的可能的设备损坏或可能的结果出错，不要重新填充或重复使用标准容器。

使用非由SIEMEMNS公司生产的校正溶液都会使电极和传感器保修无效。与设备一并提供了一个废物容器。使用过的废物容器有人的体液，可能引起感染；正确操作，避免皮肤接触和吞入。

使用限制：不能分析全血样品。酸化试剂与全血样品相互作用形成沉淀，可能堵塞导管。不要使用购买为火焰发射光度计准备的标准溶液，因为黏度调节剂和湿润剂可能影响电极性能。

（八）临床意义

1. 钾

（1）血清（浆）钾升高：可见于肾上腺皮质功能减退症、急性或慢性肾功能衰竭、休克、组织挤压伤、重度溶血、口服或注射含钾液过多等。

（2）血清（浆）钾降低：常见于严重腹泻、呕吐、肾上腺皮质功能亢进、服用利尿剂、胰岛素的应用、钡盐与棉籽油中毒。家族性周期性瘫痪在发作时血清钾下降，可低于2.5mmol/L左右，但在发作间歇血清钾正常。大剂量注射青霉素钠盐时肾小管会大量失钾。

（3）关于钾的医学决定水平意义及措施：

①3.0mmol/L此值低于参考范围下限，若测定值低于此值，可能会出现虚弱、地高辛中毒和（或）心律失常，应予以合适的治疗。

②5.8mmol/L此值高于参考范围上限。首先应排除试管内溶血造成的高钾。若测定值高于此值，应借助其他试验查找高钾原因，并考虑是否有肾小球疾病。

③7.5mmol/L高于此值的任何钾浓度都与心律失常有关，故必须给予合适治疗（首先也应排除试管内溶血造成的高钾）。

2. 钠

（1）血清（浆）钠降低：血清钠浓度低于135mmol/L为低钠血症，临床上常见于：胃肠道失钠、尿钠排出增加、皮肤失钠、抗利尿激素过多。

（2）血清（浆）钠增高：血清钠超过145mmol/L为高钠血症，可见于：肾上腺皮质机能亢进，如柯兴综合征、原发性醛固酮增多症，由于皮质激素的排钾保钠作用，使肾小管对钠的重吸收增加，出现高血钠、严重脱水。中枢性尿崩症时ADH分泌量减少，尿量大增，如供水不足、血钠升高。

（3）关于钠的医学决定水平意义及措施：

①133mmol/L此值稍低于参考范围下限，测定值低于此值时，应考虑多种可能引起低钠的原因，并加做辅助试验，如血清渗透压、钾浓度及尿液检查等。

②115mmol/L等于或低于此水平可发生精神错乱、疲劳、头疼恶心、呕吐和厌食，故在测定值降至115mmol/L时，应尽快确定其严重程度，并及时进行治疗。

③在110mmol/L时，患者极易发生抽搐、半昏迷和昏迷。

④150mmol/L此值高于参考范围上限，应认真考虑多种可能引起高钠的原因。

3. 氯

（1）血清（浆）氯化物增高：临床上高氯血症常见于高钠血症、失水大于失盐、氯化物相对浓度增高；高氯性代谢酸中毒；过量注射0.9%氯化钠溶液等。

（2）血清（浆）氯化物减低：临床上低氯血症较为多见。常见原因有氯化钠的异常丢失或摄取减少，如严重呕吐、腹泻，胃液、胰液或胆汁的大量丢失，长期限制氯化钠的摄入，阿狄森病，抗利尿激素分泌增多的稀释性低钠、低氯血症。

（3）关于氯的医学决定水平意义及措施：90mmol/L，低于此水平，应考虑低氯血症的相关项目检测，如血清Na^+、K^+、Ca^{2+}等。

第三节　血清（血浆）钙（Ca²⁺）测定

钙是人体中含量最多的阳离子。血清总钙由三部分组成：游离钙或离子钙，占钙总量的50%；蛋白结合钙，大部分与血浆白蛋白结合，只有少部分与血浆球蛋白结合，占钙总量的45%；复合结合钙，此部分钙与阴离子（尤其磷酸盐）结合，占钙总量的5%。

（一）方法学概述

IFCC推荐钙测定的决定性方法为放射性核素稀释质谱法，参考方法为原子吸收分光光度法。WHO和我国卫计委临床检验中心推荐的常规方法为邻甲酚酞络合酮法（OCPC）。

（二）标本要求

（1）血清或血浆，血清管在血液完全凝集立即离心，血浆管收集于含肝素钠、肝素锂、乙二胺四乙酸（EDTA）试管中离心后尽快检测，血浆管更适合于急诊检验。

（2）样本在室温下可储存8h，2～8℃下可储存2d。为了保存更长时间，可在-20℃或以下冰冻保存。

（三）测定原理［邻甲酚酞络合酮法（OCPC法）］及参数设置

1. 测定原理

钙与邻甲酚酞络合酮（OCPC）反应生成紫色复合物。复合物的量与钙浓度成正比，可使用双波长（577nm、540nm）终点法技术测定。镁离子也会与邻甲酚酞络合酮（OCPC）化合物形成有色的复合物，可通过与8-羟基喹啉的络合反应而清除。

$$Ca^{2+}+邻甲酚酞络合酮（OCPC）\rightarrow 钙-邻甲酚酞络合酮（Ca^{2+}-OCPC）复合物$$

（在577nm处吸收）

pH值9.7

$$镁（Mg^{2+}）+8-羟基喹啉\rightarrow 羟基喹啉镁盐$$

（在577nm处不吸收）

2. 测定参数（不同生化分析仪参数设置略有不同，请按照厂商说明书推荐的参数设置）

• 样本量：5μL

• 试剂1体积：145μL

• 试剂2体积：33μL

• 稀释液体积：258μL

• 检测温度：37℃

• 波长：577nm和540nm

• 测量类型：双波长终点法

（四）项目校准及室内质量控制

1. 项目校准

项目校准依照生化分析仪项目校准标准操作程序进行，该项目校准为线性校准，使用3个浓度校准品校准。

2. 室内质量控制

室内质量控制依照专业组生化类项目室内质控标准操作程序进行，质控频率及质控品个数、质控规则选择根据实验室的样本量及该项目的性能特征来确定，在做完每日的仪器保养维护后进行上机质控，室内质控结果提示检测系统稳定后方可检测样本。

（五）参考区间（厂商声明）及报告单位

血清：2.12 ~ 2.52mmol/L。

此参考人群组成：75名男性，年龄18 ~ 54岁；75名女性，年龄18 ~ 55岁。

此参考区间用非参数方法计算得出，代表了区间95%的受试人群。

每个实验室均应建立其自己的用于Dimension®临床生化系统钙检测的参考区间。

（六）检测系统性能概要（厂商声明）

分析精密度，线性范围和分析灵敏度符合厂商声明。

（七）干扰因素及注意事项（厂商声明）

1. 干扰因素

正常情况下人血清中的镁所引起的干扰可以忽略不计。在镁的浓度水平为2.9mmol/L时发生0.17mmol/L的最大的正向干扰。含有钆的造影剂如OmniscanTM可使钙的结果假性降低。所以这个产品的生产厂家建议在使用OmniscaTM后的24h内不要采集测定钙的血清样本。1368μmol/L的胆红素（未结合）可使1.60mmol/L的钙浓度减少11%。6.78mmol/L或以上的血脂（Intralipid®）可引起错误报告，所以无法确定干扰量的大小。

Omniscan™是Amersham Health AS，Olso，Norway的商标。

intralipid®是FreseniusKabi AG，Bad Homburg，Germany的注册商标。

200mg/dL（2g/L）的EDTA和500mg/dL（5g/L）的草酸钾，会把钙结果降低到此方法的检测范围以下。

2. 注意事项

（1）存储说明：试剂在2 ~ 8℃保存。有效期12个月。

（2）有效期：未开启的试剂盒的有效期请参考各自包装盒上的说明，仪器上密封的试剂盒孔保持30天性质稳定。

开启后盒孔的稳定性：1 ~ 6盒孔可稳定1天，7 ~ 8盒孔可稳定10天。

（八）临床意义

（1）血钙增高：见于甲状旁腺功能亢进、多发性骨髓瘤、结节病、大量应用维生素D治疗引起肠道过量吸收钙。

（2）血钙降低：可引起神经肌肉应激性增强而使手足搐搦，见于：婴儿手足搐搦症、维生素D缺乏症、引起血清蛋白减少的疾病（恶性肿瘤、严重肝病等），伴高血磷见于甲状旁腺功能减退（甲状旁腺激素分泌不足）和慢性肾衰竭，伴血磷正常或偏低见于佝偻病、骨软化症。

第四节 血清（血浆）脂肪酶（LPS）测定

临床上检测血清脂肪酶活性主要用于胰腺疾病诊断，特别是对急性胰腺炎的诊断有很大帮助，临床研究证实，其灵敏度为80%~100%，特异性为84%~96%。而淀粉酶的灵敏度为73%~79%，特异性为82%~84%，灵敏度和特异性均优于淀粉酶的测定。

（一）方法学概述

胰腺中的脂肪酶在胆盐存在的条件下，降解饮食中的甘油三酯为甘油和游离脂肪酸。脂肪酶的检测用于胰腺疾病的诊断，诸如急性胰腺炎和胰管梗阻。LIPL的方法是一种对Neumann等所描述的检测方法的改良。

（二）标本要求

（1）推荐标本类型血清和血浆（肝素锂或肝素钠），按照诊断用血液标本采集法通过静脉穿刺的方法采集，按照标本采集装置内提供的使用说明书使用和处理，急诊检验建议采用血浆样本进行检测。EDTA、草酸钾、氟化钠以及柠檬酸盐，被显示可以抑制脂肪酶的检测结果，不能被应用。

（2）血清标本采集后离心前应该彻底凝集，如果不能于24h内检测，血清和血浆标本置于2~8℃冷藏可达7天，-20℃冻存时间可以长达2个月。

（三）测定原理及参数设置

1. 测定原理

脂肪酶测定试剂盒（酶法）（LIPL）的检测方法采用一种底物1,2-O-双十二烷基甘油酯-3-戊二酸-（6-甲氧基异噁唑）酯（DGGR）。脂肪酶在辅酯酶、胆盐以及氯化钙存在的条件下，在碱性的pH值环境中，催化该底物水解。葡萄糖醛酸-6'-甲氧基异噁唑酯是一种不稳定的反应中间产物，分解产生色素源性游离甲氧基异噁唑，与标本内的脂肪酶活性成正比。甲氧基异噁唑产生的速度可以通过双色素反应速率法在577nm和700nm处测量。

2. 测定参数（不同生化分析仪参数设置略有不同，请按照厂商说明书推荐的参数设置）

（四）项目校准及室内质量控制

1. 项目校准

依照生化分析仪项目校准标准操作程序进行。该项目校准为线性校准，使用3个浓度校准品进行校准。

2. 在下列情况下，需要重新校准

（1）每更换新批号的试剂盒。

（2）在重要的保养和维修后，如果质控结果提示时。

（3）在实验室质控程序提示时。

3. 室内质量控制

依照专业组生化类项目室内质控标准操作程序进行，质控频率及质控品个数、质控规则选择根据实验室的样本量及该项目的性能特征来确定，在做完每日的仪器保养维护后进行上机质控，室内质控结果提示检测系统稳定后方可检测样本。

每天至少对两个水平的已知脂肪酶浓度的质控（QC）材料分析一次。如果获得的结果不在可接受的范围之内，按照本实验室内部QC程序进行。

（五）参考区间（厂商声明）及报告单位

血清：73 ~ 393 U/L。

（六）检测系统性能概要（厂商声明）分析精密度，线性范围和分析灵敏度符合厂商声明

（七）干扰因素及注意事项（厂商声明）

1. 干扰因素

EDTA、草酸钾、氟化钠以及柠檬酸盐，已经证实可以抑制脂肪酶的检测结果，不应使用。

2. 注意事项

（1）存储条件及有效期

2 ~ 8℃条件下保存，有效期为9个月。开盖后避光保存。

有效期：参见未打开的试剂盒包装上的失效日期。在设备上的密封检测板在30天有效期内稳定。开瓶后的稳定性：1 ~ 6个检测孔，7天内稳定。

（2）安全注意

试剂中包含叠氮钠（<0.1%）作为防腐剂。叠氮钠能与排水管系统所包含的铜和铅起反应，形成具有爆炸性的化合物。使用后，按照当地的管理规定进行适当的处置。

使用过的包含人类体液的试管：处理应该谨慎，避免与皮肤或消化道接触。仅供体外诊断使用。

（八）临床意义

血清中的LPS主要用于急性胰腺炎的诊断，其灵敏度高达80% ~ 100%，在急性胰腺炎时，血清中的LPS4 ~ 8h开始升高，24h出现峰值，又可持续升高7 ~ 14天。由于血液LPS在急性胰腺炎时活性升高时间早，上升幅度大，持续时间长，故其诊断价值优于AMY。

在酗酒、乙醇性胰腺炎、慢性胰腺炎、胰腺癌以及肝胆疾病等血液中的LPS可有不同程度的升高。

第五节　血浆血氨（AMON）测定

临床上检测血浆氨主要用于严重的肝脏损伤的诊断和治疗，如肝硬化、肝炎和Rey综合征。

（一）方法学概述

循环氨主要来源于胃肠道。在通常情况下，氨通过肝酶从尿液中代谢出体外。遗传性的和后天获得性的很多疾病引起氨的升高（高血氨症）。尿液循环酶的遗传性缺陷主要由婴儿阶段的高氨血症引起的。获得性高氨血症大部分是由肝脏疾病、肾衰竭和Rey综合征导致的。升高的氨将会使中央神经系统中毒。通过化学或酶的方法测量血浆中的氨。酶法是一种使用频率最高并且简单和特异性的方法。

（二）标本要求

1. 推荐的样本类型

肝素锂或乙二胺四乙酸（EDTA）的血浆，按采集器使用说明书进行使用和操作。

2. 样本处理

样本采血管应该完全装满，盖紧管帽，立即置于冰浴中送检，尽快离心。在离心后的30min内进行分析。

3. 样本保存

离心后的样本在2~8℃条件下稳定保存2h。在室温下放置6h，血浆中的氨浓度可能至少增加一倍。在采血管中的乙二胺四乙酸（EDTA）、肝素锂的浓度不会对此方法造成干扰。血脂和黄疸样本可能使检测报告出现错误。检测报告出错的样本，请勿清除其中的脂血，因为可能导致其结果无效，请勿使用溶血的样本。

（三）测定原理及参数设置

1. 测定原理

血氨测定试剂盒（酶法）是一种使用谷氨酸脱氢酶（GLDH）和一种稳定的NADPH类似物的酶法。氨同α-酮戊二酸（α-KG）和还原型的辅助因子反应生成L-谷氨酸盐和辅助因子。谷氨酸脱氢酶催化该反应。在340/700nm处进行监测，由于还原型辅助因子的氧化而引起吸光度的降低同氨的浓度成正比。

$$\alpha\text{-酮戊二酸} + NH_4^+ + \text{还原型辅助因子} \xrightarrow{\text{GLDH}} L\text{-谷氨酸盐} + \text{辅助因子} + H_2O$$

2. 测定参数（不同生化分析仪参数设置略有不同，请按照厂商说明书推荐的参数设置

样品体积	44μL
试剂体积	286μL
温度	37.0℃
波长	340和700nm
测量类型	双波长速率法

（四）项目校准及室内质量控制

1. 项目校准

依照生化分析仪项目校准标准操作程序进行。该项目校准为线性校准，使用3个浓度校准品进行校准。

2. 在下列情况下，需要重新校准

（1）每更换新批号的试剂盒。

（2）在重要的保养和维修后，如果质控结果提示时。

（3）在实验室质控程序提示时。

3. 室内质量控制

依照专业组生化类项目室内质控标准操作程序进行，质控频率及质控品个数、质控规则选择根据实验室的样本量及该项目的性能特征来确定，在做完每日的仪器保养维护后进行上机质控，室内质控结果提示检测系统稳定后方可检测样本。

每天至少对两个水平的已知血浆氨浓度的质控（QC）材料分析一次。如果获得的结果不在可接受的范围之内，按照本实验室内部QC程序进行。

（五）参考区间（厂商声明）及报告单位

血浆：19~54μg/dL（11~32μmol/L）。

（六）检测系统性能概要（厂商声明）分析精密度，线性范围和分析灵敏度符合厂商声明

（七）干扰因素及注意事项（厂商声明）

1. 干扰因素

根据CLSI/NCCLS EP7-A$_2$，评估血氨检测结果的干扰，偏差超过10%视为有干扰。浓度为80mg/dL（1368μmol/L）的胆红素（非结合的），将使浓度为85μg/dL（50μmol/L）的氨降低25%，使浓度为426μg/dL（250μmol/L）的氨降低＜10%。

浓度为1500mg/dL（375μmol/L）的右旋糖酐40，将使浓度为85μg/dL（50μmol/L）的氨升高40%。

浓度为250mg/dL（63μmol/L）的右旋糖酐40，将使浓度为85μg/dL（50μmol/L）的氨升高＜10%。

浓度为1500mg/dL（375μmol/L）的右旋糖酐40，将使浓度为426μg/dL（250μmol/L）的氨升高＜10%。

浓度为75mg/dL（0.05mmol/L）的血红蛋白，将使浓度为85μg/dL（50μmol/L）的氨升高11%。溶血样本不应用于血氨的检测。

浓度为5g/dL（50g/L）的免疫球蛋白G（IgG），将使浓度为85μg/dL（50μmol/L）的氨升高32%，使浓度为426μg/dL（250μmol/L）的氨升高10%。

浓度≥400mg/dL（4.52mmol/L）的脂血（Intralipid®）会使检测结果出错；因此，干扰的程度无法测得。检测报告出错的样本，请勿清除其中的血脂，因为可能导致其结果无效。

Intralipid®是Fresenius Kabi AG，Bad Homuburg，Germany的注册商标。

2. 注意事项

（1）存储条件及有效期

2~8℃条件下保存，未开封试剂可保存至有效期。失效日期：参考未开封的试剂包装盒上的失效日期。仪器上密封的试剂船位可稳定保存60天。开瓶后的稳定性：试剂船位1~6可稳定保存1天。

（2）安全注意

用过的比色杯中含有人体体液，需妥善处理以避免皮肤接触和摄入。仅供体外诊断使用。

（八）临床意义

临床上检测血浆氨主要用于严重的肝脏损伤的诊断和治疗，如肝硬化、肝炎和Rey综合征。氨来源于氨基酸代谢产生，通常随尿液排出体外，在肝脏合成的尿素氮出现合成障碍以及随后产生的高血氨可有以下病因：

①原发性：原发性尿素循环酶缺乏（原发性高血氨），以上疾病将导致高血氨，成人的临床症状伴有肝性脑病，新生儿与婴幼儿会引起食欲减退、呕吐、癫痫发作、嗜睡。血氨浓度高于176μmol/L时会导致昏迷。

②继发性：继发性高血氨如严重的肝病，通常是肝硬化或肝癌后期，继发代谢性疾病导致尿素循环抑制（继发性高血氨），继发性高血氨在成人患者中多见，且临床有明显肝性脑病综合征，其他非肝源性的高血氨很少见，例如大剂量化疗、丙戊酸治疗或多发性骨髓瘤累及脑膜等。高血氨与肝性脑病通常由于：肝合成尿素与谷氨酰胺的能力减低，肝脏不能充分代谢内源性蛋白质与肠源性细菌分解蛋白形成的氨，此种功能紊乱发生于慢性肝脏疾病伴有严重的肝实质病变，如肝硬化。急性肝功能衰竭伴大量肝实质损伤。血流不经过肝脏，从小肠直接进入全身循环。肝硬化和门脉高压的患者，小肠生成的氨，经由门脉系统侧支循环通路进入全身循环。经分流手术后的患者，血流经由门-腔或脾肾分流。急性肝功能衰竭时，肝脏血液未经门静脉而分流至肝静脉。

第六节　血浆乳酸（LA）测定

乳酸是糖酵解供能系统的终产物，又是有氧代谢的重要氧化物质，运动时乳酸主要在骨骼肌中生成，然后透过细胞膜进入血液，并随血液循环到达身体的其他组织被代谢消除。可在肝内经糖异生途径转变为葡萄糖，在供能系统中占有重要地位。同时，乳酸过多对酸碱平衡的影响又成为负面效应，导致疲劳发生。

（一）方法学概述

乳酸作为反映组织缺氧一个较为敏感、可靠的指标，对评估患者的预后有一定的实用价值。通过双波长终点技术测量血浆中的乳酸，此方法参数设置简单，反应时间一般比较长，精密度好。

（二）标本要求

（1）血浆200μL，动脉或毛细血管血样本为佳，静脉血必须在没有受压的情况下采集，如果是全血，在第一小时内，立即离心检测样本。

（2）溶血、脂血、黄疸标本，可能对检测结果有影响，采用溶血、脂血、黄疸样本进行检测必须标注样本状态。

（三）测定原理及参数设置

1. 测定原理

乳酸检测方法是利用兔子肌肉中的乳酸脱氢酶（LDH）能催化L-乳酸盐的氧化，生成丙酮酸盐，同时使烟酰胺腺嘌呤二核苷酸（NAD）还原。每存在一个摩尔（当量）的乳酸盐，一个摩尔的NAD即被转换成一个摩尔的NADH。由于NADH而形成的吸光率与乳酸盐的浓度直接成正比，采用双波长（340～383nm）终点技术来测定乳酸盐的浓度。

$$\text{L-乳酸盐}+NAD^+ \xrightarrow{\text{LDH}} \text{丙酮酸盐}+NADH+H^+$$

2. 测定参数（不同生化分析仪参数设置略有不同，请按照厂商说明书推荐的参数设置）

（四）项目校准及室内质量控制

1. 项目校准

依照生化分析仪项目校准标准操作程序进行。该项目校准为线性校准，使用3个浓度校准品进行校准。

2. 在下列情况下，需要重新校准

（1）每更换新批号的试剂盒。

（2）在重要的保养和维修后，如果质控结果提示时。

（3）在实验室质控程序提示时。

3. 室内质量控制

依照专业组生化类项目室内质控标准操作程序进行，质控频率及质控品个数、质控规则选择根据实验室的样本量及该项目的性能特征来确定，在做完每日的仪器保养维护后进行上机质控，室内质控结果提示检测系统稳定后方可检测样本。

每天至少对两个水平的已知血浆乳酸浓度的质控（QC）材料分析一次。如果获得的结果不在可接受的范围之内，按照本实验室内部QC程序进行。

（五）参考区间（厂商声明）及报告单位

静脉血浆：0.4～2.0mmol/L。

（六）检测系统性能概要（厂商声明）

分析精密度，线性范围和分析灵敏度符合厂商声明。

（七）干扰因素及注意事项（厂商声明）

1. 干扰因素

静脉注射肾上腺素、葡萄糖、碳酸氢盐，或者输入其他改变酸碱平衡的液体，会引起乳酸盐（还有丙酮酸盐）水平的升高，但不一定与组织缺氧有关。

HIL干扰：根据CLSI/NCCLS EP7-P评估了溶血，黄疸以及血脂对LA方法的干扰。质控样本（不含干扰物）与测试样本（含有干扰物）之间的差异被称为偏差，见表2-37。偏差超过10%认为有干扰。

表2-37　HIL干扰

测试成分	测得浓度（SI单位）	乳酸浓度（mmol/L）	偏差（%）
血红蛋白	1000mg/dL （0.62mmol/L） （单体）	2.97	<10
胆红素 （未结合）	20mg/dL （342μmol/L）	2.88	<10
	40mg/dL （684ummol/L）	2.88	14
血脂（intralipid®）	1000mg/dL （11.3mmol/L）	1.66	<10

2. 注意事项

（1）存储条件及有效期

2~8℃条件下保存，有效期为12个月。

失效日期：参考每个未开封试剂盒包装上的有效期。封闭或未水化的试剂船可在设备中稳定30天。一旦试剂船位被设备开孔，可稳定5天。

（2）安全注意

用过的比色杯中含有人体体液，需妥善处理以避免皮肤接触和摄入。仅供体外诊断使用。

（八）临床意义

1. 低氧血症性缺氧与乳酸

低氧血症缺氧有慢性和急性两种情况，这两者对机体的影响显然是不一样的。慢性低氧血症的患者所伴随的继发性红细胞增多，心排血量增多，血红蛋白对氧释放量增多等均可缓解机体组织的缺氧，所以不会使血乳酸升高。相反，当机体出现急性缺氧时，都伴有血乳酸的急剧升高。急性呼吸窘迫综合征的患者、哮喘发作的患者以及分娩期宫内窒息的胎儿，都表现出严重的乳酸升高，由于乳酸可较好地反映组织缺氧情况，乳酸的测定与Apgar评分的良好相关性，分娩期从胎儿头皮微量取血比较容易，可持续监测整个分娩期胎儿的氧合情况，因此有人认为乳酸测定是监测胎儿分娩窒息的最好指标。

2. 低血流缺氧与乳酸

低血流性缺氧如心源性、出血性及感染性休克在临床上最常发生，尽管原因不同，但其与乳酸的密切相关性都得到了证实。

3. 组织中毒性缺氧与乳酸

组织中毒性缺氧是由于某些药物或毒物抑制了氧化还原酶，使组织不能充分利用氧，导致用氧障碍性缺氧。某些药物作用于线粒体呼吸链中的某个环节，抑制细胞呼吸，损害氧化磷酸化，导致乳酸升高。

4. 其他因素与乳酸

除上述因素外，还有如下因素可致乳酸浓度升高：麻醉药环氧烷和乙醚；输入含果糖的溶液：如山梨醇和甘露醇；浅麻醉状态下；乙醇中毒；维生素B$_1$和生物素缺乏；肿瘤性疾病；先天性代谢性疾病；失代偿性糖尿病；癫痫大发作及输入碳酸氢盐等；输入大量库存血等。

第七节　血清（血浆）尿酸（UA）测定

尿酸（UA）是嘌呤碱基代谢产物，既可以来自体内，也可以来自食物中嘌呤的分解代谢，主要在肝脏中生成，小部分尿酸可经肝脏随胆汁排泄，其余大部均从肾脏排泄；UA可自由滤过肾小球，也可经肾小管排泄。原尿中90%UA被肾小管重吸收，因此，排除外源性尿酸干扰，血尿酸可以反映肾小球滤过功能和肾小管重吸收功能。

（一）方法学概述

尿酸的测定方法有磷钨酸（PTA）法、尿酸氧化酶法和高效液相色谱（HPLC）法。目前尿酸氧化酶法是测定尿酸的主要方法。

（二）标本要求

（1）血清或血浆，血清管在血液完全凝集立即离心，血浆管收集于含肝素钠、肝素锂、乙二胺四乙酸（EDTA）或草酸钾的试管中离心后尽快检测，对此方法尿酸没有影响，血浆管更适合于急诊检验。

（2）分离的样本在室温条件下可保存1天，在2~8℃条件下可保存3天。如果要保存更长时间，样本可冷冻在-20℃或以下条件下，最长可保存6个月。

（三）测定原理及参数设置

1. 测定原理

尿酸在尿酸氧化酶的作用下转化为在293nm没有光吸收的尿囊素。由于尿酸的减少引起的在

293nm的光吸收的改变与样品中尿酸浓度成正比，并且可以用二色性（293nm和700nm）终点技术测定。

$$尿酸 + 2H_2O + O_2 \xrightarrow{\text{尿酸氧化酶}} 尿囊素 + H_2O_2 + CO_2$$

（在293nm光吸收）　　　　　　　　　　　　　　（在293nm无光吸收）

2. 测定参数（不同生化分析仪参数设置略有不同，请按照厂商说明书推荐的参数设置）

（四）项目校准及室内质量控制

1. 项目校准

依照生化分析仪项目校准标准操作程序进行。该项目校准为线性校准，使用3个浓度校准品校准。

2. 室内质量控制

依照专业组生化类项目室内质控标准操作程序进行，质控频率及质控品个数、质控规则选择根据实验室的样本量及该项目的性能特征来确定，在做完每日的仪器保养维护后进行上机质控，室内质控结果提示检测系统稳定后方可检测样本。

（五）参考区间（厂商声明）及报告单位

血清：女性（155～357μmol/L），男性（208～428μmol/L）。

每个实验室应当建立自己在Dimension®临床生化系统上的尿酸参考范围。

（六）检测系统性能概要（厂商声明）

分析精密度、线性范围和分析灵敏度符合厂商声明。

（七）干扰因素及注意事项（厂商声明）

1. 干扰因素

据报道，黄嘌呤使URCA检测方法的结果减少40%，600mg/dL（6.78mmol/L）及以上浓度的脂血（Intralipid®）会使测试报告信息出差错，因此不能检测干扰的严重程度。使用可选10μL的样本时，1000mg/dL（11.3mmol/L）及以上浓度的脂血（Intralipid®）会使测试报告信息出差错，因此不能检测干扰的严重程度。Intralipid®是Fresenius Kabi AG，Bad Homburg，德国的注册商标。

2. 注意事项

试剂在2～8℃保存，未开封可保存至有效期。未开启的试剂盒的有效期请参见其各自包装盒上的说明。仪器上密封的或未经水合的试剂船位可以保持30天有效。开封稳定性：试剂船位1～3可保存3天；试剂船位8可保存30天。

（八）临床意义

（1）血清尿酸升高主要见于：痛风；核酸代谢增高时，如白血病、多发性骨髓瘤、真性红细胞增多症等；肾功能减退；氯仿、四氯化碳及铅中毒；子痫；妊娠反应；食用富含核酸的饮食等。

（2）测定尿酸应在严格控制嘌呤摄入量的条件下进行，最好同时测定尿尿酸更具有诊断价值。

①血尿酸升高，而尿尿酸降低提示肾小球滤过功能损伤；血尿酸降低而尿尿酸升高提示肾小管重吸收功能损伤或竞争抑制。

②血、尿尿酸均升高提示可能为遗传性嘌呤代谢障碍引起尿酸生成增多，还有可能为恶性肿瘤、多发性骨髓瘤、淋巴瘤化疗后、或长期使用抗结核药物吡嗪酰胺等。

③血、尿尿酸均降低主要见于尿酸合成减少，如急性重型肝炎；嘌呤分解代谢受阻，参与尿酸生成的黄嘌呤氧化酶、嘌呤核苷磷酸化酶先天性缺陷；长期大量使用糖皮质激素等。

✛ 第八节　血清（血浆）二氧化碳（CO_2）测定

二氧化碳总量（$T-CO_2$）是指血浆中各种形式的CO_2总和，包括HCO_3^-（95%）、少量物理溶解的CO_2及极少量的其他形式存在的CO_2。因此，在体内受呼吸和代谢两个因素的影响，主要是代谢因素的影响。

（一）方法学概述

目前，国内大多数实验室都使用电极法和酶法测定总二氧化碳。

（二）标本要求

（1）血清或血浆均可检测。血清管采集后立即离心，离心前样本应完全凝集。血浆管收集于含肝素钠、肝素锂的试管中离心后尽快检测，不会对此方法产生干扰，血浆管更适合于急诊检验。

（2）在采集和离心后，应对未开封的采集管中血液样本尽快检测。未打开采血管的，离心的样本在室温下可储存8h，在2～8℃可储存2天。如需储存较长时间，样本可在-20℃或更低温度冷冻6个月。当开盖样本暴露于空气中1h后，总二氧化碳浓度可降低6mmol/L。当真空采集管未装满样本时，总二氧化碳浓度的计数会降低3mmol/L。

（三）测定原理及参数设置

1. 测定原理

采用了磷酸烯醇丙酮酸羧化酶/苹果酸脱氢酶的双酶反应，并使用了一种稳定的还原型辅酶（NADH）辅因子类似物。

操作原理：在存在磷酸烯醇丙酮酸羧化酶（PEPC）以及镁离子的条件下，碳酸氢根离子和磷酸烯醇丙酮酸盐反应生成草酰乙酸盐以及无机磷酸盐（Pi）。在还原型辅酶（NADH）辅因子类似物（aNADH）被氧化的同时，草酰乙酸盐被苹果酸酶（MDH）还原成苹果酸盐。

$$HCO_3^- + 磷酸烯醇丙酮酸盐 \xrightarrow{\quad PEPC,\ Mg^{2+} \quad} 草酰乙酸盐 + Pi$$

$$草酰乙酸盐 + aNADH + H^+ \xrightarrow{\quad MDH \quad} 苹果酸盐 + aNAD + aNADH$$

吸光度的下降程度与样本中的总二氧化碳浓度成比例，且可用双波长方法在主波长405nm和次波长700nm处测得。

2. 测定参数（不同生化分析仪参数设置略有不同，请按照厂商说明书推荐的参数设置）

样本量： 5μL

试剂1体积： 100μL

检测温度： 37°C

波长： 405nm和700nm

检测类型： 双波长速率法

（四）项目校准及室内质量控制

1. 项目校准

依照生化分析仪项目校准标准操作程序进行。该项目校准为线性校准，使用3个浓度校准品校准。

2. 室内质量控制

依照专业组生化类项目室内质控标准操作程序进行，质控频率及质控品个数、质控规则选择根据实验室的样本量及该项目的性能特征来确定，在做完每日的仪器保养维护后进行上机质控，室内质控结果提示检测系统稳定后方可检测样本。

（五）参考区间（厂商声明）及报告单位

血清（浆）：21~32mmol/L。

（六）检测系统性能概要（厂商声明）

分析精密度、线性范围和分析灵敏度符合厂商声明。

（七）干扰因素（厂商声明）

（1）在通风不好的房间内，已开封的试剂船位能吸收CO_2，这可能导致测量结果升高达30%。

（2）浓度在1000mg/dL（0.62mmol/L）的血红蛋白（溶血）（单体）可使浓度为13mmol/L的ECO_2结果降低21%。

（3）浓度在3000mg/dL（33.9mmol/L）的脂血（Intralipid）可使浓度为13mmol/L的ECO_2结果降低16%。

（八）临床意义

1. 病理性增高

（1）代谢性碱中毒：如缺钾、肾上腺皮质功能亢进、过量使用肾上腺皮质激素，由于碱性物质产生过多或肾功能不全，使肾脏排出HCO_3^-减少，重吸收HCO_3^-增加，导致CO_2升高，这是CO_2CP（二氧化碳结合力）升高的主要的原因。

（2）呼吸性酸中毒：如呼吸道阻塞、重症肺气肿、支气管扩张、肺水肿，由于CO_2排出减少，也可使CO_2CP增高。

（3）代谢性碱中毒合并呼吸性酸中毒：CO_2CP显著升高。

2. 病理性降低

（1）代谢性酸中毒：如糖尿病酮症酸中毒、尿毒症、休克、严重腹泻、脱水等，由于酸性物质产生过多或肾功能不全，使肾脏排出HCO_3^-增加，重吸收HCO_3^-减少，导致CO_2CP减低，这是CO_2CP降低的主要原因。

（2）呼吸性碱中毒：如呼吸中枢兴奋、呼吸增快、换气过度，由于CO_2排出过多，也可使CO_2CP减低。

（3）代谢性酸中毒合并呼吸性碱中毒：CO_2CP明显减低。

第九节　血清（血浆）总蛋白（TP）测定

总蛋白检测用于各种疾病的诊断和治疗，包括肝脏、肾脏、骨髓以及代谢或营养紊乱。血清总蛋白是各种蛋白的复杂混合物，在身体中具有重要的生理功能，是临床生化检测的一个重要项目。通常可利用不同的方式将其分开，其中的白蛋白、纤维蛋白等蛋白都是由肝细胞合成。所以当肝脏发生变化时，肝细胞合成蛋白质的功能会减退，血清总蛋白即会发生质和量的变化。

（一）方法学概述

总蛋白检测方法是一种双缩脲反应的改良，该反应首先由Kingsley提出，后来又经过Herry的改进最后由Herry将其作为血清检测的方法提出。该方法采用酒石酸盐作为络合剂防止形成氢氧化铜沉淀。血清空白增加方法的敏感性并同时使脂血对光谱的干扰最小化。

（二）标本要求

（1）可以通过推荐的静脉穿刺法采集血清和血浆样本，按照采集器的说明书进行使用和处理。血清样本在离心前样本应完全凝集。急诊检验建议采用血浆样本进行检测。

（2）分离的样本在室温条件下可保存8h，在$2 \sim 8$℃条件下可保存72h，在-20℃冷冻或更低条件下可保存6个月。

（三）测定原理及参数设置

1. 测定原理

二价铜离子（Cu^{2+}）与基础溶液中蛋白质的肽键（$-C-NH-CH-C-NH-$）反应。

因此所形成的蓝色铜（Ⅱ）蛋白质复合物与样本中总蛋白的浓度成正比，并采用二色性（540nm，700nm）终点技术测定。

$$Cu^{2+} + 蛋白质 \xrightarrow{\quad OH^- \quad} 复合物$$
$$（在540nm处吸收）$$

2. 测定参数（不同生化分析仪参数设置略有不同，请按照厂商说明书推荐的参数设置）

（四）项目校准及室内质量控制

1. 项目校准

依照生化分析仪项目校准标准操作程序进行。该项目校准为线性校准，使用3个浓度校准品进行校准。

2. 在下列情况下，需要重新校准

（1）每更换新批号的试剂盒。

（2）在重要的保养和维修后，如果质控结果提示时。

（3）在实验室质控程序提示时。

3. 室内质量控制

依照专业组生化类项目室内质控标准操作程序进行，质控频率及质控品个数、质控规则选择根据实验室的样本量及该项目的性能特征来确定，在做完每日的仪器保养维护后进行上机质控，室内质控结果提示检测系统稳定后方可检测样本。

按照政府法规和已认可的要求进行质量控制。每天至少对两个已知总蛋白浓度的质控材料（QC）检测一次。如果结果不在实验室可接受范围，应当照实验室内部的质量控制程序操作。

（五）参考区间（厂商声明）及报告单位

血清（浆）：64～82g/L。

参考区间通过非参数法计算得出，代表了区间95%的受试人群，采用血清为样本。由于血浆中存在纤维蛋白原，血浆的参照区间将高3g/L。

（六）检测系统性能概要（厂商声明）

分析精密度、线性范围和分析灵敏度符合厂商声明。

（七）干扰因素及注意事项（厂商声明）

HIL干扰：根据CLSI/NCCLS EP7-P评估溶血、黄疸和脂血症对TP方法（用减少的样本量10μL时）的干扰。偏差定义为是对照样本（不含干扰物）和测试样本（含干扰物）间的差异，如表2-38所示。偏差超过10%认为有"干扰"。

表2-38　HIL干扰

测试物质	测试浓度 （国际单位）	总蛋白浓度 g/dL（g/L）	偏差（%）
血红蛋白 （溶血产物）	200mg/dL （0.12mmol/L）（单体）	3.2 （32）	<10
胆红素 （未结合）	5mg/dL （86μmol/L）	3.2 （32）	<10

续表2-38

测试物质	测试浓度 （国际单位）	总蛋白浓度 g/dL（g/L）	偏差（%）
脂血 （Intralipid®）	200mg/dL （2.26mmol/L） 600mg/dL （6.78mmol/L）	2.3 （23） 2.3 （23）	＜10*

注：*在此点的干扰物检测会使测试报告信息出差错，因此不能估计干扰的严重程度。
Intralipid®是Fresenius Kabi AG，Bad Homburg，Germany的注册商标。

（八）临床意义

血清总蛋白降低的原因比较多，主要见于各种白蛋白减低为主的病理表现，但是当有严重肝功能损伤时，肝脏合成的α1、β球蛋白降低，此时血清球蛋白含量也会下降。血清总蛋白升高的原因有两种情况，一种是急性失水（如呕吐、腹泻、高热等），慢性肾上腺皮质功能减退；另一种可能原因引起的球蛋白明显升高。

✛ 第十节　血清（血浆）白蛋白（ALB）测定

白蛋白（ALB）是血浆中浓度最高的蛋白。白蛋白全部由肝脏合成，并可作为钙、脂肪酸、胆红素、激素、维生素、示踪迹、药物的转运和结合蛋白。它在维持血管内外胶体渗透压中起着重要的作用。肝脏疾病可降低白蛋白浓度。肾脏疾病时白蛋白逸出到尿液中，从而导致人血白蛋白降低。营养不良或者低蛋白饮食也可导致人血白蛋白的降低。

（一）方法学概述

白蛋白检测方法是Carter和Louderback等人报道的溴钾酚紫（BCP）染料结合方法的改进。由于溴甲酚紫（BCP）对白蛋白有很强的特异性，所以这个方法不受球蛋白的干扰。多波长的空白对照增加了灵敏度并且减小了来自脂血的光谱干扰。

（二）标本要求

（1）可以使用采集和储存血清和血浆的常规步骤来制作本方法分析的样本。依据样本采集装置的使用和处理说明操作。

（2）血清样本在离心前应完全凝集，急诊检验建议采用血浆检测。

（3）样本在室温下可储存8h，在2~8℃下可储存2天。为了保存更长时间，可在-20℃或以下冰冻保存。商业通用的采血管中存在常规浓度（14.3U/mL）的肝素和乙二胺四乙酸（EDTA）不会干扰白蛋白方法。在白蛋白浓度为4.1g/dL（41g/L）时，肝素锂280U/mL（280000U/L）可使白蛋白的检测结果降低2.4g/dL（24g/L）。含有草酸钾和氟化钠的采血管可使白蛋白检测结果降低10%。

（三）测定原理及参数设置

1.测定原理

在存在增溶剂的情况下，溴甲酚紫（BCP）在pH4.9时与白蛋白结合。白蛋白-溴甲酚紫（BCP）复合物的量直接与白蛋白的浓度成正比。复合物在600nm波长处有吸收，可以使用多波长（600nm、540nm、700nm）终点技术进行测量。

$$\text{白蛋白+溴甲酚紫} \xrightarrow{\quad\text{pH值4.9}\quad} \text{白蛋白-溴甲酚紫}$$

（BCP）染料　　　　　　　　（BCP）复合物

（在600nm处不吸收）　　　（在600nm处吸收）

2.测定参数（不同生化分析仪参数设置略有不同，请按照厂商说明书推荐的参数设置）

（四）项目校准及室内质量控制

1.项目校准

依照生化分析仪项目校准标准操作程序进行。该项目校准为线性校准，使用3个浓度校准品进行校准。

2.在下列情况下，需要重新校准

（1）每更换新批号的试剂盒。

（2）在重要的保养和维修后，如果质控结果提示时。

（3）在实验室质控程序提示时。

3.室内质量控制

依照专业组生化类项目室内质控标准操作程序进行，质控频率及质控品个数、质控规则选择根据实验室的样本量及该项目的性能特征来确定，在做完每日的仪器保养维护后进行上机质控，室内质控结果提示检测系统稳定后方可检测样本。

（五）参考区间（厂商声明）及报告单位

血清（浆）：34～50g/L。

参考区间通过非参数法计算得出，代表了区间95%的受试人群。身体姿势会影响血清蛋白的浓度；当受检者处于仰卧姿势时数值会比较低。

（六）检测系统性能概要（厂商声明）

分析精密度、线性范围和分析灵敏度符合厂商声明。

（七）干扰因素及注意事项（厂商声明）

1.干扰因素

HIL干扰：依据CLSI/NCCLS EP7-P评估溶血、黄疸、血脂对白蛋白方法的影响。偏差定义为对照样本（不含干扰物质）和测试样本（含干扰物质）的差别，见表2-39。偏差超过10%考虑为"干扰"。

表2-39 HIL干扰

测试物质	测试浓度（国际单位）	白蛋白浓度[h] g/dL（g/L）	偏差（%）
血红蛋白（溶血产物）	1000mg/dL（0.62mmol/L）（单体）	2.3 [23]	<10
胆红素（未结合）	80mg/dL（1368μmol/L）	2.3 [23]	<10
血脂（Intralipid®）	600mg/dL（6.78mmol/L） 1000mg/dL（11.3mmol/L）	2.3 [23] 2.3 [23]	<10 n

注：h分析结果不应基于此偏差进行校正。

n此水平的干扰测试引起测试错误报告，因此无法确定干扰量。

肾衰的患者血清中出现CMPF（3-羧基-4-甲基-5-丙基-2-呋喃丙酸）可致白蛋白的值假性降低。1000mg/dL（11.3mmol/L）或以上的血脂（Intralipid®）可引起错误报告，因此无法确定干扰量。

Intralipid®是Fresenius Kabi AG，Bad Homburg，Germany的注册商标。

2. 注意事项

（1）存储条件及有效期

2~8℃下保存，未开封试剂可保存至有效期。有效期：未开启的试剂盒的有效期请参见其各自包装盒上的说明。仪器上密封的试剂盒孔可保持30天性质稳定。开启后盒孔的稳定性：1~6盒孔可稳定3天。

（2）安全注意

试剂含有刺激剂2-氯乙酰胺，与皮肤接触可导致过敏，用过的比色杯含有人体体液，应小心操作，避免与皮肤接触或者吸入，仅供体外诊断使用。

（八）临床意义

白蛋白的测定可用于诊断和治疗多种肝脏和肾脏原发疾病。白蛋白是血浆中浓度最高的蛋白。白蛋白全部由肝脏合成，并可作为钙、脂肪酸、胆红素、激素、维生素、示踪迹、药物的转运和结合蛋白。它在维持血管内外胶体渗透压中起着重要的作用。肝脏疾病可降低白蛋白浓度。肾脏疾病时白蛋白逸出到尿液中，从而导致人血白蛋白降低。营养不良或者低蛋白饮食也可导致人血白蛋白的降低。

第十一节　血清（血浆）总胆红素（TBil）测定

总胆红素的测定可应用于肝脏疾病、溶血性疾病、血液学疾病和代谢性疾病，包括肝炎和胆囊疾病的诊断和治疗。

（一）方法学概述

血清中的总胆红素由四种以上不同形式的胆红素片段组成。直接反应的片段分为单体和双体结合胆红素（β-胆红素和γ-胆红素）和δ片段（δ-胆红素），这些胆红素和白蛋白紧密地结合在一起。未结合胆红素（α-胆红素）为不溶于水的物质，只有在添加了催化剂如咖啡因后才能发生反应。TBI方法是Doumas参考方法的改进，Doumas参考方法是对Jendrassik和Grofin在1938建立的重氮方法的改进。

（二）标本要求

（1）可采用常规方法采集血清、肝素锂血浆和EDTA血浆。血清和血浆样本应当在静脉穿刺后2h内与细胞分离。血清样本应当在离心之前使血液完全凝固，急诊检验建议采用血浆样本进行检测。

（2）胆红素为光敏感物质，应当注意防止样本被日光和日光灯照射，以免发生光降解作用。

（3）分离好的标本在室温下可保存8h，在2~8℃的条件下为7天，或在-20℃或以下可冷冻保存6个月。如果样本保存时间超过8h，必须进行避光保护。

（三）测定原理及参数设置

1. 测定原理

在低pH值条件下，亚硝酸钠和磺胺酸能结合形成重氮化磺胺酸。用0.5M盐酸（HCl）稀释样本。采用空白读值消除非胆红素色素的干扰。在加入重氮化磺胺酸后，结合胆红素被转化成能吸收540nm波的红色生色团重氮胆红素，最后采用双波长（540nm、700nm）终点技术进行测量。

结合胆红素+重氮化磺胺酸——→红色生色团（吸收波长540nm）

2. 测定参数（不同生化分析仪参数设置略有不同，请按照厂商说明书推荐的参数设置）

（四）项目校准及室内质量控制

1. 项目校准

依照生化分析仪项目校准标准操作程序进行。该项目校准为线性校准，使用3个浓度校准品进行校准。

2. 在下列情况下，需要重新校准

（1）每更换新批号的试剂盒。

（2）在重要的保养和维修后，如果质控结果提示时。

（3）在实验室质控程序提示时。

3. 室内质量控制

依照专业组生化类项目室内质控标准操作程序进行，质控频率及质控品个数、质控规则选择根据实验室的样本量及该项目的性能特征来确定，在做完每日的仪器保养维护后进行上机质控，室内质控结果提示检测系统稳定后方可检测样本。

每天至少对两个水平的已知总胆红素浓度的质控（QC）材料分析一次。如果获得的结果不在可接受的范围之内，按照本实验室内部QC程序进行。

（五）参考区间（厂商声明）及报告单位

血清（浆）：0~0.2mg/dL（或0~3μmol/L）。

（六）检测系统性能概要（厂商声明）

分析精密度、线性范围和分析灵敏度符合厂商声明。

（七）干扰因素及注意事项（厂商声明）

干扰因素（见表2-40）：

按CLSI/NCCLS EP7-A$_2$对DBI方法的干扰情况进行了评估。偏差表示对照样本（不含干扰物）和试验样本（含干扰物）之间的结果差异，用mg/dL（μmol/L）表示。偏差大于10%时表示存在干扰。

表2-40　干扰因素

测试物质	干扰物浓度（国际单位）	DBI浓度 mg/dL（μmol/L）	偏差 mg/dL（μmol/L）	偏差（%）
白蛋白	6g/dL（60g/L）	0.4（7）	−0.04（0.7）	−11
白蛋白	6g/dL（60g/L）	5.8（99）	−0.8（14）	−13
抗坏血酸	5mg/dL（227μmol/L）	0.3（5）	+0.03（0.5）	+11
羧苄西林	3mg/dL（7.1mmol/L）	0.4（7）	+0.04（0.7）	+11
胆固醇	500mg/dL（12.9mmol/L）	0.3（5）	−0.03（0.5）	+11
血红蛋白	20mg/dL（0.013mmol/L）单体	0.4（7）	−0.2（3）	−44
血红蛋白	50mg/dL（0.03mmol/L）单体	0.3（5）	−0.25（4）	−83
血红蛋白	50mg/dL（0.03mmol/L）单体	3.0（51）	−0.7（12）	−23
血红蛋白	50mg/dL（0.03mmol/L）单体	5.0（86）	−0.8（14）	−16

续表2-40

测试物质	干扰物浓度 （国际单位）	DBI浓度 mg/dL（μmol/L）	偏差 mg/dL（μmol/L）	偏差（%）
血红蛋白	100mg/dL （0.06mmol/L）单体	0.3 （5）	−0.3 （5）	−100
血红蛋白	100mg/dL （0.06mmol/L）单体	3.0 （51）	−1.0 （17）	−33
血红蛋白	100mg/dL （0.06mmol/L）单体	5.0 （86）	−1.3 （22）	−26
血红蛋白	100mg/dL （0.06mmol/L）单体	14.1 （241）	−1.6 （27）	−11
免疫球蛋白G（IgG）	5g/dL （50g/L）	0.4 （7）	−0.08 （1）	−20
左旋多巴	300μg/mL （1.52mmol/L）	0.4 （7）	+0.3 （5）	+76
血脂（Intralipid®）	200g/dL （2.26mmol/L）	0.4 （7）	−0.09 （2）	−22
土霉素	50mg/dL （0.10mmol/L）	0.4 （7）	+0.05 （0.9）	+13
类风湿因子（RF）	510IU/mL （510IU/mL）	0.4 （7）	−0.06 （1）	−14
总蛋白	12g/dL （120g/L）	0.4 （7）	−0.04 （0.7）	−11
总蛋白	12g/dL （120g/L）	5.8 （99）	−1.4 （24）	−13

注：本偏倚不作为分析物结果的校正依据。

Intralipid®是Fresenius Kabi AG，Bad Homburg，Germany的注册商标。

（八）临床意义

黄疸及黄疸程度的鉴别：总胆红素浓度达到17.1～34.2μmol/L时为隐形黄疸。总胆红素浓度大于34.2μmol/L时为黄疸。

肝细胞损伤程度和预后的判断：总胆红素浓度明显升高反映有严重的肝细胞损害。但某些疾病如胆汁淤积性肝炎时，尽管肝细胞受累较轻，血清总胆红素可升高。

新生儿溶血病：血清总胆红素有助于了解疾病严重程度。再生障碍性贫血及数种继发性贫血（主要见于癌症或慢性肾炎引起），血清总胆红素减少。

第十二节 血清（血浆）直接胆红素（DBil）测定

直接胆红素的测定可应用于肝脏疾病、溶血性疾病、血液学疾病和代谢性疾病，包括肝炎和胆囊疾病的诊断和治疗。

（一）方法学概述

血清总胆红素由四种以上不同形式的胆红片段组成。直接反应的片段为单体或双体结合胆红素（β-胆红素和γ-胆红素）和同白蛋白紧密结合的δ片段（δ-胆红素）。未结合胆红素（α-胆红素）是不溶于水，且只有在添加了催化剂如咖啡因后才能发生反应。DBI方法是Doumas参考方法改良版，Doumas参考方法是Jendrassik和Grof在1938建立的重氮方法的改良。

（二）标本要求

（1）血清、肝素锂血浆和EDTA血浆，请按照样本采集设备所提供说明书进行使用和处理。血清和血浆样本应当在静脉穿刺后2h内与细胞分离，应当在离心之前使血液完全凝固，急诊检验建议采用血浆样本进行检测。

（2）胆红素为光敏感物质。应当注意防止样本被日光和日光灯照射，以免发生光降解作用。分离好的标本在室温下可保存8h，在2~8℃的条件下为7天，或在-20℃或以下可冷冻保存6个月。如果样本保存时间超过8h，必须进行避光保护。溶血可能会使DBI结果偏低。

（三）测定原理及参数设置

1. 测定原理

在低pH值条件下，亚硝酸钠和磺胺酸能结合形成重氮化磺胺酸。以咖啡因/苯甲酸/乙酸/EDAT混合物稀释样本，使其中的胆红素（未结合）溶解。在加入重氮化磺胺酸后，溶解的胆红素包括结合胆红素（单葡糖苷酸和双葡糖苷酸）和δ-胆红素（和白蛋白共价结合的胆蛋白质-胆红素），被转化成代表总胆红素的红色生色团重氮胆红素，重氮胆红素能吸收540nm波，最后采用双波长（540nm、700nm）终点技术进行测量。采用样本空白校正。

$$溶解的胆红素+重氮化磺胺酸 \longrightarrow 红色生色团$$

$$（吸收波长540nm）$$

2. 测定参数（不同生化分析仪参数设置略有不同，请按照厂商说明书推荐的参数设置）

（四）项目校准及室内质量控制

1. 项目校准

依照生化分析仪项目校准标准操作程序进行。该项目校准为线性校准，使用3个浓度校准品进行校准。

2. 在下列情况下，需要重新校准

（1）每更换新批号的试剂盒。

（2）在重要的保养和维修后，如果质控结果提示时。

（3）在实验室质控程序提示时。

3. 室内质量控制

依照专业组生化类项目室内质控标准操作程序进行，质控频率及质控品个数、质控规则选择根据实验室的样本量及该项目的性能特征来确定，在做完每日的仪器保养维护后进行上机质控，室内质控结果提示检测系统稳定后方可检测样本。

每天至少对两个水平的已知总胆红素浓度的质控（QC）材料分析一次。如果获得的结果不在可接受的范围之内，按照本实验室内部QC程序进行。

（五）参考区间（厂商声明）及报告单位

血清（浆）：0.2～1.0mg/dL（或3～17μmol/L）。

（六）检测系统性能概要（厂商声明）

分析精密度、线性范围和分析灵敏度符合厂商声明。

（七）干扰因素及注意事项（厂商声明）

干扰因素（见表2-41）：按CLSI/NCCLS EP7-A对TBI方法的干扰情况进行了评估。偏差表示对照样本（不含干扰物）和试验样本（含干扰物）之间的结果差异，用mg/dL（μmol/L）表示。偏差大于10%时表示存在干扰。

表2-41 溶血和脂血干扰因素

测试物质	测试浓度（国际单位）	TBI浓度 mg/dL（μmol/L）	偏差 mg/dL（μmol/L）	偏差（%）
左旋多巴	300μg/mL（1.52mmol/L）	1.1（19）	+2.6 +（44）	+236
脂血（Intralipid®）	600mg/dL（6.78mmol/L）	1.1（19）	+0.2 +（3）	+18
非那吡啶	80μg/mL（320μmol/L）	1.1（19）	+0.8 +（14）	+42

注：Intralipid®是Fresenius Kabi AG，Bad Homburg，Germany的注册商标。

（八）临床意义

直接胆红素与总胆红素比值可用于鉴别黄疸类型：比值<20%，见于溶血性黄疸、阵发性血红蛋白尿、恶性贫血及红细胞增多症。比值40%～60%，主要见于肝细胞性黄疸。比值>60%，主要见于阻塞性黄疸。但以上几类黄疸，尤其肝细胞性黄疸、阻塞性黄疸之间有重叠。

第十三节 血清（血浆）丙氨酸氨基转移酶（ALT）测定

ALT和AST是两种最常用的反映肝细胞损伤和判断损伤程度的酶，一直以来被认为是肝细胞损伤的标准试验，进一步检测ALT和AST同工酶及其比值，可提高肝胆疾病的诊断和鉴别诊断。ALT缺乏特异性，存在于多种组织，并且有多种原因（疲劳、饮酒、感冒甚至情绪因素）能造成肝细胞膜通透性的改变，导致ALT在血清中增加。ALT活性变化与肝脏病理组织改变并不完全一致，在严重肝损伤患者ALT并不升高。因此，需要综合其他情况来判断肝功能。

（一）方法学概述

丙氨酸氨基转移酶测定试剂盒（比色法）（ALT）是对Bergmeyer提出的丙氨酸氨基转移酶IFCC常规方法的改良。试验原理基于Wroblewski和LaDue，但是更换了5-磷酸吡哆醛（P5P作为激活因子，并以三羟甲基氨基甲烷取代了原先的磷酸盐缓冲液。

（二）标本要求

（1）血清或血浆（肝素锂）样品，在血清或血浆样品制备时，避免长时间接触分离的红细胞。按照样品采集设备所提供的使用说明来进行使用和操作。血清样本在离心之前应当完成血块凝固，急诊检验建议采用血浆样本进行检测。

（2）在采集后2h内，应当尽快将血清及血浆与细胞之间进行物理分离。分离好的血清或血浆可在2~8℃下冷藏保存7天，-20℃以下可冷冻保存1个月。避免反复冻融。冰冻样品融化后如有浑浊，必须先离心使之澄清后再检测。

（三）测定原理及参数设置

1. 测定原理

在丙氨酸氨基转移酶的催化作用下，将L-丙氨酸的氨基转移给α-酮戊二酸（α-KG），形成L-谷氨酸和丙酮酸。丙酮酸再经乳酸脱氢酶（LDH）还原成乳酸，同时氧化还原型烟酰胺腺嘌呤二核苷酸（NADH）。吸光度变化与丙氨酸氨基转移酶活性成正比，可以通过双波长（340nm、700nm）速率法进行测量。

$$\text{L-丙氨酸} + \alpha\text{-KG} \xrightarrow[\text{P5P, Tris, pH值7.4}]{\text{丙氨酸转氨酶}} \text{L-谷氨酸} + \text{丙酮酸}$$

2. 测定参数（不同生化分析仪参数设置略有不同，请按照厂商说明书推荐的参数设置）

（四）项目校准及室内质量控制

1. 项目校准

依照生化分析仪项目校准标准操作程序进行。该项目校准为线性校准，使用3个浓度校准品进行校准。

2. 在下列情况下，需要重新校准

（1）每更换新批号的试剂盒。

（2）在重要的保养和维修后，如果质控结果提示时。

（3）在实验室质控程序提示时。

3. 室内质量控制

依照专业组生化类项目室内质控标准操作程序进行，质控频率及质控品个数、质控规则选择根据实验室的样本量及该项目的性能特征来确定，在做完每日的仪器保养维护后进行上机质控，室内质控结果提示检测系统稳定后方可检测样本。

每天至少对两个水平的已知丙氨酸氨基转移酶浓度的质控（QC）材料分析一次。如果获得的结果不在可接受的范围之内，按照本实验室内部QC程序进行。

（五）参考区间（厂商声明）及报告单位

女性：14 ~ 59 U/L（或0.24 ~ 0.99μkat/L）。

男性：16 ~ 63 U/L（或0.27 ~ 1.05μkat/L）。

（六）检测系统性能概要（厂商声明）

分析精密度、线性范围和分析灵敏度符合厂商声明。

（七）干扰因素及注意事项（厂商声明）

1. 干扰因素

胆红素（未结合）浓度达到60mg/dL（1026μmol/L）时，可使活性为68U/L（1.14μkat/L）的ALTI结果下降11%。

胆红素（结合）浓度达到40mg/dL（684μmol/L）时，可使活性为71U/L（1.19μkat/L）的ALTI结果下降13%。

胆红素（结合）浓度达到60mg/dL（1026μmol/L）时，可使活性为144U/L（2.40μkat/L）的ALTI结果下降12%。

甘油三酯浓度超过400mg/dL（4.52mmol/L）时，可使检测报告出现提示信息，因此无法确定干扰程度。

血脂（Intralipid®）浓度超过600mg/dL（6.78mmol/L）时，可使检测报告出现提示信息，因此无法确定干扰程度。

Intralipid®是Fresenius Kabi AG公司（德国Bad Homburg）的注册商标。

（八）临床意义

急性肝损伤时（如各种急性病毒性肝炎、药物或乙醇中毒性肝炎），血清ALT水平在黄疸等临床症状出现前就会急剧升高，并且以细胞质中的ALT为主，一般情况下，急性肝炎血清中ALT水平与临床病情严重程度相关，往往是恢复期后才降至正常水平，是判断急性肝炎恢复程度的良好指标。

AST/ALT比值对于急慢性肝炎的诊断、鉴别诊断以及判断疾病转归亦很有价值。患有急性肝炎时，血清AST/ALT比值小于1；患有肝纤维化时，血清AST/ALT比值大于或等于2；对于肝癌患者，血清AST/ALT比值大于或等于3；重症肝炎患者由于大量肝细胞坏死，血中AST逐渐下降，而胆红素却进行性升高，出现"酶胆分离"现象，这种现象是肝细胞坏死的前兆。

　　其他肝胆系统疾病，如胆石症、胆囊炎、肝癌和肝瘀血，部分ALT通过肝细胞膜进入血液，致使ALT中度升高。

第十四节　血清（血浆）门冬氨酸氨基转移酶（AST）测定

　　AST和ALT是两种最常用的反映肝细胞损伤和判断损伤程度的酶，一直以来被认为是肝细胞损伤的标准试验，进一步检测ALT和AST同工酶及其比值，可提高肝胆疾病的诊断和鉴别诊断。

（一）方法学概述

　　门冬氨酸氨基转移酶检测法是对国际临床化学联合会（International Federation of Clinical Chemistry，IFCC）推荐的方法的改进。该方法使用辅酶吡哆醛–5–磷酸盐（P5P）来激活脱辅基酶蛋白和乳酸脱氢酶（LDH），以消除丙酮酸盐的干扰。

（二）标本要求

　　（1）血清或血浆（肝素锂）样品，在血清或血浆样品制备时，避免长时间接触分离的红细胞。按照样品采集设备所提供的使用说明来进行使用和操作。血清样本在离心之前应当完成血块凝固，急诊检验建议采用血浆样本进行检测。

　　（2）在采集后2h内，应当尽快将血清及血浆与细胞之间进行物理分离。分离好的血清或血浆可在2~8℃下冷藏保存7天，–20℃以下可冷冻保存1个月。避免反复冻融。冰冻样品融化后如有浑浊，必须先离心使之澄清后再检测。

（三）测定原理及参数设置

1.测定原理

　　门冬氨酸氨基转移酶（AST）催化从L–门冬氨酸到α–酮戊二酸的转氨作用，形成L–谷氨酸和草酰乙酸。所形成的草酰乙酸被苹果酸脱氢酶（MDH）还原成苹果酸，同时对还原型烟碱腺嘌呤二核苷酸（NADH）进行氧化。由于NADH被转化为NAD而发生的吸光度变化，与AST活性成正比，可以使用双波长（340nm，700nm）速率法技术进行测量。

$$L-门冬氨酸 + \alpha-酮戊二酸 \xrightarrow[\text{pH值7.8}]{\text{门冬氨酸氨基转移酶试剂盒}} L-谷氨酸 + 草酰乙酸$$

$$草酰乙酸 + NADH \xrightarrow{\text{MDH}} 苹果酸 + NAD$$

2. 测定参数（不同生化分析仪参数设置略有不同，请按照厂商说明书推荐的参数设置）

（四）项目校准及室内质量控制

1. 项目校准

依照生化分析仪项目校准标准操作程序进行。该项目校准为线性校准，使用3个浓度校准品进行校准。

2. 在下列情况下，需要重新校准

（1）每更换新批号的试剂盒。

（2）在重要的保养和维修后，如果质控结果提示时。

（3）在实验室质控程序提示时。

3. 室内质量控制

依照专业组生化类项目室内质控标准操作程序进行，质控频率及质控品个数、质控规则选择根据实验室的样本量及该项目的性能特征来确定，在做完每日的仪器保养维护后进行上机质控，室内质控结果提示检测系统稳定后方可检测样本。

每天至少对两个水平的已知门冬氨酸氨基转移酶浓度的质控（QC）材料分析一次。如果获得的结果不在可接受的范围之内，按照本实验室内部QC程序进行。

（五）参考区间（厂商声明）及报告单位

血清（浆）：15～37 U/L。

（六）检测系统性能概要（厂商声明）

分析精密度、线性范围和分析灵敏度符合厂商声明。

（七）干扰因素及注意事项（厂商声明）

1. 干扰因素

溶血会引起AST结果错误性的升高。因此不可使用溶血样本。

600mg/dL（6.78mmo/L）脂血（Intralipid®）会导致测定结果报错，因此无法测定干扰量。

（八）临床意义

血中AST升高，多来自心肌或肝脏损伤。肾脏或胰腺损伤时，AST也有可能升高。慢性肝炎特别是肝纤维化时，AST升高程度超过ALT。

AST/ALT比值对于急慢性肝炎的诊断、鉴别诊断以及判断疾病转归亦很有价值。患有急性肝炎时，血清AST/ALT比值小于1；患有肝纤维化时，血清AST/ALT比值大于或等于2；对于肝癌患者，血清AST/ALT比值大于或等于3；重症肝炎患者由于大量肝细胞坏死，血中AST逐渐下降，而胆红素却进行性升高，出现"酶胆分离"现象，这种现象是肝细胞坏死的前兆。

第十五节　血清（血浆）碱性磷酸酶（ALP）测定

临床上测定碱性磷酸酶（ALP）主要用于骨骼、肝胆系统疾病的诊断和鉴别诊断，尤其黄疸的鉴别诊断。对于不明原因的高ALP血清水平，可以测定同工酶以协助明确其器官来源，碱性磷酸酶及其同工酶的测量用于诊断和治疗肝脏、骨骼、甲状腺和肠道疾病。

（一）方法学概述

碱性磷酸酶测定试剂盒是基于国际临床化学学会（IFCC）描述的在37℃时测量碱性磷酸酶催化活性的主要参考程序。碱性磷酸酶测定试剂盒是基于Bowers和McComb发表的并由Rej进一步评估的程序。该试剂盒同人血清中所有的碱性磷酸酶同工酶反应。

（二）标本要求

（1）推荐样本类型：血清和血浆（肝素锂），按照样本采集器的说明书的使用和处理样本。血清样本离心前应完全凝集，血清或血浆在采集后的2h内，应该尽可能地同红细胞分离，急诊检验建议采用血浆样本进行检测。

（2）样本在室温下可保存8h，在2～8℃条件下可保存7天，在-20℃或更冷条件下可保存6个月。避免反复的冻溶样本。试验前，解冻的浑浊样本必须离心澄清。

（三）测定原理及参数设置

1. 测定原理

在转磷酸化缓冲液2-氨基-2-甲基-1-丙醇（AMP）存在的条件下，碱性磷酸酶催化对硝基苯磷酸盐（p-NPP）转磷酸生成对硝基苯酚（p-NP）。通过采用镁离子和锌离子使反应增强。因为对硝基苯酚（p-NP）的形成引起的在405nm处吸光度的改变与碱性磷酸酶（ALP）活性成正比。其他反应物仅存在有限的非速率影响，因此可以采用双波长（405nm、510nm）速率法进行测定。

$$p\text{-}NPP + AMP \xrightarrow[\text{pH值}10.25\,(Mg^{2+}/Zn^{2+})]{ALP} p\text{-}NP + AMP + PO_4^{2-}$$

2. 测定参数（不同生化分析仪参数设置略有不同，请按照厂商说明书推荐的参数设置）

（四）项目校准及室内质量控制

1. 项目校准

依照生化分析仪项目校准标准操作程序进行。该项目校准为线性校准，使用3个浓度校准品进行校准。

2. 在下列情况下，需要重新校准

（1）每更换新批号的试剂盒。

（2）在重要的保养和维修后，如果质控结果提示时。

（3）在实验室质控程序提示时。

3. 室内质量控制

依照专业组生化类项目室内质控标准操作程序进行，质控频率及质控品个数、质控规则选择根据实验室的样本量及该项目的性能特征来确定，在做完每日的仪器保养维护后进行上机质控，室内质控结果提示检测系统稳定后方可检测样本。

每天至少对两个水平的已知碱性磷酸酶浓度的质控（QC）材料分析一次。如果获得的结果不在可接受的范围之内，按照本实验室内部QC程序进行。

（五）参考区间（厂商声明）及报告单位

血清（浆）：46～116 U/L（0.77～1.90μkat/L）。

（六）检测系统性能概要（厂商声明）

分析精密度、线性范围和分析灵敏度符合厂商声明。

（七）干扰因素及注意事项（厂商声明）

1. 干扰因素

浓度超过1500mg/dL（16.95mmol/L）的甘油三酯将没有检测报告信息；干扰性不能确定。

浓度在600mg/dL（6g/L）或以上的脂血（Intralipid®）将没有检测报告信息；干扰性不能确定。

2. 注意事项

（1）存储条件及有效期

2～8℃保存，未开封的试剂可保存至有效期。开瓶后应避光。

有效期：参见未打开的试剂盒包装上的失效日期。

装入仪器的密封的或未水化的试剂船孔可以稳定保存30天。

开封稳定性：试剂船位1～6可稳定保存2天；试剂船位7～8可稳定保存4天。

（2）注意事项

用过的比色杯含有人体体液，请小心处理，避免与皮肤接触或者摄入，仅供体外诊断使用。

（八）临床意义

病理性升高见于骨骼疾病如佝偻病、软骨病、骨恶性肿瘤、恶性肿瘤骨转移等；肝胆疾病如肝外胆道阻塞、肝癌、肝纤维化、毛细胆管性肝炎等；其他疾病如甲状旁腺功能亢进。

病理性降低见于重症慢性肾炎、儿童甲状腺功能不全及贫血等。

生理性增高见于儿童生理性的骨骼发育期，碱性磷酸酶活力可比正常人高1～2倍。处于生长期的青少年，以及妊娠妇女和进食脂肪含量高的食物后均可以升高。

第十六节　血清（血浆）γ-谷氨酰转移酶（GGT）测定

原发性肝癌时，血清GGT活性显著升高，大于正常范围的几倍到几十倍，而其他系统发生肿瘤时多为正常。特别是在诊断患者有无肝转移和肝癌术后有无复发时，GGT阳性率可达90%。胆汁淤积可以诱导GGT的合成，胆汁可以使GGT从膜结合部位溶解释出，导致GGT极度升高。其上升程度与血清胆红素、碱性磷酸酶一致，且GGT的检测比ALP更敏感，阳性率更高。与ALP相比，GGT不受骨骼疾病和妊娠等的影响。

（一）方法学概述

γ-谷氨酰转移酶测定方法是对国际临床化学联合会（IFCC）推荐方法的改进。本方法使用带有双甘氨肽的底物L-γ-谷氨酰-3-羧基-4-苯基重氮酸。

（二）标本要求

（1）可以使用采集和储存血清或血浆的常规步骤来制作本方法要分析的样本。依据标本采集装置的使用和处理流程提示来收集标本，血液收集管包含EDTA、肝素锂不会干扰本实验。但如果包含草酸钾和氟化钠的混合物将会减少15%γ-谷氨酰转移酶的活性，急诊检验建议采用血浆样本进行检测。

（2）分离到的血清或血浆样本在常温下8h保持性质稳定，2~8℃下2天保持性质稳定。长期储存样品-20℃或以下冰冻保存。

（三）测定原理及参数设置

1.测定原理

γ-谷氨酰转移酶能催化谷氨酰部分从γ-谷氨酰-3-羧基-4-苯基重氮酸（GCNA）转化成双甘氨肽，由此释放出在405nm波长吸光的5-氨基-2-硝基苯甲酸盐。此变化与γ-谷氨酰转移酶的活性成正比并可用双波长（405nm，600nm）速率法技术测量。

$$γ\text{-谷氨酰-3-羧基-4-苯基重氮酸+双甘氨肽} \xrightarrow{γ\text{-谷氨酰转移酶}} L\text{-}γ\text{-谷氨酰-双甘氨肽+5-氨基-2-硝基苯甲酸盐}$$

2.测定参数（不同生化分析仪参数设置略有不同，请按照厂商说明书推荐的参数设置）

（四）项目校准及室内质量控制

1.项目校准

依照生化分析仪项目校准标准操作程序进行。该项目校准为线性校准，使用3个浓度校准品进行校准。

2.在下列情况下，需要重新校准

（1）每更换新批号的试剂盒。

（2）在重要的保养和维修后，如果质控结果提示时。

（3）在实验室质控程序提示时。

3. 室内质量控制

依照专业组生化类项目室内质控标准操作程序进行，质控频率及质控品个数、质控规则选择根据实验室的样本量及该项目的性能特征来确定，在做完每日的仪器保养维护后进行上机质控，室内质控结果提示检测系统稳定后方可检测样本。

每天至少对两个水平的已知γ-谷氨酰转移酶浓度的质控（QC）材料分析一次。如果获得的结果不在可接受的范围之内，按照本实验室内部QC程序进行。

（五）参考区间（厂商声明）及报告单位

女性5~55 U/L；男性15~85 U/L。

（六）检测系统性能概要（厂商声明）

分析精密度、线性范围和分析灵敏度符合厂商声明。

（七）干扰因素及注意事项（厂商声明）

1. 干扰因素

500mg/dL（0.31mmol/L）或以上的溶血（溶血产物）（单体）可触发测验信息报告，所以不能确定干扰的数量。

60mg/dL（1024μmol/L）及以上的胆红素（未结合）可触发测验信息报告，所以不能确定干扰的数量。

200mg/dL（2.299mmol/L）的甘油三酯（intralipid®）可减少γ-谷氨酰转移酶活性128U/L，减少率16%。

2. 注意事项

（1）存储条件及有效期

2~8℃保存，未开封试剂可保存至有效期。

有效期：参见未打开的试剂盒包装上的失效日期。

装入仪器的密封的或未水化的试剂船孔可以稳定保存30天。

开封稳定性：试剂船位1~6可稳定3天；试剂船位7~8可稳定30天。

（2）安全注意

用过的比色杯含有人体体液，请小心处理，避免与皮肤接触或者摄入，仅供体外诊断使用。

（八）临床意义

急性肝炎时，谷氨酰转移酶呈中等程度升高。慢性肝炎、肝纤维化的非活动期，谷氨酰转移酶在正常区间。如谷氨酰转移酶持续升高，则表示病情可能恶化。

嗜酒者血清中GGT常升高，乙醇性肝炎、乙醇性肝纤维化者也几乎都上升。乙醇性中毒患者如不伴有肝病，戒酒后GGT迅速下降；如有肝病存在，即使戒酒后GGT仍持续升高。

胆道阻塞性疾病时谷氨酰转移酶活性亦升高。肝内阻塞诱使肝细胞产生大量的谷氨酰转移酶，甚至达到参考区间上限10倍以上。

脂肪肝、胰腺炎、胰腺肿瘤及前列腺肿瘤等疾病可以导致谷氨酰转移酶轻度增高。

服用某些药物如安替比林、苯巴比妥及苯妥英钠等，血清中GGT活性异常升高。过度食用高蛋白补品将会增加肝脏负担，导致谷氨酰转移酶升高。

第十七节　血清（血浆）拟胆碱酯酶（PChE）测定

血清PChE活性增加主要见于肾病综合征。有机磷毒剂是特异性乙酰胆碱酯酶（AChE）及拟胆碱酯酶（PChE）的强烈抑制剂，测定血清ChE可以协助有机磷农药中毒的诊断。拟胆碱酯酶PChE由肝脏合成，肝实质细胞损害时拟胆碱酯酶（PChE）活性降低。

（一）方法学概述

拟胆碱酯酶方法是基于Gal和Roth所述的偶连氧化还原指示剂反应。

（二）标本要求

（1）静脉采集的血浆或血清样本，依据标本采集装置的使用和处理流程提示来收集标本，不应使用含有草酸钾或氟化钠的采血管。非抗凝血离心前血液需完全凝固，急诊检验建议采用血浆样本进行检测。

（2）将分离后的血清或血浆样本在室温下稳定8h，在2~8℃下可稳定2天。长期储存样本可以在-20℃或更低的温度下冷冻。

（三）测定原理及参数设置

1. 测定原理

丁酰基硫代胆碱（BTC）经PCHE水解后释放出硫代胆碱，硫代胆碱会直接将蓝色染料2，6-二氯酚靛酚（DIP）还原为无色形式。由于DIP消失而在600nm处产生的吸光度变化与PChE活性成正比，并可通过双波长速率法（600nm，700nm）测得。

$$丁酰基硫代胆碱 + H_2O \longrightarrow 丁酸 + 硫代胆碱$$
$$2-硫代胆碱 + DIP \longrightarrow 二硫代胆碱 + DIP-H_2$$
$$（在600nm处有吸收）\qquad （在600nm处无吸收）$$

2. 测定参数（不同生化分析仪参数设置略有不同，请按照厂商说明书推荐的参数设置）

（四）项目校准及室内质量控制

1. 项目校准

依照生化分析仪项目校准标准操作程序进行。该项目校准为线性校准，使用3个浓度校准品进行校准。

2. 在下列情况下，需要重新校准

（1）每更换新批号的试剂盒。

（2）在重要的保养和维修后，如果质控结果提示时。

（3）在实验室质控程序提示时。

3. 室内质量控制

依照专业组生化类项目室内质控标准操作程序进行，质控频率及质控品个数、质控规则选择根据实验室的样本量及该项目的性能特征来确定，在做完每日的仪器保养维护后进行上机质控，室内质控结果提示检测系统稳定后方可检测样本。

每天至少对两个水平的已知拟胆碱酯酶浓度的质控（QC）材料分析一次。如果获得的结果不在可接受的范围之内，按照本实验室内部QC程序进行。

（五）参考区间（厂商声明）及报告单位

血清（浆）：7 ~ 19 U/mL（7000 ~ 19000 U/L）。

（六）检测系统性能概要（厂商声明）

分析精密度、线性范围和分析灵敏度符合厂商声明。

（七）干扰因素（厂商声明）

有报道BTC对红细胞胆碱酯酶无活性，部分溶血样本不会引起干扰。

（八）临床意义

急性病毒性肝炎：患者血清拟胆碱酯酶降低与病情严重程度有关，与黄疸程度不一定平行，若活力持续降低，常提示预后不良。

慢性肝炎：慢性迁延性肝炎患者此酶活力变化不大，慢性活动性肝炎患者此酶活力与急性肝炎患者相似。

肝纤维化：若处于代偿期，血清胆碱酯酶多为正常，若处于失代偿期，则此酶活力明显下降。

亚急性重型肝炎患者特别是肝性脑病患者，血清胆碱酯酶明显见降低，且多呈持久性降低。

肝外胆道梗阻黄疸患者，血清胆碱酯酶正常，若伴有胆汁性肝纤维化则此酶活力下降。

第十八节 血清（血浆）淀粉酶（AMY）测定

临床上可以从血液、尿液以及唾液等体液中检测淀粉酶的活性。血清淀粉酶和尿淀粉酶测定是胰腺疾病最常用的实验室诊断方法。

血清中淀粉酶主要来自胰腺、唾液腺；尿液中淀粉酶则来自血液，尿淀粉酶波动较大，所以用血清淀粉酶检测为好。

（一）方法学概述

Dimension®系统淀粉酶试剂盒方法使用显色底物，与麦芽三糖连接的2-氯-4-硝基酚。α-淀粉酶与底物的直接反应导致形成2-氯-4-硝基酚，这可通过分光光度法进行监控。淀粉酶方法对胰腺和唾液淀粉酶同工酶都有反应。

（二）标本要求

（1）采集血清和血浆以获得待分析的血样，在离心分离前，确认血液完全凝结，含有EDTA、柠檬酸盐和草酸盐的采血管对α-淀粉酶活性具有抑制作用，因此不能使用上述类型的采血管，按照随样本采集仪器一并提供的说明书进行操作和处理，急诊检验建议采用血浆样本进行检测

（2）分离后的样本在室温下能够稳定保存7天，在2~8℃下能稳定保存6个月，长期储存样本可以在-20℃或更低的温度下冷冻。酸性尿液中，尿淀粉酶是不稳定的，调整尿液pH值至7，然后冷藏，必须在所有尿液样本中添加白蛋白，以尽可能提高淀粉酶的活性。

（三）测定原理及参数设置

1. 测定原理

α-淀粉酶（α-1，4-葡聚糖，4-葡聚糖水解酶）催化指定的合成底物2-氯-4-硝基苯-α-D-麦芽三糖苷（CNPG$_3$）的水解，产生2-氯-4-硝基酚（CNP）、2-氯-4-硝基苯-α-D-麦芽糖苷、麦芽三糖苷（G$_3$）和葡萄糖。在37℃孵育70s后，由于形成2-氯-4-硝基酚（CNP）而产生的吸光度可以使用双波长（405nm，577nm）技术进行测量。

$$CNPG_3 \xrightarrow{\text{淀粉酶}} CNP + CNPG_2 + G_3 + \text{葡萄糖}$$

2. 测定参数（不同生化分析仪参数设置略有不同，请按照厂商说明书推荐的参数设置）

（四）项目校准及室内质量控制

1. 项目校准

依照生化分析仪项目校准标准操作程序进行。该项目校准为线性校准，使用3个浓度校准品进行校准。

2. 在下列情况下，需要重新校准

（1）每更换新批号的试剂盒。

（2）在重要的保养和维修后，如果质控结果提示时。

（3）在实验室质控程序提示时。

3. 室内质量控制

依照专业组生化类项目室内质控标准操作程序进行，质控频率及质控品个数、质控规则选择根据实验室的样本量及该项目的性能特征来确定，在做完每日的仪器保养维护后进行上机质控，室内质控结果提示检测系统稳定后方可检测样本。

每天至少对两个水平的已知淀粉酶浓度的质控（QC）材料分析一次。如果获得的结果不在可接受的范围之内，按照本实验室内部QC程序进行。

（五）参考区间（厂商声明）及报告单位

血清（浆）：25~115 U/L。

尿液：55~620 U/L。

（六）检测系统性能概要（厂商声明）

分析精密度、线性范围和分析灵敏度符合厂商声明。

（七）干扰因素及注意事项（厂商声明）

1. 干扰因素

根据CLSI/NCCLS EP7-A$_2$对淀粉酶检测法的干扰进行评定。对照样本（不含有干扰物质）和试样（含有干扰物质）之间的差异即为偏差，以百分率进行表示。偏差超过10%即视为造成"干扰"。

浓度为1000mg/dL（0.62mmol/L）的血红蛋白（单体）能够使浓度为141U/L的淀粉酶检测结果降低19%（标准样本量14μL），是浓度为108U/L的淀粉酶检测结果降低12%（备用样本量10μL）。

当淀粉酶浓度为134U/L时，浓度为5g/dL（50g/L）的免疫球蛋白G使淀粉酶检测法结果提高32%。

浓度超过3000mg/dL（33.9mmol/L）的脂血会使此方法结果出现错误，因此干扰的程度并不能得到测定。

当淀粉酶浓度为134U/L时，浓度为12g/dL（120g/L）的总蛋白会使淀粉酶检测法结果提高95%。

2. 注意事项

试剂含有防腐剂叠氮化钠（<0.1%）。叠氮化钠可与排水管线中的铜或铅管反应，生成易爆物质。要根据当地法规进行适当处理。

（八）临床意义

淀粉酶主要由唾液腺和胰腺分泌，可通过肾小球滤过。流行性腮腺炎，特别是急性胰腺炎时，血和尿中的AMY显著升高。血清中AMY半衰期很短，约2h，所以病变时血清淀粉酶增高早，但持续时间很短；尿液中AMY水平增加晚，但持续时间长。急性胰腺炎发病后2h血清AMY开始升高，12~24h达到高峰，2~5天下降至正常。而尿AMY约于发病后12~24h开始升高，下降比血清AMY慢。因此，在急性胰腺炎后期测定尿淀粉酶更有价值。

急性阑尾炎、肠梗阻、胰腺癌、胆石症、溃疡病穿孔及吗啡注射后均可引起血清AMY增高，但一般低于500U/L。

正常人血清中AMY主要由肝脏产生，因此血清与尿中AMY同时降低主要见于肝炎、肝硬化、肝癌及急性和慢性胆囊炎等。肾功能严重障碍时，血清AMY升高，但尿AMY降低。

血清或尿液AMY水平作为一种胰腺外分泌功能试验具有重要的临床意义。当胰腺或腮腺组织受损时，血清和尿液中的总AMY活性增高，但其他含AMY的组织，如肺、骨骼肌、子宫、睾丸、胆囊、胃等受损时也可使AMY活性增高，但不如胰腺或腮腺病变增高的幅度大。慢性胰腺炎：血液AMY中度或轻度升高，尿液AMY可增高或变化不大。胰腺癌：早期即可增高，尤其胰头癌。腮腺炎：血清AMY明显升高，如同时血脂肪酶不高，可与胰腺炎鉴别。急腹症：消化性溃疡穿孔、肠梗阻、胆石症、急性胆囊炎等都可出现AMY活性增高，这可能是因为胰腺受到侵犯或是富含AMY的肠液进入腹腔被吸收所致，或可能来自其他组织。服用镇痛药：如注射吗啡4h后AMY升高达高峰，并可持续24～48h，此时易对急性胰腺炎或急腹症患者诊断造成混乱。

巨淀粉酶血症：AMY可与免疫球蛋白等形成复合物，或酶分子本身聚合成为巨淀粉酶分子，这种分子不能通过肾小球，血清中AMY升高，尿AMY不增高，可见于少数健康人及乙醇中毒、糖尿病、肝病、恶性肿瘤和自身免疫性疾病、获得性免疫缺陷综合征等。

AMY活性减低：

①慢性胰腺炎：血AMY亦可降低，显著降低表示胰组织受到严重破坏，造成胰腺分泌功能缺损。

②胰腺癌：若癌组织引起梗阻时间过长，可导致腺体组织纤维化而引起AMY分泌减少。

③严重肾功能不全，排泄AMY障碍，尿液AMY可降低。

④巨淀粉酶血症时，尿液AMY降低。

第十九节　血清（血浆）葡萄糖（GLU）测定

葡萄糖（GLU）测定在评估机体糖代谢状态，诊断糖代谢紊乱相关疾病，指导临床医师制定或调整治疗方案等方面具有重要价值。血液中葡萄糖简称血糖，血糖测定包括空腹血糖和随机血糖，急诊检验的血糖测定多为随机血糖测定。

（一）方法学概述

目前酶学方法是测定血糖的主要方法。常用的检测方法有：葡萄糖氧化酶法、己糖激酶法和葡萄糖脱氢酶法，其中，葡萄糖氧化酶法干扰性较多，己糖激酶法特异性更高，葡萄糖脱氢酶法价格稍高。

（二）标本要求

（1）血清、血浆、尿液或脑脊液均可检测。血清管采集后立即离心，血浆管收集于含肝素钠、肝素锂、乙二胺四乙酸（EDTA）或草酸钾或氟化钠的试管中离心后尽快检验，不会对此方法产生干扰，血浆管更适合于急诊检验。

（2）溶血、脂血、黄疸标本，可能对检测结果有影响，采用溶血、脂血、黄疸样本进行检测必须标注样本状态。

（三）测定原理（己糖激酶－葡萄糖－6－磷酸脱氢酶法）及参数设置

1. 测定原理

$$葡萄糖 + ATP \xrightarrow[\text{Mg}^{2+}]{\text{HK}} 葡萄糖-6-磷酸盐 + ADP$$

$$葡萄糖-6-磷酸盐 + NAD+ \xrightarrow{\text{G-6-PDH}} 6-磷酸葡萄糖酸盐 + NADH + H^+$$

该葡萄糖（GLUC）检测方法是对由Kunst及其同事提出的一般临床实验室方法己糖激酶–葡萄糖–6–磷酸脱氢酶方法的改良。己糖激酶方法是被普遍接受的测定葡萄糖的参照方法。

己糖激酶（HK）在腺苷5'–三磷酸（ATP）和镁存在的条件下催化葡萄糖磷酸化形成葡萄糖–6–磷酸（G–6–P）和腺苷二磷酸（ADP）。G–6–P然后在烟酰胺腺苷二核苷酸（NAD）存在的条件下被葡萄糖–6–磷酸脱氢酶（G–6–PDH）氧化生成6–磷酸葡萄糖酸盐和NADH。又在一个分子的葡萄糖存在条件下，一个分子的NAD被还原成一个分子的NADH。由于NADH的光吸收（和葡萄糖浓度）可采用双波长终点技术（340nm和383nm）测定。

2. 测定参数（不同生化分析仪参数设置略有不同，请按照厂商说明书推荐的参数设置）

（四）项目校准及室内质量控制

1. 项目校准

依照生化分析仪项目校准标准操作程序进行。该项目校准为线性校准，使用3个浓度校准品校准。

2. 室内质量控制

依照专业组生化类项目室内质控标准操作程序进行，质控频率及质控品个数、质控规则选择根据实验室的样本量及该项目的性能特征来确定，在做完每日的仪器保养维护后进行上机质控，室内质控结果提示检测系统稳定后方可检测样本。

（五）参考区间（厂商声明）及报告单位

血清（浆）：4.1 ~ 5.9mmol/L。

脑脊液：2.5 ~ 4.5mmol/L。

美国糖尿病协会（ADA）推荐下面的糖尿病患者诊断标准：

①糖尿病症状和随机测定的葡萄糖 ≥ 11.1mmol/L。

②空腹葡萄糖 > 7.0mmol/L。

空腹血糖异常（IFG），空腹葡萄糖在5.6 ~ 6.9mmol/L之间被ADA定义为将来有糖尿病和心血管疾病危险。

（六）检测系统性能概要（厂商声明）

分析精密度、线性范围和分析灵敏度符合厂商声明。

（七）干扰因素（厂商声明）

在GLUC浓度为2.78mmol/L时，非结合胆红素1026mmol/L使GLUC检测结果升高0.36mmol/L。在GLUC浓度为2.78mmol/L时，结合胆红素712mmol/L对检测没有显著干扰作用（<10%）。

在GLUC浓度为2.78mmol/L时，胆固醇12.9mmol/L使检测结果升高0.50mmol/L。在GLUC浓度为2.78mmol/L时，甘油三酯45.2mmol/L对检测结果没有显著干扰作用（<10%）。

在GLUC浓度为2.78mmol/L时，血红蛋白0.62mmol/L使检测结果降低0.31mmol/L。在GLUC浓度为2.78mmol/L时，血红蛋白0.31mmol/L对检测结果没有显著干扰作用（<10%）。

（八）临床意义

血糖受神经系统和激素的调节而保持相对稳定，当这些调节失去原有的相对平衡时，则出现高血糖或低血糖。

（1）生理性血糖增高：饭后1~2h；摄入高糖食物；紧张训练、剧烈运动和情绪紧张，肾上腺素分泌增加。

（2）病理性血糖增高

①原发性糖尿病

②内分泌疾病：嗜铬细胞瘤、甲状腺毒症、肢端肥大症、巨人症、高血糖素细胞瘤等。

③胰腺疾病：急性或慢性胰腺炎、流行性腮腺炎引起的胰腺炎、胰腺囊肿、胰腺囊性纤维化、血色病。

④抗胰岛素受体抗体与有关疾病：棘皮病、Wernicke' s脑病。

（3）生理性低血糖：饥饿和剧烈运动后。

（4）病理性低血糖

①胰岛细胞瘤、胰高血糖素缺乏。

②对抗胰岛素的激素分泌不足，如垂体前叶功能减退、肾上腺皮质功能减退和甲状腺功能减退而使生长激素、肾上腺皮质激素和甲状腺素分泌减少。

③严重肝病患者，肝细胞糖原储存不足及糖原异生功能低下，肝脏不能有效地调节血糖。

✛ 第二十节　血清（血浆）尿素氮（BUN）测定

尿素（BUN）是人体内蛋白质代谢中的主要含氮代谢产物。尿素氮测定的主要用途是与血清或血浆中肌酐含量的测定一起来鉴定肾前和肾后性氮血症。用于诊断和治疗特定肾病和新陈代谢疾病。肾前、肾脏或肾后性病因都可能导致血清中尿素氮含量的升高。

（一）方法学概述

尿素氮的测定方法大体上分为酶学方法和化学方法。酶学方法为间接测定法，化学方法为直接测定法。目前酶学方法是测定尿素氮的主要方法。尿素氮方法应用了尿素酶/谷氨酸脱氢酶耦合酶技术。

（二）标本要求

（1）血清、血浆或尿液均可检测。血清管采集后待血液凝集立即离心，血浆管收集于含肝素钠、肝素锂、乙二胺四乙酸（EDTA）或草酸钾或氟化钠的试管中离心后尽快检测，不会对此方法产生干扰。血浆管更适合于急诊检验。

（2）溶血标本对检测结果可能有影响，采用溶血样本进行检测必须标注样本状态。

（三）测定原理（尿素酶 / 谷氨酸脱氢酶耦合酶技术）及参数设置

1. 测定原理

尿素酶能特异性地水解尿素为氨和二氧化碳。所生成的氨被谷氨酸脱氢酶（GLDH）利用以使酮戊二酸（α–KG）发生还原性氨化，同时使烟碱–腺嘌呤二核苷酸（NADH）氧化。由于NADH的消失而发生在340nm波长上吸光率的变化与样本中的BUN浓度成正比并可用双波长（340nm、383nm）技术测出。

$$\text{尿素} + H_2O \xrightarrow{\text{尿素酶}} 2NH_3 + CO_2$$

$$NH_3 + \alpha\text{–}KG + NADH \xrightarrow{\text{GLDH}} L\text{–谷氨酸盐} + NAD$$

2. 测定参数（不同生化分析仪参数设置略有不同，请按照厂商说明书推荐的参数设置）

（四）项目校准及室内质量控制

1. 项目校准

依照生化分析仪项目校准标准操作程序进行。该项目校准为线性校准，使用3个浓度校准品校准。

2. 室内质量控制

依照专业组生化类项目室内质控标准操作程序进行，质控频率及质控品个数、质控规则选择根据实验室的样本量及该项目的性能特征来确定，在做完每日的仪器保养维护后进行上机质控，室内质控结果提示检测系统稳定后方可检测样本。

（五）参考区间（厂商声明）及报告单位

血清：2.5 ~ 6.4mmol/L。

（六）检测系统性能概要（厂商声明）

分析精密度、线性范围和分析灵敏度符合厂商声明。

（七）干扰因素（厂商声明）

此方法能与铵离子发生定量反应。

浓度超过1000mg/dL（11.3mmol/L）的甘油三酯（Intralipid®）会使检测报告出现错误信息，因此干扰的程度并不能得到测定。

（八）临床意义

血液尿素浓度受多种因素的影响，分生理性因素和病理性因素两个方面。

（1）生理性因素：增高见于高蛋白饮食后，减低见于妊娠期。

（2）病理性因素：根据肌酐增加的原因可分为肾前性、肾性及肾后性。

①肾前性：最重要的原因是失水，引起血液浓缩，使肾血流量减少，肾小球滤过率减低而引起血液中尿素滞留。常见于剧烈呕吐、幽门梗阻、肠梗阻和长期腹泻等。

②肾性因素：急性肾小球肾炎、肾病晚期、肾衰竭、慢性肾盂肾炎及中毒性肾炎都可以引起血液中尿素含量增高。

③肾后性：见于前列腺肿大、尿路结石、尿道狭窄、膀胱肿瘤等致尿道受压，使尿路受阻，导致血液中尿素含量增加。

④蛋白质分解代谢亢进：见于甲状腺功能亢进、烧伤、消化道出血及挤压综合征等。

✛ 第二十一节　血清（血浆）肌酐测定（CRE）测定

血液中肌酐（Cr）来源包括从食物中摄取的外源性肌酐（约占10%）和机体内生成的内源性肌酐两部分，血肌酐几乎全部经肾小球滤过进入原尿，并且不被肾小管重吸收；机体内肌酐每日生成量几乎保持恒定。因此，测定血肌酐浓度可以反映肾小球的滤过功能。

（一）方法学概述

目前苦味酸法是测定肌酐的主要方法。

（二）标本要求

（1）血清、血浆或尿液均可检测。血清管采集后待血液凝集立即离心，血浆管收集于含肝素钠、肝素锂的试管中离心后尽快检测，在采集后2h内，血清和血浆应和细胞尽快物理性分离。不会对此方法产生干扰，血浆管更适合于急诊检验。

（2）严重的脂血可能对检测结果有影响，采用脂血样本进行检测必须标注样本状态。

（3）分离的血清和血浆样本在室温条件下可保存24h，在2~8℃下可保存7天，-20℃或更低温度冻存，可稳定长达3个月。

（三）测定原理（苦味酸法）及参数设置

1. 测定原理

肌酐检测方法运用动力学Jaffe反应的改良方法。在强碱如氢氧化钠（NaOH）存在的情况下，苦味酸盐与肌酐反应生成红色发色团。在510nm由于该发色团的形成引起的光吸收增加的比例与样品中肌酐浓度成正比，采用双波长（510nm，600nm）速率技术测定。用铁氰化钾[$K_3Fe(CN)_6$]氧化胆红素以防止干扰。

$$肌酐+苦味酸盐 \xrightarrow{\text{NaOH}} 红色发色团（在510nm处吸收）$$

2. 测定参数（不同生化分析仪参数设置略有不同，请按照厂商说明书推荐的参数设置）

（四）项目校准及室内质量控制

1. 项目校准

依照生化分析仪项目校准标准操作程序进行。该项目校准为线性校准，使用3个浓度校准品校准。

2. 室内质量控制

依照专业组生化类项目室内质控标准操作程序进行，质控频率及质控品个数、质控规则选择根据实验室的样本量及该项目的性能特征来确定，在做完每日的仪器保养维护后进行上机质控，室内质控结果提示检测系统稳定后方可检测样本。

（五）参考区间（厂商声明）及报告单位

血清和血浆参考区间：

男性：62 ~ 115μmol/L

女性：49 ~ 90μmol/L

参照区间从符合CLSI $EP_2$8-A_3c的参考文献中转换而来。每个实验在Dimension®临床生化系统上应当建立自己的肌酐参照范围。

（六）检测系统性能概要（厂商声明）

分析精密度、线性范围和分析灵敏度符合厂商声明。

（七）干扰因素及注意事项（厂商声明）

（八）干扰因素

在肌酐浓度为133μmol/L时，血红蛋白（溶血产物）0.62mmol/L时，偏差-11.1%对检测结果有干扰作用（>10%）。

在肌酐浓度为133μmol/L时，胆红素（非结合）342μmol/L时，偏差-20.2%对检测结果有干扰作用（>10%）。

在肌酐浓度为133μmol/L时，血脂浓度为17mmol/L时，偏差-11.3%对检测结果有干扰作用（>10%）。

（九）临床意义

（1）血肌酐增高常见于各种原因引起的肾小球滤过功能减退。

①急性肾衰竭时血肌酐表现为进行性升高，为器质性损害，可伴有少尿或无尿。

②慢性肾衰竭时血肌酐浓度用于评估病变程度及分期：肾功能代偿期：血肌酐<178μmol/L；肾功能失代偿期：血肌酐>178μmol/L；肾衰竭期：血肌酐>455μmol/L；尿毒症期：血肌酐>

707μmol/L。

（2）鉴别肾前性及肾性少尿

①器质性肾衰竭血肌酐常超200μmol/L。

②肾前性少尿，如心衰、脱水、肝肾综合征、肾病综合征等所致的有效血容量下降导致肾血流量减少，血肌酐浓度升高多不超过200μmol/L。

（3）尿素氮与肌酐比值（BUN/Cr）的意义

①器质性肾衰竭时BUN与Cr同时增高，BUN/Cr≤10∶1。

②肾前性少尿，肾外因素所致的氮质血症时BUN可较快上升，但Cr不相应上升，此时BUN/Cr＞10∶1。

第六章　临床自动化免疫亚专业的急诊项目

▍第一节　氨基末端－B 型利钠肽前体（NT-proBNP）和 B 型利钠肽（BNP）测定

氨基末端–B型利钠肽前体（N-terminal pro–B type natriuretic peptide，NT-proBNP）和B型利钠肽（B–type natriuretic peptide，BNP）测定可作为一种对疑似患充血性心力衰竭个体的诊断和监测轻度心脏功能障碍的辅助手段。该测定还可辅助评估罹患充血性心力衰竭患者的严重程度，也可进一步用于急性冠脉综合征和充血性心力衰竭患者的危险分级，也可用于左室功能不全患者的治疗监测。

氨基末端–B型利钠肽前体（NT-proBNP）和B型利钠肽（BNP）同属利钠肽家族。两者有相同的生物学来源，但生物学效应和临床意义不完全相同。心肌细胞受刺激后，产生134个氨基酸的前B型利钠肽前体（pre–proBNP），随后形成108个氨基酸的B型利钠肽前体（proBNP），后者在内切酶的作用下裂解为含有76个氨基酸、无生物学活性的NT-proBNP和含有32个氨基酸、有生物学活性的BNP。NT-proBNP主要由肾小球滤过，因此在血液中的浓度受肾功能影响较大。NT-proBNP体内半衰期为120min，体外稳定性强，在心力衰竭患者血液的浓度中较BNP高，因此在某些情况下更利于心力衰竭的诊断。

BNP是心室最主要的利钠肽，当心肌细胞受牵拉和血管透壁压超负荷时共同参与了BNP的合成和释放。其生物半衰期约为20min。血中BNP代谢途径不受肾脏影响，浓度升高能反映心衰时心室压力升高和容积增加。因此，BNP及其前体相比是评价心室超负荷更敏感和特异的指标，可用于慢性心力衰竭（CHF）的诊治。其中NT-proBNP测定包括NT-proBNP（18min）和NT-proBNP（9min），急诊检验的NT-proBNP测定多为NT-proBNP STAT测定。

1. 方法学概述

氨基末端-B型利钠肽前体（NT-proBNP）通常采用ECLIA法和金标记免疫层析测定。而电化学发光法（ECLIA）是测定NT-proBNP STAT的主要方法。

B型利钠肽（BNP）通常采用化学发光微粒子免疫分析法和直接化学发光法测定。

2. 标本要求

（1）血清样本须用标准试管或有分离胶的试管收集。（BNP测定不推荐使用血清样本）

（2）Li-肝素（BNP测定不推荐使用肝素抗凝样本），K_2-EDTA，K_3-EDTA血浆。

（3）可以使用含有分离胶的血浆试管。（BNP测定不推荐使用枸橼酸抗凝血浆）

（4）测试前离心分离出血清或血浆备用。

注意：不可使用叠氮化物作为稳定剂的样本和质控品。检测前，请确保标本、定标液及质控液平衡至室温（20～25℃）。考虑到可能的蒸发效应，上机的样本、定标液和质控品应在2h内分析/测定。

3. 测定原理及参数设置

（1）测定原理（夹心法）

总检测时间：9min。孵育中，15μL样本中的抗原、生物素化单克隆氨基末端B型利钠肽前体特异性抗体、钌复合体标记的单克隆氨基末端B型利钠肽前体特异性抗体和链霉亲和素包被的磁珠微粒反应形成夹心式复合体，该复合体与固相结合。

将反应液吸入测量池中，通过电磁作用将磁珠吸附在电极表面。未与磁珠结合的物质通过ProCellM被去除。给电极加以一定的电压，使复合体化学发光，并通过光电倍增器测量发光强度。

通过检测仪的定标曲线得到最后的检测结果，定标曲线是通过2点定标和试剂条形码或电子条形码上获得的主曲线生成的。

（2）测定参数

要达到最佳检测性能，请遵照各商品试剂说明书中有关分析仪的相关说明指导，并参照分析仪操作手册。使用前，分析仪自动搅拌磁珠微粒使其处于悬浮状态。

试剂相关信息可通过条形码自动读取，无需手动输入。在特殊情况下，如分析仪无法自动读取条码信息时，请输入条码标签上的15位数字序列。

4. 溯源性、定标频率及室内质量控制

（1）溯源性

该检测方法可溯源至Elecsys proBNP Ⅱ测定法（REF 04842464190）每批试剂盒上都有条形码记录各批号试剂特定的定标信息。预先确定的主曲线适用于用相关的定标液进行测定的分析仪。

（2）定标频率

新批号试剂必须进行定标（新试剂盒在分析仪上放置不能超过24h）。

校准区间可能会根据实验室可接受的校准验证扩展。

以下情况建议重新进行定标：

①使用同一批号试剂12周后。

②7天后（在分析仪上使用同一试剂盒）。

③根据需要：如失控。

（3）室内质量控制

各实验室可根据各自的情况设定合适的质控限和质控周期。质控测定值必须处于规定的质控限内。若失控每个实验室必须采取相应的纠正措施。室内质量控制依照专业组生化类项目室内质控标准操作程序进行，质控频率及质控品个数、质控规则选择根据实验室的样本量及该项目的性能特征来确定，在做完每日的仪器保养维护后进行上机质控，室内质控结果提示检测系统稳定后方可检测样本。

5. 参考区间、稀释及报告单位

（1）参考区间

NT-proBNP：<125pg/mL（<75岁）；<450pg/mL（≥75岁）。

BNP：<100pg/mL（成人）。

（2）稀释：以cobas e 601为例，若氨基末端-B型利钠肽前体或B型利钠肽浓度超过测定范围，则可使用Diluent Universal 2稀释标本。推荐的稀释倍数是1：2（分析仪自动或手动稀释）。经过稀释的样本浓度必须>1770pmol/L或>15000pg/mL。手动稀释后，结果要乘上稀释倍数。稀释后计算样本浓度时，软件可自动将稀释考虑在内。稀释度为1：10可能但不会大于理论值25%的偏差。

（3）报告单位：pg/mL。

6. 检测系统性能概要（厂商声明）

（1）分析精密度：以cobas e 601为例，根据CLSI（临床实验室标准委员会）的方案（EP05-A$_3$），使用Elecsys试剂、混合人血清和质控品进行重复性测定：每份样本每天测定2次，重复检测，共21天（n=84）。

（2）线性范围：以cobas e 601为例，10~35000pg/mL或1.18~4130pmol/L（由检测下限和主曲线最大值定义）。检测值低于检出低限则报告<10pg/mL（<1.18pmol/L）。高于测量范围的数值报告为>35000pg/mL（>4130pmol/L）或稀释2倍的样本最高为70000pg/mL（8260pmol/L）。

空白检出限，检出限和定量检出限：

空白检出限=8pg/mL（0.944pmol/L）。

检出限=10pg/mL（1.18pmol/L）。

定量检出限=50pg/mL（5.9pmol/L）。

空白检出限、检出限和定量限均是按照CLSI（临床和实验室标准协会）EP17-A$_2$的要求测定。空白检出限来自几次独立测量序列中对几份无分析物样本n≥60次测量所得数值的第95百分位数。空白限低于不含分析物样本浓度的概率为95%。检测限检测基于空白限以及低浓度样本的标准偏差。检出限相当于可被检测出来的最低分析物浓度（数值有95%的可能性高于空白限）。定量检出限是指最低分析物浓度的样本重复测定中间精密度CV值≤20%所对应的浓度值。

7. 干扰因素及注意事项（厂商声明）

（1）干扰因素

具体参见各配套试剂使用说明。

少数病例中极高浓度的分析物特异性抗体、链霉亲和素或钌抗体会影响检测结果。通过适宜性的实验设计可将影响因素降到最低。极少数情况下（全球发病率：＜1/1000万），由于NT-proBNP的遗传变异，在数值＜最低检测限时，患者样本数值可能与试剂盒检测结果不一致。在BNP检测中，人类血清中的嗜异性抗体会与试剂免疫球蛋白发生反应，干扰体外诊断免疫测定。

（2）注意事项

①采血前准备：NT-proBNP的检测基本不受体位改变和日常活动的影响，且不存在日间生理学波动，故标本采集时无需固定体位和时间，但要避免剧烈运动。高浓度生物素制剂治疗的患者必须在停药8h后方可检测。

②标本类型及稳定性：

检测NT-proBNP既可以选择血清也可以选择血浆，但EDTA抗凝血浆较血清或肝素血浆检测结果低10%~13%。在室温下可保存3天，4℃可保存6天，-20℃下可保存24个月。

检测BNP推荐使用EDTA抗凝血浆作为检测样本，不建议使用血清、肝素或柠檬酸抗凝血浆样本。由于BNP在玻璃试管中不稳定，推荐使用塑料采集管。样本2~8℃可保存24h，长期保存应置于-20℃，并避免反复冻融。

8. 临床意义

（1）氨基末端-B型利钠肽前体（NT-proBNP）

NT-proBNP升高主要见于急慢性心力衰竭、冠心病、慢性肾病等疾病。慢性心力衰竭患者血液中NT-proBNP水平高于健康人和非心力衰竭患者，但升高程度不及急性心力衰竭。NT-proBNP是慢性心力衰竭最强的独立预后因素之一，并适用于不同严重程度的心力衰竭患者。

NT-proBNP是稳定和不稳定性冠心病重要的独立预后因素，有助于预测以后发生心力衰竭和死亡的危险。

由于NT-proBNP主要由肾小球滤过，其浓度受肾功能影响较大。因此，慢性肾病患者的NT-proBNP水平通常较无慢性肾病患者高。

NT-proBNP还可以用于鉴别诊断急性呼吸困难。急性心力衰竭患者的NT-proBNP水平明显高于其他原因所致的急性呼吸困难（COPD、肺炎、哮喘、肺癌并发症、肺栓塞、间质性肺病等）患者。

（2）B型利钠肽（BNP）

BNP测定可用于心衰诊断、危险分级、疗效监测和预后评估。心衰患者无论是否出现心衰症状，BNP水平均明显升高，升高幅度与心衰严重程度成正比，和纽约心脏病协会分级（NYHA）

相关。欧洲心脏病协会将BNP检测列入诊断或排除心衰指南。BNP测定结果结合病史、临床表现、心电图、胸片和其他心肌标志物检测可为CHF的临床诊断、治疗和预后评价提供有价值的信息。BNP还可作为独立危险因素对充血性心力衰竭和急性冠脉综合征患者进行危险分级。

对急性呼吸困难患者，检测BNP可用于鉴别诊断心力衰竭引起的呼吸困难和其他原因引起的呼吸困难。BNP是反映左心室超负荷（如动脉高压、肥大性梗阻性心肌病和扩张性心肌病）的合适标志物，与左心室射血分数有极好的负相关性，可作为左心室射血分数的替代检测指标。

第二节 降钙素原（PCT）测定

降钙素原（PCT）是由116个氨基酸组成的激素原，分子量大约为12.7kDa。PCT由神经内分泌细胞（包括甲状腺、肺和胰腺组织的C细胞）表达，经酶切分解为（未成熟）降钙素、羧基端肽和氨基端肽。健康人血中仅含有少量的PCT。细菌感染后PCT会明显升高。动物模型试验显示机体发生脓毒血症时，多组织均能表达PCT。脓毒血症患者体内的PCT只含有114个氨基酸，缺少氨基末端的Ala-Pro。

PCT水平升高见于细菌性脓毒血症，尤其重症脓毒血症和感染性休克。PCT可作为脓毒血症的预后指标，也是急性重症胰腺炎及其主要并发症的可靠指标。对于社区获得性呼吸道感染和空调诱导性肺炎患者，PCT可作为抗生素选择以及疗效判断的指标。

1. 方法学概述（以cobas pro e 801为例）

通常采用ECLIA法、ELISA法、金标记免疫层析测定。而电化学发光法（ECLIA）是急诊测定PCT的主要方法。

2. 标本要求

（1）血清样本须用标准试管或有分离胶的试管收集。

（2）Li-肝素，K_2-EDTA，K_3-EDTA血浆。

（3）可以使用含有分离胶的血浆试管。

（4）测试前离心分离出血清或血浆备用。

注意事项：具体参见本章第一节氨基末端-B型利钠肽前体（NT-proBNP）和B型利钠肽（BNP）测定所述。

3. 测定原理（ECLIA双抗体夹心法）

总检测时间：18min。第一次孵育：18μL样本、生物素化的单克隆PCT抗体以及钌复合物标记的单克隆PCT抗体一起孵育，形成抗原抗体夹心复合物。第二次孵育：添加包被链霉亲和素的磁珠微粒进行孵育，复合体与磁珠通过生物素和链霉素的作用结合。将反应液吸入测量池中，通过电磁作用将磁珠吸附在电极表面。未与磁珠结合的物质通过ProCell M被去除。给电极加以一定的电压，使复合体化学发光，并通过光电倍增器测量发光强度。通过检测仪的定标曲线得到最后的检测结果，定标曲线是通过两点定标和由cobas link获得的主曲线生成。

4. 溯源性、定标频率及室内质量控制

（1）溯源性：可溯源至BRAHMS PCT LIA分析。使用Elecsys BRAHMS PCT Cal1和Cal2定标，可调整符合分析仪要求的预定义定标曲线。

（2）定标频率

新批号试剂必须进行定标（新试剂盒在分析仪上放置不能超过24h）。

校准区间可能会根据实验室可接受的校准验证扩展。

以下情况建议重新进行定标：

①用同一批号试剂12周后。

②28天后（在分析仪上使用同一试剂盒）。

③根据需要：如失控。

（3）室内质量控制

质控可使用PC PCT 1和PC PCT 2，也可以使用其他合适的质控品。质控品1和质控品2至少每24h内检测一次，每次更换试剂盒或定标后也须进行质控。每个实验室可根据各自的情况设定合适的控制限和质控周期。质控值必须处于规定的控制限内。

注意：如果同一次操作中使用了不同批次的两套试剂盒，就要同时采用两个试剂批次来测量质控品。仅可使用以相应批次测得的质控值。

5. 参考区间、稀释及报告单位

（1）参考区间：0.046ng/mL。

（2）稀释：PCT浓度超过检测范围的样本可以用PCT阴性血清或血浆进行手工稀释。推荐稀释比是1∶4。稀释样本的浓度必须≥20ng/mL。手工稀释的检测结果要乘以稀释倍数。

（3）报告单位：ng/mL。

6. 检测系统性能概要（厂商声明）

（1）分析精密度

应用Elecsys试剂盒、人混合血清/血浆样本和质控品验证重复性，按照CLSI（临床和实验室标准协会）的EP5-A$_3$执行：每天2次，共21天（$n=84$）。

（2）线性范围

0.02～100ng/mL（通过检出限和厂商定标曲线的最高值确定）。

低于检出限的值报告＜0.02ng/mL。超过检测范围的值报告＞100ng/mL。

空白限、检出限和定量检出限：

空白限=0.015ng/mL；

检出限=0.02ng/mL；

定量检出限=0.06ng/mL。

空白限、检出限和定量限均是按照CLSI（临床和实验室标准协会）EP17-A$_2$的要求测定［具体参见本章第一节氨基末端–B型利钠肽前体（NT–proBNP）和B型利钠肽（BNP）测定所述］。

（3）分析特异性

Elecsys BRAHMS PCT检测与下列物质不发生交叉反应，PCT检测浓度约为0.4ng/mL和1.5ng/mL。

表2-42 分析特异性

物质	最大测试浓度
人钙抑肽	30ng/mL
人降钙素	10ng/mL
鲑鱼降钙素	30000ng/mL
鳗鱼降钙素	30000ng/mL
人α-CGRP	10000ng/mL
人β-CGRP	10000ng/mL

注：*CGRP：降钙素基因相关肽（Calcitonin Gene-RelatedPeptide）

7. 干扰因素及注意事项（厂商声明）

（1）干扰因素

具体参见各配套试剂使用说明。

（2）注意事项

①由于检测试剂中含有单克隆鼠抗体，因此某些接受单克隆鼠抗体治疗或诊断的患者样本结果可能会受影响。

②每次检测均应加入低值和高值质控，以监测试剂的有效性，若能加入cut-off值质控将对结果准确判断更有价值。

③不同批号试剂不能混用。更换新批号试剂时，必须使用新批号试剂与原批号试剂比对，结果一致才能使用。

8. 临床意义

（1）PCT升高见于细菌性脓毒血症，尤其重症脓毒血症和感染性休克。PCT可作为脓毒血症的预后指标，也是急性重症胰腺炎及其主要并发症的可靠指标。同时，PCT也能在早期反应急性胰腺炎病情程度，还可以早期判断是否合并感染，有助于早期合理选择抗生素与预防感染。

（2）对于社区获得性呼吸道感染和空调诱导性肺炎患者，PCT可作为抗生素选择以及疗效判断的指标。

（3）寄生虫感染PCT对疟疾辅助诊断敏感性为52%，特异性为86%，阳性预测值为74%，阴性预测值为71%。

（4）大手术和严重创伤患者细菌感染并发症监测：术后或外伤后并发细菌感染，血浆PCT则一直保持高水平或持续升高，若感染和脓毒症得到根除和控制，则很快下降至正常水平。

（5）自身免疫性疾病和肿瘤患者细菌感染并发症监测：多数良性或恶性肿瘤患者血浆PCT

浓度处于正常范围之内或轻微升高，并发感染时则出现异常升高。

（6）继发性细菌感染患者，在抗微生物治疗后血浆PCT可快速降低。

（7）PCT对上尿路感染诊断的敏感性为81.1%，特异性为85.5%，阳性预测值为80.3%，阴性预测值为92.5，故其对尿路感染的定位有重要临床意义。

第三节 白细胞介素-6（IL-6）测定

IL-6是一种功能广泛的多效性细胞因子。最初被称为β2-干扰素，浆细胞瘤生长因子和干细胞刺激因子。后来被称为人B细胞刺激因子2（BSF$_2$）。1988年被正式命名为白介素6，并通过大量的研究发现这种蛋白不仅对B细胞有生理活性作用，对T细胞、造血干细胞、肝细胞和脑细胞均有生理活性作用。IL-6为单基因表达，包含212个氨基酸序列，且氨基末端易裂解形成184个氨基酸序列的多肽，分子量约为22～27kDa。1989年有研究报道发现急性细菌性感染的患者体液内发现分子量约为60～70kDa的免疫反应复合物。在发生内外伤、外科手术，应激反应，感染，脑死亡，肿瘤产生以及其他情况的急性炎症反应过程中IL-6会快速生成。手术患者的IL-6浓度能够预示是否会有手术并发症的产生。连续检测重症监护（ICU）患者血清或血浆中IL-6的水平能有效地评估系统性炎症反应综合征（SIRS）的严重程度，脓毒血症以及脓毒血症性休克的预后情况。IL-6还能作为脓毒血症的早期警告指标。同时，IL-6在慢性炎症反应（如类风湿关节炎）中也扮演着重要角色。

1. 方法学概述

通常采用ECLIA法、ELISA法测定。而电化学发光法（ECLIA）是急诊测定IL-6的主要方法。

2. 标本要求

参见本章第二节降钙素原（PCT）测定所述。

3. 测定原理（以cobas pro e 801为例）

测定原理（ECLIA双抗体夹心法）

总检测时间：18min。第1次孵育：18μL样本和生物素化的IL-6特异性单克隆抗体一起孵育。第2次孵育：添加钌（Ru）标记的IL-6特异性单克隆抗体和包被链霉亲和素的磁珠微粒进行孵育，抗原抗体夹心复合物与磁珠通过生物素和链霉亲和素的作用结合。将反应液吸入测量池中，通过电磁作用将磁珠吸附在电极表面。未与磁珠结合的物质通过ProCell M被去除。给电极加以一定的电压，使复合体化学发光，并通过光电倍增器测量发光强度。

通过检测仪的定标曲线得到最后的检测结果，定标曲线是通过两点定标和由cobas link获得的一级定标曲线生成的。

4. 溯源性、定标频率及室内质量控制

（1）溯源性

该方法可溯源至NIBSC（英国国家生物标准与检定所）第一代IS参考标准品，编号89/548。预先确定的一级定标曲线适用于采用相关定标液试剂盒进行测定的分析仪。

（2）定标频率

新批号试剂必须进行定标（新试剂盒在分析仪上放置不能超过24h）。

校准区间可能会根据实验室可接受的校准验证扩展。

以下情况建议重新进行定标：

①用同一批号试剂12周后。

②28天后（在分析仪上使用同一试剂盒）。

③根据需要：如失控。

（3）室内质量控制

质控可使用Elecsys多标志物质控品进行质量控制，也可以使用其他合适的质控品。各浓度质控至少每24h内检测一次，每次更换试剂盒或定标后也须进行质控。每个实验室可根据各自的情况设定合适的控制限和质控周期。质控值必须处于规定的控制限内。

5. 参考区间、稀释及报告单位

（1）参考区间：7pg/mL。

（2）稀释：高于检测范围的标本可用稀释液（Elecsys Diluent Multi Assay）稀释。建议1∶10稀释（可由分析仪自动完成或手动完成）。稀释样本的浓度必须≥450pg/mL。手动稀释后，结果要乘上稀释倍数。仪器稀释样本浓度后，计算样本浓度时软件可自动将稀释考虑在内。

（3）报告单位：pg/mL。

6. 检测系统性能概要（厂商声明）

（1）分析精密度

应用Elecsys试剂盒、人混合血清/血浆样本和质控品验证重复性，按照CLSI（临床和实验室标准协会）的EP5-A$_3$执行：每天2次，共21天（n=84）。

（2）线性范围

1.5～5000pg/mL（通过检出限和一级定标曲线最大值界定）。低于检出限的测量值报告为<1.5pg/mL。高于此测量范围的数值均报告为>5000pg/mL（1∶10稀释结果可报告至50000pg/mL）。

空白限、检出限和定量检出限：

空白限=1.0pg/mL；

检出限=1.5pg/mL；

定量检出限=2.5pg/mL。

空白限、检出限和定量限均是按照CLSI（临床和实验室标准协会）EP17-A$_2$的要求测定［具体参见本章第一节氨基末端-B型利钠肽前体（NT-proBNP）和B型利钠肽（BNP）测定所述］。

（3）分析特异性

Elecsys IL-6检测与下列物质不发生交叉反应，IL-6检测浓度约为3pg/mL和4000pg/mL（最大检测浓度）。

表2-43 分析特异性

物质	无干扰性浓度
白介素-1α	50ng/mL
白介素-1β	50ng/mL
白介素-2	50ng/mL
白介素-3	50ng/mL
白介素-4	50ng/mL
白介素-8	50ng/mL
干扰素-γ	50ng/mL
TNF-α	50ng/mL

7. 干扰因素及注意事项（厂商声明）

（1）干扰因素

具体参见各配套试剂使用说明。

（2）注意事项

①试剂盒的应按要求温度条件进行保存，温度过高或过低都会影响试剂盒的检测效果；不同厂家及批号的试剂盒不能混用。

②为保证实验结果有效性，每次实验请使用新的标准品溶液。

③实验开始前，各试剂均应平衡至室温（试剂不能直接在37℃溶解）；实验前应预测样品含量，如样品浓度过高时，应对样品进行稀释，以使稀释后的样品符合试剂盒的检测范围，计算时再乘以相应的稀释倍数。

④使用ELISA法进行检测时，检测过程中应严格控制每一步的反应时间，反应时间过长或过短会造成假阳性或假阴性结果。每一步反应之后应彻底洗涤反应孔，对未结合物质洗涤不充分会增加非特异性显色，造成假阳性影响检测结果。终止液的加入顺序应尽量与底物液的加入顺序相同。为了保证实验结果的准确性，在加入终止液后立即进行检测。

8. 临床意义

IL-6是炎症免疫反应中重要的细胞因子之一，能够促进B细胞分泌抗体、促进T细胞生长和IL-2的产生等；此外，还可以调节多种细胞的生长与分化，具有调节免疫应答、急性期反应及造血功能，并在机体的抗感染免疫反应中起重要作用；IL-6在多种疾病时均有明显改变，其水平与疾病的活动期、肿瘤的发展变化、排斥反应程度以及治疗效果都密切相关；对患者体液中IL-6水平的检测可反映患者的病情变化，但其缺乏疾病特异性，通过对IL-6水平的检测了解患者的病情和疗效：

①IL-6在某些肿瘤中表达升高如浆细胞瘤、慢性淋巴细胞白血病、急性髓样白血病、多发性骨髓瘤、Lennert淋巴瘤、霍奇金病、心脏黏液瘤和宫颈癌等。

②术后、烧伤、急性感染、器官移植排斥反应等疾病时，患者体液（血清、尿液、囊液、培养上清）中也可观察到IL-6明显升高。

＋ 第四节　血清淀粉蛋白样蛋白 A（SAA）测定

血清淀粉样蛋白A是一种急性期蛋白，在炎症、感染性和非感染性疾病期间，它在血液中的浓度能在数小时内急剧升高。可升高到最初浓度的1000倍。血清淀粉样蛋白A与高密度脂蛋白（HDL）有关，它能在炎症期间调节高密度脂蛋白的代谢。血清淀粉样蛋白A一个特别重要的特性是其降解产物能以淀粉样蛋白A（AA）原纤维的方式沉积在不同的器官中，在慢性炎症疾病中这是一种严重的并发症，与C反应蛋白（CRP）类似，对血清淀粉样蛋白A的检测，有助于诊断炎症、评估其活性、监控其活动及治疗。但是，血清淀粉样蛋白A检测在诊断发生病毒感染、肾移植排斥反应的患者（特别是进行免疫抑制治疗的患者）以及用肾上腺皮质激素治疗的囊性纤维化患者方面，比C反应蛋白检测更确凿。

研究发现，在患炎性关节炎的案例中，血清淀粉样蛋白A与疾病活动性的关系最密切。同时，检测C反应蛋白和血清淀粉样蛋白A能提高对感染的诊断灵敏度。对于淀粉样蛋白A淀粉样变性患者，以将血清淀粉样蛋白A水平回复至正常为宗旨的治疗，能改善病情。

1. 方法学概述

临床检测血清α-淀粉样蛋白（serum a-amyloid protein，SAA）主要用各种定量免疫学方法，以免疫比浊法和酶联免疫吸附法多用。

2. 标本要求

用的样本为人血清或肝素抗凝血浆，要尽可能新鲜，在2~8℃温度下储存时间不超过8天，或冷冻储存。如果在采集后24h内即进行冷冻，且未经反复冷冻-解冻，此样本可以在-25℃以下储存长达3个月。样本必须彻底凝固，并在离心沉淀后绝不能含有任何颗粒或残存的纤维蛋白。解冻后变得混浊的脂血样本或冷冻样本解冻后在测试前必须通过离心处理（转速15000r/min，离心10min）加以澄清。

3. 测定原理及参数设置（免疫比浊法）

原理：在与含有血清淀粉样蛋白A的样本相混合时，包被着人血清淀粉样蛋白A的抗体的聚苯乙烯颗粒会发生聚集。这些聚集体会使穿过混合物的光束发生散射。散射光的强度与样本中相关蛋白的浓度成正比。与已知的标准浓度对比就可得出结果。

参数：（1）测定参数

要达到最佳检测性能，请遵照各商品试剂说明书中有关分析仪的相关说明指导，并参照分析仪操作手册。

（2）试剂配制

N血清淀粉样蛋白A试剂：用2mL蒸馏水使小瓶内冻干的试剂复溶为悬浊液。试剂应在复溶15min后使用。首次使用前请轻轻摇匀。

N血清淀粉样蛋白A定标液SY（人源）和N血清淀粉样蛋白A质控品SY（人源）：用0.5mL蒸馏水将小瓶内冻干的试剂复溶。轻轻摇匀。定标液以及质控品应在复溶后60min使用。

4. 溯源性、定标频率及室内质量控制

（1）溯源性

选用有正式批文、量值可溯源至人血清α-淀粉样蛋白国际1级参考物的质量可靠产品。下面以SAA散射浊度法某试剂盒为例。

该试剂盒由冻干的包被有羊抗人SAA多克隆抗体的聚苯乙烯颗粒、复溶剂；已溯源至人SAA国际1级参考物的标准液；含高浓度SAA的人血清冻干质控品及复溶液；血清样本稀释液组成。

（2）定标频率

新批号试剂必须进行定标，校准区间可能会根据实验室可接受的校准验证扩展。

以下情况建议重新进行定标：

①新试剂盒在分析仪上放置超过稳定期。

②根据需要：如失控。

（3）室内质量控制

每次建立参考曲线、首次使用试剂瓶以及每次测定样本后都要检测N血清淀粉样蛋白A质控品SY。同患者样本一样，N血清淀粉样蛋白A质控品SY被N稀释剂自动稀释成1∶400的溶液，且必须在30min之内测量。如果该质控项目的测量结果超出了质控范围，必须重复检测。如果重复测定证实了偏差的存在，应该建立新的参考曲线。在确定并校正偏差原因前不要发布患者的检测结果。

5. 参考区间、稀释及报告单位

（1）参考区间：<6.4mg/L。

（2）稀释：样本将自动被N稀释剂稀释成1∶400的溶液。稀释后的样本必须在2h内使用。如果测得的读数超出了测量范围，可以使用更高或更低稀释率的此样本重复检测。有关使用其他稀释浓度的样本重复测量的详细信息，请参见BN*系统的操作手册。

（3）报告单位：mg/L。

6. 检测系统性能概要（厂商声明）

（1）分析精密度

在BN*系统上使用N乳胶血清淀粉样蛋白A试剂测量了三个不同浓度的血清淀粉样蛋白A（约为7mg/L、35mg/L、192mg/L）。根制测内的变异系数（CV）为4.3%至5.1%原则ERR的变异系数为2.8%～6.4%。总变异系数处于5.4%～6.4%之间。

（2）线性范围

分析灵敏度是由参考曲线的下限决定的，因此依赖于N血清淀粉样蛋白A定标液SY（人源）中蛋白质的浓度。典型的测量范围已在BN*系统的操作手册中给出。

（3）分析特异性

尚未发现与应用的抗体之间存在交叉反应。

7.干扰因素及注意事项（厂商声明）

（1）干扰因素

标本中甘油三酯浓度达到20g/L，胆红素浓度达到0.6g/L，游离血色素达到10g/L时未检测到干扰。

样本中的浑浊和颗粒可能会干扰检测。因此，含有颗粒的样本必须在检测前进行离心沉淀。脂血和脂浊标本检测前必须经过离心（15000r/min，10min）。

（2）注意事项

①方法学特点：本法对人SAA的批内CV 6.2%、批间CV≤6.4%。轻中度黄疸、严重溶血（血红蛋白＜10g/L）血清标本对本法无显著干扰。但脂血对本法有明显干扰，需高速离心获取清澈血清再测定。

②影响因素：有关散射浊度法的一些共同影响因素，参阅本章第二节人血白蛋白测定中免疫比浊法的注意事项。

③参考区间应用其他定量免疫学方法，包括透射比浊法及散射免疫浊度法不同厂家试剂盒测定的结果均存在差异，应建立使用方法的本实验室参考区间。

8.临床意义

（1）作为急性时相反应蛋白，SAA和C-反应蛋白一样可用于：了解机体急性时相反应程度；辅助鉴别细菌性和除腺病毒外的其他病毒性感染，评估抗菌药疗效和停药指征；早期发现器官移植后排斥反应等。由于前述急性时相反应中SAA大幅度升高及短半衰期特点，有研究认为SAA比C-反应蛋白更敏感。但红斑狼疮和溃疡性结肠炎者SAA升高并不明显。

（2）近年来SAA被发现是动脉粥样硬化、急性冠脉综合征、2型糖尿病等疾病的相对危险度高的独立危险因素，尚有待进一步证实。

第五节 甲状腺功能（TSH、T_3、T_4、FT_3、FT_4、TG、TGAb、A-TPO）测定

甲状腺是人体内最大的内分泌腺，其重量为20~25g。甲状腺由许多大小不等的单层上皮细胞围成的腺泡组成。腺泡上皮细胞是甲状腺激素（thyroid hormones，TH）合成与释放的部位。腺泡腔内充满腺泡上皮细胞的分泌物——胶质，其主要成分是含有甲状腺激素的甲状腺球蛋白。因此，胶质是甲状腺激素的贮存库，而甲状腺激素也是体内唯一在细胞外贮存的内分泌素，其中主

要是甲状腺素（T_4）和较少量的三碘甲状腺原氨酸（T_3）。

甲状腺激素的生物学作用十分广泛，甲状腺激素具有显著的产热效应，可提高机体绝大多数组织的耗氧量和产热量，尤以心、肝、骨骼肌和肾脏最为显著。另外，甲状腺激素还可影响蛋白质、糖、脂肪代谢及神经系统的功能。

对于急诊检验来说，尤其应重视甲状腺激素对心血管活动的影响，T_3和T_4能增加心肌细胞膜上β-受体的数量和与儿茶酚胺的亲和力，促进心肌细胞肌质网的Ca^{2+}释放，可使心率加快，心肌收缩力增强，增加心排血量及心脏做功，故甲状腺功能亢进的患者常出现心动过速、心肌肥大，甚至因心肌过度劳累而导致心力衰竭。此外，甲状腺激素还可以直接或间接地引起血管平滑肌舒张，外周阻力降低，因此甲状腺功能亢进患者的脉压常增大。

另外，甲状腺球蛋白及某些患者体内存在的自身抗体，如甲状腺球蛋白抗体（TGAb）、抗甲状腺过氧化物酶抗体（A-TPO）等都参与并影响甲状腺功能的调节，在甲状腺功能的评价中具有重要意义。

一、促甲状腺激素测定

促甲状腺激素（thyroid stimulating hormone，TSH）是由腺垂体细胞分泌的一种糖蛋白，包括α和β两个亚基，其中β亚基是功能亚基。TSH的分泌受到下丘脑分泌的促甲状腺激素释放激素的调节以及血液循环中甲状腺激素的反馈调节，具有生物节律性。TSH测定是评估甲状腺功能的初筛试验。游离甲状腺激素浓度的微小变化就会带来TSH浓度向反方向的显著调整。因此，TSH测定是评估甲状腺功能非常敏感的特异性参数，特别适合于早期检测或排除下丘脑-垂体-甲状腺轴功能紊乱。由于TSH不与血浆蛋白结合，并且在测定时受其他干扰因素比测定甲状腺激素少，因此国内外均推荐测定血清TSH作为甲状腺功能紊乱的首选检查项目（以cobas e 601为例）。

1. 方法学概述

通常采用电化学发光免疫测定（ECLIA）法和化学发光免疫测定（CLIA）法测定。而电化学发光法（ECLIA）是急诊测定TSH的主要方法。

2. 标本要求

（1）血清样本须用标准试管或有分离胶的试管收集。

（2）Li-肝素，K_2-EDTA，K_3-EDTA血浆。

（3）可以使用含有分离胶的血浆试管。

（4）测试前离心分离血清或血浆待用。

注意事项：具体参见本章第一节氨基末端-B型利钠肽前体（NT-proBNP）和B型利钠肽（BNP）测定所述。

3. 测定原理（ECLIA双抗体夹心法）

总检测时间：18min。第1步：50μL标本、生物素化的抗TSH单克隆抗体和钌（Ru）标记的抗TSH单克隆抗体混匀，形成夹心复合物。第2步：加入链霉亲和素包被的微粒，让上述形成的复合物通过生物素与链霉亲和素间的反应结合到微粒上。

反应混合液吸到测量池中，微粒通过磁铁吸附到电极上，未结合的物质用ProCell/ProCell M移除，电极加电压后产生化学发光，通过光电倍增管进行测定。

4. 溯源性、定标频率及室内质量控制

（1）溯源性

本方法按照第2版IRP WHO参考标准80/558进行了标准化。每批试剂有一条形码标签，含有该批试剂定标所需的特定信息。预先确定的一级定标曲线适用于使用相关定标液进行定标的分析仪。

（2）定标频率

每批试剂必须用新鲜试剂（试剂经仪器注册24h以内）标定一次。

校准区间可能会根据实验室可接受的校准验证扩展。

以下情况建议重新进行定标：

①使用同一批号试剂8周后。

②在分析仪上使用同一试剂盒7天后。

③根据需要：如失控。

（3）室内质量控制

使用PreciControl Universal、PreciControl Thyro Sensitive或者其他适用的质控品进行质量控制。各浓度质控至少每24h内检测一次，每次更换试剂盒或定标后也须进行质控。每个实验室可根据各自的情况设定合适的控制限和质控周期。质控值必须处于规定的控制限内。

5. 参考区间、稀释及报告单位

（1）参考区间：成人0.270～4.20μIU/mL。

（2）稀释：TSH浓度高于测量范围的样本可用Diluent Multi Assay稀释。推荐稀释比例为1：10（分析仪可以自动稀释，也可以手动稀释）。稀释后的TSH含量必须高于10μIU/mL。如用手工稀释，结果应乘上稀释倍数。在仪器稀释后，MODMLAR ANALYTICSE170、Elecsys 2010和cobas e分析仪软件在计算样本浓度时自动考虑稀释因素

（3）报告单位：μIU/mL=mIU/L。

6. 检测系统性能概要（厂商声明）

（1）分析精密度

重复性测定采用的是美国临床化学实验室标准委员会修订过的EP05-A$_3$标准方法进行评估，使用了Elecsys试剂及样本、质控进行测定：连续测定21天，每天测定2次（n=84次）。

（2）线性范围

0.005～100μIU/mL（由最低检测限和主曲线最高值定义）。结果若低于检测限，仪器将报告结果<0.005μIU/mL。结果若高于测定范围，仪器将报告结果>100μIU/mL（对于10倍稀释样本可至1000μIU/mL）。

空白限、检出限和定量检出限：

空白限= 0.0025μIU/mL；

检出限= 0.005μIU/mL；

定量检出限= 0.005μIU/mL。

空白限、检出限和定量限均是按照CLSI（临床和实验室标准协会）EP17-A$_2$的要求测定。
［具体参见本章第一节氨基末端-B型利钠肽前体（NT-proBNP）和B型利钠肽（BNP）测定所述］

（3）分析特异性

用TSH浓度约0.35μIU/mL进行检测时，发现以下交叉反应性（见表2-44）。

表2-44　TSH检测时交叉反应

交叉反应物	检测浓度	交叉反应性
LH	10000mU/mL	0.000%
FSH	10000mU/mL	0.000%
hGH	1000mU/mL	未检出
hCG	50000mU/mL	未检出

7. 干扰因素及注意事项（厂商声明）

（1）干扰因素

具体参见各配套试剂使用说明。

（2）注意事项

①标本稳定性：样本在2～8℃可保存7天；在-20℃可保存1个月，避免反复冻融。冷藏的试剂和样本应在室温中平衡至20～25℃；避免过度振荡产生泡沫影响测定。

②干扰因素：对于接受高剂量生物素治疗的患者（＞5mg/d），必须在末次生物素治疗8h后采集样本。少数病例中极高浓度的待测物特异性抗体、链霉亲和素或钌抗体会影响测定结果。自身抗体的存在会产生高分子量复合物（巨大TSH），可能会导致TSH意外升高。

8. 临床意义

对原发性甲状腺功能减退患者TSH测定是最灵敏的指标。此时由于甲状腺激素分泌减少，对垂体的抑制减弱，TSH分泌增多；甲状腺功能亢进接受[131]I或碘治疗后、某些严重缺碘或地方性甲状腺肿流行地区的居民中，也可伴有TSH升高。原发性甲状腺功能亢进，T$_3$、T$_4$分泌增多，TSH水平下降或检测不出。原发性甲状腺功能减退患者接受T$_4$替代疗法可测定TSH作为调节用量的参考。继发性甲状腺功能减退或亢进患者根据其原发病变部位的不同，TSH水平亦有变化。超敏TSH测定越来越多地用于确定亚临床或潜在性甲状腺功能减退或甲状腺功能亢进。

二、三碘甲状腺原氨酸测定

三碘甲状腺原氨酸（3，5，3'-triiodothyronine，T$_3$）大部分由甲状腺素经酶脱碘而生成，只有一小部分由甲状腺滤泡细胞合成分泌。分泌入血的T$_3$大部分与甲状腺激素结合蛋白（TBG）、甲状腺结合前白蛋白及白蛋白结合，只有0.3%以游离状态存在，而游离状态的T_3才具有生物活性。T_3主要通过与T受体以及其他相关蛋白质相互作用后，调控靶基因的转录和蛋白质的表达而发挥作用。T_3生理功能主要有体内的氧化生热作用、促进机体生长发育的作用、调节蛋白质、脂类及碳水化合物合成代谢的作用、调节体内激素和药物代谢的作用等。血液中总T_3的测定是反映甲状腺合成分泌甲状腺激素的良好指标，可用于评价机体的甲状腺功能，并为相关疾病的诊断和治疗提供帮助（以cobas e 601为例）。

1. 方法学概述

T_3的测定主要有CLIA法、ECLIA法和TrFIA法。

2. 标本要求：参阅本章"促甲状腺激素"部分

3. 测定原理（ECLIA法）

采用竞争法原理，整个过程18min完成。

第1步：30μL标本、钌标记的抗T_3抗体和8-苯基-1-萘磺酸（ANS），后者释放结合的T_3。

第2步：加入链霉亲和素包被的微粒和生物素化的T_3。后者占据标记抗体上仍然游离的结合位点，形成抗体-半抗原复合物。形成的免疫复合物通过生物素、链霉亲和素之间的反应结合到微粒上。

第3步：反应混合液吸到测量池中，微粒通过磁铁吸附到电极上，未结合的物质被清洗液洗去，电极加电压后产生化学发光，通过光电倍增管进行测定。

4. 溯源性、定标频率及室内质量控制

参阅本章"促甲状腺激素"部分。

5. 参考区间、稀释及报告单位

（1）参考区间：1.3 ~ 3.1nmol/L或0.8 ~ 2.0ng/mL。

（2）稀释：检测范围足够宽，标本不需稀释。

（3）报告单位：nmol/L，ng/mL或ng/dL。

（4）换算因子：nmol/L × 0.651 = ng/mL；nmol/L × 65.09998 = ng/dL；ng/mL × 1.536 = nmol/L。

6. 检测系统性能概要（厂商声明）

（1）分析精密度

以cobas e 601为例，重复性测定采用的是美国临床化学实验室标准委员会修订过的EP05-A_3标准方法进行评估，使用了Elecsys试剂及样本、质控进行测定：连续测定21天，每天测定2次（n = 84次）。

（2）线性范围

0.3 ~ 10nmol/L或0.195 ~ 6.51ng/mL（根据检出限和最大标准曲线定义）。结果若低于检出限，仪器将报告结果<0.3nmol/L或<0.195ng/mL。结果若高于测定范围，仪器将报告结果>10nmol/L或>6.51ng/mL。

空白限、检出限和定量检出限：

空白限= 0.2nmol/L（0.130ng/mL）；

检出限= 0.3nmol/L（0.195ng/mL）；

定量检出限= 0.4nmol/L（0.260ng/mL）。

空白限、检出限和定量限均是按照CLSI（临床和实验室标准协会）EP17-A$_2$的要求测定。［具体参见本章第一节氨基末端-B型利钠肽前体（NT-proBNP）和B型利钠肽（BNP）测定所述］

（3）分析特异性

T_3检测浓度约为1.8nmol/L时发现下列交叉反应（见表2-45）。

表2-45　交叉反应性

交叉反应物	检测浓度	交叉反应性
L-T$_4$	620ng/mL	0.527%
D-T$_4$	620ng/mL	0.520%
rT$_3$	10μg/mL	0.012%
L-T$_2$	10000μg/dL	<0.001%
3,3',5-三碘甲状腺乙酸	0.249μg/dL	77.0%
3,3',5,5'-四碘甲状腺乙酸	100μg/dL	0.312%

7. 干扰因素及注意事项（厂商声明）

（1）干扰因素

具体参见各配套试剂使用说明。

（2）注意事项

①标本稳定性：样本在2～8℃可保存7天；在-20℃可保存1个月，避免反复冻融。冷藏的试剂和样本应在室温中平衡至20～25℃；避免过度振荡产生泡沫影响测定。

②干扰因素：

A.胺碘酮治疗能够导致T_3浓度的降低。苯妥英钠能够导致与结合蛋白结合的T_3释放，因此导致总T_3浓度的降低，但FT_3水平正常。

B.患者体内若存在甲状腺激素自身抗体会影响白合成障碍性高甲状腺激素血症（FDH）也可能影响检测结果。病理性的结合蛋白水平（TBG、白蛋白）也会导致T_3水平超出正常范围，但其甲状腺功能正常（如妊娠、口服避孕药等），这些病例需要检测FT_3和FT_4水平以明确诊断。

C.对于接受高剂量生物素治疗的患者（>5mg/d），必须在末次生物素治疗8h后采集样本。少数病例中极高浓度的分析物特异性抗体、链霉亲和素或钌抗体会影响检测结果。

8. 临床意义

总T_3测定的主要临床意义在于对甲状腺功能紊乱的鉴别诊断。

（1）甲状腺功能亢进症：弥漫性毒性甲状腺肿、毒性结节性甲状腺肿时，T_3水平显著升高，且早于T_4；而T_3型甲亢，如功能亢进性甲状腺腺瘤、缺碘所致的地方性甲状腺肿与T_3毒血症等血中T_3水平也较T_4明显升高。此外，血中T_3明显升高还可见于亚急性甲状腺炎、过量使用甲状腺制剂治疗、甲状腺结合球蛋白结合力增高症等

（2）甲状腺功能减退症：轻型甲状腺功能减退时，血中T_3下降不如T_4明显。黏液性水肿、呆小症、慢性甲状腺炎、甲状腺结合球蛋白结合力下降、非甲状腺疾病的低T_3综合征等患者血中T_3水平均明显降低。

（3）妊娠时血中T_3水平可升高而某些药物（如丙醇、糖皮质激素、胺碘酮）及重症非甲状腺疾病时，会导致T_4向T_3的转化减少而引起T_3浓度的下降。

三、甲状腺素测定

甲状腺素（thyroxine，3，5，3'，5'-tetraiodothy-ronine，T_4）是由甲状腺滤泡上皮细胞合成分泌的主要甲状腺激素，但其生物活性较T_3低4～5倍，一般作为前体物质或激素原。T_4在外周组织（如肝脏）经酶作用脱碘，形成T_3和反T_3（reverseT_3，rT_3）。血液循环中的T_4主要结合于甲状腺结合蛋白、甲状腺结合前白蛋白和白蛋白，只有0.03%以游离状态存在，发挥生物学作用。T_4主要通过脱碘产生T_3，与T_3受体及相关蛋白质的作用产生生物学功能。测定血液中总T_4水平可以评价甲状腺合成分泌甲状腺激素的状况，反映甲状腺的功能，用于甲亢、原发性和继发性甲状腺功能减退的诊断以及TSH抑制治疗的监测。

1. 方法学概述

血液中总T_4的测定主要用CLIA法、ECLIA法和TrFIA法。

2. 标本要求参阅本章"促甲状腺激素"部分

3. 测定原理（ECLIA法）

采用竞争法原理，整个过程18min完成。

第1步：15μL样本、钌标记的抗T_4抗体和8-苯基-1-萘磺酸（ANS），后者使标本中的T_4从结合蛋白质上释放出来。

第2步：加入链霉亲和素包被的微粒和生物素化的T_4。后者占据标记抗体上仍然游离的结合位点，形成抗体-半抗原复合物。形成的免疫复合物通过生物素、链霉亲和素之间的反应结合到微粒上。

第3步：反应混合液吸到测量池中，微粒通过磁铁吸附到电极上，未结合的物质被清洗液洗去，电极加电压后产生化学发光，通过光电倍增管进行测定。

4. 溯源性、定标频率及室内质量控制

参阅本章"促甲状腺激素"部分。

5. 参考区间、稀释及报告单位

（1）参考区间：成人66～181nmol/L或5.1～14.1μg/dL。

（2）稀释：检测范围足够宽，标本不需稀释。

（3）报告单位：nmol/L，μg/dL或μg/L。

（4）换算因子：nmol/L×0.077688＝μg/dL；μg/dL×12.872＝nmol/L；nmol/L×0.77688＝μg/L。

6. 检测系统性能概要（厂商声明）

（1）分析精密度

以cobas e 601为例，重复性测定采用的是美国临床化学实验室标准委员会修订过的EP05-A$_3$标准方法进行评估，使用了Elecsys试剂及样本、质控进行测定：连续测定21天，每天测定2次（n＝84次）。

（2）线性范围

5.40～320.0nmol/L或0.420～24.86μg/dL（根据检测下限和最大标准曲线定义）。结果若低于检测限，仪器将报告结果＜5.40nmol/L或＜0.420μg/dL。结果若高于测定范围，仪器将报告结果＞320.0nmol/L或＞24.86μg/dL。

空白限、检出限和定量检出限：

空白限＝5.0nmol/L（0.388μg/dL）；

检出限＝5.4nmol/L（0.420μg/dL）；

定量检出限＝15nmol/L（1.17μg/dL）。

空白限、检出限和定量限均是按照CLSI（临床和实验室标准协会）EP17-A$_2$的要求测定。[具体参见本章第一节氨基末端-B型利钠肽前体（NT-proBNP）和B型利钠肽（BNP）测定所述]

（3）分析特异性

T$_4$检测浓度约为70nmol/L和160nmol/L时发现下列交叉反应（见表2-46）。

表2-46　交叉反应性

交叉反应物	交叉反应性
L-T$_3$	无显著反应
T$_3$	无显著反应
3-碘-L-酪氨酸	无显著反应
3,5-二碘-L-酪氨酸	0.004%
3,3',5,5'-四碘甲状腺乙酸	31.5%
rT$_3$	3.6%
3,3',5-三碘甲状腺乙酸	无显著反应

7. 干扰因素及注意事项（厂商声明）

参阅本章"三碘甲状腺原氨酸"部分。

8. 临床意义

总T$_4$测定的主要临床意义在于对甲状腺功能紊乱的鉴别诊断。

（1）T$_3$毒血症、慢性甲状腺炎急性恶化期等患者血中T$_4$水平显著升高；原发或继发性甲状腺功能减退，如黏液性水肿、呆小症时血中T$_4$水平显著降低。

（2）血液循环中大部分（＞99%）的总甲状腺（T$_4$）以与其他蛋白质结合的形式存在，结合蛋白质的状况对T$_4$水平具有较大的影响。甲状腺结合球蛋白结合力增高征患者血中T$_4$水平显著升高；而结合力降低的患者，血中T$_4$则水平显著降低。另外，妊娠、服用雌激素或患肾病综合征时也能引起体内结合蛋白的水平变化，影响T$_4$的测定。

（3）个体服用某些药物，如大量服用甲状腺素时血中T$_4$水平明显升高；而服用抗甲状腺药物、苯妥英钠、柳酸制剂等时血中T$_4$水平显著降低。

（4）TSH抑制治疗的监测。

四、游离三碘甲状腺原氨酸测定

人体中大部分T$_3$与结合蛋白以结合状态存在，只有0.3%左右的具有生物活性的游离三碘甲状腺原氨酸（free triiodothyronine，FT$_3$）。血液循环中FT$_3$的水平与甲状腺功能状态密切相关，且FT$_3$的测定不受血液循环中结合蛋白浓度和结合特性变化的影响。正常情况下，甲状腺结合球蛋白（TBG）和FT$_3$是与总T$_3$水平相联系的。当总T$_3$水平由于甲状腺激素结合球蛋白的变化，尤其TBG的改变或者低白蛋白浓度发生改变时，FT$_3$的测量具有重要意义。

1. 方法学概述

血液中FT$_3$的测定主要用CLIA法、ECLIA法和TrFIA法。

2. 标本要求

参阅本章"促甲状腺激素"部分。

3. 测定原理（ECLIA法）

采用竞争法原理，整个过程18min完成。

第1次孵育：15μL样本和钌复合物标记的特异性抗-T$_3$抗体一起孵育。

第2次孵育：添加生物素化的T$_3$和包被链霉亲和素的磁珠微粒，前者将与未结合的标记结合，形成抗体-半抗原复合物。然后整个复合物在生物素和链霉亲和素的相互作用下结合到固相载体上。

第3步：将反应液吸入测量池中，通过电磁作用将磁珠吸附在电极表面。未与磁珠结合的物质通ProCell/ProCell M除去。给电极加以一定的电压，使复合体化学发光，并通过光电倍增器测量发光强度。

第4步：通过检测仪的定标曲线得到最后的检测结果，定标曲线是通过2点定标和试剂条形码或电子条形码上获得的主曲线生成的。

4. 溯源性、定标频率及室内质量控制

参阅本章"促甲状腺激素"部分。

5. 参考区间、稀释及报告单位

（1）参考区间

成人：3.1～6.8pmol/L（2.0～4.4pg/mL）

儿童：4～30天：3.0～8.1pmol/L

2～12个月：2.4～9.8pmol/L

2～6岁：3.0～9.1pmol/L

7～11岁：4.1～7.9pmol/I

12～19岁：3.5～7.7pmol/L

（2）稀释：FT$_3$检测样本不可稀释，因为血中的T$_3$存在游离和蛋白结合状态的动态平衡，结合蛋白的浓度变化会打破这种平衡。

（3）报告单位：pmol/L，pg/mL或ng/dL。

（4）换算因子：pmol/L×0.65=pg/mL；pg/mL×1.536=pmol/L；pg/mL×0.1=ng/dL。

6. 检测系统性能概要（厂商声明）

（1）分析精密度

以cobas e 601为例，重复性测定采用的是美国临床化学实验室标准委员会修订过的EP05-A$_3$标准方法进行评估，使用了Elecsys试剂及样本、质控进行测定：连续测定21天，每天测定2次（n=84次），得到的结果如下（见表2-47）：

表2-47　Cobas e 601分析仪

样本	均值	重复性		中间精密度	
		SD	CV	SD	CV
	pmol/L	pmol/L	%	pmol/L	%
人血清1	1.33	0.086	6.5	0.096	7.2
人血清2	3.49	0.107	3.1	0.113	3.2
人血清3	6.24	0.121	1.9	0.134	2.1
人血清4	27.3	0.367	1.3	0.442	1.6
人血清5	46	0.640	1.4	0.855	1.9
通用质控1	5.67	0.121	2.1	0.131	2.3
通用质控2	23.4	0.349	1.5	0.455	1.9

（2）线性范围

4～50pmol/L（通过空白限和厂商定标曲线的最高值确定）。低于检出限的值报告＜0.4pmol/L。超过检测范围的值报告＞50pmol/L。

空白限、检出限和定量检出限：

空白限= 0.4pmol/L；

检出限= 0.6pmol/L；

定量限= 1.5pmol/L。

空白限、检出限和定量限均是按照CLSI（临床和实验室标准协会）EP17-A$_2$的要求测定。［具体参见本章第一节氨基末端-B型利钠肽前体（NT-proBNP）和B型利钠肽（BNP）测定所述］

（3）分析特异性

FT$_3$检测浓度大约为4.61pmol/L（3.00pg/mL）和11.4pmol/L（7.44pg/mL）（见表2-48）。

表2-48　交叉反应性

交叉反应物	检测浓度	交叉反应性
L-T$_4$	300000pmol/L	0.009%
T$_4$	625000pmol/L	0.005%
rT$_4$	10000000pmol/L	0.0003%
3-碘-L-酪氨酸	100000000pmol/L	0.000%
3,5-二碘-L-酪氨酸	100000000pmol/L	0.000%
3,3',5-三碘甲状腺乙酸	6250pmol/L	0.298%
3,3',5,5'-四碘甲状腺乙酸	1000000pmol/L	0.0001%

7. 干扰因素及注意事项（厂商声明）

参阅本章"三碘甲状腺原氨酸"部分。

8. 临床意义

（1）FT$_3$明显升高主要见于甲状腺功能亢进、弥漫性毒性甲状腺肿（Graves病）、初期慢性淋巴细胞性甲状腺炎（桥本甲状腺炎）等患者血中；缺碘也会引起FT$_3$浓度的代偿性升高。

（2）FT$_3$明显降低主要见于甲状腺功能减退、T$_3$综合征、黏液性水肿、晚期桥本甲状腺炎等患者中。

（3）个体应用糖皮质激素、苯妥英钠、多巴胺等药物治疗时可出现FT$_3$的降低。

五、游离甲状腺素测定

人体中甲状腺素（T$_4$）含量较高，但绝大部分T$_4$以结合状态存在，只有约0.03%具有生物学活性的游离甲状腺素（free thyroxine，FT$_4$）存在于血液循环中。FT$_4$测定不受血液循环中结合蛋白浓度和结合力特性的影响，更能反映机体甲状腺功能状况。当怀疑甲状腺功能紊乱时，常常联合检测游离T$_4$和TSH。FT$_4$也适合于甲状腺抑制治疗的疗效监测。

1. 方法学概述

血液中FT$_4$的测定主要用CLIA法、ECLIA法和TrFIA法。

2. 标本要求

参阅本章"促甲状腺激素"部分。

3. 测定原理

采用竞争法原理，整个过程18min完成。

第1步：15μL样本和钌复合物标记的特异性抗–T_4抗体一起孵育。

第2步：添加生物素化的T_4和包被链霉亲和素的磁珠微粒，前者将与未结合的标记结合，形成抗体–半抗原复合物。然后整个复合物在生物素和链霉亲和素的相互作用下结合到固相载体上。

第3步：将反应液吸入测量池中，通过电磁作用将磁珠吸附在电极表面。未与磁珠结合的物质通ProCell/ProCell M除去。给电极加以一定的电压，使复合体化学发光，并通过光电倍增器测量发光强度。

第4步：通过检测仪的定标曲线得到最后的检测结果，定标曲线是通过2点定标和试剂条形码或电子条形码上获得的主曲线生成的。

4. 溯源性、定标频率及室内质量控制

参阅本章"三碘甲状腺原氨酸"部分。

5. 参考区间、稀释及报告单位

（1）参考区间：12～22pmol/L或0.93～1.7ng/dL。

（2）稀释：检测范围足够宽，标本不需稀释。

（3）报告单位：nmol/L，μg/dL或μg/L。

（4）换算因子：pmol/L×0.077688=ng/dL；ng/dL×12.872=pmol/L；pmol/L×0.77688=ng/L。

6. 检测系统性能概要（厂商声明）

（1）分析精密度

以cobas e 601为例，重复性测定采用的是美国临床化学实验室标准委员会修订过的EP05-A_3标准方法进行评估，使用了Elecsys试剂及样本、质控进行测定：连续测定21天，每天测定2次（n=84次）。

（2）线性范围

0.5～100pmol/L（通过检出限和厂商定标曲线的最高值确定）。低于检出限的值报告<0.5pmol/L。超过检测范围的值报告>100pmol/L。

空白限、检出限和定量检出限

空白限= 0.3pmol/L

检出限= 0.5pmol/L

定量检出限= 1.3pmol/L

空白限、检出限和定量限均是按照CLSI（临床和实验室标准协会）EP17-A_2的要求测定。［具体参见本章第一节氨基末端–B型利钠肽前体（NT–proBNP）和B型利钠肽（BNP）测定所述］

（3）分析特异性

标本浓度范围约在2.3到92pmol/L之间分析特异性发现下列交叉反应（见表2-49），FT_4检测浓度大约为13pmol/L和39pmol/L：

表2-49 交叉反应性

交叉反应物	检测浓度	交叉反应性
$L-T_3$	50000ng/dL	0.005%
$D-T_3$	50000ng/dL	0.002%
rT_3	190000ng/dL	0.007%
3-碘-L-酪氨酸	10000000ng/dL	0.000%
3,5-二碘-L-酪氨酸	10000000ng/dL	0.000%
3,3',5-三碘甲状腺乙酸	100000ng/dL	0.000%
3,3',5,5'-四碘甲状腺乙酸	100000ng/dL	0.001%

7. 干扰因素及注意事项（厂商声明）

参阅本章"三碘甲状腺原氨酸"部分。

8. 临床意义

（1）FT_4明显升高主要见于甲状腺功能亢进（包括甲亢危象）、多结节性甲状腺肿、弥漫性毒性甲状腺肿、初期桥本甲状腺炎、部分无痛性甲状腺炎等。

（2）甲状腺功能减退、黏液性水肿、晚期桥本甲状腺炎等患者中FT_4的降低较FT_3更为明显。

（3）某些非甲状腺疾病，如重症感染发热、危重患者可见FT_4升高；而部分肾病综合征患者可见FT_4水平降低。

（4）服用药物治疗（如肝素、胺碘酮等）会引起FT_4的升高，而应用抗甲状腺药物、苯妥英钠、糖皮质激素等患者体内FT_4水平降低。

六、甲状腺球蛋白测定

绝大多数的甲状腺球蛋白（thyroglobulin，TG）是由甲状腺细胞合成并释放进入甲状腺滤泡残腔中的一种大分子糖蛋白，是甲状腺激素分子的前体。因TG含有酪氨酸，在甲状腺过氧化物酶（TPO）和碘的存在下，通过碘化作用使一部分TG形成单碘酪氨酸和双碘酪氨酸（MIT和DIT）。MIT和DIT可在TG基质上进一步偶联形成T_3和T_4。TSH、甲状腺体内碘缺乏和甲状腺刺激性免疫球蛋白等因素可刺激TG的产生。TG主要存在于甲状腺滤泡的胶质中，少量可进入血液循环，正常健康人血清中可检测到少量TG疾病因素刺激甲状腺体时，导致部分TG释放入血液循环中，使在血液循环中的浓度较正常状态下明显升高。因此，血液循环中TG水平能反映分化型甲状腺组织的大小、甲状腺体的物理伤害或炎症以及TSH刺激的程度，在甲状腺相关疾病的诊断、治疗及预后评估中具有重要意义。

1. 方法学概述

血液中TG的测定主要用CLIA法和ECLIA法。

2. 标本要求

参阅本章"促甲状腺激素"部分。

3. 测定原理（ECLIA法）

采用双抗体夹心法，整个过程18min完成。

第1步：21μL标本、生物素化的TG特异性单克隆抗体和钌（Ru）标记的TG特异性单克隆抗体形成抗原抗体夹心复合物。

第2步：添加包被链霉亲和素的磁珠微粒。复合物与磁珠通过生物素和链霉素的作用结合。

第3步：将反应液吸入测量池中，通过电磁作用将磁珠吸附在电极表面。未与磁珠结合的物质通ProCell/ProCell M除去。给电极加以一定的电压，使复合体化学发光，并通过光电倍增器测量发光强度。

第4步：通过检测仪的定标曲线得到最后的检测结果，定标曲线是通过2点定标和试剂条形码或电子条形码上获得的主曲线生成的。

4. 溯源性、定标频率及室内质量控制

参阅本章"三碘甲状腺原氨酸"部分。

5. 参考区间、稀释及报告单位

（1）参考区间：3.5～77ng/mL。

（2）稀释：高于检测范围的标本可用稀释液（Diluent Multi Assay）稀释。建议1∶10稀释（可由分析仪自动完成或手动完成）。稀释样本的甲状腺球蛋白浓度必须≥40ng/mL。如用手工稀释，结果应乘稀释倍数。如果采用分析仪自动稀释，机器会自动计算结果。

（3）报告单位：ng/mL或μg/L。

（4）换算因子：ng/mL=μg/L。

6. 检测系统性能概要（厂商声明）

（1）分析精密度

以cobas e 801为例，重复性测定采用的是美国临床化学实验室标准委员会修订过的EP05-A$_3$标准方法进行评估，使用了Elecsys试剂及样本、质控进行测定：连续测定21天，每天测定2次（n=84次）。

（2）线性范围

0.04～500ng/mL（根据检出限和厂商制定的定标曲线的最大值定义）。低于检出限的值将报告为＜0.04ng/mL。超过检测范围的结果被报告为＞500ng/mL（或10倍稀释的样本高达5000ng/mL）。

空白限、检出限和定量检出限：

空白限＝0.02ng/mL；

检出限＝0.04ng/mL；

定量检出限＝0.1ng/mL。

空白限、检出限和定量限均是按照CLSI（临床和实验室标准协会）EP17-A₂的要求测定。

[具体参见本章第一节氨基末端-B型利钠肽前体（NT-proBNP）和B型利钠肽（BNP）测定所述]

（3）分析特异性

发现了以下交叉反应性（见表2-50），采用甲状腺球蛋白浓度近似5~50ng/mL。

表2-50　交叉反应性

交叉反应物	检测浓度	交叉反应性
TSH	1000mIU/L	未测出
TBG	200000ng/mL	未测出

7. 干扰因素及注意事项（厂商声明）

参阅本章"三碘甲状腺原氨酸"部分。

（八）临床意义

（1）所有类型的甲状腺功能亢进症包括Graves病、毒性结节性甲状腺肿、亚急性甲状腺炎和淋巴细胞甲状腺炎等患者血中TG水平升高。TG检测有助于鉴别诊断外源性甲状腺激素（医源性或人为的）和内源性因素引起的甲状腺功能亢进症。

（2）良性的甲状腺结节和恶性的甲状腺癌患者体内TG水平均明显升高。TG在对不同甲状腺癌患者治疗过程中是非常有用的指标，全部或几乎全部切除甲状腺和残留甲状腺组织放射碘切除手术成功后，TG水平会下降到非常低或者无法检测出的水平。

（3）先天性甲状腺功能减退患者TG测定有助于鉴别甲状腺完全缺失、甲状腺发育不全或其他病理状况。TG测定也可用于鉴别诊断亚急性甲状腺炎和假性甲状腺毒症，后者因TSH的抑制作用而使TG含量降低。某些应用甲状腺激素的患者，通常也会引起血中TG水平的降低。

（4）TG检测主要用于甲状腺全切或次全切术后患者的随访。分化型甲状腺癌（Differentiated thyroid carcinoma，DTC）患病率的全球性升高造成有更多的甲状腺切除后患者需要终身监测疾病的持续存在或复发。由于甲状腺是TG的唯一已知来源，在甲状腺全切或次全切伴随放射性碘成功消融残留甲状腺组织后，血清TG浓度将降至极低，甚至检测不到。若甲状腺全切术后仍可检出TG则提示DTC残留或复发。因此TG明显升高常提示该疾病复发。

七、甲状腺球蛋白抗体测定

甲状腺球蛋白抗体（thyroglobulin autoantibodies，TGAb）是一类针对甲状腺球蛋白（TG）

的自身抗体，主要存在于自身免疫性甲状腺病患者和非甲状腺自身免疫性疾病患者体内。在大约10%的健康个体尤其老年人中也可以检测到TGAb，女性中TGAb的阳性率要比男性中高（分别为18%和5%）。因此，在甲状腺功能紊乱的诊断上，TGAb测定并无较大的特殊意义。但是动态地监测TGAb水平，可以了解自身免疫性甲状腺的病变进程，并辅助诊断自身免疫性甲状腺炎。

1. 方法学概述

血液中TGAb的测定主要用CLIA法和ECLIA法。

2. 标本要求

参阅本章"促甲状腺激素"部分。

3. 测定原理（ECLIA法）

采用竞争法原理，整个过程18min完成。

第1步：10μL样本和生物素化的TG一起孵育，样本中的抗体和TG结合。

第2步：添加钌复合物标记的anti-TG抗体和包被链霉亲和素的磁珠微粒，通过生物素和链霉亲和素的相互作用形成的免疫复合物结合于固相载体。

第3步：将反应液吸入测量池中，通过电磁作用将磁珠吸附在电极表面。未与磁珠结合的物质通ProCell/ProCell M除去。给电极加以一定的电压，使复合体化学发光，并通过光电倍增器测量发光强度。

第4步：通过检测仪的定标曲线得到最后的检测结果，定标曲线是通过2点定标和试剂条形码或电子条形码上获得的主曲线生成的。

4. 溯源性、定标频率及室内质量控制

参阅本章"三碘甲状腺原氨酸"部分。

5. 参考区间、稀释及报告单位

（1）参考区间：<115IU/mL（妊娠妇女、儿童、青春期者不适用）。

（2）稀释：样本不可稀释。自身抗体属异质性，会产生非线性稀释现象。

（3）报告单位：IU/mL。

6. 检测系统性能概要（厂商声明）

（1）分析精密度

以cobas e 601为例，根据CLSI（临床实验室标准委员会）的改良方案（EP5-A），使用Elecsys试剂和混合人血清确定精密度：每天5~6次持续10天（$n=59$或60），MODMLAR ANALYTICS E170的批内精密度（$n=21$）。

（2）线性范围

10.0~4000IU/mL（通过最低检出限和厂商定标曲线的最高值确定）。低于检出限的值报告<10.0 IU/mL。超过检测范围的值报告>4000IU/mL。

（3）分析特异性

大约含有1400IU/mL anti-TPO（Elecsys Anti-TPO试剂盒检测）的样本可检测到anti-TG的最

大值为51IU/mL。

7. 干扰因素及注意事项（厂商声明）

参阅本章"三碘甲状腺原氨酸"部分。

（1）注意事项

①标本稳定性：样本在2~8℃可保存7天；在–20℃可保存1个月，避免反复冻融。冷藏的试剂和样本应在室温中平衡至20~25℃；避免过度振荡产生泡沫影响测定。推荐使用血清或肝素–Na、EDTA抗凝血浆样本进行检测，避免使用肝素锂或枸橼酸钠抗凝的血浆样本。

（2）干扰因素

TG浓度＞2000ng/mL可能导致anti–TG浓度假性升高。因此，对于这种情况下的患者样本不得报告anti–TG值。

8. 临床意义

（1）TGAb浓度升高常见于甲状腺功能紊乱的患者。慢性淋巴细胞浸润性甲状腺炎患者中，TGAb阳性率约70%~80%；Graves病患者中，TGAb阳性率约30%。在某些甲状腺瘤或甲状腺癌中，TGAb的阳性率也会升高。

（2）TGAb浓度升高也可见于非甲状腺自身免疫性疾病。如1型糖尿病患者TGAb阳性率为20%，艾迪生病为28%，恶性贫血为27%。

（3）TGAb测定对于慢性淋巴细胞浸润性甲状腺炎的病程监测和鉴别诊断具有重要意义。在疾病的缓解期或漫长的病程之后原先升高的TGAb可能逐渐降低转为阴性，如果TGAb在缓解之后再次升高，提示可能复发。

（4）TG测定时会受患者体内存在的TGAb影响因此，在TG测定时一般要求同时检测TGAb，以排除TGAb对TG检测结果的干扰。

（5）在部分正常健康个体中也观察到会有TGAb水平的升高。

八、抗甲状腺过氧化物酶抗体测定

抗甲状腺过氧化物酶靶抗原的主要成分是由933个氨基酸残基组成的分子量约100000的甲状腺过氧化物酶（thyroid peroxidase，TPO），表达在细胞表面。该酶可与TG协同作用将L-酪氨酸碘化，并将一碘酪氨酸和二碘酪氨酸联结成为甲状腺激素T_4、T_3和rT_3。甲状腺过氧化物酶抗体（TPOAb）是机体针对TPO产生的自身抗体。检测该类抗体的主要适应证为自身免疫性甲状腺疾病（包括突眼性甲状腺肿和桥本甲状腺炎等），对该类疾病诊断具有重要意义。

1. 方法学概述

电化学发光法（ECLIA）是测定TPOAb的主要方法。

2. 标本要求：参阅本章"促甲状腺激素"部分

3. 测定原理（ECLIA法）

竞争法，总检测时间：18min。

第1次孵育：20μL样本和钌复合物标记的anti–TPO抗体一起孵育。

第2次孵育：添加生物素化的TPO和包被链霉亲和素的磁珠微粒，样本中的anti-TPO抗体与钌复合物标记anti-TPO抗体竞争结合生物素化的TPO抗原。抗原抗体复合物通过生物素、链霉亲和素之间的反应结合到微粒上。

将反应液吸入测量池中，通过电磁作用将磁珠微粒吸附在电极表面。未与磁珠微粒结合的物质通过ProCell/ProCell M被去除。给电极加以一定的电压，使复合体化学发光，并通过光电倍增器测量发光强度。

以cobas e 801为例，通过检测仪的定标曲线得到最后的检测结果，定标曲线是通过两点定标和由cobas link获得的一级定标曲线生成的。

4. 溯源性、定标频率及室内质量控制

参阅本章"三碘甲状腺原氨酸"部分。

5. 参考区间、稀释及报告单位

（1）参考区间：34IU/mL。

（2）稀释：高于检测范围的标本可用稀释液（Elecsys Diluent Multi Assay）稀释。建议1∶10稀释（可由分析仪自动完成或手动完成）。高于检测范围浓度的anti-TPO样本可用Elecsys通用稀释液稀释。建议1∶5浓度稀释样本须＞200IU/mL。稀释后，将测量结果乘以稀释因子。请注意：单个样本自身抗体属异质性，会产生非线性稀释现象。

（3）报告单位：IU/mL。

6. 检测系统性能概要（厂商声明）

（1）分析精密度

以cobas e 801为例，应用Elecsys试剂盒、人混合血清样本和质控品验证重复性（重复性：n=21，中间精密度：n=21）；总精密度按照NCCLS的EP5-A在MODMLAR ANALYTICS E170分析仪上测定：每天6次，共10天（n=60）。结果见表2-51。

表2-51　Cobas e 601分析仪

样本	重复性			中间精密度		
	均值	SD	CV	均值	SD	CV
	IU/mL	IU/mL	%	IU/mL	IU/mL	%
人血清1	21.3	1.34	6.3	20.8	1.97	9.5
人血清2	51.2	2.61	5.1	53.1	3.25	6.1
人血清3	473	12.7	2.7	455	19.1	4.2

（2）线性范围

以cobas e 801为例：5～600IU/mL（通过最低检出限和厂商定标曲线的最高值确定）。低于检出限的值报告＜5IU/mL。超过检测范围的值报告＞600IU/mL。

（3）分析特异性

采用浓度约50IU/mL和250IU/mL的anti-TPO进行检测时，发现与甲状腺球蛋白（4000IU/mL）的人自身抗体有0.3%的交叉反应性。

7.干扰因素及注意事项（厂商声明）

参阅本章"三碘甲状腺原氨酸"部分。

8.临床意义

（1）TPOAb主要以IgG类为主，该抗体主要见于自身免疫性甲状腺疾病，如桥本甲状腺炎（阳性率85%~100%）、Graves病（阳性率65%）、原发性黏液性水肿患者；也见于其他器官特异性自身免疫病，如1型糖尿病（阳性率14%）、Addison病（阳性率31%）、恶性贫血（阳性率55%）及产后甲状腺炎（阳性率15%）等。目前认为，TPOAb为人类自身免疫性甲状腺炎较理想的标志抗体，阳性结果可支持自身免疫性甲状腺疾病的诊断。

（2）TGAb与TPOAb联合检测，对自身免疫性甲状腺疾病的检出率可提高至≥98%。正常人群若该类抗体阳性，则提示存在患自身免疫性甲状腺疾病的危险性。高滴度抗体似与疾病的严重程度无明确关系，随着病程的延长或缓解，抗体滴度可下降。如在疾病的缓解期抗体水平再度升高，提示有疾病复发的可能。

第七章　妇科检验

第一节　阴道分泌物常规检测

阴道分泌物是女性生殖系统分泌的液体，主要由阴道黏膜、宫颈腺体前庭大腺及子宫内膜的分泌物混合而成，俗称白带。阴道分泌物检查常用于判断雌激素分泌水平、女性生殖系统炎症的诊断、肿瘤的辅助诊断及性传播疾病的诊断。

一、概述

阴道分泌物检验包括理学检验、化学检验、有形成分分析等，是妇科检查的常规项目，是临床诊断阴道疾病的重要依据。

二、标本采集及其注意事项

1. 标本采集

阴道分泌物由妇产科医师取样，根据检查目的的不同取自不同部位。

常规白带检测，一般采用棉拭子自阴道深部或穹隆后部进行采集，浸入盛有1~2mL0.9%氯化钠溶液的试管内，立即送检。

支原体、衣原体的检测，用专用无菌棉拭子于阴道深部或穹隆后部进行采集，放入其专用的无菌试管内，立即送检。

宫颈刮片则用消毒刮板等于宫颈管口等部位进行采集，将其制成涂片，以95%乙醇固定，经Giemsa、革兰或Papanicolaou染色，进行病原微生物和肿瘤细胞筛检。

2. 标本采集注意事项

（1）为减少干扰因素，标本采集前应遵医嘱停用干扰检查的药物；月经期间不宜进行阴道分泌物检查；检查前24h内禁止盆浴、性交、局部用药及阴道灌洗等。

（2）标本采集器材及容器符合采集要求，不含影响检验结果的化学物质或润滑剂。

（3）对于有特殊要求的项目，如微生物培养等检查，应注意无菌操作。

三、阴道分泌物一般检查

（一）理学检查

1. 外观

阴道分泌物的性状与生殖器充血情况、雌激素水平高低以及疾病有关。

正常情况下为白色稀糊状、无气味；临近排卵期，分泌物清澈透明，稀薄似蛋清，量多；排卵期2~3天后，分泌物浑浊黏稠，量减少；行经前分泌物又增多；妊娠期分泌物较多；绝经期后分泌物减少。

阴道分泌物外观呈脓性、黄色或黄绿色、味臭，多见于滴虫性或化脓性阴道炎等；呈脓性泡沫状，多见于滴虫性阴道炎；呈豆腐渣样，多见于真菌性阴道炎；呈黄色水样，多见于子宫黏膜下肌瘤、宫颈癌、输卵管癌等引起的组织变性坏死；呈血性伴特殊臭味多见于恶性肿瘤、宫颈息肉、老年性阴道炎、慢性宫颈炎及使用宫内节育器副反应等；呈灰白色、奶油状和稀薄均匀状，多见于细菌性阴道病，如阴道加德纳菌感染；呈无色透明黏液性状，见于应用雌激素后和卵巢颗粒细胞瘤。

2. 酸碱度

正常阴道分泌物呈酸性，pH值为4.0~4.5。

增高见于各种阴道炎、幼女和绝经后的妇女。

（二）显微镜检查

1. 阴道清洁度

阴道清洁度是指阴道清洁的等级程度。正常情况下，阴道内有大量乳酸杆菌及少量的加德纳菌、假丝酵母菌等病原菌，这些菌群在阴道内处于一种平衡状态。当机体抵抗力低下、内分泌水平变化或病原微生物感染等破坏这种平衡后，阴道分泌物中可出现大量白细胞甚至脓细胞，此时阴道清洁度下降。通过对阴道清洁度检查，可了解阴道内有无炎症并对感染的病原微生物进行初步判断。

（1）检测原理

阴道清洁度与女性激素的周期变化有关：排卵前期，雌激素逐渐增高，阴道上皮增生，糖原增多，乳酸杆菌随之繁殖，pH值下降，杂菌消失，阴道趋于清洁。当卵巢功能不足（如经前及绝经期后）或感染病原体时，阴道易感染致病菌，导致阴道清洁度下降，故阴道清洁度的最佳检查时间应为排卵期。

阴道清洁度是根据阴道分泌物的白细胞与上皮细胞和乳酸杆菌与杂菌的数量对比进行分级的，其分级判断标准如表2-52。

表2-52　分级判断标准

清洁度分级	杆菌	球菌	白细胞或脓细胞（个/HPF）	上皮细胞
Ⅰ	多	—	0~5	满视野
Ⅱ	中	少	5~15	1/2视野
Ⅲ	少	多	15~30	少量
Ⅳ	—	大量	>30	—

（2）检测方法

0.9%氯化钠溶液涂片法：阴道分泌物加少量0.9%氯化钠溶液混合后均匀涂片，镜下观察清洁度和有无特殊病原体等。

方法学评价：湿片法简便易行，但阳性率较低，重复性较差，易漏检。

质量控制：①载玻片必须清洁干燥，0.9%氯化钠溶液应在使用期限内。标本检测应在30min内进行，防止被污染。②涂片应均匀平铺，不能聚集成滴状：先用低倍镜观察全片，选择薄厚适宜的区域，再用高倍镜检查；观察标准和报告方式应一致，避免漏检。③对可疑或与临床诊断不符的标本应进行复查。

（3）临床意义

阴道清洁度分为Ⅰ度、Ⅱ度、Ⅲ度、Ⅳ度四度，其中Ⅰ/Ⅱ度为正常，Ⅲ/Ⅳ度为不清洁。清洁度差且未见病原微生物时，为非特异性阴道炎；若发现病原微生物则为相应阴道炎，如滴虫性阴道炎等。

通常情况下，清洁度分级与感染程度呈正相关，但也有例外，如加德纳菌感染的细菌性阴道炎时，白细胞增多不明显甚至不增多，故不能仅用阴道清洁度作为判断是否存在感染的唯一标准，还应根据不同疾病的诊断标准和检查结果进行综合分析。

（三）化学检验

阴道分泌物化学检验主要包括过氧化氢、白细胞酯酶、唾液酸苷酶的检测。

1.过氧化氢

测定阴道分泌物中过氧化氢浓度可反映阴道内乳酸杆菌量的多少。氧化氢是乳酸杆菌的一种代谢产物，对有害菌有抑制杀灭作用。正常阴道内乳酸杆菌占优势，使阴道分泌物呈弱酸性，保持阴道自净作用，可抵御外界病原微生物的侵袭。

（1）原理

样品中的过氧化氢经过氧化物酶作用释放出新生态氧，后者在4-氨基安替吡啉存在下，使苯磺酸氧化呈红色，其颜色深度与过氧化氢浓度成正比。

（2）临床意义

过氧化氢是正常女性阴道中的优势菌——乳酸杆菌的一种生物标志，其检测可反映阴道内环境是否良好，是女性生殖道微生态健康状况评价的重要参考指标。过氧化氢阴性表明乳酸杆菌多，阳性表明阴道环境可能处于病理或亚健康状态。

2.白细胞酯酶

白细胞是阴道中重要的防御性细胞，而白细胞酯酶则是人体白细胞内含有的一种特异性酶类，正常女性阴道分泌物的白细胞酯酶活性较低，常规方法不能检出，当人体发生炎症反应时，阴道分泌物中白细胞酯酶活性增高，因此可用于阴道炎症疾病的诊断与鉴别。

（1）原理

白细胞酯酶通过水解乙酸盐，释放出溴吲哚基，后者在氧存在的条件下呈蓝色，呈色深度与白细胞醋酶活性成正比。

（2）临床意义

白细胞酯酶反映阴道分泌物中白细胞的多少，阳性表明可能有阴道炎。

3.唾液酸苷酶

唾液酸苷酶是厌氧菌产生的一种可造成宿主细胞破坏的糖苷酶，除厌氧菌外，加德纳菌、粪肠球菌等也可产生此酶。唾液酸苷酶的检测能够辅助判断是否存在细菌性阴道病。

（1）原理

唾液酸苷酶能水解神经氨酸释放出溴吲哚基，后者与重氮盐反应呈紫红色，呈色深度与唾液酸苷酶活性成正比。

（2）临床意义

唾液酸苷酶阳性与细菌性阴道病、生殖道肿瘤或其他炎症等有关。

四、病原学检查

（一）阴道毛滴虫

阴道毛滴虫（trichomonas vaginalis，TV）属鞭毛虫纲是一种寄生于阴道的致病性厌氧寄生原虫。虫体直径为8～45μm，呈颈宽尾尖倒置梨形，大小为白细胞的2～3倍，虫体顶端有鞭毛4根，后端有鞭毛1根，体侧有波动膜，前后鞭毛和波动膜均为其运动器官。其生长最适宜pH值为5.5～6.0，适宜温度为25～42℃。能通过性接触或污染的物品传播，引起滴虫性阴道炎。

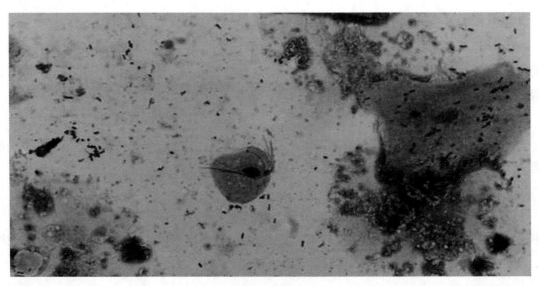

图2-18 检查方法

阴道毛滴虫检查的方法有直接涂片法、涂片染色法、乳胶凝集试验和培养法等，其方法学评价见表2-53。

表2-53 阴道毛滴虫检验方法比较

方法	评价
直接涂片法	简单易行、快速，为常用方法，但受检查时间、温度、涂片厚度影响
涂片染色法	可用油镜观察虫体结构，提高检出率，易受涂片厚度和染色影响
乳胶凝集试验	操作简单、快速，灵敏度和特异性高，但可出现非特异性反应
培养法	阳性率高，但操作复杂

直接涂片法：用0.9%氯化钠溶液悬滴法置于高倍镜下观察。

涂片染色法：将采集到的分泌物涂在玻片上。待涂片自然干燥后，可以使用不同的染液进行染色。常用的染液包括革兰染色、瑞特染色、吉姆萨染色、PAS染色和利什曼染色等。在显微镜下观察染色的涂片，可以观察到毛滴虫的形态和其他阴道内存在的微生物。

培养法：将阴道分泌物或尿道分泌物加入培养基内，置37℃温箱中培养48h后，每隔72h接种1次，取培养混匀液1滴涂片，染色镜检。

免疫学方法：如荧光抗体检查法、乳胶凝集法、单克隆抗体检查、酶联免疫吸附法和多克隆抗体乳胶凝集法等。

（二）阴道加德纳菌感染

阴道加德纳菌为革兰染色阴性或染色不定（有时呈革兰染色阳性）的小杆菌，和某些厌氧菌共同引起细菌性阴道炎，属性传播疾病之一。

正常情况下阴道内不见或见少许阴道加德纳菌。

检查方法：

直接涂片法：用0.9%氯化钠溶液悬滴法置于高倍镜下观察。在阴道分泌物中发现线索细胞是诊断加德纳菌性阴道炎的重要指标之一。线索细胞主要特征：阴道鳞状上皮细胞黏附了大量加德纳菌及其他短小杆菌，而形成巨大的细胞团，上皮细胞表面毛糙，有斑点和大量细小颗粒。

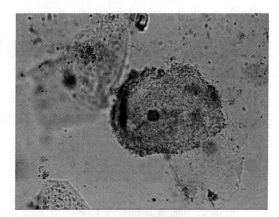

图2-19 线索细胞

涂片染色法：将采集到的分泌物涂在玻片上。待涂片自然干燥后，使用不同的染液进行染色，常用为革兰染色。在油镜下观察线索细胞，提高检出率。

唾液酸苷酶检测：唾液酸苷酶阳性，能辅助加德纳菌感染的诊断。

（三）阴道真菌

正常情况下，阴道内存在少量真菌，当阴道抵抗力减低或局部环境改变时，易引起真菌性阴道炎，并可通过性交传染。真菌性阴道炎的阴道分泌物呈凝乳状或豆腐渣样。常见为白假丝酵母菌，偶见阴道纤毛菌、放线菌等。

检查方法：

0.9%氯化钠溶液检测法：本法简便易行，是目前临床上最常用的方法。必要时可进行革兰染色后油镜观察。

浓集法检查：取标本于清洁干燥试管内，加2.5mmol/L NaOH溶液约1mL，混匀后置37℃水浴中3~5min，取出低速离心5min，取沉淀物作涂片镜检，可提高阳性检出率。

培养法：本法阳性率高，但操作复杂、费时。

（四）淋病奈瑟菌

淋病奈瑟菌俗称淋球菌，为革兰氏阴性双球菌，直径0.6~0.8μm。肾形或卵圆形，常成对凹面相对排列，无芽孢、无鞭毛，有荚膜和菌毛。

检查方法：

检查淋病奈瑟菌常用的方法包括革兰染色法、培养法、直接协同凝集反应、聚合酶链反应法、直接荧光抗体染色法、非放射性标记系统等。

革兰染色法：方法简便，但病情较轻者，涂片中淋球菌较少，形态不典型，又位于细胞之外时，常难以确定。另外，必须从形态上与其他革兰氏阴性双球菌鉴别。

培养法：对于涂片检查阴性而可疑者，可做淋球菌培养。

直接协同凝集反应：操作简便，特异性高。

聚合酶链反应法：可检测到微量淋球菌的DNA，灵敏度较高，但要防止污染。

直接荧光抗体染色法：简便，但死菌也可呈阳性。

非放射性标记系统：灵敏度高、特异性强、简便快速，已成为淋球菌及其抗药性检查的重要的方法。

第二节 脱落细胞液基细胞学检测

将阴道或宫颈的脱落细胞制成细胞涂片，经过染色及相应处理，观察细胞形态特征，用于外阴、阴道、子宫颈、子宫内膜及输卵管等部位炎症、肿瘤、内分泌状况诊断及辅助诊断的一种检查方法。

一、概述

目前常用为液基细胞学检查，其是采用液基薄层细胞检测系统检测宫颈细胞并进行细胞学分类诊断，是目前国际上较先进的一种宫颈癌细胞学检查技术，与传统的宫颈刮片巴氏涂片检查相比明显提高了标本的满意度及宫颈异常细胞检出率。同时，还能发现部分癌前病变，微生物感染如霉菌、滴虫等。

二、适应证

1. 可疑外阴、阴道、宫颈、子宫内膜等部位肿瘤或炎症。
2. 阴道排液、可疑输卵管肿瘤。
3. 明确机体雌激素水平。
4. 宫颈、阴道病毒感染。
5. 有性生活女性体格检查必查项目。

三、目前主要检测技术

（一）薄层细胞学检测系统（Thinprep cytologic test，TCT）

TCT是一种常用的妇科细胞学检查方法，是通过采集女性宫颈细胞样本，在显微镜下进行观察和检测的方法。该方法由美国Hologic公司于1996年获得FDA认证，1999年正式进入中国。

1. 薄层细胞学检测系统在临床上的应用

（1）宫颈癌筛查：通过采集宫颈细胞样本，观察和分析细胞的形态和结构，判断是否存在宫颈癌前病变和宫颈癌。

（2）阴道镜检查：通过观察阴道细胞的变化，判断是否存在阴道感染、炎症、肿瘤等问题。

（3）细胞学定量分析：通过对细胞数量、大小、形态等进行定量分析，判断是否存在细胞异常增生、分化不良等问题。

2. 薄层细胞学检测系统的优点

（1）可以采集到更多的宫颈细胞，提高检测的准确性。

（2）可以减少细胞的丢失和破坏，提高检测的可靠性。

（3）可以对细胞进行定量分析，提高检测的客观性。

（4）可以提高细胞学检测的质量和效率，减少漏诊和误诊的可能性。

（二）液基细胞学检测系统（Liquid-based cytologic test，LCT）

液基细胞学检测系统（Liquid-based cytologic test，LCT）是一种常用的妇科细胞学检查方法，是通过采集女性宫颈细胞样本，在显微镜下进行观察和检测的方法。与传统的宫颈刮片检查相比，LCT具有更高的准确性和灵敏度，能够发现更多的异常细胞和病变，因此被广泛应用于宫颈筛查。

LCT在实际应用中具有以下优点：

（1）提高样本的制片质量：LCT采用液基制片技术，可以采集更多的宫颈细胞，并且制片质量更加稳定和可靠，提高了细胞学检查的准确性。

（2）提高检测的灵敏度：LCT可以减少细胞的丢失和破坏，提高检测的灵敏度，从而提高宫颈筛查的准确性。

（3）自动化程度高：LCT采用自动化制片和阅片技术，可以大大减少人力和时间成本，提高检测的效率。

（4）可以联合HPV检测：LCT可以联合HPV检测，提高宫颈筛查的准确性，降低漏诊率。

（三）计算机辅助宫颈细胞学诊断技术（CCT）

超薄液层细胞涂片技术及计算机辅助宫颈细胞学诊断技术一种先进的细胞病理学诊断技术，主要用于宫颈癌及癌前病变的筛查、随访和早期诊断。

CCT采用薄层液基细胞涂片技术，将宫颈细胞固定在液体中，避免了空气干燥造成的细胞蜕变，保持了原有的细胞形态结构。此外，CCT结合计算机辅助宫颈细胞学诊断技术，使细胞在涂片分布集中、均匀，避免了细胞重叠、遮挡，节省了阅片时间，减少了漏诊，提高了工作效率。

在诊断过程中，CCT采用TBS分类法进行诊断，增加了对微生物的诊断，使诊断内容更全面、更明确。同时，CCT的价格较为昂贵，使用并不广泛。

在应用CCT进行宫颈癌及癌前病变筛查时，需要注意在标本采集前3天应避免性交、阴道检查、阴道冲洗及上药。宫颈黏液较多时应使用干棉签将其轻轻拭去。

四、操作方法及程序

1. 传统宫颈刮片

（1）阴道脱落细胞检查患者取膀胱截石位，窥具打开阴道后，用刮板在阴道上1/3侧壁处轻轻刮取黏液及分泌物，均匀涂抹于载玻片上，玻片上放置95%乙醇或10%福尔马林液中固定；巴氏染色、阅片。

（2）宫颈脱落细胞检查患者取膀胱截石位，窥具打开阴道后，用刮板轻轻刮取宫颈黏液及分泌物，均匀涂抹于载玻片上，固定、染色、阅片。

（3）吸片法用吸管吸取后穹窿积液，将其均匀涂抹于载玻片上并固定。可用于阴道、宫颈、子宫内膜及输卵管病变的诊断，子宫内膜病变者尚可用专门制备的纤维宫腔吸管，伸入子宫腔，吸取宫腔内液体、细胞制片，固定、染色、阅片。

2.超薄液层细胞涂片技术（TCT）

应用特殊毛刷伸入宫颈管内，旋转一周取样，将所取样本放入装有特制细胞保存液的小瓶中，经离心制片，固定、染色等程序后，阅片。该技术使薄片上细胞均匀分布、形态伸展、去除黏液及红细胞的干扰，细胞利于阅片者辨认。

TCT阅片常用计算机辅助宫颈细胞学诊断技术（CCT）将细胞学诊断标准和计算机图形处理技术相结合，制成计算机细胞学诊断程序，利用计算机阅读细胞涂片，进行诊断。

超薄液层细胞涂片技术还可与计算机辅助宫颈细胞学诊断技术（LCT）结合，使辅助宫颈细胞学诊断更加方便、快捷，但因价格昂贵，使用不多。

五、注意事项

（1）标本采集前3天应避免性交、阴道检查、阴道冲洗及上药。

（2）宫颈黏液较多时应使用干棉签将其轻轻拭去。

（3）阴道出血时应避免采集标本。

（4）可将细胞固定储存于液态储存液中，使用时制备成细胞涂片，特定的固定液可将红细胞及黏液溶解，使细胞形态更加清晰，易于观察。

六、检测原理

通过采集阴道或宫颈分泌物，获得脱落细胞后浸入液基细胞处理试剂中，试剂中的裂解成分能对红细胞进行裂解，去除红细胞对检验结果造成的干扰；同时其固定成分能保存固定白细胞、脱落上皮细胞等有价值的细胞，并使包裹在黏液中的有效细胞充分分离出来，防止有价值细胞的丢失。将有效细胞制备成细胞悬液，最后通过过滤离心方法清除黏液对制片的干扰，制成脱落细胞薄片。可用HE染色、巴氏染色或其他免疫组织化学染色等方法使细胞着色，再通过人工观察分析来检查阴道或宫颈的细胞形态，诊断子宫颈癌及其癌的前期变化、人乳头瘤病毒和单纯疱疹病毒感染。

七、阴道脱落细胞检查的意义

（1）评价性激素对阴道上皮细胞的影响程度

阴道的复层上皮细胞的生长发育和成熟直接受雌激素、孕激素及雄激素等性激素的影响，尤其雌激素。雌激素可促使底层细胞向中层细胞分化，促使中层细胞向表层细胞分化及脱落。三层细胞所占比例一般用阴道细胞成熟指数（MI）表示，即底层/中层/表层。底层细胞所占比例增加称为"左移"，一般表示雌激素水平低，表层细胞所占比例增加称为"右移"，表示雌激素水平升高，中层细胞增多称为"居中"，表示细胞成熟不全；三层细胞均匀相似，称为"展开"，提示有大剂量雄激素影响。

雌激素水平对阴道脱落细胞的影响：雌激素轻度影响：表层细胞<20%；高度影响：表层细胞>60%，基本上无底层细胞。雌激素低落时出现底层细胞，轻度低落，底层细胞<20%；中度低落，底层细胞20%~40%；高度低落底层细胞>40%。

（2）在妇科肿瘤诊断中的应用

恶形肿瘤细胞核大而深染，核仁大小不等，形态各异，染色质不均，可呈团块状或粗大颗粒状，可见核分裂象异常及核分裂象，细胞排列紊乱。可用于阴道癌、宫颈鳞癌、宫颈腺癌、子宫内膜癌及输卵管癌的诊断。阴道脱落细胞检查是最经济、最直接、最容易被患者接受的检查方法，广泛用于宫颈癌早期筛查，有效提高了人类宫颈癌的早期诊断率和总存活率。

八、阴道细胞学诊断

1. 正常阴道脱落细胞的形态特征

（1）鳞状上皮细胞：来源于阴道壁及子宫颈阴道部，约占脱落细胞80%。根据细胞位置的不同，由上皮底层向上皮表面，可分为底层细胞、中层细胞和表层细胞。

①底层细胞：源于上皮的深棘层，可分为内底层和外底层细胞，此类细胞小而圆，胞质厚蓝染，核浆比（1:1）～（1:4）之间。正常育龄妇女很少见到此类细胞，宫颈或阴道重度炎症时，底层细胞暴露可出现；绝经期妇女，上皮变薄，底层细胞可脱落，涂片可见底层细胞。

②中层细胞：源于上皮的浅棘层，核浆比进一步加大为1:（5～6），细胞质外径远远超过细胞核，巴氏染色呈浅蓝色，细胞核呈圆形或卵圆形，镜下呈网状，细胞形态呈舟状或多边形。

③表层细胞：源于上皮表层，细胞大形态不规则，可呈多边形，边缘皱褶，巴氏染色呈淡粉色或淡蓝色，细胞核小，固缩，形态致密。

（2）柱状上皮细胞：来源于宫颈管、子宫内膜及输卵管黏膜。

①宫颈内膜细胞：可分为宫颈黏液细胞和纤毛细胞。宫颈黏液细胞：呈高柱状，细胞大小不一，核位于细胞底部或偏内端，胞核呈圆形或卵圆形，染色质分布均匀，巴氏染色胞质染色，位于细胞底部。

②子宫内膜细胞：为柱状细胞，形态小于子宫颈内膜细胞，核呈圆形或卵圆形，细胞边缘不清，常成堆出现，容易蜕化，留下一片裸核。

（3）其他：细胞涂片上可见吞噬细胞、红细胞、白细胞等非上皮来源细胞，以及阴道杆菌、滴虫、真菌等微生物。

2. 诊断

阴道脱落细胞诊断主要有巴氏分级诊疗和描述式诊断（TBS分类）。巴氏分级法因结果与病理学诊断相差较远，目前国际上已不再应用，我国也逐步被淘汰。目前正逐步推行普及描述式诊断系统——TBS分类法。

TBS分类法（TBS，2001）

（1）良性细胞学改变（WNL）：包括各类微生物感染性改变，妊娠、炎症、宫内节育器及放疗后的反应性和修复性改变。

（2）鳞状上皮细胞异常

①意义不明的不典型鳞状细胞（ASCUS）：包括意义不明的不典型鳞状细胞（ASC-US），不除外上皮内高度病变的不典型细胞（ASCH）。

②低度鳞状上皮内病变（LGSIL），即CINⅠ，包括HPV感染的细胞改变或轻度不典型增生。

③高度鳞状上皮内病变（HGSIL），即CINⅡ和CINⅢ，包括中、重度不典型增生及原位癌。

④鳞状细胞癌（SCC）。

（3）腺细胞异常

①非典型腺细胞（AGC），也称意义不明的宫颈管内非典型腺细胞（AGUS），倾向于良性反应性改变，倾向于原位腺癌。

②倾向于肿瘤的非典型腺细胞（AGC-favor neoplasia），来源于子宫内膜，来源不明。

③可疑腺癌，颈管原位癌（AIS）。

④腺癌（EA），来源于宫颈管，子宫内膜，其他来源。

（4）不能分类的癌细胞

（5）其他恶性细胞

九、临床意义

阴道及宫颈脱落细胞液基细胞学检测在临床上的应用价值主要体现在以下几个方面：

宫颈癌筛查：宫颈癌是一种常见的妇科恶性肿瘤，早期发现宫颈癌对于提高治愈率和降低病死率具有重要意义。宫颈脱落细胞液基细胞学检测可以早期发现宫颈癌前病变和宫颈癌，是宫颈癌筛查的重要手段之一。根据多项研究，该技术对宫颈癌的筛查敏感性高达98%，特异性达85%。

阴道感染诊断：阴道感染是女性常见的妇科疾病之一，包括细菌性阴道炎、真菌性阴道炎等。阴道分泌物脱落细胞液基细胞学检测可以准确诊断各种阴道感染，为临床提供有针对性的治疗建议。

疗效评估：在治疗阴道感染和妇科肿瘤的过程中，脱落细胞液基细胞学检测可以用于评估治疗效果。例如，治疗后的阴道分泌物脱落细胞液基细胞学检测结果可以反映病情变化和治疗效果，有助于医生制订进一步的治疗方案。

其他用途：脱落细胞液基细胞学检测还可以用于辅助生殖技术、性病诊断等领域。

+ 第三节　血清 HCG 检测

人绒毛膜促性腺激素（human chorionic gonado-tropin，HCG）是一种主要由人体胎盘滋养层细胞产生的糖蛋白类激素，在受精卵着床后的数日，滋养细胞便开始分泌HCG，并随着妊娠时间的推移而逐渐增加。某些低分化的肿瘤细胞也可少量合成。通过检测女性血清中的HCG水平可用来辅助判断是否存在妊娠、异位妊娠、妊娠失败或滋养细胞肿瘤等疾病。因此，血清HCG检测在妇科、产科和生殖医学等领域广泛应用。

一、概述

HCG由α和β两个亚基组成，其α亚基与LH（黄体生成素）和FSH（卵泡刺激素）、促甲状腺激素（TSH）相似，可产生交叉反应，β亚基则是HCG特有的，主要参与HCG与受体的相互作用并产生生物学效应。目前，化学发光和电化学发光免疫测定法可特异性地识别β亚基，避免了FSH、LH、TSH对测定结果的干扰，不仅可以检测完整的HCG，同时也可检测出样本中游离的β亚基，对于某些异位分HCG的肿瘤患者的诊断和疗效监测具有重要意义。HCG的主要功能是促进卵巢黄体转变为妊娠黄体调节类固醇类激素的合成，使受精卵着床胚胎免受排斥。在妊娠早期，母体血液和尿中HCG即可迅速升高，并随着孕期的进展逐步升高，8~10周达到峰值。

二、标本要求

（1）血清：采集于血清分离管中的血清或采集于肝素锂、肝素钠或EDTA钾抗凝管中的血浆可以用于总β人绒毛膜促性腺激素项目。按照生产商的指导说明使用血清或血浆采集管。

（2）为保证检测结果准确，血清和血浆样本应不含纤维蛋白、红细胞或其他颗粒物质。某些样本，特别是从接受了抗凝剂或溶栓剂治疗的患者身上获得的样本，可能需要较长的凝固时间。如果血清样本在完全凝固前就离心，样本中的纤维蛋白可能会导致检测结果错误。

（3）如果不能在24h内进行检测，将血清或血浆从凝块、血清分离胶或红细胞中分离出来。2~8℃，于7天内检测，−10℃储存12个月。避免反复冻融样本。

三、血清 hCG 主要检测的方法

血清hCG检测的主要方法包括化学发光免疫分析法（CLIA）、电化学发光免疫分析法（ECLIA）、酶联免疫吸附试验（ELISA）等。其中，CLIA和ECLIA具有较高的灵敏度和特异性，广泛应用于临床。

四、检测原理（以 ABBOTT Alinity-series 为例）

化学发光微粒子免疫检测（CMIA）法：此法为急诊常用检测方法。

采用两步法免疫：第一步，样本和β-hCG抗体包被的顺磁微粒子混合，使样本中的β-hCG与β-hCG抗体包被微粒子结合。第二步，添加吖啶酯标记的β-hCG抗体结合物。在反应混合物中添加预激发液和激发液；测量产生的化学发光反应，以相对发光单位（RLUs）表示。样本中的β-hCG含量与光学系统检测到的RLUs值之间成正比。

参考区间：未受孕：<5mIU/mL

早期妊娠：5~25mIU/mL

妊娠1~10周：202~231000mIU/mL

妊娠11~15周：22536~234990mIU/mL

妊娠16~22周：8007~50064mIU/mL

妊娠23~40周：1600~49413mIU/mL

五、临床意义

（1）正常妊娠的诊断及妊娠异常的监测

hCG及β-hCG主要用于正常妊娠养层疾病的诊断及监护。临床妊娠诊断主要依靠月经变化情况、体检、首次心音、超声检查和hCG检测。在女性停经第一天约50%的妊娠女性血清hCG浓度可达25 IU/L。妊娠期前8周体血清hCG浓度对数上升。血清hCG峰值在妊娠8～10周时出现，可达100000 IU/L。随后血清hCG浓度缓慢下降到中期妊娠末hCG浓度为峰值的10%。在早期妊娠母体血清hCG约96%～98%是完整的异二聚体形式，1%～3%是亚基。在晚期妊娠hCG的浓度水平保持恒定主要是以完整的异二聚体形式。确定妊娠最重要的标志是定量血清或尿hCG。当尿hCG含量超过停经后第一周的含量时，即可诊断妊娠。而血清妊娠定量实验可更早预测早期妊娠。正常妊娠早、中期尿hCG可达20000～10000U/d，妊娠晚期尿hCG可降至4000～11000 IU/L。末次月经后约7天妊娠妇女尿hCG则升高。如果采用敏感、特异的方法测定血清hCGβ亚单位，则可更早期诊断妊娠。

（2）异位妊娠早期诊断

异位妊娠是常见的妇科急症之一。异位妊娠妇女与同孕龄妇女相比hCG水平较低。只有50%的异位妊娠妇女尿妊娠试验阳性。因此，尿妊娠试验阴性并不能排除异位妊娠的可能性。血清hCG检测在异位妊娠早期诊断中具有重要价值。在早期妊娠阶段，若出现腹痛、阴道流血等症状时，应及时进行血清hCG检测，若血清hCG水平低于正常值范围，且增长速度缓慢或出现下降趋势，则高度怀疑异位妊娠。

在妊娠开始5周内如果妊娠正常进行绝大多数β-hCG升高幅度可高于66%，虽然有15%的正常妊娠妇女血清β-hCG升高低于此幅度，但异位妊娠母体血清β-hCG升高幅度却远低于此值。妊娠5周后血清β-hCG升高幅度下降，此时测定血清β-hCG升高幅度无法区分宫内妊娠失败及异位妊娠。

（3）妊娠失败的监测

妊娠失败是指胚胎发育异常或无法继续妊娠。血清hCG检测在妊娠失败的监测中具有重要作用。若血清hCG水平持续不升或下降，提示妊娠失败的可能性较大。

不完全流产如子宫内尚有胎盘组织残存，hCG检查仍可呈阳性；完全流产或死胎时hCG由阳性转阴性，因此血清hCG水平可作为保胎或吸宫治疗的参考依据。先兆流产：如尿中hCG仍维持高水平多不会发生难免流产。如hCG在2500IU/L以下，并逐渐下降，则有流产的或死胎的可能，当降至600IU/L时则为难免流产。在保胎治疗中，如hCG仍继续下降，说明保胎无意义，如hCG不断上升，说明保胎成功。在产后4天或人工流产术后13天，血清hCG应低于1000IU/L，产后9天或人工流产术后25天，血清HCG应恢复正常。如不符合这一情况，则应考虑有异常可能。

（4）滋养细胞肿瘤的辅助诊断

滋养细胞肿瘤是一种恶性肿瘤，多发生在葡萄胎妊娠、流产或正常分娩之后。在滋养细胞肿瘤的发生发展过程中，肿瘤细胞会分泌大量的hCG。因此，通过检测血清中的hCG水平可以辅助诊断滋养细胞肿瘤。如果血清hCG水平异常升高，需要排除滋养细胞肿瘤的可能性。此外，血清

hCG水平还可以用来监测滋养细胞肿瘤的治疗效果和预后情况。除此之外，血清hCG还可用于睾丸与卵巢生殖细胞肿瘤的诊断和监测。

（5）评估唐氏综合征

在唐氏综合征的妊娠中，母亲的血清AFP浓度降低而血清hCG浓度大约是正常人群中位数的2倍。

第四节　性六项检测

性六项检测是指性激素六项检查，包括卵泡刺激素（FSH）、黄体生成素（LH）、雌二醇（E_2）、孕酮（P）、睾酮（T）和催乳激素（PRL）。这些指标可以反映女性的内分泌状态，有助于诊断月经紊乱、不孕不育、生殖道异常等疾病。

一、卵泡刺激素（FSH）检测

（一）概述

卵泡刺激素（FSH）是一种由脑垂体分泌的激素，其主要功能是促进卵泡的发育和成熟。因此，卵泡刺激素的检测主要用于评估女性的生殖健康状况。

卵泡刺激素的检测主要基于免疫学原理。常用的检测方法包括化学发光免疫测定（CLIA）法和电化学发光免疫测定（ECLIA）法。这些方法的基本原理是相同的，即利用特异性抗体与卵泡刺激素结合，从而产生可检测的信号。

（二）标本要求

（1）血清或肝素抗凝血浆均可作为检测样本。

（2）样本在2~8℃下可以保存14h；离心分离血清或血浆在-20℃下可保存6个月，避免反复冻融。

（3）采血时间为月经周期的第3~5天。

（三）测定原理

1. CLIA法

采用连续两步酶免法（夹心法）测定。将样本和包被有山羊抗小鼠-小鼠抗人FSH复合物的顺磁性微粒和含蛋白质的TRIS缓冲液添加至反应管中。样本中FSH首先与固相上固定的小鼠抗人FSH抗体相结合。结合在固相上的复合物置于磁场内被吸附住，而未结合的物质被冲洗除去。随后，添加标记了碱性磷酸酶（ALP）的山羊抗人FSH抗体它与之前结合在微粒上的FSH相结合。进行第二次分离与清洗，除去未结合的物质。将化学发光底物添加到反应管中，它在ALP的作用下迅速发光，所产生光的量与样本中FSH的浓度成正比，通过多点校准曲线确定样本中FSH的量。

（1）参考区间

女性：卵泡期：3.85 ~ 8.78 IU/L

　　　排卵期：4.54 ~ 22.51 IU/L

　　　黄体期：1.79 ~ 5.12 IU/L

　　　绝经后：16.74 ~ 113.59 IU/L

男性：成人：1.27 ~ 19.26 IU/L

（2）干扰因素及注意事项

①结果报告：在介于检测下限和最高定标品值之间的分析范围内，可进行样本的定量测定。若样本含量低于测定下限，以小于该值表示结果；若样本含量高于最高定标品值，则以大于该值表示结果。或者也可将样本与"SO"定标品等体积稀释或用配套试剂中的样品稀释液稀释后重新测定。

②干扰因素：应注意患者体内可能存在的嗜异性抗体、进行雌激素治疗以及某些化学药物、生物物质会影响FSH的测定结果；妊娠时血中升高的绒毛膜促性腺激素（hCG）水平也会影响测定的准确性。

2. ECLIA法

为双抗体夹心法。待测样本、生物素连接的FSH-特异性单克隆抗体和钌复合体标记的FSH特异性单克隆抗体一起孵育，形成一"三明治"样抗原-抗体复合物。添加包被了链露亲和素的磁珠微粒进行孵育，通过生物素和链霉亲和素的作用使复合物与磁珠结合。将反应液吸入测量池中，通过电磁作用将磁珠吸附在电极表面。未与磁珠结合的物质被去除。电极加压后使复合物产生光信号，通过光电倍增器测量发光强度。由分析仪的定标曲线得到FSH的测定结果。

（1）参考区间

女性：卵泡期：3.5 ~ 12.5 IU/L

　　　排卵期：4.7 ~ 21.5 IU/L

　　　黄体期：1.7 ~ 7.71 IU/L

　　　绝经后：25.8 ~ 134.8 IU/L

男性：成人：1.5 ~ 12.4 IU/L

（2）干扰因素及注意事项

①定标：批号不同的试剂必须进行定标，每批试剂应分别制作标准曲线。同一批号试剂如超过定标稳定时间，应重新定标。

②干扰因素：对于接受高剂量生物素治疗的患者（＞5mg/d），必须在末次生物素治疗8h后采集样本。少数病例中极高浓度的待测物特异性抗体、链霉亲和素或钌抗体会影响测定结果。

（四）临床意义

卵泡刺激素的检测对于评估女性的生殖健康具有重要意义。通过监测卵泡刺激素水平的变化，可以了解女性的卵巢功能状况，预测是否存在卵巢功能减退或卵巢早衰的风险。此外，卵泡刺激素检测还可以用于监测促排卵治疗的效果，指导治疗方案的选择。同时，对于存在多囊卵巢综合征或其他内分泌紊乱性疾病的患者，卵泡刺激素检测可以协助诊断病因并评估治疗效果。

（1）FSH浓度的测定可以用来说明下丘脑-垂体卵巢系统的功能。

（2）一般通过测定人体LH和FSH的水平判断下丘脑-垂体-性腺轴功能，如对月经周期、生育及诸如早发性卵巢衰竭、绝经、排卵紊乱和垂体衰竭等青春期发育异常现象进行检查。血中二者均增高的疾病有：垂体促性腺激素细胞腺瘤、卵巢功能早衰、性腺发育不全、精细管发育不全、完全性性早熟等。血中二者水平均降低的疾病一般由下丘脑-垂体病变所致包括垂体性闭经、下丘脑性闭经、不完全性性早熟等。

（3）男性无精症时FSH水平会很低。

（4）通过注射促黄体素释放激素（LHRH）观察LH和FSH的浓度变化，能动态地测定垂体LH的储备功能。反应减弱或无反应的疾病有：垂体病变、原发性甲状腺功能减退伴继发性闭经等。反应正常或延迟的疾病有下丘脑功能紊乱等。反应增高的疾病有原发性性功能低下及性早熟征等。

二、黄体生成素（LH）检测

（一）概述

黄体生成素（Luteinizing Hormone，简称LH）是由腺垂体前叶分泌的一种重要激素，对于性功能的正常运作和女性的月经周期和受孕过程起着关键的作用。LH的主要职能包括刺激卵巢排卵、刺激黄体生成和维持功能、在男性中刺激睾丸中的勃列纹炎细胞制造睾酮。常用的检测方法包括化学发光免疫测定（CLIA）法和电化学发光免疫测定（ECLIA）法。

（二）标本要求、测定原理、干扰因素及注意事项

参阅本章"卵泡刺激素检测"部分。

（三）临床意义

（1）月经周期的调控：黄体生成素在月经周期中起着重要的作用。在卵泡期，黄体生成素会促进卵泡的生长和成熟，当达到一定数值时（大约20～30mIU/mL），会激发排卵。排卵后，黄体生成素会促进黄体的形成和维持，同时促进孕激素的合成和分泌，为受孕创造条件。如果黄体生成素水平持续低下，可能导致月经失调和不孕。

（2）多囊卵巢综合征：多囊卵巢综合征是一种常见的妇科内分泌疾病，其特征是月经稀发、高雄激素血症、卵巢多囊样变等。黄体生成素检测有助于诊断多囊卵巢综合征，通常黄体生成素水平会升高。

（3）指导治疗：对于月经失调、不孕症等妇科内分泌疾病的治疗，黄体生成素的检测提供了重要的参考依据。例如，通过观察黄体生成素的水平，可以帮助确定合适的促排卵药物的使用量和时机。

（4）预测排卵时间：在备孕过程中，黄体生成素检测可以帮助预测排卵时间。当黄体生成素水平升高并维持一定时间后，预示着即将发生排卵，此时同房可以提高受孕概率。

（5）协助判断卵巢功能：黄体生成素的水平可以反映卵巢功能。如果黄体生成素水平持续低于正常范围，可能提示卵巢功能下降；如果黄体生成素水平持续性升高，可能提示卵巢功能亢进。

（6）指导人工周期治疗：对于闭经或月经严重失调的患者，可以通过黄体生成素来指导人工周期治疗。通过调整黄体生成素的水平，可以促进月经来潮并建立正常的月经周期。

三、雌二醇（E_2）检测

（一）概述

雌二醇（Estradiol，E_2）是女性体内最重要的雌激素之一，由卵巢颗粒细胞分泌。它的主要功能包括促进女性生殖器官的发育和维持女性的第二性征。雌二醇的检测主要用于评估女性的生殖功能、诊断和监测内分泌疾病、协助评估多囊卵巢综合征、子宫内膜异位症等病情。常用的检测方法包括化学发光免疫测定（CLIA）法和电化学发光免疫测定（ECLIA）法。

（二）标本要求、测定原理、干扰因素及注意事项

参阅本章"卵泡刺激素检测"部分。

（三）临床意义

（1）雌二醇测是检查下脑-垂体-性腺轴功能的指标之一，主要用于青春期前内分泌疾病的鉴别诊断，闭经或月经异常时对卵巢功能的评价。

（2）雌二醇水平可反映卵泡成熟度，其测定有助于监测排卵的情况。也可用于不孕不育的治疗和判定体外受精（IVF）的排卵时间。

（3）肾上腺皮质增生或肿瘤、睾丸肿瘤、卵巢肿瘤、男性乳房增生症、原发性或继发性性早熟、无排卵功能性子宫出血、多胎妊娠、肝硬化等患者雌二醇均升高。

（4）下丘脑病变、腺垂体功能减退、原发性或继发性卵巢功能不足、绝经期、皮质醇增多症、葡萄胎、无脑儿等患者体内雌二醇均降低。重症妊娠期高血压疾病患者血中雌二醇水平往往较低，若血中雌二醇水平特别低，则提示有胎儿宫内死亡的可能。

四、孕酮（P）检测

（一）概述

血清孕酮是一种类固醇激素，主要由卵巢、肾上腺皮质等组织合成，对维持女性的生理功能以及生殖功能有重要作用。它与雌激素协同作用，形成月经周期，并且可以用于判断女性性激素紊乱疾病，以及监测妇女妊娠期胎盘的功能。

血清孕酮的检测方法主要包括以下几种：

（1）化学发光免疫分析法（CLIA）：该方法利用化学发光物质标记特异性抗体，与血清中的孕酮分子结合后，加入特定的激发剂使发光物质发光，通过光子的强度来判断血清中的孕酮水平。

（2）电化学发光免疫分析法（ECLIA）：该方法与化学发光免疫分析法类似，利用电化学发光物质标记特异性抗体，与血清中的孕酮分子结合后，加入特定的激发剂使发光物质发光，通过光子的强度来判断血清中的孕酮水平。

（3）酶联免疫吸附试验（ELISA）：该方法通过固定在固体载体上的特异性抗体与血清中的孕酮分子结合，再加入酶标记的二抗与固定的抗体结合，最后加入底物显色，通过颜色深浅来

判断血清中的孕酮水平。

（二）标本要求、测定原理、干扰因素及注意事项

参阅本章"卵泡刺激素检测"部分。

化学发光微粒子免疫检测（CMIA）技术为急诊常用孕酮检测方法。将样品和包被了捕获分子的顺磁微粒子分液混匀混合后孵育。样品中分析物与微粒子上的对应捕获分子结合，形成免疫复合物，清洗除去未结合物质后，加入化学发光吖啶酯标记结合物，该结合物与免疫复合物结合，形成反应混合物。再加预激发液（过氧化氢）和激发液（氢氧化钠）。激发液形成碱性环境，使得吖啶酯染料在暴露于预激发液的过氧化物下，产生氧化反应形成N-甲基吖啶酮，引发化学发光反应。其回到基态时释放能量（光发射）。CMIA光学系统测量预定时间内化学发光量（激活读数），以测定结果。

（1）参考区间：男性：<0.1ng/mL

卵泡期：<0.1ng/mL

　　　　黄体期：1.2～15.9ng/mL

　　　　绝经期：<0.1ng/mL

　　　　受孕3个月：2.8～147.3ng/mL

　　　　受孕3～6个月：22.5～95.3ng/mL

　　　　受孕6～9个月：27.9～242.5ng/mL

（2）干扰因素及注意事项

①标本类型及稳定性：血清和抗凝血浆均可用于检测。如果采用枸橼酸钠抗凝血浆，测定结果必须通过+10%予以校准。冷藏的试剂和样本应在室温中平衡至20～25℃再上机测定，避免过度振荡产生泡沫影响测定。

②干扰因素：对于接受高剂量生物素治疗的患者（>5mg/d），必须在末次生物素治疗8h后采集样本；保泰松在治疗剂量水平给药会对检测产生干扰（孕酮检测值下降）。少数病例中极高浓度的分析物特异性抗体、链霉亲和素或钌抗体会影响检测结果。

（三）临床意义

（1）排卵及黄体功能的监测：孕酮水平与黄体的发育和萎缩有关，检测孕酮可用于监测排卵以及黄体期的评估，有助于生育诊断。

（2）体外受精胚胎移植术（IVF-ET）的预后评估。

（3）异位妊娠的鉴别诊断：异位妊娠时血孕酮水平偏低；测定血孕酮水平在宫外孕的鉴别诊断中可以作为参考依据。

（4）血孕酮水平升高见于轻度期高血压疾病、糖尿病孕妇、多胎妊娠、先天性17α-羟化酶缺乏症、先天性肾上腺增生、卵巢颗粒层膜细胞瘤、卵巢脂肪样瘤等疾病。

（5）血孕酮水平降低见于黄体生成障碍和功能不良、多囊卵巢综合征、无排卵型功能丧失、先兆流产、胎儿发育迟缓、死胎、严重妊娠期高血压疾病、妊娠性胎盘功能不良等疾病。

五、睾酮（T）检测

（一）概述

睾酮（testosterone，T）主要由男性睾丸Leydig细胞合成，肾上腺和女性卵巢也能少量分泌。分泌入血后，98%以上的睾酮与白蛋白和性激素结合蛋白结合，少量以游离状态存在。男性中，睾酮的主要功能是诱导胎儿性分化，促进并维持男性第二性征发育，维持男性性功能，促进蛋白质合成和骨骼生长，增加基础代谢等。此外，睾酮与LH共同促进精子的形成及成熟，并与精子活动力和精小管的代谢有关。女性中，睾酮对于维持女性青春期正常生长发育及某些代谢的调节有重要作用。睾酮（T）检测用于评估男性体内雄性激素水平。睾酮检测主要检测男性血液或尿液中睾酮的浓度，测定一般采用化学发光免疫测定（CLIA）法和电化学发光免疫测定（ECLIA）法。

（二）标本要求、测定原理、干扰因素及注意事项

参阅本章"卵泡刺激素检测"部分。

（三）临床意义

（1）判断生殖系统功能：血清睾酮水平可以反映男性生殖系统功能是否正常。如果血清睾酮水平降低，可能提示存在睾丸功能减退、睾丸萎缩等情况；如果血清睾酮水平升高，可能提示存在睾丸肿瘤等疾病。因此，对于生殖系统疾病的诊断和治疗具有重要的指导作用。

（2）预测流产风险：如果男性体内睾酮水平过低，可能影响精子的生成和质量，增加流产的风险。因此，对于不育症患者，测定血清睾酮水平可以帮助评估睾丸功能，指导治疗方案的制订。

（3）辅助诊断相关内分泌疾病：血清睾酮水平与下丘脑-垂体-性腺轴的调控密切相关，因此可以辅助诊断下丘脑功能障碍、垂体功能减退等疾病。此外，血清睾酮水平还可以反映肾上腺皮质功能亢进或减退的情况。

评估运动能力：睾酮水平与肌肉质量和运动能力密切相关。在健身、运动员选材等领域，测定血清睾酮水平可以帮助评估个体的运动能力和潜力。

（4）指导激素替代治疗：对于存在性功能障碍、骨质疏松等问题的男性患者，测定血清睾酮水平可以指导激素替代治疗方案的制定，帮助改善症状并预防并发症。

六、催乳激素（PRL）检测

（一）概述

催乳激素（PRL）是一种由垂体前叶腺嗜酸细胞分泌的蛋白质激素，主要功能为促进其靶器官乳腺组织的生长发育和分化，是乳房正常发育和妇女哺乳期的必需条件。妊娠后PRL逐渐增加，至分娩前达高峰，此时具有调整羊水容量、羊水中离子浓度、胎儿细胞外液量的功能，起到保护胎儿的作用。在雌激素、孕激素、糖皮质激素以及胰岛素等的参与下，PRL能促进乳腺小泡成熟和乳液的分泌，在哺乳期起到维持乳液分泌的作用。如果不用母乳喂养，PRL水平在分娩后三个星期内恢复正常。在睾酮（testosterone，T）的存在下，PRL能促进男性前列腺及精囊的

发育，并增强LH对Leydig细胞的作用，使睾酮合成增加。此外，PRL还具有调节肾上腺生成雄激素、参与应激反应等作用。PRL测定一般采用化学发光免疫测定（CLIA）法和电化学发光免疫测定（ECLIA）法。催乳激素的测定一般采用化学发光免疫测定（CLIA）法和电化学发光免疫测定（ECLIA）法。

（二）标本要求、测定原理、干扰因素及注意事项

参阅本章"卵泡刺激素检测"部分。

（三）临床意义

催乳激素检测在临床上具有重要的意义，可以用于评估女性的生育能力和月经周期是否正常。如果催乳激素水平异常，可能导致月经紊乱、闭经、溢乳等问题。同时，催乳激素水平还与多囊卵巢综合征、高催乳素血症等生殖系统疾病有关，因此对这类疾病的诊断和治疗具有重要的指导作用。

（1）产后和新生儿的PRL水平升高，但是异常的高水平在女性中常伴有闭经泌乳、性功能下降、月经不调等症状。患PRL瘤的男性绝大多数性功能低下，因此对于无生育能力的妇女、闭经泌乳的妇女和男性性功能低下者都应测定PRL。高PRL血症还与卵巢类固醇激素分泌的抑制、卵泡成熟、促黄体激素和促卵泡激素的分泌有关。

（2）高PRL血症的病理因素：下丘脑功能和器官疾病、甲状腺功能减退和肾衰竭等。促甲状腺激素释放激素（TRH）分泌增多刺激释放出PRL的同时血清T。水平降低，促甲状腺素浓度升高，导致原发性甲状腺功能减退、血清PRL水平升高。

（3）多种药物会对测定结果造成一定的影响，如口服避孕药、西咪替丁等；使用左旋多巴可抑制PRI分泌；使用精神药物（吩噻）、抗高血压药物（利血平）等会使PRL分泌增多。

（4）正常个体出现泌乳素缺乏的现象很罕见。

第八章　病原学检测

┼ 第一节　乙型肝炎病毒（HBV）检测

一、乙型肝炎病毒表面抗原（HBsAg）检测

乙型肝炎病毒（hepatitis B virus，HBV）属于嗜肝DNA病毒科。乙型肝炎病毒感染已成为世界范围内共同而且重要的公共卫生问题，乙型肝炎病毒表面抗原（HBsAg）是感染乙肝病毒的标

志，HBsAg在HBV感染者中出现最早、效价最高，是乙型肝炎的早期诊断重要指标，其测定主要用于血液筛查和临床乙型肝炎病毒感染的辅助诊断和疗效监测。

1. 方法学概述

目前HBsAg检测方法主要有酶联免疫吸附试验（ELISA）法、化学发光免疫分析（CLIA）法、免疫渗滤层析（胶体金试纸条）法和HBsAg中和试验（neutralization，NT）。

（1）ELISA法

ELISA检测技术方法简单，特异性强，且价格便宜，因此是HBsAg检测技术中应用最广泛的技术，但其检测过程耗时较长，只适用于常规样本的检测。

（2）CLIA法

CLIA法是将免疫反应与化学发光检测相结合的一项技术。根据标志物的不同可分为三类，即发光物直接标记的CLIA（常用的标志物质是吖啶酯类化合物）、电化学发光免疫测定（electrochemiluminescent immunoassay，ECLIA）{常用标志物是三联吡啶钌 $[Ru(bpy)_3^{2+}]$}和时间分辨荧光免疫测定（time-resolved fluoroimmunoassay，TrFIA）（常用的标志物是镧系元素化合物）。化学发光酶免疫分析（chemiluminescent enzyme immunoassay，CLEIA）属于酶免疫分析，酶的反应底物是发光剂，常用的标记酶为HRP和碱性磷酸酶（alkaline phosphatase，ALP），其中HRP的发光反应底物为鲁米诺，碱性磷酸酶的底物为环1，22二氧乙烷衍生物（AMPPD）。

化学发光免疫测定（chemiluminescence immunoassay，CLIA）具有高灵敏度、高特异性，可实现自动化分析的特点，临床常用于急诊样本检测。

（3）免疫渗滤层析（胶体金试纸条）法

方法简便快捷，一般多用于基层急诊初筛检测，因其检测灵敏度低于ELISA和CLIA法，不宜作为最终检测结果，随后应进一步用ELISA或CLIA法检测。

（4）HBsAg中和试验

临床主要用于HBsAg检测弱阳性反应或单独HBsAg阳性反应样本的确认，避免检测结果假阳性的发生。

2. 标本要求

样本为人血清或血浆。含有EDTA、枸橼酸钠、肝素等抗凝剂的样本均可用于本试剂，不能使用抗凝剂比例不恰当的血浆样本。

3. 乙型肝炎病毒表面抗原（HBsAg）检测——磁微粒化学发光法

（1）测定原理

采用双抗体夹心法，在磁微粒上包被了4种抗HBs的鼠单克隆抗体。将样本、反应稀释液及磁微粒混合反应后进行清洗，清洗后加入抗HBs多抗-吖啶酯标记复合物，样品中的HBsAg与磁微粒上的抗HBs抗体和抗HBs多抗-吖啶酯形成"磁微粒抗HBs抗体-HBsAg-抗体吖啶酯"复合物，洗涤去除不与磁微粒结合的物质后，向反应混合物中加入预激发液和激发液，测量产生的化学发光反应结果，以相对发光单位（RLUs）表示。样品中的HBsAg含量与系统检测到的RLUs成正比，并通过标准曲线计算样品中HBsAg。

（2）试剂名称及成分（见表2-54）

表2-54 试剂名称及成分

名称	装量	说明
试剂1	5mL×1瓶	抗HBs单抗包被的磁微粒。在TRIS缓冲液中配制，含ProClin® 300防腐剂
试剂2	10mL×1瓶	吖啶酯标记的抗HBs多抗。在含有蛋白稳定剂的TRIS缓冲液中配制，含ProClin® 300防腐剂
试剂3	2mL×1瓶	含有蛋白稳定剂的TRIS缓冲液，含ProClin® 300防腐剂

（3）校准品（见表2-55）

表2-55 校准品

名称	装量	标示浓度	说明
校准品1	2mL×1瓶	0IU/mL	不含HBsAg和HBsAb的灭活人血清或血浆中，含ProClin® 300防腐剂
校准品2	2mL×1瓶	0.05IU/mL	0.05IU/mL的HBsAg稀释于不含HBsAg和HBsAb的灭活人血清或血浆中，含ProClin® 300防腐剂
校准品3	2mL×1瓶	50IU/mL	50IU/mL的HBsAg稀释于不含HBsAg和HBsAb的灭活人血清或血浆中，含ProClin® 300防腐剂

（4）产品中不包含，但对试验必需的试剂组分

预激发液、激发液、清洗液、反应杯、样本杯、塑料吸头、质控品、样本稀释液。

4. 操作

具体操作严格按试剂盒说明书的要求执行，但一般都是由全自动检测设备完成。本试验用厦门优迈科医学仪器有限公司生产的Wan200+全自动化学发光免疫分析仪检测。

5. 项目校准及质量控制

（1）项目校准：依照化学发光分析仪项目校准标准操作程序进行。

（2）室内质控：依照专业组化学发光类项目室内质控标准操作程序进行，质控频率及质控品个数、质控规则选择根据实验室的样本量及该项目的性能特征来确定，在做完每日的仪器保养维护后进行上机质控，室内质控结果提示检测系统稳定后方可检测样本。

（3）室间质评：参加国家卫健委临检中心和云南省临检中心组织的室间质评。

6. 结果判断及解释

（1）结果判断：定量检测由设备的软件系统自动计算HBsAg含量值，不同检测系统检测下

限不同，本试剂检测108例正常献血员，测得的HBsAg含量均小于0.05 IU/mL。由于地理、人种、性别及年龄等差异，建议各实验室建立自己的参考范围，上述参考值仅供参考。

（2）检验结果的解释

①结果计算：本试剂以四参数拟合（4PLC）回归产生主曲线，发光仪通过校准品检测3次得到的相对发光值（RLU）平均值，对曲线进行校正，并将待测样本测得化学发光信号（RLU）代入曲线方程，求得相应抗原含量。

②本试剂有效线性范围为0.05～250IU/mL。

③以下方面会导致非重复反应性结果的出现：

· 所测定样品不符合样品要求。

· 未按说明书以及发光仪要求进行操作。

· 实验环境或试剂被污染。

7. 参考区间

健康人血液中不存在HBsAg，检测值应<0.05IU/mL。

8. 产品性能指标

（1）用国家参考品进行检测时，满足国家标准。

（2）用企业参考品进行检测时，满足以下标准：

①准确度：用8份准确度参考品进行检定，要求测量结果和理论浓度的相对偏差应≤20%。

②阴性参考品符合率：用20份阴性参考品进行检定，要求20份阴性参考品符合率（–/–）应为20/20。

③阳性参考品符合率：用3份阳性参考品进行检定，要求3份阳性参考品符合率（+/+）应为3/3。

④最低检出量：用9份灵敏度参考品进行检定，要求adr亚型、adw亚型参考品最低检出量不高于0.1IU/mL；ay亚型参考品最低检出量不高于0.2IU/mL。

⑤精密度：用精密度参考品进行检定，CV（%）应不大于10%（n=10）。

（3）特异性

①对HAV IgM、HIV Ab、HCV Ab、HTLV Ab、TP Ab、HEV IgG、HDV IgG、CMV IgG、EBV VCA IgA、HSV IgG、RV IgG、Tox IgG阳性样本、HIV Ag、HCV Ag、HBeAg（重组抗原）、HBcAg（重组抗原）和乙醇肝、脂肪肝样本检测均无交叉反应。

②溶血（血红蛋白<400mg/dL）、血脂（甘油三酯<170mmol/L）、黄疸（胆红素<1710μmol/L）、ALT升高以及类风湿因子等干扰因素的存在对本试剂的检测效果无影响。

（4）线性范围：0.05～250IU/mL。

（5）临床可报告范围：0.04～250000IU/mL。

9. 注意事项

（1）存储及使用说明：

未开封试剂2～8℃保存，有效期12个月。生产日期、失效日期见标签。试剂开封后在发光仪上最多储存28天，28天后发光仪会自动提示试剂盒过期。所有试剂不能倒置。

（2）校准品开封后，于2~8℃保存，有效期为4周。

（3）不同批号试剂盒试剂不能混用，不同厂家试剂不能混用，过期试剂盒不应该被使用。

（4）如果检测结果与临床证据不一致，建议进行补充试验以验证该结果。

（5）本试剂仅用于人血清或血浆样本的检测，不能用于唾液、尿液或其他体液的检测。

（6）接受鼠单克隆抗体诊断或治疗的或者经常接触动物或者动物血清制品的人员容易受到干扰，使检测出现异常值，人血清中的异嗜性抗体可以与试剂免疫球蛋白反应，干扰体外免疫检测。检测结果需要结合其他信息才能明确诊断。

（7）由于方法学原理的限制，本试剂阴性结果仅表示样本中HBsAg没有达到本试剂的最低检出量，而不能当作样本中不存在HbsAg。

10. 临床意义

（1）HBsAg可作为乙型肝炎早期诊断的指标：HBsAg在HBV感染者中出现最早，效价最高。

（2）与其他标志物联合检测可诊断HBsAg携带者、急性乙型肝炎潜伏期、急性和慢性肝炎患者。

（3）抗病毒治疗的疗效监测：HBsAg的定量检测是目前监测和预测抗乙肝病毒治疗后应答的新工具，无论是在HBV感染的诊断方面，还是在抗病毒治疗的疗效监测方面都有重要意义。有证据表明，HBsAg水平结合HBV DNA水平有助于鉴别不需要治疗的患者。

二、乙型肝炎病毒表面抗体（Anti-HBs）检测

在HBV感染早期，HBsAg首先出现，然后出现表面抗体（Anti-HBs），为了中和抗原，抗体与抗原形成抗原-抗体的免疫复合物。因为Anti-HBs属于针对HBV外壳上表面抗原的抗体，能阻止HBV穿过细胞膜进入新的肝细胞，中和HBV感染，从而保护机体。所以有了乙肝表面抗体，证明机体已产生了免疫力。当人自然感染后或注射乙肝疫苗后，均可能产生乙肝表面抗体。乙肝表面抗体浓度反映了抗体滴度，如果乙肝表面抗体滴度过低（<10mIU/mL），就失去保护作用，人体会感染乙肝。如果乙肝表面抗体滴度>10mIU/mL，说明体内有保护性抗体，有防止人体感染乙肝病毒能力。乙肝表面抗体滴度越高越好，乙肝表面抗体滴度越高，保护性越强，这种保护性持续的时间也越久。

1. 方法学概述

HBsAb检测一般基于双抗原夹心法原理。方法主要有ELISA、CLIA和免疫渗滤层析试验，其中急诊检验常用CLIA法。

2. 标本要求

参阅本章"乙型肝炎病毒表面抗原检测"部分。

3. 乙型肝炎病毒表面抗体（Anti-HBs）检测——磁微粒化学发光法

参阅本章"乙型肝炎病毒表面抗原检测"部分。

4.操作

参阅本章"乙型肝炎病毒表面抗原检测"部分。

5.项目校准及质量控制

参阅本章"乙型肝炎病毒表面抗原检测"部分。

6.结果判断及解释

（1）结果判断：研究表明，HBsAb浓度只有达到10mIU/mL以上才具有保护作用，并且临床上大部分人员均已注射疫苗，所以将10mIU/mL作为参考值。

（2）检验结果的解释

①结果计算：参阅本章"乙型肝炎病毒表面抗原检测"部分。

②本试剂校准范围为0～1000mIU/mL。

③导致非重复反应性结果的出现：参阅本章"乙型肝炎病毒表面抗原检测"部分。

7.参考区间

（1）未曾感染或未接种过乙肝疫苗的人群应＜10mIU/mL。

（2）乙型肝炎感染恢复期或接种乙型肝炎疫苗后呈阳性反应，应≥10mIU/mL。

8.产品性能指标

（1）用国家参考品进行检测时，满足国家标准。

（2）用企业参考品进行检测时，满足以下标准：

①准确度：用8份准确度参考品进行检定，要求测量结果和理论浓度的相对偏差应≤20%。

②阴性参考品符合率：用20份阴性参考品进行检定，要求20份阴性参考品符合率（–/–）应为20/20。

③阳性参考品符合率：用10份阳性参考品进行检定，要求10份阳性参考品符合率（+/+）应为10/10。

④最低检出量：用3份灵敏度参考品进行检定，要求最低检出量应不高于10mIU/mL。

⑤精密度：用精密度参考品进行检定，CV应不大于10%（$n=10$）。

（3）特异性

①对HAV IgM、HIV Ab、HCV Ab、HTLV Ab、TP Ab、HEV IgM、HDV IgG、CMV IgG、EBV VCA IgA、HSV IgG、RV IgG、Tox IgG、HBcAb抗体阳性标本检测均无交叉反应。

②溶血（血红蛋白＜400mg/dL）、血脂（甘油三酯＜170mmol/L）、黄疸（胆红素＜1700μmol/L）、ALT升高以及类风湿因子等干扰因素的存在对本试剂的检测效果无影响。

（3）HOOK效应：通过对WHO标准品梯度稀释的高浓度样本进行检测，不存在HOOK效应。

（4）试剂检测线性范围：3～1000mIU/mL。

（5）试剂可报告范围：2～1000mIU/mL。

9. 注意事项

参阅本章"乙型肝炎病毒表面抗原检测"部分。

10. 临床意义

HBsAb是机体感染或接种乙型肝炎疫苗接种有效的标志。绝大多数自愈性乙型肝炎感染者在HBsAg消失后可检出HBsAb。定量检测HBsAb对于评估疫苗接种效果具有重要意义。如果HBsAb浓度较低，应进行疫苗加强注射，以维持机体处于有效的免疫状态。一般认为定量检测结果为10mIU/mL表明机体注射疫苗有效，结果大于100mIU/mL表明机体对于HBV感染有较强免疫力，特别是对不同基因型的感染具有免疫力。

三、乙型肝炎病毒e抗原（HBeAg）检测

乙型肝炎病毒e抗原（HBeAg），由C基因编码组成，是HBV核心的可溶性抗原，HBeAg阳性表示病毒在体内复制，具有较强的传染性，在恢复期较HBsAg先消失。对于乙肝治疗过程中HBsAg和HBeAg浓度明显下降的患者应鼓励继续治疗，以争取获得更好的疗效。

1. 方法学概述

HBeAg检测方法一般基于双抗体夹心法原理，方法主要有ELISA、CLIA和免疫渗滤层析试验，其中急诊检验常用CLIA法。

2. 标本要求

参阅本章"乙型肝炎病毒表面抗原检测"部分。

3. 乙型肝炎病毒e抗原（HBeAg）检测——磁微粒化学发光法

参阅本章"乙型肝炎病毒表面抗原检测"部分。

4. 操作

参阅本章"乙型肝炎病毒表面抗原检测"部分。

5. 项目校准及质量控制

参阅本章"乙型肝炎病毒表面抗原检测"部分。

6. 结果判断及解释

（1）结果判断

定量检测由设备的软件系统自动计算HBeAg含量值，不同检测系统检测下限不同，本试剂检测500例正常人群样本，HBeAg含量均小于0.1 PEIU/mL。由于地理、人种、性别及年龄等差异，建议各实验室建立自己的参考范围，上述参考值仅供参考。

（2）检验结果的解释

①结果计算：参阅本章"乙型肝炎病毒表面抗原检测"部分。

②对于HBeAg含量高于参考值的，建议动态观察。

③本试剂有效线性范围为0.05 ~ 250 PEIU/mL，当测量结果高于250 PEIU/mL时，仪器报告检测浓度为＞250 PEIU/mL；当测量结果低于0.05 PEIU/mL时，仪器报告检测浓度为＜0.05

PEIU/mL。

④导致非重复反应性结果的出现：参阅本章"乙型肝炎病毒表面抗原检测"部分。

7. 参考区间

正常未感染HBV者，血液中HBeAg含量应小于0.1 PEIU/mL。

8. 产品性能指标

（1）用国家参考品进行检测时，满足国家标准。

（2）用企业参考品进行检测时，满足以下标准：

①准确度：用准确度参考品进行检定，要求测量结果的相对偏差应≤20%。

②阴性参考品符合率：用15份阴性参考品进行检定，要求15份阴性参考品符合率（−/−）应为15/15。

③阳性参考品符合率：用10份阳性参考品进行检定，要求10份阳性参考品符合率（+/+）应不小于9/10。

④空白限：不大于0.05PEIU/mL。

⑤精密度：用精密度参考品进行检定，CV（%）应不大于15%（$n=10$）。

（3）特异性

①对HAV IgM、HIV Ag/Ab、HCV Ab、HTLV Ab、TP Ab、HEV IgG、HDV IgG、CMV IgG、EBV VCA IgA、HSV IgG、RV IgG、Tox IgG阳性样本和乙醇肝、脂肪肝而HBeAg为阴性的样本对本试剂检测均无交叉反应。表面抗原、甲肝抗原、丙肝抗原、戊肝抗原和HIV p24抗原不会对本试剂检测有交叉反应。

②溶血（血红蛋白<400mg/dL）、血脂（甘油三酯<2000mg/dL）、黄疸（胆红素<40mg/dL）以及类风湿因子等干扰因素的存在对本试剂的检测效果无影响。

（4）线性范围：0.05~250 PEIU/mL。

9. 注意事项

参阅本章"乙型肝炎病毒表面抗原检测"部分。

10. 临床意义

HBeAg阳性是病毒活跃复制的标志，一般HBsAg和HBcAb伴随阳性。HBeAg持续阳性3个月以上则表明有转为慢性感染的倾向。HBeAg和HBV复制肝脏损害成正比，因此HBeAg除了是HBV较强传染性的标志外，在抗病毒药物治疗过程中，其浓度降低或转阴表明治疗有效。

四、乙型肝炎病毒 e 抗体（Anti-HBe）检测

乙型肝炎病毒e抗体（Anti-HBe）是乙型肝炎e抗体的简称（抗HBe），它是由e抗原刺激人体免疫系统产生的特异性抗体，这种特异的e抗体能够和e抗原结合，Anti-HBe阳性时，乙肝病毒在肝组织内的复制逐渐减少，由病毒复制活跃期转变成不活跃期，肝组织的炎症也常由活动变成不活动，血中及肝组织内病毒颗粒均减少，所以传染性也减少。但Anti-HBe和Anti-HBs不同，e抗体不是保护性抗体，不代表患者有了免疫力。有时虽然检查出e抗体阳性，但肝细胞内仍然

可以查出乙型肝炎病毒DNA，表明病毒仍然存在。大量研究资料表明，e抗体出现阳性是病毒复制降低并且传染减少的标志，这时病毒颗粒有可能已经很少，但并不表示病毒已被消除。e抗体（Anti-HBe）的检测是乙型肝炎辅助诊断之一。e抗体检测结合其他HBV感染的血清学指标可用于判断HBV感染的不同阶段，同时可对慢性乙型肝炎患者用药治疗效果的评价提供一定的参考，但不作为临床诊治的唯一依据，对患者的临床管理应结合其症状/体征、病史、其他实验室检查、治疗反应及流行病学等信息综合考虑。其出现晚于抗HBs，但消失早于抗HBs。

1. 方法学概述

HBeAb检测一般基于竞争法原理，检测方法主要有ELISA法和CLIA法，其中急诊检验常用CLIA法。

2. 标本要求

参阅本章"乙型肝炎病毒表面抗原检测"部分。

3. 乙型肝炎病毒e抗体（Anti-HBe）检测——磁微粒化学发光法

参阅本章"乙型肝炎病毒表面抗原检测"部分。

4. 操作

参阅本章"乙型肝炎病毒表面抗原检测"部分。

5. 项目校准及质量控制

参阅本章"乙型肝炎病毒表面抗原检测"部分。

6. 结果判断及解释

（1）结果判断：

定量检测由设备的软件系统自动计算Anti-HBe含量值，不同检测系统检测下限不同，用本试剂检测681例正常人群样本，99.2%的样本中Anti-HBe含量均小于0.15 PEIU/mL。由于地理、人种、性别及年龄等差异，建议各实验室建立自己的参考范围，上述参考值仅供参考。

（2）检验结果的解释

①结果计算：参阅本章"乙型肝炎病毒表面抗原检测"部分。

②对于Anti-HBe含量高于参考值的，建议动态观察。

③本试剂有效线性范围为0.1～5.0 PEIU/mL，当测量结果高于5.0 PEIU/mL时，仪器报告检测浓度为＞5.0 PEIU/mL；当测量结果低于0.1 PEIU/mL时，仪器报告检测浓度为＜0.1 PEIU/mL。

④导致非重复反应性结果的出现：参阅本章"乙型肝炎病毒表面抗原检测"部分。

7. 参考区间

未感染过HBV的正常人，HBeAb应＜0.15 PEIU/mL。

8. 产品性能指标

（1）用国家参考品进行检测时，满足国家标准。

（2）用企业参考品进行检测时，满足以下标准：

①准确度：用准确度参考品进行检定，要求测量结果的相对偏差应≤20%。

②阴性参考品符合率：用15份阴性参考品进行检定，要求15份阴性参考品符合率（–/–）应为15/15。

③阳性参考品符合率：用10份阳性参考品进行检定，要求10份阳性参考品符合率（+/+）应不小于9/10。

④空白限：不大于0.08PEIU/mL。

⑤精密度：用精密度参考品进行检定，CV（%）应不大于20%（$n=10$）。

（3）特异性

①对HAV IgG、HIV Ag/Ab、HCV Ab、HTLV Ab、TP Ab、HEV IgG、HDV IgG、CMV IgG、EBV VCA IgA、HSV IgG、RV IgG、Tox IgG、MP IgG、CP IgG阳性样本和乙醇肝、脂肪肝样本对本试剂检测均无交叉反应。乙型肝炎病毒表面抗体、乙型肝炎病毒核心抗体与本试剂无交叉反应。

②溶血（血红蛋白<400mg/dL）、血脂（甘油三酯<2000mg/dL）、黄疸（胆红素<684μmol/L）、ALT升高以及类风湿因子等干扰因素的存在对本试剂的检测效果无影响。

（4）线性范围：0.1 ~ 5.0 PEIU/mL。

9. 注意事项

参阅本章"乙型肝炎病毒表面抗原检测"部分。

10. 临床意义

HBeAb多出现于急性肝炎恢复期的患者，比HBsAb转阳要早，也可出现在慢性乙型肝炎、肝硬化等患者中，并可长期存在。

五、乙型肝炎病毒核心抗体（Anti-HBc）检测

Anti-HBc在HBV感染早期即在血清出现，常终生持续存在，其存在指示着个体"现症"或"既往"的HBV感染。在流行病学研究中，Anti-HBc阳性率是判断人群HBV总体感染率的指标；Anti-HBc是隐匿性HBV感染及其相关疾病临床诊断的筛查指标，也是HBV低流行区血液安全筛查的重要指标。当HBsAg、HBeAg开始下降时，Anti-HBc滴度达到高峰，此时病毒仍可能存在，只因滴度低而检测不到；急性肝炎恢复期HBsAg和Anti-HBs均下降到检测下限水平时，Anti-HBc仍可被检测出来。乙型肝炎病毒核心抗体Anti-HBc是反映乙型肝炎病毒过去或者现在感染的重要指标之一。可以为区别既往感染和现行感染方面提供一定的参考，但不作为临床诊治的唯一依据，对患者的临床管理应结合其症状/体征、病史、其他实验室检查、流行病学等信息综合考虑。

1. 方法学概述

HbcAb的检测基于竞争法或双抗原夹心法原理，方法主要有ELISA法和CLIA法，其中急诊检验常用CLIA法。

2. 标本要求

参阅本章"乙型肝炎病毒表面抗原检测"部分。

3. 乙型肝炎病毒核心抗体（HBcAb）检测——磁微粒化学发光法

参阅本章"乙型肝炎病毒表面抗原检测"部分。

4. 操作

参阅本章"乙型肝炎病毒表面抗原检测"部分。

5. 项目校准及质量控制

参阅本章"乙型肝炎病毒表面抗原检测"部分。

6. 结果判断及解释

（1）结果判断

定量检测由设备的软件系统自动计算Anti-HBc含量值，不同检测系统检测下限不同，用本试剂检测585例Anti-HBc阴性样本，99.65%的样本中Anti-HBc含量均小于0.35 IU/mL。由于地理、人种、性别及年龄等差异，建议各实验室建立自己的参考范围，上述参考值仅供参考。

（2）检验结果的解释

①结果计算：参阅本章"乙型肝炎病毒表面抗原检测"部分。

②对于Anti-HBc含量高于参考值的，建议动态观察。

③本试剂有效线性范围为0.10 ~ 25.00 IU/mL，当测量结果高于25.00 IU/mL时，仪器报告检测浓度为>25.00 IU/mL；当测量结果低于0.10 IU/mL时，仪器报告检测浓度为<0.10 IU/mL。

④导致非重复反应性结果的出现：参阅本章"乙型肝炎病毒表面抗原检测"部分。

7. 参考区间

未感染过HBV者，HBcAb应<0.35 IU/mL。

8. 产品性能指标

（1）用国家参考品进行检测时，满足国家标准。

（2）用企业参考品进行检测时，满足以下标准：

①准确度：用准确度参考品进行检定，要求测量结果的相对偏差应≤20%。

②阴性参考品符合率：用15份阴性参考品进行检定，要求15份阴性参考品符合率（-/-）应为15/15。

③阳性参考品符合率：用15份阳性参考品进行检定，要求15份阳性参考品符合率（+/+）应不小于14/15。

④空白限：不大于0.10 IU/mL。

⑤精密度：用精密度参考品进行检定，CV（%）应不大于15%（n=10）。

（3）特异性

①对HAV IgG、HIV Ag/Ab、HCV Ab、HTLV Ab、TP Ab、HEV IgG、HDV IgG、CMV IgG、EBV VCA IgA、HSV IgG、RV IgG、Tox IgG、MP IgG、CP IgG阳性样本和乙醇肝、脂肪肝样本对本试剂检测均无交叉反应。乙型肝炎病毒表面抗体和e抗体与本试剂无交叉反应。

②溶血（血红蛋白<400mg/dL）、血脂（甘油三酯<2000mg/dL）、黄疸（胆红素<40

mg/dL）以及类风湿因子等干扰因素的存在对本试剂的检测效果无影响。

（4）线性范围：0.10 ~ 25.00 IU/mL。

9. 注意事项

参阅本章"乙型肝炎病毒表面抗原检测"部分。

10. 临床意义

HBcAb在乙型肝炎急性感染、慢性感染中均会出现，而且持续时间长。HBcAb–IgM是新近感染和病毒复制的标志，在急性期后可慢慢消失，而HBcAb–IgG则可能一直持续存在。在隐匿性乙肝中有80%为HBcAb阳性，其中一半伴有HBsAb阳性。因此，单独分析HBcAb的检测结果意义不大，应结合其他血清学标志物和HBV–DNA的检测结果。

✚ 第二节　丙型肝炎病毒抗体检测

丙型肝炎病毒（hepatitisCvirus，HCV）是引起丙型肝炎的病原体，1991年将其归类为黄病毒科丙型肝炎病毒属，HCV感染后，血液循环中最早出现的是病毒核酸，几乎同步出现HCV核心抗原，然后出来特异抗体，先是IgM，然后是IgG，IgG抗体出现后，可以长时间高浓度存在于HCV感染者血液循环中，因此，用于判断HCV感染的最常用的特异性血清学标志是抗HCV抗体。抗HCV抗体不是中和抗体，没有保护性，仅是感染的标志物。丙型肝炎的传染源主要为急性临床型和无症状的亚临床型患者、慢性患者和病毒携带者。一般患者发病前12天，其血液即有感染性，并可带毒12年以上。HCV主要通过血液传播，国外30% ~ 90%输血后肝炎为丙型肝炎，我国输血后肝炎中丙型肝炎占1/3。此外还可通过其他方式如母婴垂直传播，家庭日常接触和性传播等。

1. 方法学概述

HCV IgG抗体的检测是基于间接法或双抗原夹心法原理。方法主要有ELISA、CLIA、免疫渗滤层析试验和确认试验。

2. 标本要求

参阅本章"乙型肝炎病毒表面抗原检测"部分。

3. 丙型肝炎病毒抗体（抗–HCV）检测——磁微粒化学发光法

参阅本章"乙型肝炎病毒表面抗原检测"部分。

4. 操作

参阅本章"乙型肝炎病毒表面抗原检测"部分。

5. 项目校准及质量控制

参阅本章"乙型肝炎病毒表面抗原检测"部分。

6. 结果判断及解释

（1）阳性判断值

发光仪通过对HCV Ab校准品1和校准品2检测3次得到的相对发光值（RLU）平均值，计算Cutoff（CO），并储存计算结果。

CO＝校准品1平均RLU值×0.1+校准品2平均RLU值×1。

S/CO=样本RLU/Cutoff。

（2）检验结果的解释

①待测样本S/CO值≥1.0值时，结果为阳性反应。

②待测样本S/CO值＜1.0值时，结果为阴性反应。

7. 参考区间

未感染过HCV者，抗HCV为阴性。

8. 产品性能指标

（1）用国家参考品进行检测时，满足国家标准。

（2）用企业参考品进行检测时，满足以下标准：

①阴性参考品：阴性参考品$N_1 \sim N_{30}$，符合率不小于29/30。

②阳性参考品：阳性参考品$P_1 \sim P_{30}$，符合率不小于29/30。

③灵敏度参考品：灵敏度参考品$L_1 \sim L_4$，L_1、L_2应检测阳性，L_3可检测阳性或阴性，L_4应检测阴性。

④精密度参考品：精密度参考品CV，应不大于10%。

（3）特异性

①对HAV IgM、HIV Ab、HBsAg、HTLV Ab、TP Ab、HEV IgM、HDV IgG、CMV IgG、EBV VCA IgG、HSV-1/2 IgG、RV IgG、Tox IgM阳性样本和乙醇肝样本检测均无交叉反应。

②溶血（血红蛋白＜400mg/dL）、血脂（甘油三酯＜170mmol/L）、黄疸（胆红素＜1.71mmol/L）、ALT升高以及类风湿因子等干扰因素的存在对本试剂的检测效果无影响。

（4）灵敏度：通过本试剂对预先鉴定过的145例临床样本进行检测，表明本试剂检验灵敏度100%。

（5）钩状（HOOK）效应：对高浓度特异性IgM抗体进行检测，不存在HOOK效应。

（6）最低检出限：最低检出限0.003NCU/mL。

9. 注意事项

参阅本章"乙型肝炎病毒表面抗原检测"部分。

10. 临床意义

HCV是输血后肝炎和散发性非甲非乙型肝炎的主要病原体，HCV感染可导致慢性肝炎、肝硬化和肝细胞癌等多种肝脏疾病。所致感染呈全球性流行，但各地人群感染率差异明显，例如在英国仅为0.04%～0.09%，而在开罗却高达26%，我国一般人群抗HCV阳性率为3.2%。

HCV传染源包括患者和隐性感染者，传播途径多种多样，包括：血液传播、经破损的皮肤和黏膜传播、母婴传播、性接触传播，部分HCV感染者的传播途径不明。

目前检测抗HCV的ELISA和化学发光方法的试剂属于第2代或第3代试剂，包被抗原内含有HCVCore、NS₃、NS4和NS5抗原（第3代），敏感性和特异性与前两代试剂相比显著提高。该方法目前被广泛用于献血员中的HCV感染筛查和临床实验室检测，抗HCV检测阳性提示感染过病毒；对大部分病例而言，抗HCV阳性常伴有（70%~80%）病毒核酸HCV RNA的存在。因此，抗HCV是判断HCV感染的一个重要标志。抗HCV阳性而血清中没有HCV RNA提示既往感染，在血清中检测不到HCV RNA并不意味着肝脏没有病毒复制。有极少数病例，特别是经过免疫抑制剂治疗的患者，免疫功能低下，抗HCV阴性仍可检测到HCV RNA，此类患者适宜采用HCV核心抗原或抗原-抗体联合检测试剂进行检测。

✛ 第三节　人类免疫缺陷病毒（HIV）检测

人类免疫缺陷病毒（human immunodeficiency virus，HIV）是获得性免疫缺陷综合征（acquiredimmunity deficiency syndrome，AIDS）即艾滋病的病因。HIV属于反转录病毒科慢病毒属。HIV病毒体呈球形，直径90~130nm，表面为有糖蛋白刺突镶嵌的包膜。HIV主要通过血液、性接触和母-婴垂直等途径传播。HIV感染后，感染者血液循环中最早出现的是HIV核酸，然后是P₂4抗原，接着出现针对HIV相应蛋白如P₂4、gp120和gp41等的特异抗体。HIV感染的血清学检测指标通常包括抗HIV、P₂4抗原等。与抗病毒药物治疗效果相关的检测包括病毒载量和CD4⁺淋巴细胞计数等。

1. 方法学概述

血清学检测方法包括筛查和确认两类。筛查试验方法常用的有ELISA、CLIA、免疫渗滤层析试验等，确认试验方法有免疫印迹（westernblot，WB）或重组免疫印迹等。病毒核酸检测可作为特异抗体或抗原检测呈阳性反应的确认，其并非对抗体或抗原阳性反应的直接确认，而是对HIV感染状态的直接确认，对特异抗体或抗原检测呈阳性反应的间接确认。

2. 标本要求

参阅本章"乙型肝炎病毒表面抗原检测"部分。

3. 人类免疫缺陷病毒抗原抗体检测——磁微粒化学发光法

测定原理：本试剂采用双抗原夹心法检测样本中的HIV-1/HIV-2抗体，同时应用双抗体夹心法检测样本中的HIV p24抗原。第一步，混合样本、反应稀释液和磁微粒，温育时，样本中的HIV抗体，能与包被HIV抗原的磁微粒相结合，样本中的HIV p24抗原，则与HIV p24单克隆抗体包被的磁微粒结合。冲洗后进入第二步，加入吖啶酯标记HIV-1/HIV-2重组抗原和HIV p24单克隆抗体温育。若样本为HIV-1/HIV-2抗体阳性，则结合成"抗原包被的磁微粒-抗体-吖啶酯标记的抗原"复合物；若样本为HIV p24抗原阳性，则形成"抗体包被磁微粒-p24抗原-吖啶酯标记的抗体"复合物。洗涤后，在反应混合物中加入预激发液和激发液。测量化学发光反应的结果，以相对发光值（RLU）表示。样本中的HIV p24抗原量及HIV-1/HIV-2抗体量和发光仪检测到的RLU值成正比。通过比较反应产生的化学发光信号和校准品的信号，定性判断样本中HIV-1/HIV-2抗体及HIV p24抗原的存在与否。

4. 操作

参阅本章"乙型肝炎病毒表面抗原检测"部分。

5. 项目校准及质量控制

参阅本章"乙型肝炎病毒表面抗原检测"部分。

6. 结果判断及解释

参阅本章"丙型肝炎病毒抗体检测"部分。

7. 参考区间

未感染HIV者，HIV抗原-抗体均应为阴性。

8. 产品性能指标

（1）用国家参考品进行检测时，检测结果如下：

①抗原阴性参考品$N_1 \sim N_{20}$符合率为20/20；抗体阴性参考品$N_1 \sim N_{13}$符合率为13/13。

②抗体盘精密性参考品CV≤15.0%；抗原抗体精密性参考品CV≤15.0%。

（2）用企业参考品进行检测时，检测结果如下：

①抗原阳性参考品$Ag-P_1 \sim P_{10}$符合率为10/10；抗体阳性参考品$Ab-P_1 \sim P_{20}$符合率为20/20。

②抗原最低检出限参考品$L_1 \sim L_{10}$检出3份阳性且基质血清L_{10}阴性反应；抗体最低检出限参考品$S_1 \sim S_6$，检出3份阳性且基质血清S_1阴性反应。

③抗原阴性参考品与抗体阴性参考品符合率均为20/20。

④抗原、抗体精密性参考品CV≤10.0%。

（3）特异性

①对HAV IgM、HBV大三阳和小三阳样本、HCV抗体、HDV IgG、HEV IgG、HTLV抗体、TP抗体、Tox IgG、RVIgG、CMVIgG、HSV IgG和EBV VCA IgA阳性样本、HCV抗原、HBsAg（天然抗原）、HBeAg（重组抗原）和HBcAg（重组抗原）检测均无交叉反应。

②溶血（血红蛋白<400mg/dL）、血脂（甘油三酯低于10863mg/dL）、黄疸（胆红素低于100mg/dL）对本试剂的检测效果无影响。

③类风湿因子、ALT、抗鼠抗体干扰因素的存在对本试剂的检测效果无影响。

（4）灵敏度：检测国家HIV抗体、HIV抗原参考品，考察试剂对HIV抗体、HIV抗原检测灵敏度，结果表明试剂灵敏度符合标准。

（5）最低检出限：本试剂抗原的最低检出限为1.25IU/mL，抗体Ⅰ型的最低检出限为0.2NCU/mL，抗体Ⅱ型的最低检出限采用稀释度1:48的NIBSC code：02/210中Ⅱ型阳性样本。

（6）临床试验：本试剂与参比试剂进行对比试验研究，阴、阳性符合率，总符合率均为100.00%。

9. 注意事项

（1）参阅本章"乙型肝炎病毒表面抗原检测"部分。

（2）本试剂检测阳性结果必须用其他方法补充试验，并结合患者的临床信息进行分析，同时按照"全国艾滋病检测技术规范"的相关要求进行。

10. 临床意义

抗HIV确认阳性表明受检者感染了HIV，并可作为传染源将HIV传播他人。HIV感染机体后，p24抗原在急性感染期就可以出现，而一般抗HIV要在感染后3~8周才能检测出来。因此早期感染应采用核酸检测的方法进行确认，而抗体已经为阳性反应的样本可采用WB法或重组免疫印迹进行确认，不确定的样本，则可采用核酸检测方法确认。亦可将抗HIV呈阳性反应的样本先直接采用核酸检测方法确认，核酸阴性者，再采用WB法确认。

大约5%~10%HIV感染者合并有HBV感染，这类感染者进展为肝硬化、终末期肝病和肝癌较单纯慢性乙型肝炎患者更快。HIV合并感染HCV者进展为肝硬化的概率较单纯HCV感染者高3倍。因此在进行HIV抗病毒治疗时，应同时检测HBV和HCV感染的相关指标，以确定合理有效的治疗方案。

HIV-1 P_4检测可用于"窗口期"及HIV-1抗体阳性母亲所生婴儿早期的辅助鉴别诊断；此外还可用于HIV-1抗体检测结果不确定或第四代HIV抗原抗体复合试剂检测呈阳性，但HIV-1抗体确证阴性者的辅助诊断。

第四节 梅毒螺旋体抗体检测

梅毒（syphilis）属于一种性传播疾病，病原体为苍白螺旋体［又称梅毒螺旋体（Treponemapallidum，TP）］苍白亚种，人体感染梅毒螺旋体后，可产生多种特异抗体，主要有IgM、IgG两类。IgM抗体持续时间短，IgG抗体可终生存在，但抗体浓度一般较低，不能预防再感染；非特异性抗梅毒螺旋体抗体又称反应素，是由螺旋体破坏的组织细胞所释放的类脂样物质以及螺旋体自身的类脂和脂蛋白刺激机体产生的IgM和IgG类抗体。这种抗体也可在非梅毒螺旋体感染的多种急、慢性疾病患者的血中检出。

1. 方法学概述

梅毒的血清学检测根据抗原不同分为两类：

（1）非特异性类脂质抗原试验：试验使用的抗原是从牛心肌中提取的心磷脂、胆固醇和纯化的卵磷脂，即类脂质抗原，用于对梅毒的筛查。方法主要有性病研究实验室试验（venereal disease research laboratory test，VDRL）、不加热血清反应素试验（unheated serum reagin test，USR）、甲苯胺红不加热血清试验（toluidinered unheated-serum test，TRUST）。

（2）梅毒螺旋体抗原试验：用于证实梅毒感染，排除非特异性类脂质抗原试验的假阳性。试验使用的抗原是梅毒螺旋体的特异成分，这类试验有多种，国际上通用的试验是梅毒螺旋体血凝试验（Treponema pallidum hemagglutina tion assay，TPHA）和荧光螺旋体抗体吸收试验（Fluorescent treponemal antibody-absorption，FTA-ABS），这些试验多用于梅毒感染的确证。目前检测梅毒特异性抗体的方法有ELISA法、CLIA法、胶体金试纸条法、明胶颗粒凝集试验（TPPA）、梅毒螺旋体特异抗体确认试验，ELISA和CLIA检测目前作为梅毒螺旋体感染筛查试验在临床广泛应用，急诊检验多用CLIA法。

2. 标本要求

参阅本章"丙型肝炎病毒抗体检测"部分。

3. 梅毒特异性抗体检测——磁微粒化学发光法

参阅本章"丙型肝炎病毒抗体检测"部分。

4. 操作

参阅本章"丙型肝炎病毒抗体检测"部分。

5. 项目校准及质量控制

参阅本章"丙型肝炎病毒抗体检测"部分。

6. 结果判断及解释

参阅本章"丙型肝炎病毒抗体检测"部分。

7. 参考区间

未感染TP正常健康人应为阴性。

8. 产品性能指标

（1）用国家参考品进行检测时，符合国家标准。

（2）用企业参考品进行检测时，满足以下标准：

①阴性参考品：$N_1 \sim N_{20}$，符合率为20/20。

②阳性参考品：$P_1 \sim P_{10}$，符合率为10/10。

③最低检出限参考品：$L_1 \sim L_4$，L_1、L_2应检测为阳性，L_3可检测阳性或阴性，L_4应检测阴性。

④精密度参考品：精密度参考品CV≤10%。

（3）灵敏度：本试剂的最低检出限为0.125NCU/mL。

（4）特异性

①对HAV IgM、HBsAg、HCV抗体、HIV抗体、HTLV Ab、HEV IgG、HDV IgG、CMV IgM、EBV IgM、HSV-1 IgM、RV IgM、Tox IgM阳性样本检测均无交叉反应。

②溶血（血红蛋白<400mg/dL）、血脂（甘油三酯<170mmol/L）、黄疸（胆红素<1.71mmol/L）、ALT升高以及类风湿因子等干扰因素的存在对本试剂的检测效果无影响。

9. 注意事项

参阅本章"乙型肝炎病毒表面抗原检测"部分。

10. 临床意义

早期感染出现的IgM抗体和稍后出现的IgG抗体都是相同抗原刺激产生的，虽然在治疗后和疾病后期IgM反应减弱，但IgG抗体在治愈后仍会存在，甚至终生阳性。因此，TP抗体ELISA和（或）CLIA检测为阳性反应只能说明正在感染或既往感染，不能作为梅毒疾病活动与否的判定，也不能作为治疗监测手段。非特异抗体检测（TRUST和RPR）可用于有临床症状的梅毒患者的辅助诊断筛查检测和治疗效果的监测，而梅毒特异性抗体检测的特异性和灵敏度较高，可以用于梅

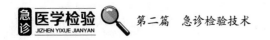

毒早期感染的辅助诊断。

第五节　肺炎支原体抗体检测

肺炎支原体（Mycoplasma pneumoniae）引起的主要疾病有原发性非典型肺炎（细支气管炎、支气管周围间质性肺炎）、咽炎和气管支气管炎。肺炎支原体主要在气管、支气管和细支气管的上皮细胞内增殖，经过10～20天左右的潜伏期，患者发生一些非特异性症状如头痛和发热，常伴有无力和干咳。在年轻人和较大的儿童，约有15%～20%的社区获得性（community-acquired）肺炎是由肺炎支原体引起。

1. 方法学概述

肺炎支原体抗体检测方法有ELISA法、冷凝集试验（cold agglutination test，CAT）、补体结合试验等。ELISA法检测抗肺炎支原体抗体具有敏感性和特异性高、快速经济的优点，故ELISA法检测常作为肺炎支原体的首选检测试验，但其检测过程耗时较长，不适合急诊检验。临床常用胶体金法进行门急诊患者的快速检测。

2. 标本要求

（1）必须使用新鲜血清或血浆测定。

（2）特殊情况下标本无法及时检测，应于-20℃以下保存，用时溶解后离心取上清液检测。但经冻融后的标本抗体效价可能会有所下降。

3. 肺炎支原体IgM抗体检测——胶体金法

（1）测定原理

本试剂盒应用纯化肺炎支原体（Mycoplasma pneumoniae，MP）特异性抗原和单克隆抗体，结合金标免疫渗滤实验（GIFA）原理，以间接法检测血清中的MP-IgM抗体。

（2）试剂主要组成成分

①检测板：肺炎支原体抗原（检测点）、羊抗鼠IgG抗体（质控点）。

②金标液：鼠抗人IgM单抗、1%牛血清白蛋白（BSA）pH值7.4三羟甲基氨基甲烷-盐酸（Tris-HCl）溶液（稀释液）。

③洗涤液：0.5%牛血清白蛋白（BSA）pH值7.4三羟甲基氨基甲烷-盐酸（Tris-HCl）溶液和0.25%曲拉通X-100（TritonX-100）。

4. 操作方法

（1）取出试剂盒，室温平衡20～30min。

（2）滴加洗涤液2滴于反应孔中，待液体将膜完全湿润。

（3）加待测血清50μL（若用样品吸管则加2滴）于反应孔中，待液体充分吸入。

（4）滴加洗涤液2滴于反应孔中，待液体充分吸入。

（5）滴加金标液3滴于反应孔中，待液体充分吸入。

（6）滴加洗涤液3滴于反应孔中，待液体充分吸入后于3min内观察结果。

5. 检验结果的解释

（1）阴性：质控区C显示红色，检测区T位置无红色印迹出现。

（2）阳性：质控区C显示红色，检测区T位置有红色印迹出现。

（3）无效：质控区C不显色即表明操作失误或试剂失效。

6. 检验方法的局限性

（1）本试剂盒与所有定性检测试剂一样，只用于检测试验。

（2）感染时间短或处于窗口期的标本，由于其抗体还不存在或太低，用本试剂盒检测会出现阴性结果。

（3）个别免疫受抑制个体或免疫亢进个体其检测结果会有差异。

（4）本试剂不能确定MP-IgM抗体的确切含量。

（5）本试剂为定性检测试剂，患者是否感染肺炎支原体，应由医师结合临床特征和症状，以及其他诊断法综合判断。

7. 参考区间

未感染过肺炎支原体者，血清肺炎支原体抗体为阴性。

8. 产品性能指标

（1）特异性：用MP抗体阴性质控品检测，检测结果不得出现阳性。

（2）准确度：用MP抗体阳性（包括强、中、弱阳性）质控品检测，检测结果不得出现阴性。

（3）最低检出限：对系列稀释的强、中阳性质控品检测的阳性终点应不低于1∶8。

（4）重复性：用重复性质控品检测，反应结果一致，均为阳性且显色度均一。

（5）分析特异性：血红蛋白浓度为10g/L的溶血、胆固醇浓度为10mmol/L的血脂、甘油三酯浓度为6mmol/L的血脂、胆红素浓度为200μmol/L的黄疸，或低于上述浓度时，对检测结果无干扰。本试剂盒不受类风湿因子、抗核抗体、抗线粒体抗体、高浓度非特异性IgG和IgM抗体的干扰。

（6）HOOK效应：本试剂盒检测高滴度肺炎支原体IgM标本时不存在HOOK效应。

9. 注意事项

（1）储存条件及有效期：2~8℃保存，有效期为10个月，生产日期、失效日期见标签。试剂盒可短期常温运输。寒冬或炎夏季节应采取相应防护措施，避免冻融或长期高温。

（2）必须使用新鲜血清测定。少数标本（加有抗凝剂、促凝剂、高血脂、高血红蛋白、高胆红素、溶血等）可使背景偏深，一般不影响结果判断。

（3）加液体的各步操作之间不得有时间间隔；同一步骤中所加液体应迅速一次加入后等其渗入。

（4）超过规定时间出现的结果无效。

（5）质控区的强弱并不代表试剂质量的优劣，只要其显色清楚可见，即表明试剂有效。

（6）不同产品、同产品不同批次之间的金标液严禁混用。

10. 临床意义

肺炎支原体可导致儿童、青少年及中青年呼吸道感染，典型的临床表现为支气管炎，约1/3的感染者可导致肺炎。在一些患者中可发生肺外并发症，包括脑膜炎、上行性麻痹、横断性脊髓炎、心包炎、溶血性贫血、关节炎和皮肤黏膜损害。在肺炎支原体感染并出现症状后的第7天即可检测到IgM类抗体，于第10～30天后IgM类抗体浓度即可达高峰，12～26周后IgM类抗体滴度逐渐降低直至检测不到。IgM类抗体多在初发感染时检测到，因此，高浓度的IgM类抗体多频繁地发现于年轻患者身上。相反，年纪较大的人因为通常经历了重复感染，其IgM类抗体浓度常常很低或检测不到。在初次感染肺炎支原体时，IgA类抗体在发生症状后的3周内出现，并达到峰值。但于发生症状的5周后该类抗体滴度即开始下降。IgG类抗肺炎支原体抗体较IgA和IgM类抗体出现迟，其浓度峰值出现在肺炎支原体感染症状发生后的第5周。少数情况下，肺炎支原体的急性感染并不伴有IgM和IgA类抗体的出现，唯有依靠IgG类抗体滴度的上升方可做出诊断。

第六节　甲型／乙型流感病毒检测

流行性感冒，通常称为"流感"，是由流感病毒引起的急性呼吸道传染病，具有很强的传染性，主要通过咳嗽和打喷嚏传播，一般春季和冬季爆发。分为甲型流感病毒、乙型流感病毒和丙型流感病毒。甲型流感病毒具有极强的变异性，乙型流感病毒次之，而丙型流感病毒则非常稳定，故甲型流感病毒比乙型流感病毒更为流行和严重。

实验室诊断金标准方法是病毒分离培养法，细胞培养鉴定周期约14天，严重影响临床中对患者及时用药指导，该法在临床应用中受到限制。反转录-聚合酶链式反应（RT-PCR）与细胞培养法比较，灵敏度较高，但RT-PCR法成本较高，实验时间需要4～6h，且对实验操作的专业性较强，故现场应用受到限制。而胶体金免疫层析技术，适用于急诊甲型和乙型流感病毒感染的辅助诊断。

一、甲型／乙型流感病毒抗原检测

1. 方法学概述

流感病毒抗原检测方法主要有ELISA、免疫荧光试验和胶体金免疫层析试验等。

2. 标本要求

（1）鼻腔分泌物采集：收集鼻腔分泌物时，将拭子插入鼻腔中分泌物最多处，轻轻转动并向鼻腔内部推动拭子，直至鼻甲（离鼻孔约2.0～2.5cm）受阻处，贴鼻腔壁旋转拭子3次，取出拭子。

（2）咽喉分泌物采集：将拭子从口腔完全插入咽喉中，以咽喉壁、上颚扁桃的发红部位为中心，适度用力擦拭双侧咽扁桃体及咽后壁，应避免触及舌部，取出拭子。

（3）标本采集后应尽快采用病毒采样液或试剂盒提供的样本提取液进行处理。如不能立即处理，应立即置于干燥、消毒并严格密封的塑料管内储存，2～8℃下可保存8h，−70℃可长期保存。

3. 甲型/乙型流感病毒抗原检测——胶体金法

（1）测定原理

本品利用免疫层析技术，采用双抗体夹心法检测甲型和乙型流感病毒抗原。检测时，将处理后的提取物滴加于测试卡的加样孔，当待测样本中含有甲型和（或）乙型流感病毒抗原且抗原浓度高于最低检出限时，甲型和（或）乙型流感病毒抗原先和标记抗体形成反应复合物，在层析作用下，反应复合物沿着硝酸纤维膜向前移动，分别被硝酸纤维膜上检测区（2）和（或）（1）区预先包被的甲型流感病毒核蛋白单克隆抗体和（或）乙型流感病毒核蛋白单克隆抗体捕获，在检测区（2）和（或）（1）区上最终形成一条红色/粉色反应线，此时结果为阳性；相反，当样本不含甲型和乙型流感病毒抗原或者抗原浓度低于最低检出限时，则检测区无红色/粉色反应线出现，此时结果为阴性。无论样本是否含有甲型或乙型流感病毒抗原，质控区（C）都会形成一条红色/粉色反应线，质控区（C）内所显现的红色/粉色反应线是判定层析过程是否正常的标准，同时也作为试剂的内控标准。

（2）主要组成成分

①测试卡由测试条、塑料盒组成，测试条上的主要成分有：

A.甲型流感病毒核蛋白单克隆抗体、乙型流感病毒核蛋白单克隆抗体（固定在硝酸纤维素膜T区）。

B.抗鼠免疫球蛋白G（IgG）多克隆抗体（固定在硝酸纤维素膜C区）。

C.胶体金标记的甲型流感病毒核蛋白单克隆抗体、乙型流感病毒核蛋白单克隆抗体（固定在玻璃纤维上）。

②样本提取液：主要为磷酸盐缓冲液（PBS）（0.1M，pH值7.2±0.2）。

③样本提取管和滴头。

4. 操作

（1）标本提取

①在样本提取管内垂直加入400μL（约10滴）样本提取液。

②将采样后的拭子插入样本提取管中溶液内，紧靠试管内壁旋转约10次，使标本尽可能溶解在溶液中。

③沿提取管内壁挤压拭子的棉签头，使液体尽可能留在管内，取出并弃去拭子，盖上滴头。

（2）检测程序

①沿铝箔袋撕口打开将测试卡取出，平放。

②向测试卡的加样孔中滴加入80μL（约3～4滴）处理后的样本提取物或直接加入80μL处理后的病毒采样液。

（3）15～20min内观察显示的结果，在30min后显示的结果无临床意义。

5. 质量控制

（1）室内质控：每天一次，用甲型/乙型流感病毒核酸检测阳性样本进行甲型/乙型流感病毒核抗原检测，抗原结果为阳性；用甲型/乙型流感病毒核酸检测阴性的样本进行甲型/乙型流感病毒核抗原检测，抗原结果为阴性。

（2）室间质评：卫健委临检中心尚未开展该项目室间质评。选取5个样本，2阴3阳，与具有资质的医院比对，符合率在80%以上为合格。

6. 结果判定

（1）阳性

①甲流阳性：两条红色/粉色反应线出现，一条在2区，一条在C区（质控区）。

②乙流阳性：两条红色/粉色反应线出现，一条在1区，一条在C区（质控区）。

③甲乙流阳性：三条红色/粉色反应线出现，一条在2区，一条在1区，一条在C区（质控区）。

（2）阴性：仅在质控区C区有一条红色/粉色反应线出现，在流感2区、流感1区没有可见的红色/粉色条带出现。

（3）无效：质控区（C）无红色/粉色反应线出现，检测无效，建议此时用新测试卡重新检测。

（4）注意

①反应线显色深浅与提取样本中所含的被测物质含量有关，不论颜色强度多少，都应按照反应线是否显色判定结果。

②本试剂内含质控过程，当C区出现红色/粉色反应线，表明操作正确有效，否则检测无效。

7. 参考区间

未感染流感病毒者，样本中流感病毒抗原为阴性。

8. 产品性能指标

（1）万孚产品对亚型和不同株的甲型和乙型流感病毒均有良好的反应性。

（2）对灭活的其他亚型流感病毒培养物均有良好的反应性。

（3）交叉反应性

①甲型流感病毒与乙型流感病毒互不交叉。

②与丙型流感病毒、副流感病毒、腺病毒、呼吸道合胞病毒、单纯疱疹病毒、流行性腮腺炎病毒、鼻病毒、呼吸道衣原体、支原体、结核杆菌、百日咳杆菌、白色念珠菌、白喉杆菌、流感嗜血杆菌、嗜肺军团菌、结核分枝杆菌、金黄色葡萄球菌、肠胃病毒71型（EV71）病菌、冠状病毒等无交叉反应。

（4）精密性：评估结果表明，批内精密性为11%，批间精密性为10%。

9. 注意事项

（1）**存储及使用说明：**

①试剂盒在4～30℃密封干燥保存，有效期24个月。生产日期及使用期限见标签。

②铝箔袋开封后，应在1h内尽快使用。样本提取液使用后应立即加盖，并置于阴凉处或冰箱内，请在有效期内使用。

（2）检验方法局限性

①本试剂仅供检测鼻咽拭子和口咽拭子的呼吸道分泌物。

②测试的准确性取决于采集样本过程，样本采集不当、样本储存不当、样本不新鲜或样本反复冻融均会影响检测结果。

③采集的样本若存在个别药物如高浓度的非处方药和处方药（鼻腔喷雾剂）会干扰结果。若结果可疑，请重新测试。

④本试剂的检测结果仅供临床参考，不得作为临床诊治的唯一依据，对患者的临床管理应结合其症状/体征、病史、其他实验室检查及治疗反应等情况综合考虑。

⑤受抗原类检测试剂方法学的限制，其分析灵敏度普遍较核酸类试剂低，故实验人员应对阴性结果给予更多的关注，需结合其他检测结果综合判断，建议对有疑问的阴性结果采用核酸检测或病毒培养鉴定方法进行复核。

⑥有关假阴性结果的可能性分析：

A.不合理的样本采集、转运及处理、样本中病毒滴度过低均有可能导致假阴性结果。

B.病毒基因变异可能导致抗原决定簇的改变，从而造成假阴性结果，使用单克隆抗体的试剂更易发生此类情况。

C.最适样本类型以及感染后的最佳采样时间（病毒滴度峰值）未经验证，因此，在同一患者分次、多部位采集样本可能会避免假阴性。

10. 临床意义

流行性感冒病毒常引起发热、乏力、肌肉酸痛以及轻到中度的呼吸道症状，在免疫力较弱的老人或小孩及一些免疫失调的患者会引起较严重的症状，如肺炎、心肌炎或是心肺衰竭等。

在发病初期1～3d，患者咽部分泌物中含有大量病毒，此时传染性最强，最适合于病毒抗原的检测；通过直接检测流感病毒抗原，有助于流感病毒感染的诊断。

二、甲型／乙型流感病毒 RNA 检测

1. 方法学概述

流感病毒基因检测方法有RT-PCR、Real-Time、基因芯片、LAMP、NASBA等。

2. 标本要求

（1）标本：人口咽拭子样本。

（2）采集容器：应当选用国家批准生产的一次性使用的咽拭子采样器。

（3）保存液：推荐使用无菌的0.9%氯化钠溶液。

（4）采集：样本采集具体方法请参考《微生物标本采集手册》一书。

（5）存放：样本2～8℃保存，不超过24h；样本-20℃以下保存，不超过3个月；样本-70℃

以下可长期保存，但应避免反复冻融；样本提取产物2~8℃保存，不超过12h；样本提取产物-20℃以下保存，不超过3个月；样本提取产物-70℃以下至少可保存7个月。

（6）运输：采用样本运输箱加冰袋密封，进行运输。

3. 甲型/乙型流感病毒RNA检测——荧光PCR法

测定原理：本试剂盒采用实时荧光PCR技术，分别以甲型流感病毒MP基因及乙型流感病毒NP基因中的高度保守序列为靶区域，设计特异性引物和TaqMan荧光探针。提取的病毒RNA经反转录，形成cDNA，进入PCR循环。PCR扩增过程中，探针与模板结合，其5'端报告基团被Taq酶（5'-3'外切核酸酶活性）切断，远离淬灭基团，产生荧光信号。荧光定量PCR仪器根据检测到的荧光信号自动绘制出实时扩增曲线，并计算出样本Ct值（每个反应管内的荧光信号到达设定的阈值时所经历的循环数）。通过分别使用FAM和VIC荧光基团标记甲型流感病毒和乙型流感病毒探针，在同一反应体系中可同时进行甲型流感病毒和乙型流感病毒核酸的定性检测。

4. 操作

具体操作按试剂盒说明书要求执行，主要操作过程如下：样本处理→试剂配制→加样→PCR扩增及荧光检测。

（1）样本处理（样本处理区）

使用核酸提取试剂盒（磁珠法）进行提取，提取过程请严格按照说明书进行。

（2）试剂配制（试剂准备区）

从试剂盒中取出Flu-A/Flu-B主反应液、Flu-A/Flu-B荧光探针和Flu-A/Flu-B酶混合液，在室温下融化并振荡混匀后2000rpm离心10s，计算需准备反应试剂人份数n［n=样本数+2（对照品数）］。

表2-56　试剂配制

试剂	Flu-A/Flu-B主反应液	Flu-A/Flu-B荧光探针	Flu-A/Flu-B酶混合液
用量（μL）	28.5	2.0	1.5

每人份反应体系配制如下：计算上述各试剂的使用量，加入一适当体积的离心管中，充分混匀后按32μL分装到PCR反应管中，转移至样本处理区。

（3）加样（样本处理区）

分别加入8μL阴性对照、Flu-A/Flu-B阳性对照（无需抽提）及样品处理上清液，终体积为40μL/管，盖紧反应管进行瞬时低速离心，转移至扩增区。

（4）PCR扩增及荧光检测（扩增区）

①将各反应管按一定顺序放入PCR仪上，并按以下程序进行PCR扩增（见表2-57）：

表2-57　PCR反应设定

步骤	循环数	温度（℃）	反应时间
1	1	50	30min
2	1	95	10min
		94	15s
3	5	50	30s
		72	30s
4	40	94	10s
		58	30s（收集荧光）

②检测荧光选择：Flu-A（FAM）、Flu-B（VIC）及内标（TEXAS RED）。

5. 项目校准及质量控制

（1）项目校准：参照厂家校准程序。

（2）室内质控：依照专业组制定的室内质控标准操作程序进行。

（3）室间质评：有室间质评项目，按时参加国家卫健委临检中心和（或）云南省临检中心室间质评；无室间质评项目，通过室间比对的方式进行。选取5个样本，2阴3阳，与具有资质的医院比对，符合率在80%以上为合格。

6. 结果判定及解释

（1）阳性判断值

①甲型流感病毒阳性判断：FAM（Flu-A）通道检测Ct值≤37.0，则判断该样本为甲型流感病毒RNA阳性。

②乙型流感病毒阳性判断：VIC（Flu-B）通道检测Ct值≤37.0，则判断该样本为乙型流感病毒RNA阳性。

（2）检验结果的解释

①阈值设定原则以阈值线刚好超过正常阴性对照品的最高点为准。阳性对照Ct值应＜30.0，阴性对照Ct无数值；在阈值以上的荧光曲线应当是具有明显的S形曲线，否则该次实验视为无效，应检查仪器、试剂及扩增条件等方面的误差。

②FAM通道

A.检测样本Ct值≤37.0者，判断Flu-A为阳性。

B.检测样本的CT值为37.0＜CT值≤40.0的样本建议重做，若重做后结果Ct值＜40.0者，判断Flu-A为阳性，否则为阴性。

C.如果检测样本测定Ct值无数据，需要查看内标Ct值。如果内标Ct值＜40.0的标本，判断Flu-A为阴性；内标Ct值无数据，则怀疑有假阴性的情况，应当重复实验。

③VIC通道

A.检测样本Ct值≤37.0者，判断Flu-B为阳性。

B.检测样本的CT值为37.0＜CT值≤40的样本建议重做，若重做后结果Ct值＜40.0者，判断Flu-B为阳性，否则为阴性。

C.如果检测样本测定的Ct值无数据，需要查看内标Ct值。如果内标Ct值＜40.0的标本，判断Flu-B为阴性；内标Ct值无数据，则怀疑有假阴性的情况，应当重复实验。

7. 参考区间

未感染流感病毒者，咽拭子样本中流感病毒核酸检测为阴性。

8. 检验方法的局限性

（1）检测结果不能直接作为临床确诊或排除病例的依据，仅供临床医生参考使用。同时，当样本的采集、保存及运输条件不当，流感病毒待测靶序列的变异或其他原因导致的序列改变，都可导致假阴性结果。

（2）对于突发的新型甲型流感病毒，其检测的最适样本类型及感染后的最佳采样时间可能尚未确认。因此，在同一患者分次、多部位采集样本会降低假阴性结果的可能性。

（3）如在样本处理过程中发生交叉污染，则可能出现假阳性结果。

9. 产品性能指标

（1）阴性符合率：8份来自临床协议单位的阴性参考品样本，即肠道病毒71型、人副流感病毒1/2/3型、腺病毒3/7型、RSV-B及麻疹病毒样本各一份，检验结果均应为阴性，符合率（-/-）为8/8。

（2）阳性符合率：9份来自临床协议单位的阳性参考品样本，即季节性H1N1亚型、H3N2亚型、2009新型H1N1亚型、H5N1亚型、H9N2亚型、H7N9亚型各一份，乙型流感病毒V型与Y型各一份，以及H3N2亚型与乙型流感病毒混合样本一份，检验结果均应为阳性，符合率（+/+）为9/9。

（3）检测限：浓度为500copies/mL的检测限参考品$L_1 \sim L_3$，分别重复20次，至少17次检测结果为阳性，检测结果符合率应≥17/20。

（4）精密度：选用两例高、低浓度样本，重复测试10次，Ct值的CV≤5.0%。

（5）交叉反应：本试剂盒与人3型/7型腺病毒、呼吸道合胞病毒B型、人副流感病毒1型/2型/3型、肠道病毒71型、柯萨奇病毒16型、肺炎支原体、肺炎衣原体、鼻病毒、人巨细胞病毒、人偏肺病毒、人冠状病毒OC43/229E、人冠状病毒NL63/HKU1、EB病毒、麻疹病毒、流感嗜血杆菌、金黄色葡萄球菌、肺炎链球菌、大肠杆菌、结核分枝杆菌、铜绿假单胞菌、唾液链球菌、化脓链球菌、脑膜炎奈瑟菌、百日咳杆菌等其他相关病原菌，均无交叉反应（以上病毒浓度为10^5pfu/mL以上，细菌为10^6CFU/mL以上）。

（6）干扰物：0.2mg/L倍氯米松、0.15mg/L地塞米松、12mg/L曲安西龙、0.4mg/L布地奈德、75mg/L苯佐卡因、5mg/L扎那米韦、75mg/L妥布霉素、75mg/L硫磺、150mg/L金英、0.125mg/L肾上腺素、500mg/L氟尼缩松、500mg/L莫匹罗星及10g/L黏蛋白，对本试剂盒检测结果无影响。

10. 注意事项

（1）存储及使用说明

①试剂在（–20±5）℃，可保存12个月。生产日期及使用期限见标签。

②未使用完的试剂继续冷冻保存，不影响其稳定性，试剂反复冻融三次后在（–20±5）℃条件下可保存30天；试剂开瓶后，在室温条件下放置，不超过8h；本产品应以冷藏车运输，运输时间不应超过7天。

（2）本试剂盒为体外检测试剂，操作人员应经过专业培训，并具有一定经验。

（3）实验请严格分区操作。

（4）待测样本应尽可能新鲜，提取过程应严防RNA酶污染及操作不当导致RNA降解。

（5）本试剂盒涉及的待测样本应视为具有传染性的物质，操作和处理时均需符合《微生物和生物医学实验室生物安全通用准则》。

11. 临床意义

甲型流感病毒根据血凝素蛋白（hem agglutinin，HA）和神经氨酸酶蛋白（neuraminidase protein，NA）的不同，可分为16个H亚型（H1～H16）和9个N亚型（N1～N9）。目前已有H1、H2、H3、H5、H7、H9。流感病毒感染后人体会出现头痛、发热、全身酸痛、鼻塞、咽痛等症状。本试剂盒适用人群主要为具有流感病毒特征的患者，以及与流感患者密切接触的人群。

✛ 第七节　轮状病毒抗原检测

轮状病毒是引起婴幼儿腹泻的主要病原体之一，其主要感染小肠上皮细胞，从而造成细胞损伤，引起腹泻。轮状病毒每年在夏秋冬季流行，感染途径为粪-口途径，临床表现为急性胃肠炎，呈渗透性腹泻病，严重者可出现脱水症状。

轮状病毒（Rotavirus，RV）是一种双链核糖核酸病毒，属于呼肠孤病毒科。它是全球范围内婴幼儿腹泻的主要病因，也能引起较大儿童和成人腹泻。核心为双股链状RNA，它有11个RNA片段，分A～G7个组，其中A组致婴幼儿腹泻，B组与成人腹泻有关，C组虽可引起人类腹泻但较少，人类轮状病毒感染超过90%的案例也都是由A组造成的。根据A组中和抗原VP7的多态性，至少可分为14个血清型。

1. 方法学概述

临床上轮状病毒感染的检测主要是通过特异抗原的存在与否来判断。检测方法主要采用胶体金免疫层析试验（colloidal gold immunochromatography assay，GICA）、ELISA和反向间接血凝法（reverse indirect hemagglutination test）等。临床急诊检验常用乳胶法。

2. 标本要求

（1）粪便标本应在症状出现后3～5天内（粪便中排毒高峰期）收集于干净、干燥、防水并且不含去污剂、防腐剂的容器内。

（2）非腹泻患儿：收集粪便样本不少于1～2g；腹泻患儿：若粪便为液体请收集不少于1～2mL的粪便液体。粪便中若含有大量血液或黏液，请重新收集样本。

（3）样本收集后建议立即进行检测，否则应在6h内送到实验室，2～8℃下储存，如72h内仍未检测，应（-20±10）℃冷冻储存。

（4）检测前将样本恢复至室温，旋开收集器的盖子，用盖子上附带的取样棒挑取大约50mg（相当于1/4豌豆大小）的粪便样本，再将取样棒放回收集器中旋紧盖子。若腹泻患儿的粪便较稀薄，可用一次性塑料吸管吸取样本，滴加2滴（大约50μL）样本至收集器中。将样本和缓冲液充分摇匀。注意：已混匀的样本应在1h内检测！

3. 轮状病毒抗原检测——乳胶法

（1）测定原理

采用双抗体夹心法及免疫层析分析技术，试剂含有被预先固定于膜上检测区（T）的轮状病毒抗体和包被在聚酯膜上的轮状病毒抗体乳胶混合物。

检测时，样本滴入试剂加样（S）孔内。如果是阳性时，样本中的轮状病毒抗原与乳胶颗粒包被的轮状病毒抗体结合，形成抗原-抗体-乳胶复合物，随之样本在毛细效应下向上层析，抗原-抗体-乳胶复合物在检测区（T）内与事先包被的轮状病毒抗体反应，出现一条红色的条带。如是阴性，样本中不含有轮状病毒，则检测区内（T）将没有红色条带。无论轮状病毒是否存在于样本中，一条红色条带都会出现在质控区内（C）。质控区内（C）所显现的红色条带是判定是否有足够样本，层析过程是否正常的标准，同时也作为试剂的内控标准。

（2）试剂主要组成成分：包被用轮状病毒抗体、标记用轮状病毒抗体、链霉亲和素结合物、生物素、乳胶颗粒、硝酸纤维素膜、聚酯纤维膜。试剂盒中还包括一次性塑料吸管、样品收集器（内装缓冲液）。

注意：不同批号试剂中各组分不可互换使用，以免产生错误结果。

4. 操作

（1）将试剂从密封袋中取出，置于水平台面上，顺时针旋开装有稀释样本的收集器帽盖，将收集器倒置，弃去头两滴稀释样本，垂直在加样孔（S）中滴加2滴（大约80μL）的稀释样本，开始计时。

（2）检测结果应在10～20min时判读，20min后判读无效。

5. 质量控制

（1）室内质控：依照专业组制定的室内质控标准操作程序进行。

（2）室间质评：无室间质评项目，通过室间比对的方式进行。选取5个样本，2阴3阳，与具有资质的医院比对，符合率为80%以上为合格。

6. 检验结果的解释

（1）阴性（−）：仅质控区（C）出现一条红色条带，在检测区（T）内无红色条带出现。阴性结果表明：样本未检出轮状病毒。

（2）阳性（+）：两条红色条带出现，一条位于检测区（T）内，另一条位于质控区（C）。阳性结果表明：样本中含有轮状病毒。

（3）无效：质控区（C）未出现红色条带，表明不正确的操作过程或试剂已变质损坏。此时应重新检测，如果问题仍然存在，应立即停止使用此批号产品，并与当地供应商联系。注意：检测区（T）内的红色条带颜色深浅可能不同，但在规定的观察时间内，不论该色带颜色深浅，肉眼可识别即应判为阳性。

7. 参考区间

未感染轮状病毒者，粪便轮状病毒抗原为阴性。

8. 产品性能指标

（1）阴性参考品符合率：用10份阴性参考品进行测定，阴性参考品符合率（−/−）应为10/10。

（2）阳性参考品符合率：用5份阳性参考品进行测定，阳性参考品符合率应为5/5。

（3）最低检出量：最低检出量为可以检出轮状病毒企业最低检出量参考品。

（4）重复性（精密性）：用重复性（精密性）参考品测定（$n=10$），反应结果一致，显色度均一。

（5）干扰物质：样本中以下物质浓度低于表2-58中所示水平时，不会对检查结果产生影响。

表2-58 干扰物质

抗坏血酸	20mg/dL	草酸	100mg/dL
血色素	1000mg/dL	人血清白蛋白	2000mg/dL
胆红素	60mg/dL	甘油三酯	500mg/mL

9. 注意事项

（1）存储及使用说明

①试剂在4~30℃干燥避光保存，有效期24个月。生产日期及使用期限见标签。禁止冷冻或使用过期试剂。

②检测试剂应在铝箔袋撕口后1h内使用；如在温度高于30℃或在高湿度环境中，应即开即用。

（2）粪便标本不应接触培养基保护剂、动物血清或洗涤剂，否则将干扰试验。

（3）轮状病毒易引起新生儿病区院内感染，对送检粪便及试验废弃物均应视作生物危险品妥善处理。

（4）如果病毒性抗原太少的话，会引起假阴性。如果粪便样本数量过多，会引起假阳性或者无效的结果。

（5）本试剂为目视检验，为避免误判，请勿在光线昏暗处判读。

10. 临床意义

轮状病毒抗原检测是诊断轮状病毒肠炎较敏感的方法，对临床诊断该病可提供有价值的依据，有助于及时诊断和正确治疗轮状病毒性肠炎，并能动态掌握该病的流行情况，对指导预防该病的发生有重要意义。

第八节　新型冠状病毒抗原检测

新型冠状病毒肺炎是由新型冠状病毒感染所致的呼吸道症状和影像学的异常。新型冠状病毒是单链的RNA病毒，它属于β属的新型冠状病毒，它具有包膜，颗粒呈圆形，或者是椭圆形，并且为多形性。它的外观像一个皇冠，有多个突起，故称之为冠状病毒。新型冠状病毒传染性强，目前主要的传染源就是新型冠状病毒肺炎的感染者。另外，一些无症状的新型冠状病毒的肺炎的感染者也是具有传染性的。人感染了冠状病毒后常见体征有呼吸道症状、发热、咳嗽、气促和呼吸困难等。在较严重病例中，感染可导致肺炎、严重急性呼吸综合征、肾衰竭，甚至死亡。

1. 方法学概述

（1）新冠核酸检测：临床上主要是通过查核酸来明确有无新型冠状病毒感染，标本主要通过采集鼻咽拭子、口咽拭子、痰液、支气管肺泡灌洗液等来完成。

（2）新冠抗体检测：新冠抗体检测，其特异性IgM和IgG抗体双阳性，或者IgG抗体由阴转阳，或恢复期较急性期四倍及以上升高，也可以作为诊断依据。但核酸和抗体两种检测方法有不同的窗口期，抗体检测可以作为核酸检测的补充。

（3）新冠抗原检测：可快捷经济地对急诊患者进行筛查。

2. 标本要求

（1）类型：鼻拭子样本，采集推荐使用PP（聚丙烯）杆的尼绒拭子，采集后应尽快送检，若不能立即检测，将采集后的拭子放置在干净、干燥的采样管中保存，2天内保存在2~8℃，-20℃以下冷冻保存可放至7天。

（2）样本加入裂解液后，需立即检测。

（3）样本检测建议使用未灭活样本。

（4）样本采集方法：鼻拭子采集：样本采集时，先用卫生纸擤去鼻涕，小心拆开鼻拭子外包装，避免手部接触拭子头。随后头部微仰，一手执拭子尾部贴一侧鼻孔进入，沿下鼻道的底部向后缓缓深入1~1.5cm（对于年龄2~14岁受试者，深入1cm）后贴鼻腔旋转至少4圈（停留时间不少于15s），随后使用同一拭子对另一鼻腔重复相同操作。将拭子头浸入检测试纸条配套的含裂解液的提取管中。

注意：

采样规范性会对检测结果有影响，建议采样人员应是专业人员、或经过专业人员指导和培训的人员。一次性采样拭子只能搭配同一人份的样本裂解液使用，并且仅可用于采集同一人的样本，禁止混用。采样过程中应避免采样拭子被污染，采样后应立即检测。

3. 新型冠状病毒（2019-nCoV）抗原检测——胶体金法

（1）测定原理

本产品采用特异性的抗体抗原反应及免疫层析分析技术，试剂含有被预先固定于膜上测试区（T）的抗新型冠状病毒单克隆抗体和标记在金标垫上的抗新型冠状病毒单克隆抗体金标联结物。

测试时，处理后的待检样本滴入试剂加样处。当样本中含有的新型冠状病毒抗原浓度不小于最低检出限时，新型冠状病毒抗原首先与胶体金标记的新型冠状病毒抗体结合，随后结合物在毛细效应下向上层析，会被固定在膜上的另一抗新型冠状病毒单克隆抗体结合，在测试区内（T）会出现一条红色条带。当样本中不含有新型冠状病毒抗原或含有的新型冠状病毒抗原浓度小于最低检出限时，则测试区内（T）将没有红色条带。无论新型冠状病毒抗原是否存在于样本中，一条红色条带都会出现在质控区内（C）。质控区内（C）所显现的红色条带是判定是否有足够样本，层析过程是否正常的标准，同时也作为试剂的内控标准。

（2）试剂主要组成成分

①本产品由检测卡、提取管（内含裂解液0.3mL）、滴头、回收袋组成，检测卡主要组成成分包括：包被用新型冠状病毒鼠单克隆抗体、标记用新型冠状病毒鼠单克隆抗体、羊抗鼠多克隆IgG、硝酸纤维素膜、玻璃纤维。

②裂解液：Tris-HCl、表面活性剂、纯化水等。

说明：不同批号试剂中各组分不能够互换使用，以免产生错误结果。

4. 操作

（1）准备工作：使用前将采样拭子、提取管（内含裂解液0.3mL）、检测卡恢复至室温（15～30℃），准备计时器、一次性手套。

（2）样本处理

①保持提取管远离操作者的面部，轻轻剥离提取管密封膜，以免溢出任何液体。

②将采样完成的鼻拭子插入上述提取管中。

③用手紧握提取管壁，将拭子在提取管中旋转6次（至少30s）。

④静置1min；用手挤压提取管壁（至少挤压拭子头5次）并将拭子取出，弃之，将提取管的滴头插入到提取管上，待用。

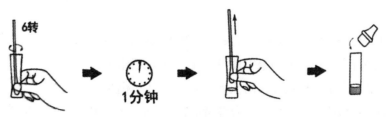

图2-20 操作示意图

（3）样本检测

①撕开铝箔袋，将检测卡从铝箔袋中取出，平放桌面上。

②将提取管中液体滴4滴（约100μL）到检测卡的加样孔中。

③等待红色条带出现，15min时判读结果，20min后判读结果无效。

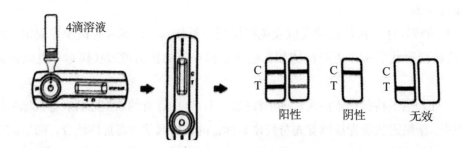

图2-21　结果判读

5. 质量控制

（1）室内质控：依照专业组制定的室内质控标准操作程序进行。

（2）室间质评：有室间质评项目，按时参加国家卫健委临检中心和（或）云南省临检中心室间质评；无室间质评项目，通过室间比对的方式进行。选取5个样本，2阴3阳，与具有资质的医院比对，符合率在80%以上为合格。

6. 检验结果的解释

（1）阴性（-）：仅质控区（C）出现一条红色条带，在检测区（T）内无红色条带出现。阴性结果表明：样本中没有检出新型冠状病毒抗原，但阴性结果不能完全排除感染的可能，必要时建议做核酸检测。

（2）阳性（+）：两条红色条带出现，一条位于检测区（T）内，另一条位于质控区（C）。阳性结果表明：样本中检出新型冠状病毒抗原。

（3）无效：质控区（C）未出现红色条带，表明不正确的操作过程或试剂已变质损坏。此时应重新检测，如果问题仍然存在，应立即停止使用此批号产品，并与当地供应商联系。注意：检测区（T）内的红色条带颜色深浅可能不同，但在规定的观察时间内，不论该色带颜色深浅，肉眼可识别即应判为阳性。

7. 参考区间

未感染新型冠状病毒者，其鼻拭子样本检测抗原为阴性。

8. 产品性能指标

（1）使用国家参考品进行检测，结果应符合国家参考品的要求。

①阳性参考品符合率：检测国家阳性参考品，应均为阳性。

②阴性参考品符合率：检测国家阴性参考品，应均为阴性。

③最低检测限：检测国家最低检测限参考品，$S_1 \sim S_4$应均为阳性，S_5、S_6不做要求。

④重复性：检测国家重复性参考品，R_1和R_2的10次检测结果应均为阳性，且显色度均一无差别。

（2）使用企业参考品进行检测，结果应符合企业参考品的要求。

①阳性参考品符合率：检测企业阳性参考品$P_1 \sim P_5$，结果应均为阳性。

②阴性参考品符合率：检测企业阴性参考品$N_1 \sim N_{20}$，结果应均为阴性。

③最低检测限：检测企业3份最低检出限参考品，L_1检测结果应为阴性，L_2检测结果可为阴性或阳性，L_3检测结果应为阳性。

④重复性：检测企业重复性参考品J_1和J_2，J_1、J_2的各10次检测结果应均为阳性，且显色度均一无差别。

（3）最低检测限：2.5×10^2TCID50/mL。

9. 检验方法的局限性

（1）本试剂为定性体外诊断试剂，供辅助诊断用。检测结果仅用于临床辅助诊断，不是临床诊断的唯一依据，应结合临床症状及其他检测指标综合判定。

（2）阴性结果并不能完全排除新型冠状病毒感染的可能性，可能是新型冠状病毒抗原水平过低还不能被本试剂盒检测出来，或者其他原因导致假阴性结果。

（3）样本的采集及处理方法对病毒检测有比较大的影响，操作不当可能导致错误的结果。

（4）样本热灭活（56℃加热30min）对最低检测限浓度水平附近的弱阳性样本会产生影响，检测时会造成假阴性结果。

10. 注意事项

（1）存储及使用说明

①试剂2 ~ 30℃密封保存，有效期20个月。生产日期及使用期限见标签。

②铝箔袋开封后，测试卡应室温（15 ~ 30℃）保存，相对湿度80%以内在1h内尽快使用。高温高湿条件下，建议即开即用。必须在有效期内使用。

③按说明书进行操作，请勿混用不同批次的检测卡和样本保存液等。

（2）操作失误或样本量过少都有可能导致检测结果出现偏差。

11. 临床意义

（1）本产品用于体外定性检测人鼻拭子样本中新型冠状病毒（2019-nCoV）N抗原。

（2）本产品不能单独用于新型冠状病毒感染的诊断，阳性结果仅表明样本中可能存在新型冠状病毒特定抗原，应结合核酸检测结果判断感染状态。阴性结果不能排除新型冠状病毒感染，也不得单独作为做出治疗和疾病管理决定的依据。有相应临床症状的疑似患者抗原检测不管是阳性还是阴性，均应进行核酸检测。

✛ 第九节 诺如病毒核酸检测

诺如病毒（Norovirus，NoV）是一种单股正链RNA病毒，电镜下为呈圆形、无包膜、直径约为27～32nm的二十面体对称球状的病毒颗粒，负染电镜照片具有典型的羽状外缘且表面有凹痕。诺如病毒感染性腹泻全世界范围内均有流行，全年均可发生感染事件，60%～80%的非细菌性腹泻感染均是由诺如病毒引起的。诺如病毒可感染各个年龄段的人，但易感人群主要分布在年龄小于5岁的幼儿，轻度感染者多表现为发热、恶心、呕吐、腹泻或腹部绞痛等症状，严重者会导致患者死亡。

1. 方法学概述

目前临床或实验室用于NoV检测的方法有：抗体中和检测、免疫组化检测、间接免疫荧光检测、酶联免疫吸附试验、基因芯片、核苷酸序列测定及荧光定量PCR技术等。

2. 标本要求

（1）标本类型：疑似患者的粪便标本。

（2）标本采集：用棉拭子拭取粪便或腹泻物置入无菌玻璃管（含0.4mL无菌0.9%氯化钠溶液），用无菌棉球将试管塞紧后，密封送检。

（3）标本保存与运输：样本应立即送检；若不能立即检测，样本在4℃保存应不超过24h；-20℃保存不超过3个月，-70℃可长期保存，反复冻融不超过5次。标本长途运送应采用0℃冰壶，运输时间不超过6天。

3. 诺如病毒核酸检测——PCR荧光探针法

（1）测定原理

本试剂盒根据RT-PCR原理，针对诺如病毒特异性保守区域设计相应的引物及探针，配以逆转录酶、TaqDNA聚合酶以及核苷酸单体，扩增前先将诺如病毒经逆转录酶作用后变为cDNA，然后进入PCR扩增。PCR扩增时加入一对引物及一个特异性的荧光探针，该探针为一寡核苷酸序列，两端分别标记一个报告荧光基团和一个淬灭基团。未发生PCR扩增时，荧光探针保持完整，报告基团发射的荧光信号被淬灭基团所吸收，无荧光信号产生。当PCR扩增时，探针结合到靶序列相应的模板上，Taq酶的5′端至3′端外切酶活性将探针酶切降解，使报告荧光基团和淬灭基团分离，从而使荧光监测系统可监测到荧光信号，即每扩增一条DNA链，就有一个荧光分子形成，实现了荧光信号的累积与PCR产物完全同步，从而实现检测结果的定性分析。

（2）主要组成成分（见表2-59）

表2-59 主要组成成分

组分名称	规格	数量（管）	主要生化组成成分
逆转录-聚合酶链式反应液	1mL/管	1	诺如病毒引物、荧光探针、缓冲液、脱氧核糖核苷三磷酸、内标引物、内标探针及焦碳酸二乙酯水
聚合酶链式反应酶液	115μL/管	1	热聚合酶、逆转录酶、RNA酶抑制剂
内标	150μL/管	1	含有内标扩增序列的非传染性DNA片段
阴性质控品	100μL/管	1	0.9%氯化钠溶液
阳性质控品	100μL/管	1	含高浓度诺如病毒片段的假病毒
临界阳性质控品	100μL/管	1	含低浓度诺如病毒片段的假病毒

注：不同批号组分不可互换使用。

4. 操作

（1）试验前准备

①试剂准备（试剂准备区）：取出试剂盒内内标模板、阴性质控品、阳性质控品和临界阳性质控品待室温溶解。

②标本处理（标本处理区）：吸取0.4mL粪便标本置于1.5mL离心管中，12000r/min，离心3min；吸取200μL标本上清液进行核酸提取。采用商品化的RNA提取试剂盒提取样本，具体操作方法参见试剂盒说明书。提取前每个样本中添加5μL内标。

③质控品处理（样本处理区）：取阴性质控品、阳性质控品以及临界阳性质控品各25μL，补加0.9%氯化钠溶液至200μL，然后添加5μL内标参与核酸提取，提取步骤同上。

④加样（样本处理区）：按所需检测样品及质控品数目N，取出需配置的PCR反应管。用一适当体积的离心管按照（35.8μL反应液+4.2μL酶）×N的公式配置好反应体系，混匀后向N个PCR反应管中每管分装40μL，加入样本及质控品的核酸提取物10μL，短暂离心片刻后上机检测。

（2）荧光定量PCR扩增（扩增区）

①将各反应管按一定顺序放入PCR仪上，并按表2-60的程序进行PCR扩增：

表2-60 PCR扩增程序

步骤	循环数	温度	时间
1	1	42℃	30min
2	1	95℃	3min
3	40	95℃	10sec
		60℃	1min采集荧光

②结果分析：反应结束后自动保存结果。软件自动设置阈值和基线。阈值设定的原则为

以阈值线刚好超过正常阴性对照品的最高点。阈值范围一般为0.001～0.1，临界阳性Ct值应该≤36.00，阴性对照Ct值无数据且内标Ct值≤36.00，在阈值以上的荧光曲线应当具有明显的S曲线，否则该次实验应视为无效，应检查仪器、试剂、扩增条件等方面的误差。

5. 质量控制

（1）室内质控

①阴性质控品：NoV阴性质控品FAM检测通道检测结果应为阴性且无Ct值，HEX/VIC检测通道检测结果应为阳性，有扩增曲线且Ct值≤36.00。

②阳性质控品：NoV阳性质控品FAM检测通道检测结果应为有扩增曲线且Ct值≤30.00，HEX/VIC检测通道检测结果应为阳性，有扩增曲线且Ct值≤36.00。

③NoV临界阳性质控品FAM检测通道检测结果应为有扩增曲线且Ct值≤36.00，HEX/VIC检测通道检测结果应为阳性，有扩增曲线且Ct值≤36.00。

④基线设置：取3～15循环的荧光信号作为基线调整的范围，使扩增曲线达到最佳"S"形；以上要求需在同一次实验中同时满足，否则实验视为无效。

（2）室间质评：有室间质评项目，按时参加国家卫健委临检中心和（或）云南省临检中心室间质评；无室间质评项目，通过室间比对的方式进行。选取5个样本，2阴3阳，与具有资质的医院比对，符合率为80%以上为合格。

6. 检验结果的解释

在质控品及内标实验结果均有效的前提下，按以下标准判定实验结果：

（1）如果扩增曲线呈"S"形且Ct值≤36.00，则结果为阳性。

（2）如果扩增曲线S"S"形不明显或36.00＜Ct值＜40.00，则应对该样本进行重新检测，若复检结果仍是36.00＜Ct值＜40.00，则为阴性。

（3）如果扩增曲线不呈S"S"型、Ct值为UNDET或者无Ct值，则结果为阴性。

7. 参考区间

未感染诺如病毒者，诺如病毒核酸检测阴性。

8. 产品性能指标

（1）精密度：CV%＜5%。

（2）检测下限：为1.0×10^4pfu/mL。

（3）分析特异性：与人轮状病毒、人肠道病毒71型、人埃可病毒、柯萨奇病毒A-16型、柯萨奇病毒B1型、柯萨奇病毒B2型、伤寒沙门菌、宋内氏志贺菌、弧菌和嗜水气单胞菌特异性参考品均无交叉反应。

（4）干扰物：黏蛋白（2.5mg/mL）等对样本中诺如病毒测定结果无显著影响。

（5）符合率：本试剂盒对诺如病毒的检测结果与测序方法相比，各项指标为：阳性符合率99.37%、阴性符合率99.72%、总符合率99.62%、一致性系数（Kappa）0.9909。

9. 检验方法的局限性

本试剂盒检测结果仅供临床参考，不能作为对诺如病毒感染患者治疗或者其他临床管理的唯一依据，需结合其他实验室检测、临床情况综合考虑。当实验室发生PCR产物气溶胶污染、试剂污染或样品交叉污染时，检测结果会出现假阳性；当试剂运输、保存不当引起的试剂检测效能下降时，检测结果会出现假阴性；当检测样本中被检核酸浓度含量低于试剂检测下限时，也可能会发生假阴性的结果。

10. 注意事项

（1）存储及使用说明：

①试剂-10℃以下避光保存，有效期12个月，反复冻融不超过3次。生产日期及使用期限见标签。

②试剂需低温（0~8℃）运输，运输时间不超过6天；试剂盒开瓶后请于48h内使用完，如不立即使用可在4℃条件下保存。

（2）实验过程分区进行（试剂准备区、样本处理区、PCR基因扩增区），每个分区有专用仪器和试剂，防止交叉污染。

（3）本试剂盒内阳性质控品应视为具有传染性物质，操作和处理均需符合相关法规要求。

11. 临床意义

本产品用于临床对可疑感染患者的粪便标本中诺如病毒核酸进行定性检测。

第九章 临床微生物亚专业急诊检验技术

✚ 第一节 临床微生物亚专业基础知识

一、临床微生物亚专业急诊检验管理制度

1. 临床微生物亚专业急诊检验管理制度

（1）要求实验室所有人员必须严格遵守，对微生物组日常工作起着十分重要的管理作用，是保障实验室各项工作有效有序运行与控制的重要内容。

（2）主要针对微生物组存在未知病原微生物且易暴露的工作特点进行严格管理。

（3）非工作人员不得随意进入实验室，严格遵守《实验室人员出入制度》。

（4）进入微生物实验室必须穿工作服、戴工作帽、工作牌、N95专用口罩及手套，必要时佩戴护目镜、穿防护服。

（5）室内工作人员不得喧哗及从事与工作无关的事情。

（6）每日工作后在生物安全柜内和工作室内用紫外线灯照射消毒30~60min。

（7）每日用含氯的消毒剂擦拭工作台面、仪器表面（75%乙醇）、地面及门把手等物体表面。

（8）工作完毕须保持工作台面整洁与干净。

（9）每日各种仪器使用前后必须进行相应的维护保养，并监测各种培养箱温度、湿度，填写相应维护及温、湿度记录表格。

（10）每日工作结束后，需丢弃的培养基与接种后的样本高压灭菌处理。

（11）严格遵守《检验科安全管理手册》相关规定，并做好各种仪器设备、水、电、消毒品、危险品（易燃、易爆、有毒或有腐蚀性）的使用及安全管理。

2. 支持性文件

《实验室人员出入制度》

《检验科安全管理手册》

二、微生物标本的采集、运输与保存

1. 原则

正确的标本采集、运送、保存和处理对于微生物的工作质量至关重要，整个过程中涉及的所有工作人员，必须清楚了解标本质量在检测中的重要性，必须保证检验前质量才能确保检验结果的准确性和可靠性，为临床提供准确有用的信息。实验室有责任将关于标本的选择（包括时间和解剖部位）、采集、保管、运送、接收和安全性能等关键性信息，以文字和电子版形式，提供给各临床部门参考，以保证检验前的标本质量符合实验室的要求。

2. 标本管理的安全性警示

（1）所有标本的采集和处理过程应在无菌操作、防止污染原则下认真进行；工作人员应做好个人防护如戴手套、穿防护服，如需要的话，戴防护口罩和防护眼镜。

（2）所有标本都应置于防渗漏、密封、不易破损的无菌容器中运送，条码应清晰注明检验的所有资料，并贴于标本容器，由专业运送人员在规定时间内安全送至实验室。

（3）不能以带针头的注射器直接运送标本至实验室，应将标本移至无菌容器中，加盖，再置于可封口的防漏容器中运送。

（4）不能将已渗漏的标本运送至实验室。

3. 标本的选择和采集

（1）在许多有正常菌群出现的感染部位（主要来自皮肤、黏膜、呼吸道和消化道），可能正常菌群过杂、过度生长，掩盖了真正的病原菌，会对培养结果产生影响。因此，采样时应避免有寄生菌的污染，保证每份标本能真实反映感染情况。工作中如遇到不能向临床提供有意义信息的标本，可建议临床重取替代的标本或说明不处理的原因，此类标本见下列：

无临床意义的标本及其替代标本或建议：

标本类型	替代标本或建议
烧伤或伤口拭子	可重取组织或抽取物
牙周损害拭子或直肠周围拭子	可重取组织或抽取物
静脉曲张性溃疡拭子或坏疽损伤拭子	可重取组织或抽取物
压疮拭子	可重取组织或抽取物
新生儿胃抽取物	不处理
呕吐物或恶露	不处理
结肠造口术排出物	不处理

（2）选择正确的解剖部位、合适的时间、适当的设备采集标本。

（3）对于厌氧菌培养的标本，活检组织或针筒抽取物是最佳选择，厌氧菌拭子标本次之，但标本不可冷藏保存，应尽快送检，也可由实验室工作人员做床边接种。

（4）采集足够量的标本，以保证检测的阳性率，标本过少可能导致假阴性结果。

（5）每份标本的条码都应含有患者资料、标本类别、检验目的、临床诊断、具体采集部位、采集及接收时间以及送检医师等信息。

4. 标本运送

（1）所有用于常规性细菌学检验的标本须在采集后2h内送至实验室，若延迟运送，必须置于运送拭子保存，部分标本如脑脊液（非血培养瓶送检）需15min内送至实验室。

（2）中段尿细菌培养标本置于2~4℃保存不能超过24h。

（3）厌氧菌培养（放运送拭子内）的标本，运送时间与标本量有关，标本量少时需在15~30min内送达。不能及时运送的组织标本必须保存于25℃以下厌氧转运系统中，并于24h内送检。

（4）疑似淋病奈瑟菌、脑膜炎奈瑟菌、流感嗜血杆菌等对低温敏感菌感染的标本应立即送检。淋病奈瑟菌培养直接接种于专用平板送检，脑脊液、生殖道、眼、内耳标本不可冷藏。

（5）标本由社区运送至实验室或由实验室转送至另一实验室，无论距离远近，均须严格执行相关病原微生物标本运送规定，做好标本交接工作，应标记"感染性标本"，并贴上生物安全标志，用防震防漏容器包装完整，指定专人运送。任何临床标本，包括拭子、皮屑、体液或组织块，已知或可能含有被分离的致病菌，都应视为潜在性生物危险材料。

5. 采集容器的验收检查

（1）检验科的标本采集容器有一次性女用无菌拭子、一次性男用无菌拭子、无菌杯、无菌运送拭子、血培养瓶、霍乱弧菌（碱性蛋白胨水）培养管、淋球菌培养基、各类院内感染标本采集管和空气培养基等。

（2）采集标本前，应检查容器上标识的有效期，如已过期，须退回检验科样本处理组，并重新领取有效期内的容器。

（3）检查采集标本的拭子或无菌容器包装是否完整，有液体培养基的容器若液体出现浑浊、颗粒状沉淀或液体泄漏现象，则为不合格采样容器，须退回检验科样本处理组。

（4）对于血培养瓶，采样前须检查培养瓶外观：若出现条形码破损、瓶身变形、瓶底变黄色、瓶盖掀起等现象均为不合格瓶，须退回检验科样本处理组。

6. 各类标本的采集

（1）血液和骨髓标本的采集：菌血症患者多数为间歇性发作，病原菌周期性出现于血液中，随之为无病原菌时期。不管临床症状的严重程度如何，患者血液中病原菌浓度还是处于相当低的水平，因此要求临床多次采集标本，建议每个患者在不同部位最少采集2套血培养以提高阳性检出率（每套含需氧和厌氧培养各1瓶），成人每次标本血量为每瓶8~10mL。儿童和婴儿不易抽血，故儿童每次血量为3~5mL，婴儿每次血量为1~2mL注入小儿瓶，且一般只做需氧菌培养。

①采集容器：根据检验申请单到检验科样本处理组领取血培养瓶，绿色瓶（梅里埃）为成人中和抗生素培养瓶（用于已用抗生素的成人患者）；黄色瓶（梅里埃）为儿童培养瓶（用于婴儿、儿童患者或部分标本量少的穿刺液或脑脊液）；紫色瓶（梅里埃）为厌氧菌培养瓶（用于怀疑厌氧菌感染或针对某些营养需求较高的细菌）；蓝色瓶（梅里埃）为需氧菌培养瓶（用于未用过抗生素的成人患者）。标准需氧、厌氧瓶（BD）用于血液及无菌体液，推荐用于未使用过抗生素患者的标本；树脂需氧、厌氧瓶（BD）用于血液及无菌体液，对已使用过抗生素患者的标本，培养效果更佳。

②采集时间及频率

A.一般情况

在患者发热初期或发热高峰期以及使用或更换抗生素前，于患者不同部位采集两套血培养标本（需氧、厌氧双份标本培养）。对已使用抗生素者，应在下次用药前或血液药物浓度最低峰时采集标本。

B.特殊情况

a.布鲁菌感染：最佳标本采集时间为发热期，还可采取多次采血的方法，即24h内于患者不同部位采集3~4套血液培养标本。

b.沙门菌感染：肠热症患者在病程1~3周内采集血液标本。

c.急性心内膜炎，在抗生素治疗前1~2h内，于3个不同部位采集3套血液培养标本。

d.亚急性细菌性心内膜炎，第1天24h内，相隔1h分3个不同部位，连续采集3套血液培养标本，若24~48h全部阴性，再采集2~3套血培养标本。

e.对于已进行抗生素治疗的心内膜炎患者，每日采集两套血液标本，连续采集3d。

f.急性败血症、脑膜炎、骨髓炎、关节炎、未处理的急性细菌性肺炎和肾盂肾炎除在发热期采血外，应选择在使用抗生素前从不同部位采集2套血培养标本。

g.不明原因发热，于发热期内多次采血，如果24h培养为阴性结果，应继续采集2~3套或更多套血培养标本。

h.肺炎链球菌感染，最佳标本采集时间为高热、寒战或休克时。

③采集方法

A.消毒肘静脉穿刺部位皮肤及周围，选择静脉和穿刺点，用75%乙醇从中心点向外消毒皮肤，再用碘酊按同样的方法消毒，待干后（0.5~1min）用乙醇棉球擦去碘迹，再用双针采血系统直接穿刺肘静脉。

B.去除培养瓶上的封盖瓶帽，用75%乙醇棉球消毒橡皮塞，待干。

C.双针采血管一端穿刺于肘静脉，另一端的针头穿刺血培养瓶，使血液定量流入需氧培养瓶内，然后将针头拔出，插进厌氧瓶中再注入定量的血标本。

D.标本采集后，用无菌棉签压迫穿刺点，拔出针头，叮嘱患者压紧穿刺点3min，将采血针放置到指定的利器盒内。用75%乙醇去除血培养瓶上的血液并进行消毒。

E.骨髓标本的采集：穿刺采集的骨髓标本注入儿童培养瓶内送检（培养瓶瓶盖的消毒同上），如标本量太少，可同时接种于血琼脂平板送检。

F.中心静脉留置导管血标本的采集：用75%乙醇消毒导管及其周围皮肤，再用碘酊按同样的方法消毒，待干（0.5~1min），拔去导管盖，消毒针心，先插入无菌注射器抽取至少0.5~1.0mL血液弃去（以消除干扰因素和导管末端的污染），另取一无菌注射器抽取0.5~1.0mL血液注入儿童培养瓶内送检，然后在导管内注入肝素或无菌0.9%氯化钠溶液。

④标本采集量

A.成人：8~10mL血液/成人瓶。

B.儿童：3~5mL血液/儿童瓶。

C.婴幼儿：1~2mL血液/儿童瓶。

⑤标本采集注意事项

A.用75%乙醇消毒瓶盖，不能用碘酒消毒。

B.严格做好抽血部位的消毒及执行无菌操作。

C.同时抽几个项目的血标本时，注入容器的顺序是先注入血培养瓶；同时做需氧和厌氧培养时，先将标本注入需氧瓶，再注入厌氧瓶，在标本量少的情况下，应首先满足需氧瓶用量。

D.已采集的血培养标本必须立即送检，如不能立即送检，可放置室温，勿放冰箱保存。

E.检验单上须注明采血部位，因从外周静脉导管和中心静脉导管采取的血标本很可能存在非感染菌的污染。

（2）脑脊液标本的采集

①采集时间

怀疑脑膜炎的患者，在使用抗生素前应立即采集脑脊液进行培养。

②采集方法

A.患者应禁食，由临床医师以无菌操作行腰椎穿刺（成人在第3和第4腰椎间隙或稍低处穿刺，防止损伤脊髓，小儿则在第4和第5腰椎间隙穿刺），抽取脑脊液2~3mL，按不同的检验目的分别注入不同的容器内，如为需氧菌和真菌培养，注入小儿血培养瓶送检；如为厌氧菌培养，注入厌氧菌血培养瓶送检；如为涂片检查，注入无菌试管内，加盖送检。

B.因脑膜炎奈瑟菌离体后能产生自溶素而迅速自溶，肺炎链球菌及流感嗜血杆菌离体后也易死亡，故脑脊液标本采集后必须立即送检。如做细菌培养，须在15min内注入培养瓶内，及时送检；如为涂片检查，须在15min内送至实验室。

③注意事项

A.对于不同项目检验的脑脊液标本所需最小标本量：细菌培养≥1mL，真菌培养≥2mL。

B.如标本不能及时送检，绝不能置于冰箱保存，天气寒冷时要注意在保温条件下送检，以免病原菌死亡，影响检出率。

C.如仅收集到1mL的脑脊液，应首先进行微生物检验，如＞1mL，则选择被血污染较少的部分进行微生物检验。

（3）痰及其他呼吸道标本的采集

①痰标本的采集时间

抗生素使用前，一般以晨痰为好。

②痰标本的采集方法

A.自然咳痰法：患者自行采样。告知患者在留痰前先用凉开水或无菌0.9%氯化钠溶液反复漱口（有假牙的患者应先取下假牙》，以减少常居菌的污染，然后用力咳出气管深处痰液（可轻拍背部），吐入无菌痰杯中送检。

B.支气管镜下采集法：患者采取仰卧位，吸入麻醉药，由医护人员操作经鼻插入气管镜：

a.如需取气管刷洗物，则将毛刷插入双套管毛刷管道，将毛刷从管道中推出并采集刷取物，然后将刷子拉回鞘内并将整个细胞刷装置退出双腔镜管道，拿出刷子，放置于装有0.9%氯化钠溶液的无菌杯中送检。

b.如需取支气管肺泡灌洗液，则将痰液收集器连于气管镜，缓慢地注入10mL无菌0.9%氯化钠溶液于管腔中，经过3～4次灌洗后，将痰液收集器中的标本送检。

c.如取肺组织活检（主要是针对抗酸杆菌和真菌培养），由医护人员在X线引导下操作，将活检镊子缓慢推进到管腔末端，并推出管腔进入肺组织，开启监视屏幕，将活检镊移入胸膜内2.5cm处，张开镊子推入肺组织采集标本，一般需采集3份标本，放入含1～2mL无菌0.9%氯化钠溶液的无菌杯中送检。

C.气管穿刺法：当培养结果很关键、非侵入性检测没有效果的重症感染且怀疑需做厌氧菌培养时，通过气管穿刺或在环甲膜水平以下直接穿刺取肺分泌物，先麻醉、消毒穿刺部位，将针头刺进甲状软骨表面的皮肤并刺入气管，用注射器或抽取装置抽吸尽可能多的液体，如分泌物很少，则注入2～4mL无菌0.9%氯化钠溶液以诱导咳嗽以便获取足量的标本，标本采集后立即排出空气，插入无菌的橡皮塞或注入厌氧运送培养基内送检。

D.诱导咳痰：对无痰、少痰或痰浓不易咳出者，可用45℃加温0.9%氯化钠溶液雾化吸入，以使痰液易于咳出；对于小儿可采取轻压胸骨柄的方法。

③注意事项

A.常规细菌培养标本须在2h内送至实验室，疑为嗜血杆菌感染、肺炎链球菌感染时，标本采集后应立即送检。

B.标本内切勿混入唾液及鼻咽分泌物。

C.气管冲洗液中麻醉液可抑制细菌生长导致检出率下降。气管刷采集的标本量很少，需先在无菌杯中加入0.9%氯化钠溶液再放标本。

D.气管镜标本和痰标本一般不适用于厌氧菌培养，痰标本不理想时可考虑采集支气管肺泡灌洗液标本。

（4）咽拭子、鼻咽拭子标本收集

①采集时间

在应用抗生素之前采集，以晨起后采集为宜。

②采集方法

A.咽拭子采样：嘱患者先用清水漱口，让患者的舌头尽量向外伸展，使悬雍垂尽可能向外牵引，用无菌拭子揩去溃疡或创面浅表分泌物，后用运送拭子越过舌根到咽后壁或悬雍垂的后侧（肉眼可见的红肿或白膜部位）反复涂抹数次，拭子要避免接触到口腔和舌黏膜，取样后插入运送拭子的培养瓶中，立即送检。

B.鼻咽拭子：嘱患者先用清水漱口，用预先运送拭子伸入鼻腔至少深1cm处，在鼻内病灶边缘部分，先用力旋转拭子，停留10～15s后取出，插入拭子培养基中，立即送检。

③注意事项

A.鼻咽部标本不能用来检测鼻窦感染的病原体。

B.鼻咽部标本培养主要用于诊断脑膜炎奈瑟菌携带者或百日咳患者。

C.不建议用鼻咽部拭子标本做常规细菌培养。

（5）眼、耳、鼻标本的收集

①采集时间

原则上应在使用抗生素之前采集。

②采集方法

A.眼结膜标本：分别用两支以无菌0.9%氯化钠溶液蘸湿的无菌拭子在双眼结膜滚动采集标本，置入无菌试管，于15min内送至实验室，建议床边直接接种于血平板培养基、巧克力平板培养基和沙保罗平板培养基上，然后将剩余标本涂片送检。只有一只眼结膜感染，也建议采集两眼的标本同时送检以做对照，排除原有菌群的干扰。

B.角膜标本：在麻醉情况下，用刮勺或无菌棉拭子在溃疡或创伤边缘刮取碎屑，直接接种在血平板培养基、巧克力平板培养基和沙保罗平板培养基上，然后将剩余标本涂片，于15min内送至实验室。

C.眼晶状体、玻璃体抽取液：无菌操作采集标本，立即直接注入培养瓶送检。

D.耳标本：中耳炎患者，不建议用拭子采集标本，可用注射器抽取鼓膜后的分泌物。先用消毒液清洗外耳道，切开鼓膜，通过耳窥器用引流管采集液体，也可用22号针头弯曲成30°后穿刺入鼓膜吸取液体，进行床边接种或注入厌氧运送培养基内送检。

E.鼻腔拭子标本：用运送拭子，伸进一侧鼻孔约2.5cm，与鼻黏膜接触，轻轻地旋转拭子蘸取黏膜上分泌物，缓慢抽出，插入拭子培养基中立即送检。

③注意事项：正常人的中耳及鼻窦内是无菌的，而耳、鼻标本易被黏膜上的正常菌群污染，

在采集标本时应避免。耳、鼻部位的细菌感染病原菌往往来源于口腔，口腔中既有需氧菌也有厌氧菌，故其周围组织器官的感染不仅要考虑需氧菌，也要考虑厌氧菌存在的可能性。

（6）尿液标本的收集

①采集时间

应用抗生素前，晨起第一次尿液，以中段尿为宜，必要时行导尿术或膀胱穿刺，应严格执行无菌操作。

②采集方法

A.女性中段尿：先以肥皂水清洗外阴部，再以灭菌水洗净，用灭菌纱布擦拭，用手指将阴唇分开排尿，弃去前段尿，留取中段尿约10mL于无菌尿杯内，加盖立即送检（存放时间不超过2h）。

B.男性中段尿：翻转包皮，用肥皂水清洗尿道口，再以灭菌水洗净，留取中段尿约10mL于无菌尿杯内，加盖立即送检（存放时间不超过2h）。

C.儿童、婴儿尿液标本

先以无菌0.9%氯化钠溶液棉球洗净其外阴部或外生殖器，将无菌尿杯对准尿道口，用胶布固定好，待尿排出后立即送检。

D.直接插导管采集尿标本：一般插入导管后先弃去前段15mL尿后再留取送检标本。尽量不采用导管采集标本，因为此操作极容易将尿道细菌带入膀胱，增加医源性感染危险。

E.滞留导管集尿：先夹住导尿管，但不能超过30min，用75%乙醇消毒导管的专门采样口，用针筒抽取新鲜尿液5～10mL，置于无菌尿杯中送检。滞留导管会增加膀胱细菌感染的机会，尽可能不采用。

F.24h集尿法：用于结核分枝杆菌检查，将24h尿收集于一清洁容器中，添加适当的防腐剂，取沉渣10mL送检。

G.膀胱穿刺尿：此法常用于患儿、泌尿道厌氧菌感染或脊柱损伤患者等。脐以下至尿道之间区域的皮肤经碘酒消毒后，再以75%乙醇擦拭，局部麻醉穿刺点部位，用无菌注射器在耻骨联合与脐连线上。高于耻骨联合2cm处进针刺入膀胱，行膀胱穿刺，吸取10mL尿液后排出注射器内的空气，针头插于无菌橡皮塞上立即送检。

③注意事项

A.尿液采集要求严格无菌操作，且必须注明标本采集方法。

B.尿标本采集后，常温下须在2h内送至实验室，4℃保存不能超过24h。

C.做细菌培养的尿液标本不得添加防腐剂。

D.症状明显（如尿急、尿频、尿痛）的患者，1份标本已足够，治疗48～72h后再采集第二份标本送检，对于症状不明显的患者，须采集2～3份标本送检。

E.怀疑肾结核时，应连续3d采集晨尿。经多次收集的尿液或24h尿不能用于细菌培养。

F.长期留置导尿管的患者常规尿液细菌培养没有临床意义。

（7）穿刺液标本的收集

①采集时间

使用抗生素前，停止用药1～2d后，下次用药前，或选择血药浓度较低时抽取。

②采集方法

用2%碘酊充分消毒皮肤，用注射器以无菌操作方法抽取或引流体内可疑感染部位的液体（胸腔积液、腹水、胆汁、心包液、关节液或鞘膜液等），将取得的穿刺液以无菌操作直接注入黄色儿童型血培养瓶内，如疑为厌氧菌感染，可注入厌氧血培养瓶内。也可将穿刺液注入含肝素抗凝的无菌杯中，轻轻摇匀数次，避免凝固，及时送检。

③采集标本量

胸腔积液及腹水一般抽取5~10mL，心包液、关节液抽取1~5mL。

④注意事项

尽量以标本的原始状态送检，勿用拭子送检；也不建议将拭子浸入液体标本中送检。

（8）脓液及烧伤创伤感染分泌物标本的收集

①采集时间

使用抗生素前，停止用药1~2d后，下次用药前，或血药浓度较低时采集；烧伤创面标本，早期时，在深Ⅱ度烧伤溶痂和Ⅲ度焦痂分离期采集，后期则采集深部烧伤标本与运送拭子立即送检。

②采集方法

A.开放性脓肿和脓肿性分泌物：先以无菌0.9%氯化钠溶液或75%乙醇冲洗拭去溃疡表面渗出物，尽可能抽取脓液置于无菌培养杯内送检。如为拭子送检，则用1支灭菌棉拭子和1支运送拭子擦取溃疡基底部或边缘部位的分泌物后，插入运送拭子培养基内立即送检，一支用于涂片检查，一支用于细菌培养。此类标本不适合做厌氧菌培养。

B.封闭性脓肿：一般不主张拭子送检。以碘酊消毒脓肿局部皮肤或黏膜表面后，用注射器穿刺（一般穿刺中心部位）抽取脓液3~10mL注入无菌试管或成人血培养瓶内送检。疑为厌氧菌感染时，应做床边接种或注入厌氧培养瓶内（3~10mL）送检。最佳方法是采集组织送检，用注射器将脓肿内容物吸出后切开脓肿引流，取部分脓肿壁送检。如做厌氧菌培养，须置于厌氧运送培养基内送检。

C.大面积烧伤的创面分泌物：以无菌0.9%氯化钠溶液或75%乙醇清洗伤口表面后用运送拭子取多部位创面的底部脓液或分泌物，插入运送拭子培养基内送检。此种标本只能做需氧菌培养。

③注意事项

A.烧伤的创面、脓肿标本均不提倡采集表面或表皮组织，优选组织活检或抽取物。

B.不提倡采集动物咬伤12h内的伤口，除非存在感染指征。

（9）导管标本

①采集方法

用75%乙醇清洁导管周围的皮肤，无菌操作将约5cm导管尖端放入无菌杯中立即送检，以防导管干燥。

②注意事项

尖端与皮端导管标本需分别放置在无菌杯中送检，并清晰注明。

（10）粪便标本的采集

①采集时间

A.腹泻患者在急性期用药前采集。

B.沙门菌感染的肠热症患者在发病2周后采样。

C.胃肠炎患者在急性期采集新鲜粪便，即在腹部痉挛发病6h内采集脓血便或液状便。

②采集方法

A.自然排便法：自然排便后，挑取脓血、黏液便2～3g作常规性病原菌培养；液体粪便取絮状物2～3mL直接放于无菌杯内送检。

B.直肠拭子法：不易获得粪便时可采用直肠拭子法采集，将无菌拭子用0.9%氯化钠溶液湿润后插入肛门4～5cm（幼儿2～3cm），在肛门括约肌处柔和地旋转，于肛门隐窝处取样，可在拭子上明显见到粪便，然后插入无菌管或采用运送拭子立即送检。

C.霍乱弧菌培养：用检验科微生物组准备的霍乱弧菌培养专用碱胨水培养基，自然排便法或直肠拭子法取样，用无菌操作法放入培养试管，加塞送检。

③注意事项

A.除排便困难的患者外，不推荐用拭子做常规性病原菌培养，诊断腹泻最好是粪便标本而非拭子采样的标本。

B.患者不能自行直肠拭子采集，直肠拭子法采集的标本不能用于检测艰难梭状芽孢杆菌。

C.标本不能混入尿液、消毒剂及其他化学药品。

D.标本需1h内送至实验室，如疑为大肠埃希菌O157：H7、耶尔森菌、弧菌、弯曲菌和气单胞菌、艰难梭状芽孢杆菌等感染，应增加有针对性的培养。

E.建议每日采集3次标本进行粪便微生物培养，连续采集3d。

（11）生殖系统标本的采集

①采集时间

使用抗生素前，停止用药1～2d后，下次用药前，或药物浓度较低时采集。

②采集方法

A.宫颈分泌物：用无润滑剂的扩阴器暴露宫颈，拭去宫颈口黏液后，将运送拭子插入子宫颈口1～2cm并旋转一周，停留大约10s后取出，放回运送拭子培养基中，立即送检。

B.阴道分泌物：拭去过多的分泌物和排出液，用运送拭子在阴道后穹窿部黏膜处采集分泌物送检，如需涂片检查，则再取一个普通拭子的标本。

C.女性尿道分泌物：嘱患者排尿1h后采样，先拭去尿道口的渗出物，将无菌拭子插入尿道，在耻骨联合处按摩尿道，采集尿道分泌物于运送拭子送检。

D.男性尿道分泌物：翻转包皮，用肥皂水清洗尿道口，清水冲洗，用男性专用无菌拭子插入尿道2～4cm旋转后停留至少20s，取出拭子放入无菌管送检。也可用挤压的方法从尿道挤出渗出物，用运送拭子送检，如需涂片则用另一普通拭子送检。

E.前列腺分泌物：用肥皂水和清水洗净尿道口及附近皮肤，从肛门直肠处按摩前列腺获得分泌物，用无菌杯采集或用运送拭子送检。

F.前庭大腺脓液：前庭大腺囊肿的脓液可直接用手指挤压或用注射器吸取，收集于无菌杯或运送拭子立即送检。

G.子宫内膜标本：用抽取装置收集标本，不能用拭子采集，因可能造成宫内感染或阴道菌群失调。

H.盆腔感染的标本：在后穹隆通过穿刺术收集标本，输卵管和卵巢标本则需通过外科手术的方法来获取。

I.儿童生殖道标本：用拭子进行阴道分泌物的采集，应尽可能做培养。对于男孩，建议用触压的方法进行渗出物的采集。

③注意事项

A.恶露标本不作为培养标本。

B.细菌性阴道炎不主张做细菌培养来判别，推荐用革兰染色方法来确定。

C.疑为淋病奈瑟菌感染，采集的标本应床边接种淋病奈瑟菌专用培养基或运送拭子送检。

D.疑为生殖道或泌尿道结核分枝杆菌感染，可取月经血或尿液做检验。

（12）组织标本的采集

①采集时间

A.浅表皮肤黏膜：使用抗生素之前采集。

B.深部组织：手术时或内窥镜检查时采集。

②采集方法

无菌操作留取标本于无菌杯中立即送检。

③注意事项

A.严格无菌操作，少量标本应滴加几滴无菌0.9%氯化钠溶液保持湿润，不能使标本干涸。

B.各种活检组织标本，应在15min内送检。

C.甲醛固定的组织块标本不能用于病原微生物培养。

三、微生物检验室内质量控制

1. 原则

微生物检验室内质量控制是实验室保障工作顺利而有序进行的重要前提，适用于微生物样本组从事室内质量控制的管理活动。

2. 分析前质量管理

（1）检验申请单：临床医生应按照检验系统模块下的微生物样本项目申请临床微生物样本检测。口头申请追加样本检验项目，必须在样本有效期内申请，并补正式的检验申请单。

（2）生成微生物样本检验标本标签：护士应在核对医嘱、患者信息和检验申请信息后，电脑生成申请单和微生物样本检验项目标签，并将微生物样本检验项目标签正确张贴于标本容器上。

（3）样本的采集手册：实验室应制定样本采集手册，指导正确采集和处理样本。

（4）样本采集和运输：样本采集人员应首先确认患者，按照《标本采集、运输与保存程序》采集样本，并在规定的时间和温度范围内，使用指定的运输工具，安全运送到实验室。

（5）样本的接收：样本接收人员应严格按照标本接收程序、标本拒收程序对样本接收或拒收，并记录。

（6）微生物样本检验标本信息输入：实验室接种岗位人员接收样本处理组送上来的标本后核对患者信息和标本信息等资料，同时进行相应编号（抗酸、一般细菌涂片、培养）及录入LIS系统，实现样本的初始收费。

3. 分析中质量管理

（1）试剂的质量控制

①所有试剂用于检测标本前，必须做质控以评估质量并记录质控结果，只有质控合格才可使用。下列试剂每进一批新批号或货号要求用阴性、阳性标准菌株或质控菌株评估其质量。

革兰染液（每日染片时用ATCC25923和ATCC25922做质控）；

抗酸染液（每次使用要求用阴、阳性质控片做质控）；

自制试剂（每配制一批新试剂做质控）。

②平行试验：新批号试剂使用前须用老试剂或参考材料平行试验。

③无厂商特别说明时，不同批号的试剂不可混用。

④缺陷或失效试剂只能用于培训员工业务能力，否则报废处理。培训试剂应明显标记"仅供培训使用"，并与检验试剂分开放置。

（2）培养基的质量控制

①购买的有质量保证标准的培养基：实验室应保存制造商所遵循的质量保证标准，以及每批号产品完成无菌试验、生长试验、生化试验及质量控制性能的合格证明等文件；无质量保证标准的培养基，每批号和（或）每次购买的产品应检测相应的性能，包括生长试验或与旧批号平行试验、生长抑制试验（适用时）、生化试验（适用时）等。每个批号和（或）每次购买时，应进行外观检查并记录。

②自制培养基：每批号产品应检测相应的性能，包括无菌试验、生长试验或与旧批号平行试验、生长抑制试验（适用时）、生化反应（适用时）等。

③外观检查：合格培养基的标准：完整、琼脂附于平板底部，血平板应不透明、没有溶血情况，平板颜色好、湿润，无干裂、无污染、无浑浊或沉淀、无冻伤、无过热现象，琼脂厚度至少3mm。如发现与上述情况不符的培养基，应不予使用。

④无菌试验：抽检培养基数量：100块以内，随机抽检5%；100块以上可随机取10块平皿或10支试管培养基进行无菌试验。35℃培养24h后观察是否有细菌生长，无细菌生长为合格。

⑤生长试验及生化反应试验：质控菌株（表2-61）35℃培养24h，用无菌0.9%氯化钠溶液配制0.5麦氏单位的细菌悬液。无菌0.9%氯化钠溶液1∶100稀释，每块平板接种10μL（浓度相当于$10^3 \sim 10^4$CFU/平板）。培养24 ~ 48h。符合生长、生化试验质控标准者方可使用。失控者必须记录失控情况并有相应的纠正措施。

表2-61　生化试验用培养基的质控

培养基	质控菌株	鉴定标准
克氏双糖铁培养基	大肠埃希菌ATCC25922	+/+
	奇异变形杆菌ATCC49005	-/+ H₂S+
	铜绿假单胞菌ATCC27853	-/-
科玛嘉念珠菌显色平板	光滑念珠菌ATCC90030	紫色、光滑
	白色念珠菌ATCC90028	绿色
	热带念珠菌ATCC981083	蓝灰色
	克柔念珠菌质控菌株	粉红色、表面毛糙
巧克力平板	流感嗜血杆菌ATCC49247	生长情况好
血平板	金黄色葡萄球菌ATCC25923	中度到大量生长
	A群链球菌ATCC19615	生长、β溶血
	肺炎链球菌ATCC49619	生长、α溶血
	大肠埃希菌ATCC25922	生长
麦康凯	大肠埃希菌ATCC25922	生长、红色菌落
	奇异变形杆菌ATCC49005	迁徙生长被抑制
	鼠伤寒沙门菌ATCC14028	无色菌落
	粪肠球菌ATCC29212	不生长
SS培养基	大肠埃希菌ATCC25922	部分或全部抑制
	福氏志贺菌质控菌株	生长、无色菌落
	鼠伤寒沙门菌ATCC14028	生长、有黑色中心

4. 分析后质量控制

（1）报告患者结果之前，应确认质控在可接受范围。

（2）经双人双核后的住院报告单交报告发放人员分发到各病房，注意签收并记录。门诊患者的阴性报告单直接在样本处理组打印，阳性报告单：到微生物样本组拿取补交费用小单后到收费处补交相关药敏及鉴定费用后，凭补交费用发票再到微生物样本组领取，缺乏审核者的报告结果，应由微生物样本组负责人或指定人员在24h内进行评估。

（3）完成接种后的微生物样本，鉴定后需丢弃的培养基需严格执行高压灭菌程序处理。

（4）遇到来自临床或患者对检验结果的抱怨，应按照《抱怨与投诉管理程序》解决。

（5）发现检验流程、文书等错误，应按照《质量改进程序》处理。

四、微生物检验消毒灭菌管理

1. 原则

消毒灭菌是微生物检验保障生物安全、工作顺利得以进行的重要内容。适用于本检验科微生物组室内环境安全消毒、各类培养后样本、各类已生长细菌的培养基及新鲜配制的培养基、各组室疑似HIV阳性样本的管理活动。在微生物实验室内必须保证在实验期间每天进行消毒，在操作过程中根据不同的病原微生物实验选择相应的有效消毒液或消毒方法。

2. 实验室常用消毒灭菌方法

（1）1000mg/L含氯消毒液：用于实验室环境空间消毒、地面、台面以及一般设备的消毒，废弃物及本组鉴定板盖板的浸泡。

（2）75%乙醇：常规用于仪器设备、玻璃窗的表面消毒及日常消毒，实验人员身体表面和双手消毒及每日鉴定台面的消毒。

（3）紫外线灯及移动紫外车对环境照射消毒。

（4）每日工作前由医院勤务人员用含氯消毒液拖地。

（5）每次涂片结束后阅片前须进行紫外线消毒30min。

（6）每次配制新鲜培养基及做院感监控前，须对超净工作台进行至少30min紫外线消毒。

（7）每天工作结束后用1000mg/L含氯消毒液对实验台面、地面进行消毒，实验人员按七步洗手法洗手或用免洗手消毒液进行手卫生消毒。

（8）实验室仪器设备、生物安全柜使用后台面及玻璃窗的表面等用除含氯消毒液之外的消毒液擦拭消毒，开启紫外线照射30min以上。

（9）新鲜配制的培养基于配制后121℃、15min择时高压灭菌。

（10）微生物组接种后的样本、已培养过微生物的培养基、各组室疑似HIV阳性样本于每日下午5点使用高压蒸汽灭菌锅121℃，30min进行灭菌后按《废弃物处理程序》处理。

✚ 第二节　临床微生物亚专业常用染色方法

一、革兰氏染色

1. 原理

细菌样本先经紫色草酸盐结晶复合物染色，之后用Lugol-PVP媒染剂处理以促进染料与革兰染色阳性菌的结合。经乙醇-丙酮的脱色作用，革兰染色阴性菌中的结晶紫会被洗脱。番红精则是作为复染剂：革兰染色阴性的细菌呈现粉红色，而革兰染色阳性的细菌呈现紫色。

2. 试剂

（1）结晶紫草酸盐溶液：结晶紫2%；乙醇20%；草酸铁0.8%。

（2）稳定Lugol-PVP复合物：碘1.3%；碘化钾2%；PVP（聚乙烯毗咯烷酮）10%。

（3）脱色剂：95%乙醇50%；丙酮50%。

（4）番红精溶液：番红精0.25%；95%乙醇10%。

3. 质控

（1）采用大肠埃希菌ATCC 25922质控标准菌株，每日1次，结果记录于革兰染色室内质控记录表上。

（2）采用金黄色葡萄球菌ATCC 25923质控标准菌株，每日1次，结果记录于革兰染色室内质控记录表上。

4. 操作步骤

（1）固定：涂片自然干燥后，经火焰上方缓慢通过3次固定。

（2）初染：第一液初染剂（结晶紫）染色1min，水洗。

（3）媒染：第二液媒染剂（碘液）染色1min，水洗。

（4）脱色：第三液脱色剂（95%乙醇）用到无紫色脱落为止，水洗。

（5）复染：第四液复染剂（石炭酸复红或沙黄）染色30s，水洗。自然干燥后镜检。

5. 结果判断

革兰氏阳性菌呈紫色，革兰氏阴性菌呈红色。

6. 注意事项

（1）染色的结果常受操作者技术影响，尤其容易过度脱色，往往阳性染成阴性。

（2）在同一载玻片上，需用已知金黄色葡萄球菌和大肠埃希菌混悬菌液做对照。

（3）染色关键在于涂片和脱色，涂片不宜过厚，固定不宜过热，脱色不宜过度。

（4）菌龄为18~24h为佳。

7. 临床意义

（1）鉴别细菌：可将细菌分为革兰染色阳性和阴性两大类，因而可以初步识别细菌，缩小范围，有利于进一步鉴定。

（2）选择药物：革兰氏阳性菌与革兰氏阴性菌的细胞壁结构有很大差别，因而抗菌药物有差异。

二、抗酸染色

1. 原理

抗酸菌具有耐受酸性介质脱色的生物性状，此类细菌在石炭酸（苯酚）的协同作用下，被复红染色剂着色，能够耐受酸性乙醇脱色，显微镜观察时保持紫红色；而其他脱落细胞或标本中的非抗酸菌被酸性乙醇脱色，可被复染剂亚甲蓝染为蓝色。

2. 试剂

（1）Kinyoun溶液

| 碱性品红 | 40g | 乙醇（95%） | 200mL |
| 石炭酸 | 80mL | 蒸馏水 | 1000mL |

（2）Gabett溶液

| 亚甲蓝 | 10g | 无水乙醇 | 300mL |
| 硫酸 | 200mL | 蒸馏水 | 500mL |

3. 操作步骤

（1）固定：涂片自然干燥后，经火焰上方缓慢通过3次固定。

（2）初染：加石炭酸复红溶液，徐徐加热至有蒸汽出现，切不可沸腾。染5min（若染色奴卡菌需要加长时间），水洗。

（3）脱色：3%盐酸乙醇脱色约1min，轻轻摇动玻片，无红色脱出或略呈粉红色时为止，水洗。

（4）复染：亚甲蓝复染30s，水洗。自然干燥后镜检。

4. 结果判断

抗酸杆菌呈红色，非抗酸杆菌及背景颜色为蓝色。

5. 注意事项

（1）每张玻片只能涂一份标本。

（2）为防止感染，涂片须在生物安全柜内进行，涂片后须经紫外照射后再行染色。

（3）在涂抹痰标本时，严禁对载玻片进行加热。

6. 临床意义

只针对用于结核病、麻风病等的细菌检查，初步诊断。

三、墨汁染色

1. 原理

墨汁染色（负染色法）：背景着色而菌体本身不着色的染色法称负染色法。此法用以观察细菌及某种真菌的荚膜等。

2. 试剂

印度墨汁。

3. 操作步骤

脑脊液等其他标本离心取沉淀物或者挑取菌液一环涂于洁净玻片上，然后加等量印度墨汁，混匀。覆以盖玻片轻轻压一下，使标本混合液变薄后镜检。低倍镜下背景呈黑褐色，菌体无色，当怀疑是目标菌时，转换成高倍镜下确认。

4. 结果判断

新型隐球菌可呈宽阔透亮的厚荚膜，背景为纤细均匀的黑色，白细胞被染成黑色不透亮，但核形明显。

5. 注意事项

（1）不要使用过期的印度墨汁。

（2）墨汁应无污染、无颗粒等。

（3）压盖玻片时动作轻柔，切勿产生过多气泡。

6. 临床意义

主要应用于新型隐球菌的鉴定。

+ 第三节　MB-80 微生物快速动态检测系统（G 实验）

1. 标本采集要求

（1）采集：无菌操作，将每次回收的液体转移至无热源真空采血管送检。

（2）样本离心：澄清样品可直接吸取上清液检测。

浑浊标本离心条件：3000r/min，离心1min。

（3）送检时间：2～3h内及时检测。

（4）样本保存：在2～8℃条件下可以保存2h；-30℃可以保存1个月。

（5）避免污染：严格按照操作规程无菌操作，确保无菌无热源，取样后立即进行处理、检测。

2. 原理

MB-80微生物快速动态检测系统通过对真菌（1-3）-β-D葡聚糖激活酶反应主剂中的相应因子后形成凝固蛋白过程的动态检测，根据其引起的浊度变化对真菌（1-3）-β-D葡聚糖浓度进行定量分析，为临床深部真菌感染疾病的快速诊断及治疗预后，效果评估提供依据。

3. 操作程序

（1）打开MB-80微生物快速动态检测系统主机及电脑、恒温仪预热30min。

（2）打开电脑桌面上MB-80微生物快速动态检测系统软件，录入患者信息、样本种类及检测项目等信息待样本处理完后点击采集图标。

（3）血液前处理过程：无菌操作，用专用无热源真空采血管（肝素类抗凝）抽取静脉血4mL轻轻混匀，按转速3000r/min进行离心1min，得到富含血小板血浆。

（4）取上述富血小板血浆0.1mL，加入0.9mL样品处理液中，混匀后插入恒温仪加热区中进行70℃干热10min。

（5）干热结束后，将前处理液取出后立刻放入恒温仪冷却孔中恢复至室温取出。

（6）取上述前处理液上清液0.2mL直接加入酶反应主剂中，轻轻摇匀，待完全溶解后，全部移至无热源平底试管中（不要产生气泡），立即插入MB-80微生物快速动态检测系统中，此时点击MB-80微生物快速动态检测系统软件中的采集图标，即开始进行检测。

（7）反应结束后自动计算结果并保存。

（8）返回主界面，查看结果并进行记录出报告。

（9）实验结束，关闭软件、计算机、仪器及附件。

注意：以上操作应该严格注意避免微生物污染，建议在生物安全柜内按照无菌操作要求进行。

4. 检测结果判断

（1）检测值<10pg/mL，阴性。

（2）检测值介于10~20pg/mL，临床观察期，建议动态监测观察。

（3）检测值>20pg/mL，阳性，排除干扰因素造成的假阳性外，方可考虑为深部真菌感染症状，需对症治疗。

> 注：本法只能检测（1-3）-β-D葡聚糖含量，不能区分真菌种属。

5. 注意事项

（1）试剂盒应在有效期内使用。

（2）试剂盒为体外诊断试剂，应在2~8℃避光保存。

（3）试剂盒在使用前应仔细检查，出现损坏禁止使用，以免影响测定结果。

（4）试剂盒中的成分可能会导致皮肤和眼睛疼痛，也可刺激黏膜和上呼吸道，应避免与皮肤的接触，避免吸入和食入。

（5）实验操作中应避免微生物污染。

6. 临床意义

（1）早期诊断：以支气管肺泡灌洗液作为标本可快速检测常规方法难以确诊的支气管、肺部真菌感染，针对性强、准确率高。

（2）快速诊断：在2h内为临床诊断侵袭性肺部真菌感染症提供实验依据。

（3）指导用药：根据结果有针对性地使用抗真菌类药物立即治疗。

（4）评价效果：应用抗真菌药物后，可通过动态监测，评价药物的有效性。

（5）监护病程：监护侵袭性真菌感染易感人群的病发状态。

7. 干扰因素

（1）造成假阳性的原因

①长期血液透析的患者透析膜中含有葡聚糖成分。

②某些抗肿瘤药物如香菇多糖和磺胺类药物的使用。

③临床输血或输注凝血因子。

④外伤患者处理使用纱布。

（2）造成假阴性的原因：主要是临床抗真菌的预防性用药。

第四节 临床微生物亚专业组常用培养仪

一、急诊血培养仪使用

1. 原理

血培养瓶中含有各种微生物生长所需的营养物质，标本中如有微生物生长，就会利用营养物质新陈代谢而产生CO_2。真空发光检测装置发出光照射到颜色指示器上，其反射光可被光电检测器检测到。随着CO_2的增多，瓶子底部的颜色指示器变为更亮的颜色，反射光也会更强。如果CO_2持续增加，高于初始浓度和（或）不同寻常的高CO_2产生率，此标本即为阳性。如果经过一定时间培养后CO_2水平没有显著变化，此标本即为阴性。

2. 操作程序

（1）培养瓶种类：SA标准成人需氧培养瓶，SN标准成人厌氧培养瓶、PF小儿需氧培养瓶。

（2）开机

①打开UPS、控制组件、孵育组件和其他链接组件开关。

②系统开始启动并最终进入初始监视屏幕，待温度达到要求即可开始使用。

（3）关机

①遇到下列情况需关闭或重启组合箱或控制箱：电源断开、移位、修理无应答的操作控制箱或键盘。

②操作程序：取出控制箱或组合箱键盘，按【Esc】，【YES】；等系统退出到黑屏幕出现"C：＞"提示符，关闭控制或组合箱电源开关。

（4）培养瓶的装载

①按主屏幕上装瓶键，出现装瓶界面。可见每个抽屉底部显示出当前有效单元数量，同时含有效单元的孵育箱指示灯会发出绿光。

②扫描瓶上自带条码并输入培养瓶ID。

③打开孵育箱，有效单元会亮绿灯。将培养瓶瓶底插入亮灯孵育单元。单元指示灯闪烁确认培养瓶已被加载。

④重复步骤②和③，加载其余培养瓶。加载完毕，关闭孵育抽屉。

（5）更改最长检测时间

①输入条码后，装瓶界面左侧的最大测试时间设置钮变蓝，此时可按需求更改时间。

②如瓶已经装入孵育箱，则进入瓶的详细细节屏幕，在屏幕左侧最大测试时间设置钮更改最大测试时间，点击"√"即可保存更改。

（6）卸瓶

①卸匿名瓶：轻触卸载匿名瓶按钮（包括阴性、阳性）。匿名瓶所在的单元、抽屉指示灯变亮（阴性匿名瓶为绿光，阳性匿名瓶为红光）。卸下匿名瓶，指示灯缓慢闪烁表示瓶已卸下。依次卸下其余匿名瓶。卸载完毕后，关紧所有抽屉。

②卸阳性/阴性瓶：轻触卸载阳性瓶按钮或卸载阴性瓶按钮。阳性瓶、阴性瓶所在的单元、抽屉指示灯变亮（阳性瓶为红光，阴性瓶为绿光）。卸下，指示灯缓慢闪烁表示瓶已卸下。依次卸下其余阳性瓶、阴性瓶。卸载完毕后，关紧所有抽屉。

（7）阳性标本处理

①用灼烧器消毒瓶口，颠倒混匀培养瓶数次。

②将无菌注射器针头插入瓶口，抽取培养液接种于血平板、麦康凯平板上，35℃，CO_2培养18～24h。

③同时抽取少量培养液涂布于玻片上做革兰染色镜检，结果作为危急值报告临床，并做好相关记录。

④从阳性瓶中抽出一些培养液做直接药敏实验，此结果仅供参考，待培养出细菌后再做药敏试验并出具最终报告。

（8）关机：如无特殊情况，本仪器24h开机状态。如需关机，则点击主屏幕下关机电源图标，继而关闭仪器后方主电源开关。

3. 质量控制

（1）瓶孔质控：仪器每天自检。

（2）温度质控：每次开门时需查看温度计温度与仪器监视器显示的温度（应在35.5±2℃），两者误差应<0.5℃。

（3）血培养瓶的质控

①外观检查：检查外观是否完整，有无破损，有无污染等。

②无菌试验：每新进一批号或货号应做无菌试验。随机抽一支培养瓶，直接放入仪器培养，结果应是无细菌生长。

4. 维护保养

（1）日保养：查看并记录仪器监视器温度。清洁仪器及电脑外表面。

（2）月保养：清洁瓶孔；清洁检查区块。

（3）年保养：由厂家进行一次全面保养。

（4）必要时保养：如出现解决不了的问题，与厂家工程师取得联系。

5. 应急及故障报警处理

（1）温度失控的处理：温度降低可能是操作时门开启时间过长，关闭门半小时以上，再观察。

（2）根据仪器报警故障代码使用BacT/ALERT 3D 120操作手册进行故障排除。

（3）出现不能解决的故障应及时联系工程师处理并告知微生物实验室负责人。

6. 注意事项

（1）关门时应确认关紧。

（2）装载、卸载瓶时应尽量快，避免开启时间过长致温度过低报警。

二、CO₂培养箱使用（HH.CP-01W水套式）

1. 结构

CO₂培养箱由箱体、内胆（工作室），温度和CO₂浓度控制装置及气体循环装置等组成。

（1）箱体为台式框架结构，控制电路及开关，按键和LED显示器均安装在CO₂箱的右侧。

（2）内胆采用不锈钢水夹套结构，以提高耐腐性和保温性能。

（3）双重门结构：外门和内门。

2. 工作原理

（1）温度的控制

①温度控制器由Pt100铂电阻作为传感器与数字控制电路、LED数字显示电路等组成，分别控制门温和箱温。当实测温度与设定值发生偏差时，触发可控硅功率管输出功率使加热管产生热量，当偏差减少至零时，加热管亦停止加热。

②控制线路中有超温及水位报警功能。当由于某种原因水温超过设定值1℃时，报警灯和蜂鸣音发出信号，同时切断功率输出，停止加热。当水箱内水位过高或过低时电路发出信号，使水位报警灯亮，同时切断功率输出，停止加热。

（2）气路的控制

气路由高浓度的CO₂钢瓶、细菌过滤器、气泵、调节阀、针阀、电磁阀、流量计及储气瓶组成。当输入一定压力的高浓度CO₂时，经过细菌过滤器，通过调节阀、针阀及电磁阀的流量、时间控制，保证一定量的CO₂气体进入工作室，达到自动控制工作室内的CO₂浓度值。该值同时通过电路显示，便于观察了解。

在CO₂箱工作过程中，由储气瓶对工作室内进行补齐，以保持稳定的CO₂浓度值。

（3）因培养物需保持一定的湿度，可在培养时将水盘放入工作室内，水在工作室内自然蒸发，一般相对湿度可达95%。

3. 操作流程（见图2-22）

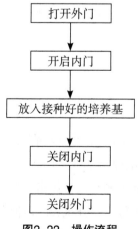

图2-22　操作流程

4. 门温调节

调节CO_2箱后背门温调节旋钮，左右旋动，可调节温度高低。

5. 风机调节方法

调节CO_2箱后背风机转速调节旋钮，使风量不宜过大。

6. 维护保养

每日由专人负责观察和记录培养箱的温度及仪器外表面的清洁。必要时，更换循环水。

7. 注意事项

（1）仪器应装在空气干净、无日光照射、无强电磁场及辐射能量，周围温差变化较小的室内。

（2）开机前应熟读使用说明书，掌握正确的使用方法，特别注意钢瓶开启前，一定要拧松减压阀，防止输气胶管爆破。

（3）当环境温度与设定温度差小于（RT+5℃），应用空调降低周围环境温度。

（4）使用中应经常监视减压阀输出压力和两个流量计的流量，切不可随意拧动控制箱内的各类阀门。

（5）钢瓶压力不足1MPa时应及时更换，更换钢瓶时，应先将钢瓶开关关闭，拧松减压阀螺轴，再拆下减压阀重新安装在新的钢瓶上。

（6）在打开玻璃门时，尽可能控制在20s之内，防止箱内温度和CO_2浓度恢复时因累积而产生的"过冲"现象。

（7）在首次使用本机或长期不用后重新使用时，均应按使用方法第1条至第3条要求操作，

（8）CO_2箱应有良好的接地装置，以保证安全。

✛ 第五节　临床微生物亚专业组常用设备

临床微生物亚专业组常用设备第一篇有部分叙述，如奥林巴斯显微镜、生物安全柜、移液器、高压锅等，还有：

一、红外电热灭菌器使用

1. 操作程序

（1）将仪器后方的电源插头按照标示指示插入适当的电源插座，必须注意电源插座要连接地线；接通电源后，主机前方的绿色电源指示灯亮。

（2）打开电源右侧开关，主机前方的红色工作指示灯亮，仪器启动，进入待机状态。

（3）将仪器前方的温度旋钮调至最大，开机10min即可达到最高温度。

（4）达最大温度开始灭菌操作：轻缓插入接种环、接种针、或瓶口及管口等物品，避免碰

刮加热腔内壁，且灭菌接种环/接种针时，一定注意将其插入加热腔后部以避免飞溅污染。

（5）无标本接种时，调节温度旋钮至最左下端便于降低加热筒温度，以延长使用寿命。

（6）工作结束后，关闭右侧的电源开关。

2. 注意事项

（1）禁用尖锐锋利的物品碰刮加热器内腔表面。

（2）接种针/环等物品在加热内腔灼烧滞留时间不宜过长，避免手柄部分热熔出现危险。

（3）灭菌器外围温度在工作期间也会较高，避免接触易燃物品并避免烧伤。

（4）灼烧时，避免液体加热飞溅。

（5）灭菌器工作时，内部温度很高，操作时注意安全。

二、旋涡混合器使用

1. 操作程序

（1）接通旋涡混合器的电源。

（2）打开混合器侧下方的绿色开关，混合器即开始工作。

（3）把装有欲混匀物品的容器放于混合器的海绵上。

（4）稍微用力按压混匀物，用力越大，混匀强度越大。

（5）混匀完毕，关闭开关，切断电源。

2. 维护保养

每次使用完毕，切断电源，清洁表面。

3. 应急处理

出现不能自行解决的故障，应及时联系设备科维修人员并告知微生物实验室负责人。

4. 注意事项

（1）容器开始混匀时应逐渐加力，避免液体溅出。

（2）如液体溅出，应立即停止使用。取出海绵，用消毒液浸泡清洗，待海绵脱水干燥后，方可重新使用。混合器外表及台面均要用消毒液擦拭消毒。

（3）不要长时间开启旋涡混合器。

三、压力蒸汽锅灭菌效果监测

1. 操作

（1）化学监测法

①化学指示卡（管）监测方法：需每包监测。将既能指示蒸汽温度，又能指示温度持续时间的化学指示管（卡）放入每一待灭菌的物品包中央，经一个灭菌周期后，取出指示管（卡），根据其颜色及性状的改变判断是否达到灭菌条件。

②化学指示胶带监测法：需每包监测。将化学指示胶带粘贴于每一待灭菌物品包外，经一个

灭菌周期后，观察其颜色的改变，以指示是否经过灭菌处理。

（2）生物监测法

①将两个菌片分别装入灭菌小纸袋内（也可使用自含式生物指示物），置于标准试验包中心部位。

②灭菌柜室内，排气口上方放置一个标准试验包（由3件平纹长袖手术衣，4块小手术巾，2块中手术巾，1块大毛巾，30块10cm×10cm 8层纱布敷料包裹成25cm×30cm×30cm大小）。

③经一个灭菌周期后，在无菌条件下，取出标准试验包或通气贮物盒中的指示菌片，投入溴甲酚紫葡萄糖蛋白胨水培养基中，经$(56±1)$℃培养7日（自含式生物指示物按说明书执行），观察培养基颜色变化。

④检测时设阴性对照和阳性对照。

2. 结果判断

（1）化学监测法

所放置的指示管（卡）、胶带的性状或颜色均变至规定的条件，判为灭菌合格；若其中之一未达到规定的条件，则灭菌过程不合格。

B-D试验：经132℃，3~5min后，取出一次性B-D包观察颜色变化。均匀一致变色，说明冷空气排除效果良好，灭菌器可以使用，反之，则灭菌器有冷空气残留，测试不合格。新安装的设备和大修后设备应该进行B-D试验标准包测试，试验应该重复3次。

（2）生物监测法每个指示菌片接种的培养基都不变色，判定为灭菌合格；指示菌片之一接种的培养基，由紫色变为黄色时，则灭菌过程不合格。

3. 注意事项

（1）化学监测所用化学指示物须经卫计委批准，并在有效期内使用。

（2）生物监测

生物指示物监测应1月1次。

指示菌株：为耐热的嗜热脂肪芽孢杆菌（ATCC 7953或SSIK 31株）。

监测所用菌片须经卫计委认可，并在有效期内使用。

第十章 质谱检测技术

第一节 质谱检测技术概述

1. 质谱检测技术

基质辅助激光解吸电离-飞行时间质谱（Matrix Assisted Laser Desorption/Ionization Time-Of-Flight Mass Spectrometry），简称MALDI TOF MS。通过激光击打到标本和基质的结晶体后使微生物的蛋白解吸并带上电荷，当蛋白通过加速场区域后获得动能，离子门打开后所有蛋白在飞行管中开始飞行直至检测器。由于蛋白的质量与飞行的时间成正比，所以检测器可以通过飞行时间转换成质量，最终获取标本蛋白组成的指纹图谱。

2. 质谱检测技术方法学特点

质谱作为一项革新技术，与现有传统的技术相比，具有操作简单、快速、通量高、灵敏度高、准确度好、分辨率高、试剂耗品非常经济等优势。

3. 质谱检测技术应用范围

应用广泛。运用质谱检测技术微生物培养鉴定可缩短至少1天的鉴定时间，为临床救治危急重症患者赢得更多时间。而有研究证实，在重症监护室（ICU）临床治疗中，抗生素如果晚一小时准确治疗，患者存活率下降8%。同时，对少见菌、厌氧菌、部分真菌、奴卡菌等非常难鉴定菌的检测准确度和速度将大大提高。

4. 质谱检测技术前景

蛋白质、肽、寡核苷酸、脂质、聚糖和其他具有生物分子均可用基质辅助激光解析电离飞行时间质谱（MALDI TOF MS）进行检测。用途方面除微生物快速鉴定，也可用于生物标志物的发现与鉴定、蛋白质鉴定、真假肉类鉴定、药敏检测、核酸分析、蛋白药物表征分析等。

5. 关于本章节的编写说明

描述是基于本实验室使用的设备来写的，仅供读者参考。每个实验室有其不同的设备，操作方法和要求各不相同，在此不做赘述。

✛ 第二节　全自动微生物质谱检测系统操作规程

1. 原理

（1）基质辅助激光解析电离子源（MALDI）：用激光照射样本与基质形成的共结晶薄膜，基质从激光中吸收能量传递给生物分子，而电离过程中将质子转移到生物分子或从生物分子中得到质子，从而使生物分子电离。

（2）飞行时间质量分析器（TOF）：离子在电场作用下加速飞过飞行管道，根据到达检测器的飞行时间不同而被检测，即离子的质/荷比大小依次被检测，制成质谱图。

（3）检测结果与数据库中的参考质谱图比对得到最接近的菌种。

2. 试剂与仪器

（1）标本板：由分体式标本板（靶面）和标本板（靶托）组成，以下简称"靶板"，室温存放即可。靶面由样本点位和条形码组成，每个靶面有96个点位（8×12），每次使用可随意点样至任一点位，未使用的点位下次可继续使用。

（2）质谱样本预处理试剂：由基质、缓冲液、裂解液1、裂解液2组成，主要成分分别为：α-氰基-4-羟基肉桂酸（HCCA）、三氟乙酸（TFA）、甲酸、乙腈、乙醇、无菌蒸馏水，蛋白校准品等。

（3）质谱仪：常见的仪器如安图生物Autof ms1000质谱仪、MALDI-TOF MS、Bruker Biotyper等。

3. 质量控制

（1）应定期使用蛋白校准品对仪器进行蛋白质/荷比靶值的校准。

（2）实验室亦应对参加室间质评的菌株、ATCC株等进行比对。

（3）对反复鉴定分值在6.0以下的菌株，可选用其他如^{16}SrDNA等方法进行比对核实。

4. 操作步骤

（1）标本前处理方法

①直涂法：取少量菌落直接点在靶板上，加1μL基质液充分混匀，干燥后上机。

②扩展法：取少量菌落直接点在靶板上，加1μL裂解液1进行蛋白裂解，干燥后加1μL基质液充分混匀，干燥后上机。

③提取法：将少量菌落溶解于300μL去离子水+900μL无水乙醇，充分混匀，室温离心2~4min（转速8000~14800rpm），倒去上清并干燥沉淀，沉淀物中加入10μL裂解液1震荡混匀，再加入10μL裂解液2充分混匀，室温离心2~4min（转速8000~14800rpm），吸取1μL上清液点在靶板上，干燥后加1μL基质液充分混匀，干燥后上机。

（2）仪器操作流程

质谱仪操作流程为：开启仪器电源→启动仪器控制软件→检测仪器状态→仪器退靶→放入样品靶→仪器进靶→控制仪器进入采集状态→等待仪器真空度达到要求→校准仪器→采集图谱并进行后续分析。

5. 结果判读

检测结果与数据库中的参考质谱图比对得到最接近的菌种。根据同源性距离得到鉴定分值，分值在9.5～10为种水平置信，可能的亚种；9.0～9.5分为种水平置信；6.0～9.0分为属水平置信；分值在6.0分以下不可信，需要重新鉴定，查找原因或选用其他方法。

6. 注意事项

（1）各类试剂最好为新鲜配制。

（2）菌落在不同培养基上可能鉴定的分值不同，推荐血琼脂平板及哥伦比亚琼脂平板，选择性培养基可能造成鉴定分值降低。

（3）实验操作中避免微生物及细菌污染。

（4）丝状真菌的鉴定需要菌株转种于沙宝罗培养基培养环节，分枝杆菌的鉴定需要进行灭活处理环节。

（5）部分亲缘性较近、蛋白指纹图谱相似的菌株，通过质谱方法较难区分，需要根据患者的临床情况和病史，并借助形态、生化、测序等其他方法进一步验证。

（6）应考虑到质谱图谱进行比对时，选择的数据库是否涵盖目标菌种。未选择合适的菌种数据库，可能造成鉴定结果错误或鉴定不出。

（7）用户应对数据库进行持续的更新及评估，以不断完善自身数据库。

7. 质谱仪临床应用手册

厂家提供。

8. 临床意义

用于鉴定常见细菌、厌氧菌、真菌、分枝杆菌及标本中病原体等。同时用于细菌耐药检测和耐药机制的研究等。

第三节　常用遗传代谢病质谱检测项目简介

一、串联质谱新生儿多种遗传代谢病筛查

1. 简介

采用串联质谱技术检测新生儿滤纸干血斑中数十种氨基酸、游离肉碱及酰基肉碱水平，筛查氨基酸代谢障碍、有机酸血症及脂肪酸氧化代谢障碍等多种遗传代谢病。

2. 原理

将被测物质分子电离成各种质荷比m/z不同的带电粒子，然后应用电磁学原理，使这些带电粒子按照质荷比大小的空间或时间上产生分离排列成的图谱，通过测定离子峰的强度，以此确定

化合物的分子量、分子式。串联质谱（MS/MS）是由2个三重四级杆质谱仪经1个碰撞室串联而成，实现对待测物的定性，并通过样品中加入定量同位素内标实现定量检测。

3. 筛查疾病

串联质谱同时检测数十种分析物，可提示多种遗传代谢性疾病，本实验室推荐筛查的遗传代谢病及对应指标见表2-62：

表2-62　氨基酸代谢病

疾病名称	临床表现	主要串联指标	辅助检查和诊断
苯丙氨酸羟化酶缺乏症（PAHD）	喂养困难、呕吐、易激惹，头发黄尿液特殊鼠臭味、智力障碍	Phe、Phe/Tyr	尿蝶呤谱分析、四氢生物蝶呤负荷试验、基因诊断
四氢生物蝶呤缺乏症（BH4D）	运动障碍、嗜睡、吞咽困难、口水多、反应迟钝、肌张力低下、严重智力障碍	Phe、Phe/Tyr	尿蝶呤谱分析、四氢生物蝶呤负荷试验、基因诊断
枫糖尿病（MSUD）	哺乳困难、厌食、嗜睡、惊厥发作、酮症酸中毒、低血糖、尿液或汗液有枫糖浆味	Leu、Val、Leu/Phe	血异亮氨酸及别异亮氨酸、尿酮体、血氨、代谢性酸中毒、尿有机酸、基因检测
酪氨酸血症（HT-Ⅰ、Ⅱ、Ⅲ）	肝大、黄疸、贫血、出血倾向、生长迟缓、低磷血症、肝病危象、神经危象	Tyr、SA	肝功、凝血、尿常规、尿有机酸、基因检测
高甲硫氨酸血症（MET）	生长发育迟缓、甘蓝样气味、呼吸有恶臭味、牙齿及头发异常	Met、Met/Phe	血同型半胱氨酸、基因检测
同型半胱氨酸血症（HCY）	心血管系统异常、眼部异常、神经系统损害、骨骼异常	Met、Met/Phe	血同型半胱氨酸、基因检测

表2-63　尿素循环障碍

疾病名称	临床表现	主要串联指标	辅助检查和诊断
瓜氨酸血症（CIT-Ⅰ）	反应差、喂养困难、脑水肿、颅内压增高、认知障碍	Cit、Cit/Arg、Cit/Phe	肝功能、血氨、尿有机酸分析、基因检测
希特林缺乏症（CIT-Ⅱ）	黄疸、肝功异常、低白蛋白血症、低血糖、嗜好高蛋白和高脂食物、	Cit、Met、Tyr	肝功能、血脂、血氨、血乳酸、尿有机酸、基因检测
精氨酰琥珀酸血症（ASA）	呼吸性碱中毒、低体温、抽搐、嗜睡、生长迟缓、肝脏肿大	Cit、Arg、Cit/Arg	肝功能、血氨、尿素氮测定、血气分析、尿有机酸、基因检测
精氨酸血症（ARG）	认知能力退化、身材矮小、痉挛性瘫痪、精神发育迟滞、神经系统退化症状	Arg、Arg/Phe	肝功、血氨、尿有机酸分析、基因检测

表2-64 有机酸代谢病

疾病名称	临床表现	主要串联指标	辅助检查和诊断
甲基丙二酸血症（MMA）	反复呕吐、嗜睡、运动障碍、智力低下、肝肾损害	C_3、C_3/C_2、C_3/C_0	血气分析、血糖、血氨、血乳酸、尿有机酸分析、基因检测
丙酸血症（PA）	拒食、呕吐、腹胀、神经系统异常、生长障碍	C_3、C_3/C_2	血气分析、血糖、血氨、血乳酸、尿有机酸分析、基因检测
异戊酸血症（IVA）	喂养困难、呕吐、嗜睡、有特殊汗脚味、酸中毒伴酮尿	C_5、C_5/C_2	代谢性酸中毒、血氨、尿有机酸分析、基因检测
戊二酸血症Ⅰ型（GA-Ⅰ）	巨颅、头围异常增大、神经系统进行性损伤、急性脑病危象	C_5DC、C_5DC/C_8	血气分析、血糖、血氨、血乳酸、尿有机酸分析、基因检测
生物素酶缺乏症（BTD）	喂养困难、呕吐、腹泻、难治性皮疹或蜕皮、脱发、智力运动发育落后	C_5OH、C_3、C_5OH/C_8	尿有机酸检测、生物素酶活性测定、基因检测
全羧化酶合成酶缺乏症（HCS）	喂养困难、呕吐、腹泻、难治性皮疹或蜕皮、脱发、智力运动发育落后	C_5OH、C_3、C_5OH/C_8	尿有机酸检测、基因检测
3-甲基巴豆酰辅酶A羧化酶缺乏症（3-MCC）	喂养困难、生长发育迟缓、呕吐、腹泻、脑水肿、嗜睡、昏迷、有猫尿味	C_5OH、C_5OH/C_8	血糖、血氨、乳酸、肝功能、尿常规、MCC酶活性测定、基因检测
3-甲基戊烯二酰辅酶A水解酶缺乏症（3-MGA）	小头畸形、痉挛性四肢麻痹性、精神运迟缓、语言发育迟缓、低血糖、代谢性酸中毒	C_5OH、C_5OH/C_8	尿有机酸分析、头颅MRI、基因检测
3-羟基-3-甲基戊二酰辅酶A裂解酶缺乏症（3-HMG）	非酮症低血糖、代谢性酸中毒、脑病、高血氨、呕吐、腹泻、脱水、昏迷	C_5OH、C_6DC	血糖、血氨、肝功、尿有机酸分析、基因检测
丙二酸血症（MAL）	生长、发育迟缓、肌张力低下、惊厥、腹泻、呕吐、代谢性酸中毒、心肌肥大、心肌收缩无力	C_3DC、C_3DC/C_{10}、C_5DC/C_3DC	尿有机酸分析、基因检测

表2-65 脂肪酸氧化障碍

疾病名称	临床表现	主要串联指标	辅助检查和诊断
β-酮硫解酶缺乏症（BKT）	酮症酸中毒、呕吐、脱水、昏睡	$C_5:1$、C_5OH、C_4OH	尿酮体、血糖、血氨、尿有机酸检测、基因检测
原发性肉碱缺乏症（PCD）	急性能量代谢障碍危象、心肌病、肌病、肝脏损害	C_0、C_2、C_3	血糖、血氨、尿有机酸检测、心电图、心脏彩超、基因检测
短链酰基辅酶A脱氢酶缺乏症（SCAD）	发育迟缓、嗜睡、癫痫、行为异常、低血糖	C_4、C_4/C_3	尿有机酸检测、基因检测

续表2-65

疾病名称	临床表现	主要串联指标	辅助检查和诊断
中链酰基辅酶A脱氢酶缺乏症（MCAD）	嗜睡、呕吐、昏迷、生长发育迟滞、智力障碍	C_8、C_6、C_{10}：1、C_{10}、C_8/C_{10}	血糖、血氨、尿有机酸检测、基因检测
极长链酰基辅酶A脱氢酶缺乏症（VLCAD）	心肌病、低酮性低血糖、瑞氏综合征、新生儿猝死	C_{14}：1、C_{14}、C_{14}：2	血糖、肌肉活检、尿有机酸析、基因检测
短链3-羟酰基辅酶A脱氢酶缺乏（SCHAD）	低酮性低血糖、脂肪肝、肝性脑病、肌红蛋白尿	C_4OH、C_6OH C_4/C_3、C_4OH/C_4	肝功、肌酸激酶、乳酸脱氢酶、基因检测
长链3-羟酰基辅酶A脱氢酶缺乏（LCHAD）	肝性脑病、心肌病、低酮性低血糖、急性呼吸窘迫综合征	$C_{14}OH$、$C_{16}OH$、$C_{18}OH$、C_{16}：$1OH$	血糖、血氨、血气检测、尿有机酸检测、基因检测
多种酰基辅酶A脱氢酶缺乏症（MADD）	低血糖脑病、汗脚气味、前额突出、鼻梁凹陷等面部特征	C_4-C_{18}	心肌酶、血气、尿有机酸检测、基因检测
三功能蛋白缺乏症（TFP）	低酮性低血糖、Reye综合征、神经肌病	$C_{18}OH$、C_{18}：$1OH$、$C_{16}OH$	血糖、肌酸激酶、尿有机酸检测、基因检测
肉碱棕榈酰转移酶Ⅰ缺乏症（CPTⅠ）	低酮性低血糖、肝性脑病、高血氨、	C_0、$C_0/(C_{16}+C_{18})$	血糖、血氨、血脂、肝功、尿有机酸检测、基因检测
肉碱棕榈酰转移酶Ⅱ缺乏症（CPTⅡ）	肌痛、低酮性低血糖、多囊肾、急性脑病	C_{12}-C_{18}：1、C_0	血糖、肌酸激酶、尿有机酸检测、基因检测
肉碱-酰基肉碱移位酶缺乏症（CACT）	神经功能障碍、心脏损害、肝功能异常、肌无力	C_{14}、C_{16}、C_{18}、C_{18}：1	血糖、肌酸激酶、尿有机酸检测、基因检测

二、超高效液相色谱串联质谱系统

1. 目的

熟悉掌握超高效液相色谱串联质谱（UPLC I-Class Xevo TQD）系统的组成及工作原理，规范系统中仪器的使用，保证设备正常运行。

2. 适用范围

适用于串联质谱新生儿遗传代谢病筛查实验室。

第十一章　分子诊断技术在急诊检验中的应用

第一节　分子诊断技术概述

1. 定义

分子诊断技术是指以DNA和RNA为诊断材料，用分子生物学方法通过检测基因的存在、缺陷或表达异常，从而对人体状态和疾病做出诊断的技术。其基本原理是检测DNA或RNA的结构是否变化、量的多少及表达功能是否异常，以确定受检者有无基因水平的异常变化，对疾病的预防、预测、诊断、治疗和预后具有重要意义。

2. 分子诊断常用技术

分子诊断常用技术包括以聚合酶链反应（PCR）为基础的实时荧光PCR、多重PCR、数字PCR和等温扩增技术，以及高通量测序（NGS）、荧光原位杂交（FISH）和基因芯片、核酸质谱生物传感器等，在现场即时核酸检测（POCT）中也得以广泛应用。

聚合酶链反应（PCR）：其原理是在DNA聚合酶催化下，以母链DNA为模板，特定引物为延伸起点，通过变性、退火、延伸等步骤，体外复制出与母链模板DNA互补的子链DNA的过程，可以将目标DNA片段扩增一百万倍以上。

（1）实时荧光PCR

其原理主要是通过实时采集荧光信号对核酸扩增进行监测。在PCR扩增的指数时期，模板的阈值循环（CT）值与其起始拷贝数存在线性关系，可实现对未知样本的定量检测。

应用场景：主要适用于门急诊、住院患者和大规模人群筛查，基于分子检验平台进行病原体（包括病毒、细菌、真菌、非典型病原体）的核酸检测。

技术特点：作为传统的定量分析方法，荧光探针法的灵敏度和特异度明显优于底物发光法，但特异性引物探针的成本和对仪器的要求较高。检出限：100~1000拷贝/mL，TAT（检测周转时间）：约1.5~3h。

（2）等温扩增

相较传统PCR变温技术，等温扩增技术通常无需改变反应温度，快速简便，基本原理仍是以特异性酶和引物进行扩增。该技术大多为指数扩增，目前多为定性检测。

应用场景：主要适用于发热门诊、急诊患者上呼吸道感染病毒（如新型冠状病毒、流感病毒等）及下呼吸道感染细菌（如肺炎链球菌、金黄色葡萄球菌、肺炎克雷伯菌等）的快速筛查。

技术特点：耗时短，扩增效率高，不需要PCR循环仪且操作简单，目前好多分子POCT采用此技术，但由于其技术的复杂性，尚难以全部直接用于临床。检出限：100～1000拷贝/mL，TAT：约0.5～3h。

（3）数字PCR

数字PCR是一种不依赖于核酸外标的核酸绝对定量技术。其原理是通过微流控技术，将目标核酸和PCR反应液分布在多个反应单元内进行PCR扩增，以液滴形式进行检测的方式也被称为微滴数字PCR。该技术通过检测扩增后每个反应单元的荧光信号强度，判断含有目标核酸的反应单元个数，基于泊松分布计算起始样本中的目标核酸分子数，实现对核酸浓度的绝对定量。

应用场景：可直接定量检测样本中病原体数目，尤其适用于低浓度样本、低丰度基因或突变基因的检测，也可作为质控方法评估其他分子检测产品的扩增效率。

技术特点：无需标准曲线和标准品，可有效减少临床样本复杂本底对扩增的干扰，具有良好的重现性和准确度。检出限：1拷贝/mL，TAT：约3～4h。

（4）核酸POCT（又称分子POCT，详见本章第二节）

（5）病原体高通量测序（NGS）

通过对临床标本中的核酸进行测序，与微生物参考基因组比对获取标本中的微生物物种组成、丰度等信息。目前该技术主要分为3类：无偏倚检测的mNGS、检测多重病原体及其耐药基因或毒力基因的tNGS和获取某一种或多种病原体全基因组数据的全基因组测序技术WGS。

应用场景：由于技术复杂、结果解读难度大且价格昂贵，建议根据临床需求在传统微生物检测的基础上选择性使用。例如，在需尽快明确病原学诊断时、目前可及的微生物检验手段无法明确诊断时、出现聚集性呼吸道传染性病例需进行病原体溯源时使用。

技术特点：可对标本中的核酸片段进行物种鉴定，但其物种、耐药基因和毒力基因鉴定的准确性受标本采样、实验操作流程、病原体参考基因组数据库和生物信息学分析等多种因素影响。在临床报告的解读过程中，除深入分析测序数据外，结合患者临床信息及其他实验室数据综合判断和鉴别定植菌与责任病原体亦十分关键。mNGS检出限：约1000拷贝/mL，TAT：约18～24h；tNGS检出限：25～500拷贝/mL，TAT：约18～24h。

（6）荧光原位杂交（FISH）

利用报告分子（如生物素、地高辛等）标记核酸探针，然后将探针与染色体或DNA纤维切片上的靶DNA杂交，若两者同源互补，即可形成靶DNA与核酸探针的杂交体。此时可利用该报告分子与荧光素标记的特异亲和素之间的免疫化学反应，经荧光检测体系在镜下对待DNA进行定性、定量或相对定位分析。

应用场景：在基因定性、定量、整合、表达等方面的研究中颇具优势，广泛应用于遗传病诊断、病毒感染分析、产前诊断、肿瘤遗传学和基因组研究等许多领域，在临床检验、教学和研究等方面扮演着重要的角色。

技术特点：不需要放射性同位素标记，更经济安全。实验周期短，探针稳定性高，特异性好，定位准确，能迅速得到结果。通过多次免疫化学反应，使杂交信号增强，灵敏度提高，其灵敏度与放射性探针相当。多色FISH通过在同一个核中显示不同的颜色可同时检测多种序列，既可以在玻片上显示中期染色体数量或结构的变化，也可以在悬液中显示间期染色体DNA的结构。

（7）基因芯片

基本原理：采用杂交测序方法，当溶液中带有荧光标记的核酸序列TATGCAATCTAG，与基因芯片上对应位置的核酸探针产生互补匹配时，通过确定荧光强度最强的探针位置，获得一组序列完全互补的探针序列，据此可重组出靶核酸的序列。

应用场景：药物筛选、新药开发、疾病诊断。

技术特点：由于同时将大量探针固定于支持物上，所以可以一次性对样品大量序列进行检测和分析，从而解决了传统核酸印迹杂交技术操作繁杂、自动化程度低、操作序列数量少、检测效率低等不足。而且，通过设计不同的探针阵列、使用特定的分析方法可使该技术具有多种不同的应用价值，如基因表达谱测定、突变检测、多态性分析、基因组文库作图及杂交测序等。

3. 分子诊断技术的应用

分子诊断技术具有快速、精准、高效等特点，已广泛应用于传染病的诊断、流行病的调查、食品卫生检查、肿瘤和遗传病的早期诊断、器官移植配型及法医鉴定等各个领域。近年来，随着病原体单靶标聚合酶链反应（PCR）、以症候群为基础的病原体多重PCR、微流控芯片、数字PCR、宏基因组高通量测序（mNGS）以及多重病原靶向测序（tNGS）技术的应用，大幅提高了感染性疾病的病原诊断能力，在病原体致病因子、耐药基因检测等方面也取得了重要进展，对病原微生物感染性疾病诊治的未来发展发挥重要作用，包括新型PCR技术的应用、快速检测方法的发展、病毒基因组学的进展以及个性化治疗等。

第二节　核酸即时检测（POCT）技术在急诊检验中的应用

1. 核酸POCT产生的背景

急性感染是指起病急骤、病程短暂、病情较重的一类疾病，包括细菌、病毒、真菌等多种病原体引起的感染。

在急诊医学中，病原体的快速确定是感染性疾病有效诊治的重要前提，但仅依靠传统微生物学及免疫学技术，近70%的患者无法明确病原学诊断。分子生物学技术通过检测样本病原体核酸大大提高了感染性疾病的诊治能力。

随着临床对诊断速度、便捷性要求的不断升级，有效缩短等待时间和诊疗时间已成为当前感染病学和临床微生物学学科发展的迫切需求。常规核酸检测方法存在对人员专业素质要求高、需特殊设备、批测试周期较长，且需要在有资质的基因扩增实验室进行等特点，无法很好满足临床急诊需求，即时检测（POCT）的产生，很好地解决了这一问题。非病原体核酸POCT主要用于血糖、心肌标志物等血液化学和免疫学指标的检测（详见本书第十二章）。病原体核酸POCT作为初级卫生保健机构和公共卫生应急救治中提供给患者的即时检测方法，对传染病防控和医院感染管理，以及提升卫生经济效益有极为重要的作用，有潜力帮助改善公共卫生管理水平。

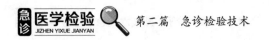

2. 核酸POCT技术概述及其在急诊检验中的应用

核酸POCT为POCT技术中涉及核酸检测的一大类技术的总称，是核酸提取技术和分子扩增技术（包括实时荧光PCR、巢式PCR、等温扩增、数字PCR等技术）的融合。其最大特点是将核酸的提取、扩增、检测均置于一个反应装置中，通过特定设备对扩增信号检测，完成对靶标核酸的筛查。省去了诸多分区标本处理和大型仪器设备检测的步骤，也简化了数据处理等繁琐过程，可直接快速地得到可靠的结果用于指导患者治疗，从而无论在重大公共卫生事件紧急应对，还是院内感染诊治和管理中，都有为精准治疗和科学防控提供重要技术支撑和保障的前景。

应用场景：主要适用于医院发热门诊、急诊、ICU和某些特定病区感染患者、基层医疗单位、家庭、海关、突发性灾难现场等多种检验场景的病原体快速检测。核酸POCT诊断产品可应用于病毒检测（流感病毒A/B、合胞病毒、新冠病毒、HIV、HBV、HCV等）、细菌及耐药检测（结核分枝杆菌及利福平耐药、多重耐药菌CRE、沙眼衣原体与淋球菌、B族链球菌等）、症候群检测（腹泻症候群病原、血流感染症候群病原、呼吸道感染病原等）以及肿瘤基因检测。

技术特点：核酸POCT的灵敏度和特异度高于免疫学POCT，但其成本较高。虽然大部分核酸POCT产品为封闭体系，但仍需注意PCR污染的可能性。此外，其检测设备一般较小，便于携带，但也导致其通量较低，不适用于大规模人群筛查，满足大型医院临床检测需求往往需要配备多组设备。检出限：100～1000拷贝/mL，TAT：约0.5～1.5h。

第三节　实验室常见病原体核酸检测

在本节中，将介绍PCR技术检测项目：乙型肝炎病毒、丙型肝炎病毒、结核分枝杆菌、EB病毒、新型冠状病毒、甲/乙型流感病毒等。

一、乙型肝炎病毒核酸（HBV-DNA）检测

乙型肝炎病毒（Hepatitis B Virus，HBV）是引起乙型肝炎的病原体，它主要感染肝脏细胞，可导致急性或慢性肝炎。HBV为双链DNA病毒，它以特定的方式传播，并在全球范围内造成了重要的公共卫生问题。传统乙肝两对半检测并不能很好判断病毒是否复制及指导治疗，而HBV-DNA检测是判断乙肝病毒感染最直接、特异和灵敏的指标，阳性提示HBV复制和有传染性，载量越高表示病毒复制越多，传染性越强。HBV-DNA的检测在疾病的诊断、监测和治疗效果评估中起到了关键作用。

1. 方法学概述

PCR法检测HBV-DNA，对标本进行DNA提取和纯化，通过特异性引物的作用，HBV-DNA被选择性扩增，形成大量DNA拷贝，通过检测PCR反应产物，可以确定是否存在HBV-DNA，并提供DNA的数量信息，是诊断乙型肝炎的"金标准"。

2. 标本要求

血浆：EDTA-2K的抗凝管采集静脉血2～3mL，1500r/min离心5min分离血浆。

3. 测定原理及参数设置

（1）测定原理

利用荧光PCR技术，根据HBV全基因组序列中的相对保守区为靶区域，设计一对特异性引物和一条特异性Taqman荧光探针，该探针能与引物扩增区域中间的一段DNA模板发生特异性结合。在PCR延伸反应过程中，Taq酶的外切酶活性将探针的5'端荧光基团切割下来，使之脱离了3'端荧光基团的屏蔽，游离于反应体系中，发出可供仪器检测的荧光。随着PCR反应的进行，反应产物不断累积，荧光信号强度也等比例增加。即每扩增一条DNA链，就有一个荧光分子形成，荧光信号的累积与PCR产物形成完全同步，从而实现对HBV-DNA快速定量。引入的内标物质对核酸提取、扩增过程进行监控，减少假阴性的出现。

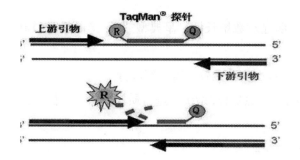 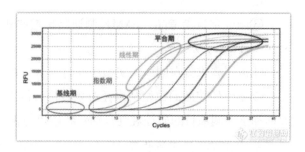

图2-23　测定原理示意图

（2）测定参数

PCR法检测HBV涉及一系列参数设置，以确保反应的敏感性、特异性和可重复性。

①引物和探针：选择适当的引物（primers）和探针（probes）是PCR反应的关键。引物应与HBV-DNA的目标区域高度特异性地配对。

②温度参数：通常包括变性（Denaturation）：温度为94～98℃，用于分离DNA链；退火（Annealing）：温度为50～68℃，用于引物与目标DNA序列的结合；延伸（Extension）：温度为68～72℃，用于DNA聚合酶复制DNA模板。

③PCR周期数：确定PCR反应需要进行多少个循环。通常，20～40个PCR周期足以获得可检测的DNA扩增。

④初始DNA模板浓度：应该在可检测范围内，不宜过低或过高。样本中的DNA浓度应根据需要进行稀释或浓缩。

⑤PCR反应体积：应根据实验室需求进行设置，通常在20～50μL。

⑥PCR反应缓冲液和酶：选择适当的PCR反应缓冲液和DNA聚合酶。不同PCR反应要求不同的缓冲液和酶，通常需要优化。

⑦反应混合物组成：通常包括DNA模板、引物、缓冲液、酶、核苷酸（dNTPs）和水。各组分的浓度和比例应根据需要进行优化。

4. 项目校准及室内质量控制

（1）项目校准

准备一系列涵盖预期检测的范围且含有HBV-DNA已知浓度的标准样本，在PCR仪器上运行标准样本的PCR反应，以建立标准曲线。标准曲线是浓度与PCR信号之间的关系，可用于后续样本的定量。

（2）室内质量控制

①阴性质控品：FAM检测通路（靶标）扩增曲线无对数增长期，VIC检测通路（内标）扩增曲线有明显对数增长期。

②阳性质控品：FAM检测通路扩增曲线有明显对数增长期且Ct值小于30，HBV强阳性质控品定值范围在$2.0 \times 10^5 \sim 8.0 \times 10^6$ IU/mL；HBV临界阳性质控品定值范围在$3.0 \times 10^2 \sim 1.0 \times 10^4$ IU/mL。

③阳性定量参考品：FAM检测通路扩增曲线有明显对数增长期，呈典型"S"形曲线，Ct值<29，且$R_2 \geq 0.98$。

④以上要求需在同一次实验中同时满足，否则，本次实验无效，需重新进行。

⑤阳性质控品的原始结果经对数转化后传入实验室信息管理系统内进行质控分析。根据检测数据和该检测项目的质控规则自动判断质控与否。

5. 参考范围及干扰物质

（1）线性范围：$100 \sim 5.0 \times 10^8$ IU/mL。临床可报告范围：<100 IU/mL，$100 \sim 5.0 \times 10^8$ IU/mL，$>5.0 \times 10^8$ IU/mL。

（2）干扰物质：胆红素（<30mg/dL），甘油三酯（<3200mg/dL）、血红蛋白（<28g/dL）、白蛋白（<6g/dL）、总IG（<16g/L），对检测结果不影响。作为诊断指标，必须结合患者病史、临床检查和其他临床资料来综合评估检测结果。

6. 检测系统性能概要

（1）特异性：PCR反应必须对HBV-DNA高度特异，确保只检测到与HBV相关的DNA序列，避免假阳性结果。特异性测试通常涉及与相关病毒（如乙肝病毒变异株）和其他潜在干扰因素（如人类DNA）的交叉反应测试。

（2）敏感性：检测系统应具有高度敏感性，能够检测到极低浓度的HBV-DNA。这对于早期诊断、监测低病毒载量患者和评估治疗效果至关重要。

（3）线性范围：确定PCR反应的线性范围，即能够在一定浓度范围内定量HBV-DNA。线性范围的广度对于准确测量不同感染程度的患者的病毒载量至关重要。

（4）准确性：检测系统应提供准确的浓度测量，确保PCR反应的结果与样本中实际HBV-DNA的浓度一致。

（5）重复性：系统应具备良好的重复性，即在同一实验室内重复进行PCR反应时，结果应保持一致。此外，它还应具有可重复性，即在不同实验室或不同PCR仪器上，应该获得相似的结果，以确保结果的可比性。

（6）快速性：系统应具备高效性，以在相对短的时间内完成PCR反应，提高实验室效率。这对于紧急情况下的诊断和高通量实验室至关重要。

7. 临床意义

（1）早期诊断和治疗：HBV-DNA检测用于早期诊断乙型肝炎感染，特别是在患者尚未出现明显症状之前。这有助于及早采取治疗措施，减少病毒复制和肝脏损伤的风险。

（2）感染控制：通过检测可以识别感染者，从而采取措施控制病毒传播。这包括隔离感染者，以防止传播给其他人，并教育患者采取预防性行为，如使用避孕套或接种乙肝疫苗。

（3）病毒载量评估：HBV-DNA检测可以确定感染者的病毒载量，即病毒在血液中的浓度。高病毒载量通常与更严重的肝脏损伤风险相关，这对于治疗和监测方案的选择非常重要。

（4）治疗策略选择：检测结果可以指导医生选择最合适的治疗方案。对于慢性HBV感染者，抗病毒治疗可能是必要的，而检测结果可以用于监测治疗效果。

（5）肝癌风险评估：慢性HBV感染是导致肝癌的主要风险因素之一。通过定期检测HBV感染者的肝功能和病毒载量，可以帮助早期发现患者是否处于患肝癌的高风险群体，从而实施更频繁的筛查和监测。

（6）乙肝疫苗接种决策：检测结果有助于医生确定是否需要接种乙型肝炎疫苗，特别是对于未感染者或曾感染但已康复的人群。接种可以提供长期免疫保护。

（7）妊娠管理：孕妇的HBV检测非常重要，因为母婴传播是一种常见的传播方式。检测结果可以决定是否需要采取预防措施，以降低新生儿感染的风险。

（8）流行病学研究和公共卫生控制：HBV-DNA检测对于了解乙型肝炎的传播和流行病学情况至关重要。有助于公共卫生部门采取干预措施，减少病毒传播，推广疫苗接种，改善卫生教育，以及提高人们对乙型肝炎的认识。

二、丙型肝炎病毒核酸（HCV-RNA）检测

丙型肝炎病毒（Hepatitis C Virus，HCV）是引起丙型肝炎的病原体，属于黄病毒科肝炎病毒属，为单股正链RNA病毒。HCV感染可能在患者体内长期存在而不引起明显症状，但长期感染可导致肝硬化和肝癌等严重并发症。HCV-RNA检测通常采用PCR技术，具有高灵敏性和特异性，有助于及早诊断感染及指导治疗策略的制定。

1. 方法学概述

PCR法检测HCV时，对患者样本进行RNA提取和纯化。在PCR反应中，在逆转录酶作用下HCV-RNA转变为单链的cDNA，在特异性引物存在下，cDNA被选择性扩增，形成大量拷贝。通过检测PCR反应产物，可以确定是否存在HCV-RNA，并提供RNA的数量信息，以进行疾病诊断、监测和治疗效果评估。HCV-RNA阳性是丙型肝炎诊断的"金标准"。

2. 标本要求

血浆：EDTA-2K的抗凝管采集静脉血2~3mL，1500r/min离心5min分离血浆。

3. 测定原理及参数设置

（1）测定原理

利用荧光PCR技术，根据HCV基因编码区的相对保守区为靶区域，设计一对特异性引物和一条特异性Taqman荧光探针，进行RT-PCR扩增。探针能与引物扩增区域中间的一段cDNA模板发生特异性结合。在PCR延伸反应过程中，Taq酶的外切酶活性将探针的5'端荧光基团切割下来，使之脱离了3'端荧光基团的屏蔽，游离于反应体系中，发出可供仪器检测的荧光。随着PCR反应的进行，反应产物不断累积，荧光信号强度也等比例增加。荧光信号的累积与PCR产物形成完全同步，从而实现对HCV-RNA快速定量。引入的内标物质，对核酸提取、扩增过程进行监控，减少假阴性的出现。

（2）测定参数

PCR法检测HCV涉及一系列参数设置，以确保反应的敏感性、特异性和可重复性。

①引物设计：选择适当的引物序列对于PCR的成功至关重要。引物应该定位在HCV基因组中的保守区域，以确保检测到不同HCV亚型。通常，需要使用一对引物来扩增特定的HCV区域，例如5'非翻译区域（5' UTR）或核酸酶HVR区域。

②温度梯度：PCR的温度梯度是为了确定最适合引物杂交和扩增的温度范围。通常，PCR反应包括变性（94~98℃）、退火（50~65℃）以及延伸（72℃）。

③引物浓度：引物的浓度是PCR反应的另一个重要参数。引物浓度应适中，不宜过高或过低，以确保扩增效率和特异性。通常，引物的最终浓度在0.1~1μmoL。

④初始RNA模板浓度：为了成功进行PCR法检测HCV-RNA，最初的RNA模板浓度应根据样本的HCV-RNA浓度进行调整。对于定量PCR，使用已知浓度的标准曲线来确定RNA浓度。使用高质量的RNA提取方法和质控标准以确保实验的可重复性和准确性。

⑤扩增周期：扩增的PCR周期数应该确保检测到HCV-RNA的存在，但不要过多，以避免非特异性扩增。通常，PCR反应的周期数在25~40之间。

⑥PCR反应体积：PCR法检测HCV的反应体积通常在10~50μL，取决于实验需求和仪器型号。标准PCR反应常见体积为20~25μL。小体积PCR适用于有限样本，大体积PCR可用于增加产物量。选择适当的反应体积需要考虑样本浓度、PCR类型和试剂稀释度，并遵循相关试剂厂家的建议和实验室标准操作规程以确保准确可靠的结果。

⑦反应混合物组成：PCR反应混合物通常包括RNA模板、引物、缓冲液、酶、核苷酸（dNTPs）和水。各组分的浓度和比例应根据需要进行优化。

4. 项目校准及室内质量控制

（1）项目校准

准备一系列涵盖预期检测的范围且含有HCV-RNA已知浓度的标准样本，进行PCR反应，以建立标准曲线。标准曲线是浓度与PCR信号之间的关系，可用于后续样本的定量。项目校准是一个至关重要的步骤，旨在确保PCR反应的准确性和可靠性。项目校准不仅确保了PCR反应的定量性，还帮助排除了潜在的实验变异性。

（2）室内质量控制

①阴性质控品：FAM检测通路（靶标）扩增曲线无对数增长期，VIC检测通路（内标）扩增曲线有明显对数增长期。

②阳性质控品：FAM检测通路扩增曲线有明显对数增长期，呈典型S形扩增曲线，且强阳性和临界阳性质控品的定值分别在$1.0 \times 10^5 \sim 5.0 \times 10^6$ IU/mL、$1.0 \times 10^2 \sim 1.0 \times 10^4$ IU/mL范围内。

③阳性定量参考品：FAM检测通路扩增曲线有明显对数增长期，呈典型S形曲线，Ct值<40，且$R_2 \geqslant 0.97$。

④以上要求需在同一次实验中同时满足，否则本次实验无效，需重新进行。

⑤阳性质控品原始结果经对数转化后传入实验室信息管理系统内进行质控分析。根据检测数据和该检测项目的质控规则自动判断在控与否。

5. 参考范围及干扰物质

（1）线性范围：$50 \sim 1.0 \times 10^8$ IU/mL。临床可报告范围：<50 IU/mL，$50 \sim 1.0 \times 10^8$ IU/mL，$> 1.0 \times 10^8$ IU/mL。

（2）干扰物质：胆红素（<30mg/dL），甘油三酯（<3000mg/dL）、血红蛋白（<28 g/dL）、白蛋白（<6g/dL），对检测结果无干扰。作为诊断指标，必须结合患者病史，临床检查和其他临床资料来综合评估检测结果，图2-24为检测结果原图示意。

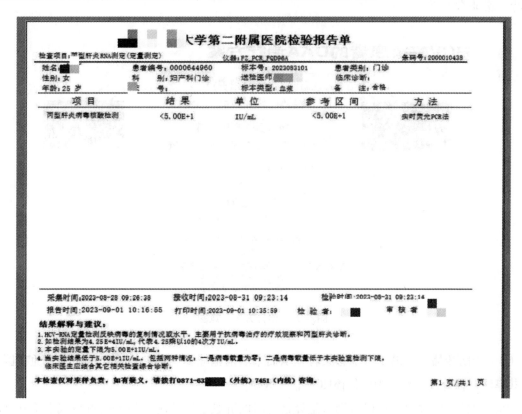

图2-24　丙型肝炎病毒核酸检测结果示意图

6. 检测系统性能概要

（1）特异性：特异性是指检测系统只能检测到HCV-RNA，而不会产生虚假阳性结果，即不会对其他相关病毒或核酸干扰物质产生反应。这可以通过引物的精心设计和PCR反应条件的优化来实现。

（2）敏感性：是指其能够检测到HCV-RNA的最低浓度。这是一个关键参数，因为有些患者的病毒载量可能很低。灵敏的PCR方法可以检测到低至几十拷贝的HCV-RNA。

（3）线性范围：检测系统应该具有一个广泛的线性范围，以便能够定量不同浓度的HCV-RNA。这通常通过构建标准曲线来评估。

（4）重复性：应具有高度重复性，即在不同试验中产生相似的结果，以及可重复性，即在不同实验室和仪器之间产生一致的结果。这有助于确保实验结果的可信度和比较性。

7. 临床意义

（1）早期诊断和治疗：帮助早期发现HCV感染，即使在没有明显症状的情况下。这对于及早采取治疗措施非常重要，因为早期治疗通常能够提高治愈率，并降低慢性肝病和肝癌等严重并发症的风险。

（2）监测病情：对于已知HCV感染的患者，定期的HCV-RNA检测可以用于监测病情的进展。通过测定病毒负载水平的变化，可以评估治疗的效果以及患者肝脏病情的演变。

（3）治疗选择：检测可以帮助医生确定患者感染的HCV亚型和病毒负载水平，从而指导治疗选择。不同的HCV亚型可能对抗病毒药物产生不同的敏感性，因此知道亚型信息对于选择合适的治疗方案非常重要。

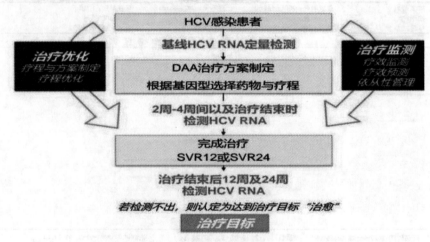

图2-25　治疗方案示意图

（4）预防传播：有助于识别感染者，从而采取措施减少病毒的传播。这对于避免在医疗环境或共享注射器等高风险行为中传播HCV非常重要。

（5）评估肝脏健康：可以帮助医生评估患者的肝脏健康状况。根据病毒负载水平和肝功能测试结果，医生可以确定患者是否需要进一步的肝脏评估，如肝穿刺或非侵入性肝病评估。

（6）疫苗研究和流行病学研究：对于疫苗研究和流行病学研究也具有重要意义。了解HCV感染的传播模式和流行病学特征有助于制定预防措施和公共卫生政策。

三、结核分枝杆菌复合群核酸（TB-DNA）检测

结核分枝杆菌俗称结核杆菌，是引起结核病的病原体。该菌可侵犯全身各器官，但以引起肺结核最多见。结核病是一种古老的疾病，全球广泛分布，是细菌感染性疾病致死的首位原因。结核分枝杆菌复合群核酸检测采用分子生物学技术（PCR法），用于检测和鉴定不同种类的结核分枝杆菌（Mycobacterium tuberculosis complex，MTBC），如结核分枝杆菌（MTB）、非结核分枝杆菌（NTM）等。该技术在结核病诊断和流行病学研究中具有广泛应用，可帮助医生确定感染的确切菌株类型，有助于治疗和传播控制策略的制定。

1. 方法学概述

PCR法检测TB-DNA，首先从样本中提取DNA，然后使用特异性引物对来扩增DNA片段。根据是否检测到特定大小的DNA片段或荧光信号的阈值周期（Ct值）来判断结果。质量保证是必不可少的，以确保PCR检测的准确性和可靠性。

与传统PCR方法检测TB-DNA相比，分子POCT例如GeneXpert MTB/RIF微流控技术除能检测TB-DNA外，还能反映抗结核药异烟肼、利福平的耐药情况。而tNGS/mNGS比结核特异性PCR联合检测更具优势，能显著改善结核和其他病原体的病原学诊断，tNGS检测能够提供结核耐药基因的支持。

2. 标本要求

痰液：用一次性无菌痰杯收集受检者肺深部咳出痰液1~3mL，密封送检；支气管肺泡灌洗液：用一次性无菌塑料管收集相关标本3~5mL，密封送检；尿液：用无菌5mL玻璃管收集中段尿1~3mL密闭送检；胸腹水、穿刺液、脑脊液：用一次性无菌塑料管收集相关标本1~3mL，密闭送检。

3. 测定原理及参数设置

（1）测定原理

利用荧光PCR技术，根据结核分枝杆菌复合群基因编码区的相对保守区为靶区域，设计一对特异性引物和一条特异性Taqman荧光探针，进行一步法RT-PCR扩增。随着PCR反应的进行，反应产物不断累积，检测到的荧光信号强度也等比例增加，从而实现对结核分枝杆菌复合群的快速定性检测。引入的内标物质，对核酸提取、扩增过程进行监控，减少假阴性的出现。

（2）测定参数

PCR法检测结核分枝杆菌涉及一系列参数设置，以确保反应的敏感性、特异性和可重复性。

①温度设置：包括变性温度，一般在94~98℃之间；退火温度，在50~65℃之间；而延伸温度通常在72℃左右。

②引物浓度：引物是PCR反应中的关键组成部分，其浓度应根据实验的需要进行优化。通常，引物浓度在0.1~1μg/mL的范围内。不同引物对可能需要不同的浓度。

③Mg^{2+}浓度：Mg^{2+}离子对PCR反应的成功至关重要。通常，Mg^{2+}浓度在1～5mmol/L的范围内，但具体的浓度需要根据PCR反应的引物和缓冲液而定。

④引物和延伸时间：引物的结合和延伸时间也是重要参数。一般来说时间控制在30s～2min，具体取决于引物长度和PCR扩增目标的大小。

⑤PCR循环数：通常在20～40个周期之间，但可以根据需要进行调整。更多的循环数通常用于检测低丰度的目标。

⑥内部控制：引入内部控制（如人类DNA片段）用于监测PCR反应的有效性和排除虚假阴性结果。

⑦荧光探针：如果使用实时PCR（qPCR），则需要特定的荧光探针。荧光探针的设计和优化也是参数设置的一部分。

⑧PCR反应体积：PCR反应的体积通常在20～50μL，具体取决于实验需求和PCR仪器型号。

4. 项目校准及室内质量控制

（1）项目校准

PCR法检测结核分枝杆菌的项目校准包括制备一系列已知浓度的结核分枝杆菌DNA标准样本，通过PCR反应生成与标准样本Ct值相关的数据并构建标准曲线，然后使用标准曲线来计算未知样本中结核分枝杆菌DNA的浓度。这一校准过程确保了PCR反应的准确性和可重复性，对于结核病的诊断和治疗监测提供了可靠的结果。

（2）室内质量控制

①阴性质控品：FAM检测通路（靶标）扩增曲线无对数增长期，VIC检测通路（内标）扩增曲线有明显对数增长期。

②阳性质控品：FAM检测通道有扩增曲线，Ct值≤32；VIC检测通道有或无扩增曲线。

③以上要求需在同一次实验中同时满足，否则，本次实验无效，需重新进行。

④阳性质控品原始结果经对数转化后传入实验室信息管理系统内进行质控分析。根据检测数据和该检测项目的质控规则自动判断在控与否。

5. 参考范围及干扰物质

（1）临床可报告范围：阴性（－），阳性（＋）。

（2）干扰物质：胆红素（0.1mg/mL）、甘油三酯（2.26mmol/L）、血红蛋白（200mg/mL）、黏蛋白（200mg/dL）以及治疗药物异烟肼（5mg/L）、乙胺丁醇（3μg/mL）、利福平（11mg/L）、吡嗪酰胺（50mg/L）、卡那霉素（20μg/mL）、链霉素（50μg/mL）、氨硫脲（2mg/L）、阿米卡星（38μg/mL）、左氧氟沙星（3.06mg/L）均不干扰检测结果。

6. 检测系统性能概要

（1）灵敏度：指能够检测到多少结核分枝杆菌的DNA分子的数量。由于结核菌可能在低浓度存在，因此高灵敏度至关重要，以确保即使在病程早期或病程较轻时也能够检测到感染。

（2）特异性：必须具有高度特异性，以确保只检测结核分枝杆菌的DNA而不对其他微生物产生虚假阳性结果。引物的设计和PCR条件的优化是确保特异性的关键步骤。

（3）线性范围：PCR反应应该具有广泛的线性范围，即在不同DNA浓度下产生可预测的Ct值。这有助于定量结核菌DNA，从而监测感染的严重性。

（4）重复性：必须具有高度重复性，即在同一实验中产生相似的结果，并且必须具有可重复性，即在不同实验室和PCR仪器之间产生一致的结果。这有助于确保实验结果的可信度和比较性。

7. 临床意义

（1）早期诊断及治疗：结核病是一种潜伏期较长的疾病，患者可能在感染后数周或数年内不出现明显症状。TB-DNA检测有助于早期诊断，使患者能够尽早接受治疗，减少病情恶化的风险。

（2）感染控制：及早诊断和治疗结核病可以减少患者的传染性，从而降低结核病的传播。这对于控制结核病在社区和医疗机构中的传播至关重要。

（3）个体治疗：结核病早期诊断和治疗可以防止疾病恶化，减少严重并发症的风险，如肺结核引发的肺部损害、肺脓肿、胸腔积液等。个体化的及时合理治疗还有助于降低病死率。

（4）治疗监测：对于已知感染的患者，TB-DNA检测用于监测治疗的效果。通过测定病原体负载水平的变化，医生可以评估治疗的有效性，并确定是否需要调整治疗方案。

（5）耐药性监测：结核分枝杆菌对抗结核药物的耐药性是全球卫生关注的问题。检测结核菌对抗生素的耐药性有助于选择最有效的治疗方案，并减少药物耐药性的传播。

（6）流行病学研究：TB-DNA检测也用于流行病学研究，以追踪和控制结核病的传播。这有助于制定预防措施和公共卫生政策。

四、EB 病毒核酸（EB-DNA）检测

EB病毒（Epstein-Barr virus，EBV）是疱疹病毒科嗜淋巴细胞病毒属的成员，基因组为DNA。EB病毒具有在体内外专一性地感染人类及某些灵长类B细胞的生物学特性。人是EB病毒感染的宿主，主要通过唾液传播。无症状感染多发生在幼儿，3~5岁幼儿90%以上曾感染EB病毒，90%以上的成人都有病毒抗体。EB病毒是传染性单核细胞增多症的病原体，与鼻咽癌、Burkitt淋巴瘤、霍奇金淋巴瘤发生密切相关，被列为可能致癌的人类肿瘤病毒之一。

1. 方法学概述

PCR法检测EB-DNA包括采集样本，提取核酸，设计特异性引物，进行PCR反应，然后通过凝胶电泳或实时PCR仪分析结果。这种高度敏感和特异的技术可以快速而可靠地确定样本中是否存在EB病毒核酸，有助于诊断感染、监测疾病活动、评估治疗效果和研究EB病毒相关疾病。

2. 标本要求

外周血样本：用EDTA-2K的抗凝管采集静脉血2~3mL；血浆样本：用EDTA-2K的抗凝管采集静脉血2~3mL，1500r/min离心5min分离血浆；咽拭子：用无菌拭子多次擦拭咽后壁和两侧扁桃体，将拭子折断后置于保存液中，旋紧管盖密封送检。

3. 测定原理及参数设置

（1）测定原理

利用荧光PCR技术，根据EB病毒核酸序列中的相对保守区为靶区域，设计一对特异性引物和一条特异性Taqman荧光探针，该探针能与引物扩增区域中间的一段DNA模板发生特异性结合。随着PCR反应的进行，反应产物不断累积，荧光信号强度也等比例增加，通过检测荧光信号实现对EBV-DNA快速定量。PCR检测体系含有的内标物质，用于监测样本中是否具有PCR抑制物，减少假阴性结果的出现；含有的UNG酶+dUTP防污染措施，将可能的产物污染充分降解，避免假阳性结果。

（2）测定参数

PCR法检测EB病毒涉及一系列参数设置，以确保反应的敏感性、特异性和可重复性。

①引物设计：选择和设计特异性引物对于PCR的成功至关重要。引物应该能够与EB病毒核酸的目标区域结合，并且不应与其他相关核酸序列发生交叉杂交。引物的浓度通常在10～50nmoL的范围内。

②温度条件：温度设置的精确性对于反应成功非常关键。通常，变性温度为94～98°C，退火温度为50～65°C，延伸温度为72～75°C。

③PCR反应体积：通常在20～50μL之间，其中包括模板DNA、引物、DNA聚合酶、反应缓冲液、核酸染料（如SYBR Green或探针）和去离子水。体积的准确性对于反应的成功至关重要。

④反应缓冲液：包括酶的反应条件和稳定性所必需的盐和缓冲剂。缓冲液的pH值和离子浓度必须根据PCR酶的要求进行优化。

⑤PCR酶：PCR反应需要DNA聚合酶，常用的是Taq DNA聚合酶或其他高度热稳定的酶。酶的浓度和纯度也需要精确控制。

⑥PCR循环数：指PCR反应的循环次数。循环数的选择应根据所需的扩增量进行优化，通常在20～40个循环之间。

⑦阳性和阴性对照：每次PCR反应中应包括阳性对照（已知含有EB病毒核酸的样本）和阴性对照（未感染EBV的样本）以验证反应的准确性。

4. 项目校准及室内质量控制

（1）项目校准

制备一系列已知浓度的EB病毒核酸标准样本，进行PCR反应，构建标准曲线，将待测样本的Ct值与标准曲线上的Ct值相对比，可以计算出待测样本中EB病毒核酸的浓度。这个校准过程有助于将PCR结果转化为定量数据，确保了PCR反应的准确性和可重复性，对于EB病毒的诊断和治疗监测提供了可靠的依据。

（2）室内质量控制

①阴性对照：FAM检测通路（靶标）扩增曲线无对数增长期，VIC检测通路（内标）扩增曲线有明显对数增长期。

②阳性对照：FAM检测通路扩增曲线有明显对数增长期且检测浓度值介于（1.35E+05）～（1.07E+06）copies/mL，Ct值≤30。

③以上要求需在同一次实验中同时满足，否则本次实验无效，需重新进行。

5. 参考范围及干扰物质

（1）定量线性范围：（4.00E+02）～（4.00E+09）copies/mL；临床可报告范围：
<4.00E+02copies/mL，（4.00E+02）～（4.00E+09）copies/mL，>4.00E+09copies/mL。

（2）干扰物质：总胆红素（≤500μmol/L），甘油三酯（≤8mmol/L）对检测结果不影响。

6. 检测系统性能概要

（1）敏感性：具有高度的敏感性，可以检测到极低浓度的EB病毒核酸。这使它能够早期诊断感染，甚至在症状出现之前检测到病毒。

（2）特异性：具有高度的特异性，可以准确区分EB病毒与其他相关病毒或核酸序列，避免了误报和假阳性结果。

（3）定量能力：不仅可以检测EB病毒的存在，还可以用于测量病毒核酸的数量。这对于监测感染活动和治疗效果评估非常重要。

（4）精确性：适当的标准曲线和校准样本使用，结果非常精确，能够提供可靠的定量数据。

（5）多样性：可以针对不同的EB病毒基因区域进行设计，以满足不同研究或临床需求，包括检测不同EB病毒亚型和毒株。

7. 临床意义

（1）早期诊断：EB-DNA检测可帮助医生早期诊断EBV感染，特别是在初次感染期，因为症状可能不明显或与其他疾病相似。早期诊断有助于采取适当的治疗和管理措施。

（2）疾病诊断：EB-DNA检测可用于确定与EBV感染相关的多种疾病，包括传染性单核细胞增多症和EB病毒相关的肿瘤，如Burkitt淋巴瘤、鼻咽癌和霍奇金淋巴瘤。

（3）治疗监测：EB-DNA检测对于EBV相关疾病的治疗，特别是肿瘤，EB病毒核酸检测可用于监测病情进展和治疗效果。治疗后的核酸检测结果可以指导治疗计划的调整。

（4）免疫功能评估：EB-DNA检测可以用于评估患者的免疫功能状态。在免疫抑制或免疫功能低下的患者中，EBV感染可能变得更加严重，因此检测可以帮助医生监测这些患者的感染风险。

（5）流行病学研究：对于疫情流行病学研究，EB-DNA检测可以用于追踪EBV感染的传播和流行情况，了解感染率和风险因素，以制定有效的防控策略。

五、新型冠状病毒（SARS-CoV-2）核酸检测

新型冠状病毒，正式称为严重急性呼吸综合征冠状病毒2型（SARS-CoV-2），是一种冠状病毒，引发了全球大流行的COVID-2019疫情。该病毒具有高传染性，可导致呼吸道感染和严重肺部疾病。PCR法检测新冠病毒核酸是目前最常用的诊断方法，它利用特定引物将样本中的SARS-CoV-2病毒RNA扩增，然后通过实验室技术检测是否存在病毒核酸。这种检测方法非常敏感和特异，可用于早期感染诊断、治疗、感染者追踪、疫情监测和隔离控制，在全球应对新冠病毒大流行中起到了关键作用。

1. 方法学概述

PCR法检测新冠病毒核酸采用分子生物学技术，用于确定患者体内是否存在SARS-CoV-2病毒。提取样本中的RNA，通过特异性引物、PCR反应条件下扩增SARS-CoV-2的RNA序列，包括变性、退火和延伸步骤，每个步骤都在特定温度下进行。如果样本中存在SARS-CoV-2 RNA，PCR反应将产生大量DNA片段。这些片段通常通过荧光探针或凝胶电泳进行检测和分析。正常情况下，阳性结果表明患者感染了SARS-CoV-2，而阴性结果则表示未检测到病毒核酸。

相较上述传统PCR变温技术，新冠病毒核酸即时检测采用等温扩增技术，通常无需改变反应温度，半小时内可完成检测，速度的提升，满足了急性感染的诊疗需求。

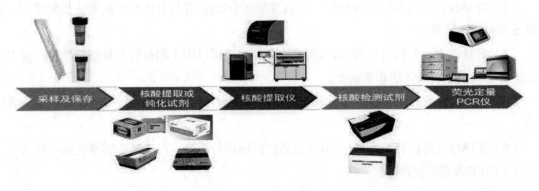

图2-26　PCR法示意图

2. 标本要求

咽拭子：用无菌拭子擦拭咽后壁和两侧扁桃体，将拭子折断后置于保存液中，旋紧管盖密封送检；鼻咽拭子：无菌拭子插入鼻腭处，停留片刻后缓慢转动退出，将拭子折断后置于保存液中，旋紧管盖密封送检；痰液：用一次性无菌痰杯收集受检者肺深部咳出痰液1～3mL，密封送检。肺泡灌洗液：用一次性无菌塑料管收集1～3mL，密封送检。

3. 测定原理及参数设置

（1）测定

利用荧光PCR技术，分别以2019-nCoV ORF1ab和N基因为靶区域，设计特异性引物和Taqman荧光探针，进行RT-PCR扩增。探针能与引物扩增区域中间的一段DNA模板发生特异性结合。在PCR延伸反应过程中，Taq酶的外切酶活性将探针的5'端荧光基团切割下来，使之脱离了3'端荧光基团的屏蔽，游离于反应体系中，发出可供仪器检测的荧光。随着PCR反应的进行，PCR反应产物不断累积，荧光信号强度也等比例增加。即每扩增一条DNA链，就有一个荧光分子形成，实现了荧光信号的累积与PCR产物形成完全同步，从而实现对病毒的快速定性检测。内源性内标的存在，可对样本采集、核酸提取、扩增过程进行监控，避免假阴性结果的出现。添加的防污染组分UDG酶，将可能的产物污染充分降解，避免假阳性结果。

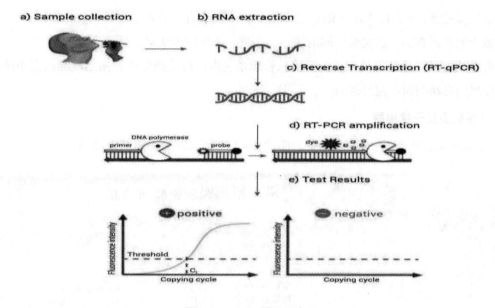

图2-27 PCR原理示意图

（2）测定参数

PCR法检测SARS-CoV-2涉及一系列参数设置，以确保反应的敏感性、特异性和可重复性。

①引物设计：设计特异性引物是关键的一步，确保只扩增新冠病毒的目标序列。引物通常选择在病毒基因组的保守区域，并经过严格验证。

②温度条件：温度设置的精确性对于反应成功非常关键。通常，变性温度为94~98℃，退火温度为50~65℃，延伸温度为72~75℃。

③PCR反应体积：通常在20~50μL，其中包括模板RNA、引物、DNA聚合酶、反应缓冲液、核酸染料（如SYBR Green或探针）和去离子水。体积的准确性对于反应的成功至关重要。

④反应缓冲液：包括酶的反应条件和稳定性所必需的盐和缓冲剂。缓冲液的pH值和离子浓度必须根据PCR酶的要求进行优化。

⑤PCR酶：PCR反应需要DNA聚合酶，常用的是Taq DNA聚合酶或其他高度热稳定的酶。酶的浓度和纯度也需要精确控制。

⑥PCR循环数：指PCR反应的循环次数。循环数的选择应根据所需的扩增量进行优化，通常在20~40个循环。

4. 项目校准及室内质量控制

（1）项目校准

PCR法检测新冠病毒的项目校准是确保反应的准确性和可重复性的关键步骤。它通常包括使用已知浓度的SARS-CoV-2病毒核酸标准样本，构建标准曲线来关联Ct值与病毒核酸浓度。这个标准曲线用于将待测样本的Ct值转化为病毒核酸浓度，从而量化感染水平，对于临床诊断和流行病学研究具有重要意义。

（2）室内质量控制

①阴性质控品：FAM、VIC检测通路（靶标）无明显扩增曲线。ROX检测通路（内标）扩增曲线有明显对数增长期。

②阳性质控品：FAM、VIC、ROX检测通路扩增曲线有明显对数增长期且Ct≤30。

③以上要求需在同一次实验中同时满足，否则，本次实验无效，需重新进行。

④阳性质控品原始结果传入实验室信息管理系统内进行质控分析。根据检测数据和该检测项目的质控规则自动判断在控与否。

5. 参考范围及干扰物质

（1）临床可报告范围：阴性（-），阳性（+），图2-28为检测结果原图示意。

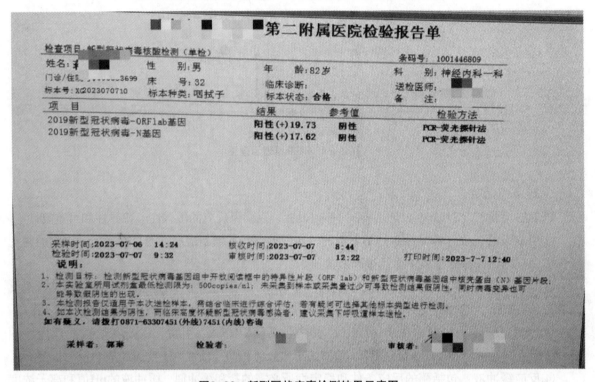

图2-28　新型冠状病毒检测结果示意图

（2）干扰物质

①抑制物质：PCR反应中可能存在抑制物质，如血液、粪便、尿液等，它们可以降低PCR反应的效率。这些抑制物质可能需要经过核酸提取和纯化步骤来去除或稀释。

②自身核酸：样本中的自身核酸（宿主DNA或RNA）可能干扰PCR反应，因为它们竞争与引物结合和扩增。这可以通过DNA酶或RNase的处理来减轻。

③化学污染物：某些化学物质，如重金属、有机溶剂或污染的实验室用品，可能污染样本或反应体系，影响PCR结果。

④PCR抑制物质：PCR反应中的特定抑制物质，如盐或EDTA等，可能降低PCR酶的活性，因此需要在反应中进行适当的稀释或调整。

⑤RNA降解：RNA样本容易受到降解，如果不妥善保存或处理，可能导致PCR检测结果不准确。RNA保护剂和低温储存可以减轻RNA的降解。

6. 检测系统性能概要

（1）敏感性：PCR法通常具有高度的敏感性，能够检测到样本中极低浓度的SARS-CoV-2病毒核酸。这意味着即使患者体内病毒量很少，也有望被准确检测到，有助于早期诊断和感染者的追踪。

（2）特异性：PCR法具有高度的特异性，可以准确区分SARS-CoV-2与其他冠状病毒或细菌。这降低了误报和假阳性结果的风险，确保了结果的可靠性。

（3）准确性：当适当的标准曲线和校准样本使用时，PCR法的结果通常非常准确。这对于确定感染量、监测疫情和评估治疗效果至关重要。

（4）快速性：PCR法通常具有相对快速的反应时间，能够在几小时内提供结果。这对于快速隔离感染者和采取控制措施至关重要。

（5）定量能力：PCR法不仅可以检测SARS-CoV-2的存在，还可以测量病毒核酸的数量。这对于了解感染的严重程度、监测治疗效果和预测传播风险非常重要。

7. 临床意义

（1）早期诊断和隔离：新冠病毒核酸检测能够迅速确认是否感染了SARS-CoV-2病毒。早期诊断有助于感染者及时隔离，减缓病毒传播，降低疫情扩散速度。

（2）个体治疗决策：检测结果可帮助医生决定患者是否需要住院治疗以及治疗方案的选择。重症病例可以得到迅速地干预，提高治愈率。

（3）流行病学监测：通过对感染者的跟踪和检测，可以了解疫情的传播动态，发现潜在的聚集性感染事件，有助于及时采取公共卫生措施。

（4）社区传播控制：检测可以帮助确定哪些社区或地区存在疫情传播，有助于针对性地实施封锁或隔离措施，减缓疫情蔓延。

（5）感染者治疗监测：对于已确诊的患者，检测可用于监测疾病的进展和治疗效果，指导治疗计划的调整。

（6）高风险人群筛查：检测有助于识别高风险人群，如医护人员或护理机构居民，以便采取额外的预防措施来减少感染风险。

（7）旅行和入境控制：在国际旅行中，检测可用于筛查潜在感染者，防止病毒跨境传播。

（8）疫苗研究和监测：检测结果可用于疫苗试验中的参与者筛选，并监测疫苗接种后的免疫反应。

六、甲型流感病毒核酸检测

甲型流感病毒（Influenza A Virus）是一种流感病毒，它分为多个不同的亚型，其中包括甲型H1N1和甲型H3N2等。甲型流感病毒引起季节性流感和大流行，对公共卫生构成了威胁。甲型流感病毒的核酸检测采用PCR法，检测样本中的流感病毒RNA，特别是其表面抗原基因，以确认感染。这种检测方法具有高度的敏感性和特异性，可用于早期诊断、病毒亚型鉴定、流行病学研究和疫苗监测。

1. 方法学概述

提取样本中的流感病毒RNA，在逆转录酶作用下转换为cDNA，通过PCR技术扩增目标病毒基因片段，反应生成的产物通过实时荧光检测进行定性和定量分析，阳性结果表明样本中存在甲型流感病毒RNA，而阴性结果则表示未检测到。

目前采用恒温扩增技术可实现分子POCT，15min可检测出甲/乙流病毒。

2. 标本要求

（1）样本类型：呼吸道分泌物，如鼻拭子、咽拭子或深部呼吸道样本（如支气管肺泡灌洗液或痰液）。这些样本通常包含了潜在的流感病毒RNA。

（2）采集时间：样本的采集时间对检测的敏感性很重要。通常，在感染初期（发病后48h内）采集的样本含有更高浓度的病毒RNA，具有更高的检测准确性。

（3）标本储存：样本应在采集后尽快送往实验室进行处理，或者储存在适当的条件下，如冷藏或冷冻，以防止RNA降解。

3. 测定原理及参数设置

（1）测定原理

利用荧光PCR技术，将甲流病毒基因编码区的相对保守区为靶区域，设计特异性引物和Taqman荧光探针，进行一步法RT-PCR扩增。探针能与引物扩增区域中间的一段DNA模板发生特异性结合。在PCR延伸反应过程中，Taq酶的外切酶活性将探针的5'端荧光基团切割下来，使之脱离了3'端荧光基团的屏蔽，游离于反应体系中，发出可供仪器检测的荧光。随着PCR反应的进行，PCR反应产物不断累积，荧光信号强度也等比例增加。即每扩增一条DNA链，就有一个荧光分子形成，实现了荧光信号的累积与PCR产物形成完全同步，从而实现对病毒的快速定性检测。引入的内标对照，对核酸提取、扩增过程进行监控，减少假阴性结果的出现。

（2）测定参数

PCR法检测甲型流感病毒核酸的参数设置包括一系列关键步骤，以确保反应的敏感性、特异性和可重复性。

①引物和探针设计：选择合适的引物和探针，以确保其特异性和亚型识别能力。通常，甲型流感病毒核酸检测会使用多个引物和探针，以覆盖不同的亚型。

②反应体积：包括核酸模板、引物、探针、酶和缓冲液等。通常，PCR反应总体积在20 ~ 50μL。

③核酸模板浓度：优化核酸模板的浓度，通常在1 ~ 100ng/μL。浓度太高可能引发抑制，太低可能导致信号弱。

④引物和探针浓度：确定引物和探针的最佳浓度，通常在0.1 ~ 1μmmoL。浓度的选择会影响扩增效率。

⑤PCR缓冲液：选择适当的PCR缓冲液，确保适当的离子平衡和反应条件。通常，PCR缓冲液包含钾离子和镁离子。

⑥反应温度：设定PCR反应变性、退火和延伸的温度。通常包括95℃的变性、55～65℃的退火和72℃的延伸。

⑦PCR循环参数：PCR循环的次数通常在20～40个周期。

⑧阳性和阴性对照：包括阳性和阴性对照样本，以确保PCR反应的质量控制。

⑨实验室条件：确保在无菌条件下进行实验，以防止污染。此外，使用RNA酶抑制剂和其他措施来防止RNA降解。

4. 项目校准及室内质量控制

（1）项目校准

PCR法检测甲型流感病毒的项目校准过程包括以下关键步骤：首先，准备一系列已知浓度的甲流病毒核酸标准品，通过测量标准品PCR反应产生的荧光信号或其他检测信号的强度，构建标准曲线，将不同标准品的信号与其已知浓度关联起来。将待测样本的信号强度通过与标准曲线的比对，可以确定样本中甲流病毒核酸的浓度。此过程不仅允许定量测量样本中的病毒核酸含量，还可用于验证PCR反应的性能和特异性，是PCR检测中的重要质量控制步骤，有助于确保准确的结果，特别是在流感疫情监测和临床诊断、治疗中至关重要。

（2）室内质量控制

①阴性质控品：FAM、VIC、CY5检测通路（靶标）扩增曲线无对数增长期，ROX检测通路（内标）扩增曲线为对数增长期且Ct值≤36。

②阳性质控品：FAM、VIC、CY5检测通路扩增曲线有明显对数增长期且Ct值≤36。

③以上要求需在同一次实验中同时满足，否则，本次实验无效，需重新进行。

④阳性质控品原始结果传入实验室信息管理系统内进行质控分析。根据检测数据和该检测项目的质控规则自动判断在控与否。

5. 参考范围及干扰物质

（1）临床可报告范围：阴性（-），阳性（+）

（2）干扰物质：PCR检测甲型流感病毒核酸时可能会受到多种抑制物质的影响，这些抑制物质可能导致PCR反应的低效或产生错误的结果。以下是一些可能存在于检测中的干扰物质：

①血液或血液成分：血液中的抗凝剂（如EDTA）、血浆蛋白和血细胞残留物可能包含有抑制PCR反应的物质。

②核酸降解产物：样本中可能存在核酸降解产物，如核酸碎片或核酸酶产生的小片段，它们可能干扰PCR反应。

③酶抑制剂：样本中的酶抑制剂，如蛋白酶、核酸酶和多糖，可能对PCR反应的酶产生抑制作用。

④PCR抑制物质：一些样本可能含有PCR抑制物质，如肝素、某些蛋白质、草酸和盐酸。这些物质可能直接干扰PCR酶的活性。

⑤有机化合物：样本中的有机化合物，如酚类、醚类和酮类，可能影响PCR反应的效率。

⑥离子：高浓度的离子，特别是铁和镁，可能对PCR酶产生抑制作用。

6. 检测系统性能概要

（1）灵敏性（Sensitivity）：是指PCR方法能够检测到样本中极低浓度的甲型流感病毒核酸。通过使用已知浓度的甲流病毒标准品，评估PCR反应的最低检测限。通常，PCR应具有高度灵敏性，能够检测到极少量的目标核酸。

（2）特异性（Specificity）：确保PCR方法只检测甲型流感病毒核酸，而不会对其他相关病毒或微生物产生交叉反应。通过使用不同亚型的甲流病毒核酸和其他相关病原体核酸进行特异性测试，以排除误报的风险。

（3）线性动态范围（Linear Dynamic Range）：是指PCR方法能够定量测量不同浓度的甲流病毒核酸，通常通过标准曲线来评估。PCR反应应该在一定浓度范围内保持线性，以便准确测定样本中的核酸浓度。

（4）精确性（Accuracy）：是指PCR检测结果与真实值之间的一致性。通过比较PCR结果与标准品的已知浓度，评估PCR方法的准确性。

（5）重复性和可重复性（Precision and Reproducibility）：重复性指在相同实验条件下重复进行PCR反应，以评估在同一实验室内不同时间点的结果一致性。可重复性涉及不同实验室或不同操作者之间的结果一致性。

（6）实验室内和实验室间差异（Intra-laboratory and Inter-laboratory Variation）：即在同一实验室内和不同实验室之间的PCR结果的变异程度。它们反映了实验室的技术准确性和标准化程度。

（7）假阳性和假阴性率（False Positive and False Negative Rates）：表示PCR检测甲流的误报风险。通过使用负对照和阳性对照样本来评估PCR的假阳性和假阴性率，以确保准确的结果。

7. 临床意义

（1）早期诊断：甲型流感是一种常见的呼吸道疾病，可以导致轻度到严重的病症，包括肺炎和死亡。流感症状与其他呼吸道感染相似，因此临床医生需要进行早期的确诊，以采取适当的治疗和控制措施。PCR检测可以在感染初期准确诊断甲流，有助于及时采取治疗措施，减少并发症的风险。

（2）流行病学监测：流感是一种季节性流行病，临床检测有助于监测不同流感亚型和毒株的传播和流行趋势。这有助于卫生部门采取及时的公共卫生干预措施，如疫苗研发和分发，以控制流感的传播。

（3）临床管理：对于流感患者，特别是高危人群（如儿童、老年人和免疫系统受损患者），早期诊断对于采取适当的药物治疗和隔离措施至关重要。PCR检测可以区分流感病毒亚型，这对于选择有效的抗病毒药物非常重要。

（4）流感季节管理：在流感季节，流感检测可以帮助医疗机构迅速识别流感病例，采取感染控制措施，减少流感在医院和养老院等医疗机构中的传播。

（5）公共卫生应对：流感检测结果可以用于制定公共卫生政策和应对流感流行的策略。这包括决定是否需要采取隔离、取消集会、推广疫苗接种等措施，以减缓流感的传播。

七、乙型流感病毒核酸检测

乙型流感病毒（Influenza B Virus）是流感病毒家族的一员，与甲型流感病毒一起导致季节性流感流行。乙型流感病毒的核酸检测采用PCR技术，通过检测病毒核酸的来确定患者是否感染该病毒。PCR法具有高度的灵敏性和特异性，能够迅速准确地诊断乙型流感病毒感染，有助于采取适当的治疗和流行病学监测措施。

1. 方法学概述

提取样本中病毒RNA，在逆转录酶作用下转换为cDNA，通过PCR技术扩增目标病毒基因片段，反应生成的产物通过实时荧光检测进行定性和定量分析，以确认乙型流感病毒的存在和浓度。

目前采用恒温扩增技术可实现分子POCT，15min可检测出甲/乙流病毒。

2. 标本要求

（1）样本类型：通常为咽拭子或鼻咽拭子。

（2）采集时间：通常在发病初期（发病48h内），此时病毒最容易检测到。

（3）储存和运输：通常在2~8℃的温度下储存和运输，以防止病毒核酸的降解。

3. 测定原理及参数设置

（1）测定原理

利用荧光PCR技术，乙型流感病毒基因编码区的相对保守区为靶区域，设计特异性引物和Taqman荧光探针，进行RT-PCR扩增。探针能与引物扩增区域中间的一段DNA模板发生特异性结合。在PCR延伸反应过程中，Taq酶的外切酶活性将探针的5'端荧光基团切割下来，使之脱离了3'端荧光基团的屏蔽，游离于反应体系中，发出可供仪器检测的荧光。随着PCR反应的进行，PCR反应产物不断累积，荧光信号强度也等比例增加。即每扩增一条DNA链，就有一个荧光分子形成，实现了荧光信号的累积与PCR产物形成完全同步，从而实现对病毒的快速定性。另外，该项目引入内标对照，用于对核酸提取的整个过程进行监控，减少假阴性结果的出现。

（2）测定参数

PCR法检测乙型流感病毒核酸的参数设置可以根据实验室的具体情况和PCR仪器的不同而有所变化，但通常包括以下一般参数：

①引物和探针设计：设计特异性引物和探针以扩增和检测乙型流感病毒的特定基因或基因片段。这通常涉及选择已知的高度保守的病毒序列作为靶标。

②反应体积：确定PCR反应的总体积，通常在20~50μL之间，取决于PCR管或板的规格。

③DNA或RNA模板：添加已提取的样本RNA或cDNA作为反应的模板，其中包含乙型流感病毒核酸。

④引物和探针浓度：优化引物和探针的最佳浓度，通常在0.1~1μmmoL。

⑤Mg^{2+}浓度：优化Mg^{2+}离子的浓度，通常在1~5mmol/L之间，以促进引物的结合和PCR酶的活性。

⑥核酸扩增温度：包括变性、退火和延伸步骤的温度和时间。一般而言，PCR反应通常包括95℃的变性、55~65℃的退火和72℃的延伸步骤。

⑦PCR周期数：确定PCR反应的循环次数，通常在25~40周期之间，以确保充分扩增目标核酸。

⑧阳性对照和负性对照：包括适当的阳性对照（包含已知的乙型流感病毒RNA）和阴性对照（不含乙型流感病毒RNA的样本），以验证PCR反应的有效性。

4.项目校准及室内质量控制

（1）项目校准

PCR法检测乙型流感病毒的项目校准过程是一项关键的质量控制步骤，旨在确保PCR反应的准确性和可靠性。首先，使用已知浓度的乙型流感病毒标准品制备一系列不同浓度的病毒RNA标准溶液。接下来，这些标准品会被引入PCR反应中，与实际患者样本一同进行PCR扩增。通过比较PCR结果与已知标准的期望结果，可以评估PCR反应的灵敏性、特异性、线性动态范围、准确性和重复性等性能指标。校准的结果将用于修正未知样本的浓度，并确保PCR法检测乙型流感病毒的可靠性和准确性，这对于临床诊断治疗和疫情监测至关重要。

（2）室内质量控制

①阴性质控品：FAM、VIC、CY5检测通路靶标（靶标）扩增曲线无对数增长期，ROX检测通路（内标）扩增曲线为对数增长期且Ct值≤36。

②阳性质控品：FAM、VIC、CY5检测通路扩增曲线有明显对数增长期且Ct值≤36。

③以上要求需在同一次实验中同时满足，否则，本次实验无效，需重新进行。

④阳性质控品原始结果传入实验室信息管理系统内进行质控分析。根据检测数据和该检测项目的质控规则自动判断在控与否。

5.参考范围及干扰物质

（1）临床可报告范围：阴性（－），阳性（＋），图2-29为检测结果原图示意。

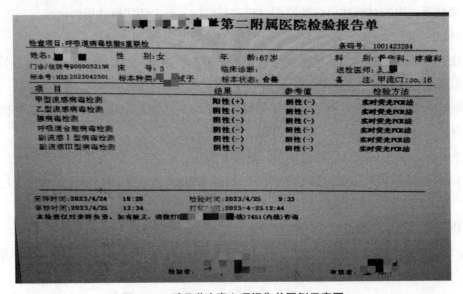

图2-29　呼吸道病毒六项报告单图例示意图

（2）干扰物质：PCR检测乙型流感病毒核酸时可能会受到多种抑制物质的影响，这些抑制物质可能导致PCR反应的低效或产生错误的结果。以下是一些可能存在于检测中的干扰物质：

①血液或血液成分：血液中的抗凝剂（如EDTA）、血浆蛋白和血细胞残留物可能包含有抑制PCR反应的物质。

②核酸降解产物：样本中可能存在核酸降解产物，如核酸碎片或核酸酶产生的小片段，它们可能干扰PCR反应。

③酶抑制剂：样本中的酶抑制剂，如蛋白酶、核酸酶和多糖，可能对PCR反应的酶产生抑制作用。

④PCR抑制物质：一些样本可能含有PCR抑制物质，如肝素、某些蛋白质、草酸和盐酸。这些物质可能直接干扰PCR酶的活性。

⑤有机化合物：样本中的有机化合物，如酚类、醚类和酮类，可能影响PCR反应的效率。

⑥离子：高浓度的离子，特别是铁和镁，可能对PCR酶产生抑制作用。

6. 检测系统性能概要

（1）灵敏性：灵敏度高能够检测到的极低浓度的病毒，即使样本中只含有极少量的病毒核酸，也可以进行可靠的检测。

（2）特异性：应具有高度特异性，以确保只扩增目标乙型流感病毒核酸，而不会受到其他相关病毒或生物分子的干扰。

（3）线性范围：应具有广泛的线性范围，使其能够定量测量不同浓度的乙型流感病毒核酸。这是在流感流行期间对疫情监测至关重要的特性。

（4）准确性：准确性是指其测量结果与实际值之间的接近程度。准确性对于确保临床诊断和流行病学研究的可靠性至关重要。

（5）重复性：应具有良好的重复性，即在多次重复试验中，相同样本的检测结果应该高度一致。这有助于确保实验室内的结果稳定性和可重复性。

7. 临床意义

（1）确诊流感病例：乙型流感病毒核酸检测可以帮助医生明确患者是否感染了乙型流感病毒。由于流感的症状与其他呼吸道疾病相似，因此仅通过症状很难确定是否是流感。检测可以确保准确地诊断，有助于避免不必要的治疗和传染给他人。

（2）流感治疗：早期诊断有助于医生及时采取合适的治疗措施。某些抗流感药物，如奥司他韦（Oseltamivir），只在早期感染时有效，因此及时诊断对于治疗的成功至关重要。

（3）预防传播：通过检测，可以确定感染者，并采取隔离措施，从而减少流感病毒的传播。这对于在流感季节中减少疫情的传播至关重要，尤其在医疗机构和学校等集体场所。

（4）流行病学监测：有助于流行病学监测，帮助卫生部门了解病毒的传播趋势、季节性流感的流行程度以及不同亚型的盛行情况。这些信息对制定公共卫生政策和疫苗研发至关重要。

（5）高风险群体管理：对于高风险群体，如老年人、儿童、孕妇和免疫受损患者，及时的乙型流感病毒检测非常重要。他们容易受到严重并发症的影响，因此早期干预和管理对于降低患者风险至关重要。

第四节 急诊病原体核酸检测管理要求

1. 实验场景（室）设计及设备的要求

传统核酸检测使用的基因扩增实验室设计需要满足功能分区、气流设计、压力差设计等生物安全二级实验室要求，一般分四个工作区：试剂准备区、样本制备区、扩增区、产物分析区，各功能区常带有缓冲区，物理空间上是完全相互独立的，各区域无论是在空间上还是在使用中，应当始终处于完全的分隔状态，不能有空气的直接相通。有单一的人员流动方向和气流流动方向。气流流动方向可通过压力递减的方式进行，一般通过安装排风扇、负压排风装置或其他可行的方式实现。常用设备有生物安全柜、核酸提取仪、扩增仪、测序仪、高压灭菌器、离心机、紫外消毒车等。

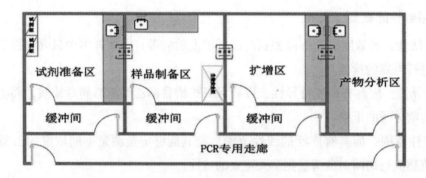

图2-30　实验室平面图

目前关于病原核酸POCT检测国内没有明确的关于实验室场景设计及设备的要求，但是根据上海市医学会分子诊断专科分会等发表的《病原体核酸即时检测质量管理要求专家共识》中病原体核酸POCT应用场景的描述（急诊、发热门诊、儿科门急诊、检验科/第三方检验所、特定病区等）（表2-66），结合与常规理化指标POCT检测不同，病原核酸POCT首先需要对生物因子的危害程度进行评估，然后在符合生物安全要求的条件下进行检查的要求，病原核酸POCT应符合国家和地方生物安全法规和医院感染管理规定。对于高传染性病原体，建议使用生物安全2级或以上实验室所需的设备，包括生物安全柜和高压灭菌器，以确保对有感染风险的标本进行预处理。

表2-66　病原体核酸POCT应用场景

实验室场景	目的	检测病原体举例
急诊	初步诊断和治疗	A群链球菌、流感病毒
发热门诊	诊断、治疗和监测	疟原虫、登革热病毒、A群链球菌、新型冠状病毒及其他呼吸道病毒非典型病原体
儿科门急诊	诊断、治疗和监测	疟原虫、登革热病毒、A群链球菌呼吸道感染病原出疹症候群病原腹泻症候群病原

续表2-66

实验室场景	目的	检测病原体举例
检验科/第三方检验所	诊断、治疗和监测	TB、HIV、HBV、HCV、登革热病毒、疟原虫、A群链球菌中枢神经系统感染病原体、血流感染病原体呼吸道感染病原体、多重耐药菌
特定病区	治疗监测	中枢神经系统感染病原体、血流感染病原体、呼吸道感染病原体、严重耐药菌

注：特定病区指医院特殊防控要求的病区，例如定点收治医院闭环管理的传染病病区、重症监护室。发热门诊，现阶段开展的病原体核酸POCT项主要针对发热和呼吸道感染病原体如新型冠状病毒、甲型流感病毒、乙型流感病毒、呼吸道合胞病毒等。TB为结核分枝杆菌，HIV为人免疫缺陷病毒，HBV为乙型肝炎病毒，HCV为丙型肝炎病毒

　　用于病原体核酸POCT的设备和配套试剂都必须获得国家药品监督管理局批准后方可应用于临床。如使用一步法核酸提取，标本采样管中某些保存液成分会影响提取和扩增效率，导致检测灵敏度下降。因此，应使用试剂厂家配套的采样容器及保存液进行标本采集。配套的采样容器和检测系统在临床使用之前应进行性能验证。共识不推荐使用非配套采样器械，特殊情况下如需使用非厂家检测试剂配套的标本采样容器及保存液，须在标本采集前对采样容器及保存液进行性能确认。

2. POCT质量管理的要求

　　尽管POCT的性质决定其可以在非临床检验中心（医学检验科）的应用场景开展，鉴于核酸检测的技术特性，核酸POCT在质量管理方面也应该遵循传统核酸检测方法的要求。

　　POCT结果属于医学检验报告，因此必须同样保证其报告准确、及时和信息完整，不得出具虚假检验报告，故须具有临床检验资质的检验技术人员（多重核酸检测系统检验人员应具有临床基因扩增上岗证）培训合格后方可进行检测并出具检验报告。也有专家认为：任何病原体核酸POCT均需由同时具有临床检验资质和临床基因扩增上岗证的技术人员完成。从事POCT检验技术人员岗位培训的内容包括：标本采集、仪器操作、校准、保养和故障排除，试剂选择、质量保证、生物安全管理和医疗废物处理等。考核通过后具备POCT检测和报告发放的能力，由所在医院的POCT管理委员会授权其相应工作岗位，并进行管理和督导。除医学检验科外，其他实验室场景一般只对本科室病患进行检测，不向其他科室发放报告。

　　根据上海市医学会分子诊断专科分会等发表的《病原体核酸即时检测质量管理要求专家共识2021》从以下几个方面给出质量管理建议：

　　（1）生物安全管理

　　核酸POCT系统是一个整合一体化的封闭系统，这意味着核酸的提取、扩增、检测步骤都发生在一个封闭的空间内，有效地防止了生物样本和遗传物质被释放到环境中。因此，核酸POCT对进行检测的人员构成的风险相对较小。然而，由于在样本采集过程中与患者和样本直接接触以及将样本添加到试剂卡或盒中，仍然存在病原体暴露的风险。因此，除严格按照产品说明书推荐的方法操作患者标本，以降低气溶胶的形成、溢出和暴露的风险外，特别是对于高传染性病原体，检测区域应至少具备生物安全柜和高压灭菌器等生物安全二级实验室必需设备，保证有传染

风险的标本前处理（例如痰液标本的液化处理、标本的分装等）的生物安全。

发热门诊应满足三区（清洁区、半污染区和污染区）两通道（医务人员通道和患者通道）要求。洁净区主要包括医疗、护理休息区，应有独立的出入口。半污染区（又称缓冲区）主要包括卸污防护设备区和消毒物资储存仓库。污染区域主要包括会诊室、病房、实验室、处置室等医疗功能区。医疗功能区应充分利用信息技术，如患者自助挂号、预约、缴费、打印检测报告等，减少诊疗过程中的等待时间和交叉感染风险。一般来说，病原体核酸POCT应在医疗功能区的实验室进行。

测试区域应保持清洁有序，以防止交叉污染。表面和地板应每天消毒，并在溢出或可见污染后立即消毒。技术人员应按照生物安全实验室的要求正确佩戴个人防护设备，包括一次性手套，应在两次运行之间更换。此外，测试试剂必须按照产品说明进行储存和处理。

对含有疑似传染性病原体的样本保存、使用和销毁应严格按照实验室生物安全操作；实验室排放废气、废水、废弃物处置和消毒灭菌等规章制度，监督核查等安全管理措施与当前感染性病原体基因扩增检验实验室要求一致。

（2）标本采集和预处理

表2-67 临床常见标本类型及其检验目的

领域	标本类型	病原体举例	主要用途
多重耐药菌	痰、鼻拭子	耐甲氧西林金黄色葡萄球菌	多重耐药菌管控
	粪便、肛拭子	碳青霉烯耐药革兰氏阴性菌	
消化道感染	粪便、肛拭子	产毒型艰难梭菌	艰难梭菌感染
呼吸道感染	咽拭子	A族链球菌	咽炎
	鼻咽拭子	急性呼吸道病毒（甲型流感病毒乙型流感病毒呼吸道合胞病毒、新型冠状病毒）	用于急性呼吸道感染的诊断，指导治疗，辅助感染控制
	痰/肺泡灌洗液/组织	TB及利福平耐药病毒真菌、非典型病原体	下呼吸道感染的筛查和诊断
泌尿生殖道感染	尿液、脓液、宫颈标本、拭子	沙眼衣原体、支原体、淋病奈瑟菌、人乳头瘤病毒、B群链球菌	性传播疾病的筛查和诊断
血源性感染	血液	HIV、HBV、HCV	手术输血/血透/内镜检查准备
中枢神经系统感染	脑脊液	肠病毒71型、乙型脑炎病毒、隐球菌、TB	中枢神经系统感染的诊断

注：HIV为人免疫缺陷病毒，HBV为乙型肝炎病毒，HCV为丙型肝炎病毒，TB为结核分枝杆菌

病原体核酸POCT的标本采集以及预处理，涉患者、采集人员、检测人员等，其中一个或多个环节处理不当都可能导致分析前标本质量不合格，最终导致检验结果错误。临床常用标本类型及其检验目的推荐见表2-67。

①采样容器及保存液的选择

病原体核酸POCT设备和配套试剂都必须获得国家药品监督管理局批准后方可应用于临床。应使用试剂厂家配套的采样容器及保存液进行标本采集。配套的采样容器和检测系统在临床使用之前应进行性能验证。且常规不推荐使用非配套采样器械。特殊情况下如需使用非厂家检测试剂配套的标本采样容器及保存液，须在标本采集前对采样容器及保存液进行性能确认。

②标本的采集及预处理

病原体核酸POCT检测的标本类型主要有：咽拭子、鼻拭子、鼻咽拭子、血液、宫颈标本、痰液、尿液、粪便、脑脊液、穿刺液、组织等，各类标本采集方法与常规核酸检测要求一致。

标本采集方法和标本类型的选择、标本的稳定性、运输温度和时间、接收标准、保存条件等应严格遵循产品说明书规定。

标本采集后按照操作说明书检测，痰液、粪便、组织等标本的液化操作需遵照厂家说明书规定，需要特别注意标本上样量不宜过多，避免杂质干扰核酸检测效率。

3. 检验程序性能验证

在常规应用前，应由实验室对核酸POCT检测系统进行独立的性能验证，以证实检测程序性能与其所声明性能指标相符。任何严重影响检验程序分析性能的情况发生后，应在检验程序重新启用前对受影响的性能进行验证。病原体核酸POCT主要包括定性和定量检测项目，不同项目性能验证参数有所侧重。性能验证样品的选择应满足可溯源性、适用性、均质性特点，定性检测的验证内容包括：符合率验证、LOD验证和交叉反应等。定量检测的验证内容包括：正确度、精密度、线性区间和LOQ验证等。对于多重病原体核酸检测，宜尽量覆盖常见病原体种类及基因型。

4. 质量保证措施

实验室应建立并实施涉及检测全过程的标准操作程序，包括但不限于标本采集、运送、保存，标本接收和预处理、检测操作和复检流程、结果报告和解释、仪器设备维护、性能验证、室内质量控制和室间质评等，有条件的实验室可建立个体化质量控制计划。实验室使用多台POCT仪器时，在常规运行中，要遵循医院POCT管理文件规定进行定期仪器间比对。

（1）室内质量控制

实验室应进行室内质量控制，以监控检测过程的稳定性。应制定室内质量控制程序，程序中应有针对核酸检测中防污染的具体措施。

POCT检测通常每个样本都包含一个内部对照（内标），而外部质控品（应包括阳性和阴性）作为单独的样本运行。内标在控表明正确提取了患者样本，这是获得正确结果的必要步骤。外部质控品则评估检测系统是否提供正确结果。完整的室内质控程序可以控制检测过程、评价检测系统性能，提供质量保证。

（2）室间质量评价

实验室应按时参加国家临床检验中心或省/市相关机构组织的室间质量评价活动，以监控检测过程的准确性。实验室对不合格的室间质评结果应进行分析并采取纠正措施，并记录。对暂无室间质评的POCT检测项目，应至少每年2次通过与其他实验室比对的方式，判定检测结果的可接受性。

5. 结果分析和报告

病原体核酸POCT的结果判读规则应在实验室性能满足要求的基础上，参考检测试剂说明书进行。尽管POCT设备会提供明确的阳性、阴性或无效结果，实验室仍需结合后台数据（如熔峰图、扩增曲线图等）进行综合判断。结果的输出、阅读和解释（即检验后流程）应该清晰明了，不需要进一步解释，例如"检测到/未检测到病原体"或"存在/不存在突变"。

无论系统是否设置自动报告程序，均须经人工判断和审核后报告，仪器结果判读阈值线应始终与说明书保持一致，且不支持随意手动调整，对于检测结果不确认或无效的样本立即启动实验室复检规则，符合结果报告要求后方能报告。

POCT结果报告单上须醒目注明"POCT及检测方法"字样，并注明所用POCT设备和试剂名称。发布报告时应将检查结果录入实验室信息系统保存备份以便查询，并与医院信息系统相连接。

6. 局限性

（1）检测风险：病原体核酸POCT检测灵敏度比免疫POCT高，加上非专职核酸检测人员的使用会带来检测失败和环境交叉污染的风险。鉴于核酸POCT操作的简便性，应该严格遵循厂家试剂盒操作规程，加强对操作人员检验知识和技能的培训，使污染机会和人为错误最小化。

（2）信息录入：尽管POCT仪器提供明确的阳性、阴性或无效结果，但该平台通常不与实验室信息系统连接，这意味着必须手动输入结果，会出现转录或其他数据输入的人为错误风险。

（3）试剂成本：目前病原体核酸POCT试剂比常规实时荧光PCR检测和基于抗原的检测更为昂贵。虽然其比POCT抗原检测具有更高的灵敏度和特异性，但是在经济欠发达地区，不能承担分子诊断的高额成本时仍需考虑抗原抗体快速筛查。

（4）检测通量：尽管核酸POCT仪器通常很小巧、便携，但通常平台检测通量较低，甚至部分仪器每次只能运行1~2个样本。在大型医院的发热门诊、急诊科或紧急护理诊所，往往需要多台仪器才能有效满足相应病原体检测通量需求。

核酸即时检测结合了分子检测的高灵敏度和POCT的快速、简便的特点，在感染性疾病诊疗现场的检测和高危人群的筛查方面有较好的应用价值。总体上，病原体核酸POCT在感染病和传染病的诊治及管理中逐步进入常态化运行，并显示出其独有的优势。实现POCT管理的规范化是一项惠及医患双方的迫切任务，把POCT纳入整个实验检测系统中是非常有必要的，通过系统的质量控制和质量保证措施，其结果可信度会更高。

第五节　展望

一场新冠，让分子检测技术得到了广泛关注和应用，分子领域得到了高速发展，同时也面临着巨大挑战和机遇。核酸POCT（又称分子POCT）技术的发展与应用在应对新发、突发传染病急诊检验，保护人类生命健康方面具有重大意义。尽管现在市面上已经出现了类似赛沛、filmarray

以及国内的万孚、优思达等核酸POCT厂家和产品，并且装机量也非常可观，但相比其他领域，分子POCT仍然处于前期的发展阶段，接下来的5~10年将是分子POCT快速发展的阶段，未来分子检测产品的发展趋势，将是设备和技术的升级。传统的核酸检测技术为适应分子POCT，出现了LAMP、逆转录绝热等温PCR（RT-iiPCR）和对流PCR等新兴技术。微型化纳米技术、微流体以及人工智能技术的发展，促使了新型高效分子POCT平台的诞生。

1. 新兴分子POCT技术

常见新兴分子POCT技术：基于智能手机的RT-LAMP反应POCT、LFA检测、超级三明治电化学生物传感器、基于3D打印的便携POCT仪器、基于LAMP的微流体芯片、纳米放大比色法、转化纳米粒子的侧向流动检测、柔性纳米株电化学传感器、螺旋环介导等温扩增、逆转录绝热等温PCR、重组酶聚合酶扩增反应等。

2. 新兴分子POCT技术在急诊检验中的应用

传染病暴发给全球经济和公共卫生系统带来沉重负担，新兴POCT技术在诊断新发传染病领域展示了较好的应用前景，例如用于新发传染病病原体（SARS病毒、MERS病毒、寨卡病毒、埃博拉病毒、登革热病毒和SARS-CoV-2等）的急诊检验，还用于甲乙流、疱疹病毒、乙肝病毒、丙肝病毒、HIV病毒、病原菌及其耐药、产酶细菌等的检测。

3. 分子POCT面临的挑战

分子POCT临床应用管理规范目前国内并无明确的文件规定，因此其对产品出厂的设计要求、质控要求更高。同时分子POCT的发展也面临诸多挑战。一方面，表现在检测成本偏高和结果的灵敏度问题致多数产品不能精准定量；另一方面，由于POCT产品在使用过程中不可能像大型中心实验室的设备对环境、操作方法、质控等有严格的规定，所以影响结果的因素较多。因此，未来除做好产品自身的质量控制外，还需通过智能化手段对POCT产品进行区域智能管理，以保证结果的可靠。

4. 前景

核酸即时检测（POCT）在急诊场景体现出来的"现场、即时、简单"的优势，无论在重大公共卫生事件紧急应对，还是院内感染诊治和管理中，都有为快速、精准治疗和科学防控提供重要技术支撑和保障的前景。随着病原体核酸POCT在感染病和传染病的诊治及管理中逐步进入常态化运行，并显示出其独有的优势，把POCT纳入整个实验检测系统中是非常有必要的，通过系统的质量控制和质量保证措施，其结果可信度会更高。病原体核酸POCT将在提升国家医疗质量安全、公共卫生紧急应对、规范抗微生物药物合理使用以及建立分级诊疗模式下的传染病诊治模式中提供有力支持。

第十二章 急诊床旁检测（POCT）

第一节 POCT 概念

一、定义

即时检验（point-of-care testing，POCT），指在患者旁边进行的临床检测。即常说的床旁检测（bedside testing），是在采样现场即刻进行分析，省去标本在实验室检验时的复杂处理程序，快速得到检验结果的一类新方法，通常不一定是临床检验师来进行。

在我国又称其为现场快速检验（point-of-care testing，POCT），由中国医学装备协会POCT装备技术专业委员会在多次专家论证基础上统一命名，并将其定义为：在采样现场进行的、利用便携式分析仪器及配套试剂快速得到检测结果的一种检测方式。

二、应用范围

POCT含义可从两方面进行理解：空间上，在患者身边进行的检验，即"床旁检验"；时间上，可进行"即时检验"。WHO对POCT的定位为：经济、灵敏、特异、简便易用、快速、装置简单。

这些特点决定了其有较大的应用范围：从应用领域看，POCT产品可应用于临床检验、慢病监测、应急反恐、灾害医学救援、传染病监测、检验检疫、食品安全、毒品检验等公共卫生领域。从应用场所看，POCT产品可出现在多种场合，包括大型医院的病房、门诊、急诊、检验科、手术室、监护室；基层医院、社区门诊和私人诊所；体检中心；卫生服务中心、疾病预防控制中心、灾害医学救援现场、食品安全检测现场、环境保护现场；海关检疫、违禁药品快速筛查；法医学现场；生物反恐现场等。

三、发展

2004年，POCT概念及技术引入中国；2006年，中国首部POCT专著《即时检验》出版；2007年，中国医院协会临床实验室管理分会成立了POCT专业委员会，提出POCT院内管理草案；2013年10月，国家标准化管理委员会将POCT译文确定为"即时检测"；2014年6月中国POCT年会上，中国医学装备协会现场快速检测（POCT）装备技术分会成立，形成了《现场快速检测POCT院内管理建议》草案以及《现场快速检测（POCT）专家共识》。

随着急救医学诊断和治疗水平的提高，对POCT提出了更新、更快、更准确、更方便的参数要求。POCT从简单的干化学技术发展到传感技术、生物芯片技术等高科技引入检验医学领域，特别是色谱、光谱、生物传感器及光电分析等技术的引入，推动我国POCT产业的迅速崛起，其检测项目覆盖了几乎所有的医学检验领域，在急诊检验中发挥重要的作用。

四、展望

随着POCT的发展，检验医学将进行一场深刻的变革。首先，检验空间将转移到更接近患者的地方：如病房、门诊、急诊、监护室、手术室；其次，工作份额将重新分配，未来POCT会成为临床检验的主角。而大型的自动化设备成为解决难题、拾遗补阙的手段。因此，现有的组织机构、管理模式、操作程序都将产生变化。随着生物技术的进步，医学诊断必然向着更方便、更灵敏、更准确的方向迈进，POCT的兴起也必然会给就诊方式和医疗行为带来革命。

✛ 第二节 POCT 的技术原理

POCT的技术原理主要有干化学技术、免疫胶体金技术、化学发光免疫分析、生物和化学传感器技术、生物芯片技术、微流控芯片技术等。POCT产品分四类：

（1）定性产品：把相关液体试剂浸润于滤纸和各种微孔膜的吸水材料内，成为整合的干燥试剂块，然后将其固定于硬质型基质上，成为诊断试剂条。

（2）半定量产品：把传统分析仪器微型化、操作方法简单化，使之成为便携式和手掌式的设备，以板卡比色或半定量仪器阅读为主。

（3）定量POCT系统：把上述两者整合为统一的系统，手工操作较少。

（4）智能化POCT技术平台：应用生物感应技术，利用生物传感器自动化、信息化检测。

一、干化学技术

干化学技术又称固相化学技术，它是将一种或多种反应试剂干燥固定在固体载体上（纸片、胶片等），用被测样品中所存在的液体作反应介质，被测成分直接与固化于载体上的干试剂进行呈色反应的一种技术方法。

1. 单层试纸技术

单层试纸技术包括单项检测试纸和多项检测试纸。单项检测试纸一次只能测一个项目，如目前被广泛应用的血糖检测试纸、血氨检测试纸、尿糖检测试纸等；而多项检测试纸一次在一条试纸上可同时检测几项、十几项甚至几十项，其技术也要相对复杂一些。

2. 多层涂覆技术

多层涂覆技术从感光胶片制作技术移植而来，是将多种反应试剂依次涂布在片基上，制成干片的技术。由多层涂覆技术制成的干片主要包括三层：扩散层、试剂层和支持层。样品中加入干片后首先通过扩散层，样品中的蛋白质、有色金属等干扰成分被扩散层中的吸附剂过滤后，液体成分渗入试剂层进行显色反应，光线通过支持层对反应产物进行比色，以此通过计算机计算样品中待测物质的含量。

二、免疫胶体金技术

免疫胶体金技术（immune colloidal gold technique，GICT）是以胶体金作为示踪标志物应用于抗原抗体反应的一种新型的免疫标记技术。胶体金是由氯金酸（$HAuCl_4$）在还原剂（如枸橼酸三钠）作用下聚合成为特定大小的金颗粒，并由静电作用成为一种稳定的胶体状态。免疫胶体金技术用胶体金作为标志物标记单克隆抗体，广泛应用于快速检测技术，最常用的有金免疫层析试验和斑点金免疫渗滤试验。

金免疫层析试验（gold immunochromatographic assay，GICA）：是将胶体金技术和蛋白质层析技术结合，以微孔滤膜为载体的快速固相膜免疫分析技术。本技术不能准确定量，只能作为定性或半定量试验，主要应用于正常体液中不存在的物质（如传染病抗原和抗体以及毒品类药物）和正常含量极低而在特殊情况下异常升高的物质［如人促绒毛膜性腺激素（human chorionic gonadotrop in，hCG）］的检测。

斑点金免疫渗滤试验（dotimmunogold filtration assay，GIGFA）：是将抗原或抗体点加在固相载体硝酸纤维素薄膜上，制成抗原或抗体包被的微孔滤膜并贴置于吸水材料上，依次在膜上滴加标本、胶体金及洗涤液等试剂并与硝酸纤维素膜上的相应抗体或抗原发生反应，过量试剂很快渗入吸水材料中。抗原抗体反应后形成大分子胶体金复合物，从而使阳性结果在膜上呈现红色斑点。该方法除试剂盒本身外，不需要任何仪器设备，快速简便，成为POCT主要方法之一。

三、化学发光免疫分析

化学发光免疫分析（chemiluminescence immunoassay，CLIA）是将化学发光与免疫反应相结合，用于检测微量抗原或抗体的一种新型标记免疫分析技术。CLIA具有灵敏度高、特异性强、无放射性危害等优点，广泛应用于新型POCT设备的研制，可用来各种激素、肿瘤标志物、药物浓度及其他微量生物活性物质的测定。

四、生物和化学传感器技术

生物和化学传感器是指能感应（或响应）生物和化学量，并按一定的规律将其转换成可用信号（包括电信号、光信号等）输出的器件或装置。随着抗体固定技术和特异DNA序列的应用，生物传感器探针可用于检测激素、药物、难以培养的细菌和病毒，如衣原体、结核菌、人类免疫缺陷病毒（humanimm unodeficiency virus，HIV）。从种类上来说，细胞传感器、化学传感器、纳米生物传感器、电化学传感器、超声波传感器、光敏传感器、红外传感器、智能传感器等众多新型的传感器必将为POCT技术带来更广阔的前景。

五、生物芯片技术

生物芯片（biochip）是利用20世纪末提出的以微电加工技术（microelectro mechanical system，MEMS）为基础的微全分析系统（micro-total analysis system，u-TAS）的概念，将所有试样处理及测定步骤合并于一体，分析人员可在很短时间和空间间隔内获取电信号形式表达的化学信息，是在生命科学领域中迅速发展起来的一项高新技术，它主要是指通过微加工技术和微电子技术在固相载体芯片表面构建的微型生物化学分析系统，以实现对核酸、蛋白质、细胞、组织以及其他生物组分的准确、快速、大信息量的检测。生物芯片技术因其在疾病筛查和早期诊断上的优势，已经成为检验医学发展的热点之一。目前，生物芯片可分为基因芯片（gene chip或DNA chip）、蛋白质芯片（protein chip）、细胞芯片（cell chip），具有高灵敏度、分析时间短、同时分析多项目等优点。生物芯片利用微电子、微机械、物理技术、传感器技术、计算机技术，使样品检测和分析过程连续化、集成化、微型化。生物芯片还可促进缩微实验室的构建。缩微实验室具有体积小、携带方便，能同时检验多种生物分子的特点，在军事医学领域中有巨大应用价值。随着科学技术的发展，芯片式的POCT仪将会逐步应用到各个领域。

六、微流控芯片技术

微流控芯片（microfluidic chip）以微机电加工为依托，以微通道网络为结构特征，以期将生物、化学、医学分析过程中所涉及的采样、预处理、加试剂、混合、反应、分离、检测等操作单元部分或全部集成于一块微米尺度的芯片上，通过对芯片微通道网络内微流体的操控实现自动完成分析全过程。如血细胞分析、酶联免疫吸附试验、血液气体和电解质分析等都可进行快速、准确、高通量的POCT操作。

七、红外分光光度法

红外分光光度法又称吸收光谱法，是指化合物受红外辐射照射后，其分子振动和转动运动，由较低能级向较高能级跃迁，从而导致对特定频率红外辐射的选择性吸收，形成特征性很强的红外吸收光谱。红外和远红外分光光度技术用于制作经皮检测仪器，可用于检测血液血红蛋白、胆红素、葡萄糖等多种成分。无创伤性经皮检测将是POCT未来的重要发展方向，但是这类经皮检测结果的准确性有待提高。

第三节 常见的 POCT 项目

本节主要罗列了一些与其他章节在方法和疾病分类不重复的项目，如乙肝、艾滋病等。

一、血红蛋白目测比色板法

1. 概述

血红蛋白的检测方法在传统实验室主要是三分类或五分类仪器法直接检测，结果快速、准确，但是并不适合家庭以及患者床旁使用。血红蛋白目测比色板法比较简单、快速，适合患者床旁检测。

2. 检测原理

由内藏标准色卡的小册子和测试条组成。

标准色卡由六个矩形色标组成，每个色标分别代表不同的血色素水平，其范围是40～140g/L（4～14g/dL）。每个色标的中央有一个判读孔。通过比较测试条上的血样斑点和标准色卡的颜色，来判断是否贫血及其程度。

3. 适应证

（1）血站及血库

用于献血者的血红蛋白测定，比传统的硫酸铜法检测更精确。

（2）妇女、儿童医院

血红蛋白的测定是判断贫血的一项重要指标，是0～5岁婴幼儿定期体检的必测项目；孕妇、哺乳期妇女也需要定期检测血红蛋白。

（3）疾控中心（防疫站）的体检中心

一些厂矿企业的特殊职业人群需要定期体检，血红蛋白的测定是其中一项重要指标。

（4）运动队、体工大队

血红蛋白测定是运动员最常用的指标，尤其在高原训练、大负荷训练中，通过测定血红蛋白了解运动员的血氧含量，从而及时调整运动量大小。

4. 标本采集

抗凝血，指尖或足跟血。

5. 操作方法

将标本用加样滴管分别加到测试条上加样孔内。

6. 结果判读

（1）加血样后等待30s左右立即判读结果，由于血样斑点颜色会发生改变，延迟判读将导致差错。

（2）将测试条放在标准色卡使血样斑点刚好位于判读孔之后，从最浅的4g/dL或最深14g/dL的色标开始，上下移动测试条直到确定最接近的颜色。注意：判读时应使测试条非常靠近标准色卡的背面以避免散射光干扰。

（3）如果血样斑点的颜色和某个判读孔所指示的颜色一致，则记录该判读孔所指示的血色素值。如果血样斑点的颜色介于两个判读孔所指示的颜色中间，则记录两孔间的中间值，若难以判断，则记录两孔中的较低值。

7. 参考范围

≥120g/L无贫血；80～110g/L轻度贫血；60～70g/L中度贫血；40～50g/L重度贫血；<40g/L极度贫血。

8. 临床意义

（1）临床上红细胞与血红蛋白数量上的增减往往相并行。生理上红细胞与血红蛋白增多，仅见于初生婴儿，但以后可逐渐降至正常。在严重呕吐、腹泻或出大汗等机体脱水状态下，因血液浓缩，可引致红细胞与血红蛋白增多。在一氧化碳中毒、高山病或潜水病等缺氧状态下，因机体紧急总动员，红细胞与血红蛋白也可相应增多。心力衰竭或先天性心脏病的患者，其血红蛋白与红细胞都可出现代偿性增多。

（2）血红蛋白与红细胞数量的减少，见于各种原因引起的贫血。偏食及吃素等不良饮食习惯所致的营养不良性贫血更较常见，一般需补充营养、铁剂及维生素B$_{12}$等。在钩虫病流行区，钩虫病患者会因长期肠道出血而引起贫血。还有外伤后大失血、活动性胃溃疡或食管静脉曲张的大呕血，支气管扩张、空洞性肺结核患者的大咯血，以及子宫功能性反复出血和血友病患者、痔疮患者、坏血病患者等长久而慢性的失血，也可引致贫血。再生障碍性贫血的原因，是骨髓的造血功能发生了障碍。正常情况下的红细胞相对减少，有时也可见于老年人，但也常与营养状况有关。

9. 局限性

（1）结果判定受人为鉴定差异因素影响。

（2）光线因素可干扰结果判定。

10. 方法学优点

（1）操作简便、结果判定迅速。

（2）无需接受专业培训；无需仪器、试剂。

（3）设计精巧、携带方便。

二、纤维蛋白（原）降解产物的测定

纤维蛋白原降解产物（FDP）主要包括肽Bβ-42及碎片A、B、C、H、X、Y、D、E；非交联纤维蛋白降解产物主要包括：肽Bβ-42、肽Bβ15-42及碎片A、B、C、H、X′、Y′、D、E′；纤维蛋白的降解产物包括：碎片A、B、C、H、X′、Y′、D、E′、D-二聚体、γ-γ二聚体、复合物DD/E、复合物DY/YD、复合物YY/DXD。上述碎片及多聚体统称为FDP，具有抗血液凝固的作用。

1. 检测原理

乳胶凝集法即将包被有抗FDP抗体的乳胶颗粒与血浆中的FDP抗原相结合，形成肉眼可见的颗粒。

2. 适应证

（1）监测是否有原发性纤溶。

（2）监测在含有高纤溶酶原激活物器官的外科手术、体外循环及旁路手术过程中是否存在高纤溶状态。

3. 标本采集

（1）枸橼酸钠抗凝静脉血（1∶9），轻轻充分混匀。离心，取血浆。

（2）尿液。

4. 操作方法

（1）取50μL患者的血浆（尿）与50μL试剂2相混合。

（2）吸取20μL上述1：2稀释的患者血浆（尿），滴于测试卡片上。

（3）将试剂1摇匀，吸取20μL加于滴有患者血浆（尿）的测试卡上，用搅拌棒将两者混匀。

（4）仔细摇动测试卡片，3min后读取结果。

5. 参考范围

血：<5μg/mL。

尿：0μg/mL。

6. 临床意义

参阅第二篇第二章相关内容。

7. 注意事项

（1）采血要求"一针见血"，以免组织凝血酶原激酶释放或激活，激发凝血反应。

（2）采血时，静脉不应压迫时间过长，以免局部纤溶活化。

（3）血与抗凝剂比例为9：1，枸橼酸钠比例过高会引起凝血时间延长，而太低引起时间缩短。

（4）血细胞比容高时，血浆体积减小，应对血浆体积进行调整。

（5）标本离心时，应保证离心后的血浆不含有血小板，如果血浆中富含血小板，可导致假性凝血时间缩短。

（6）青霉素可使PT缩短，儿童中表现尤其突出。

8. 方法学特点

（1）此方法学简便快速。

（2）试剂盒带有阴、阳性对照，结果准确。

（3）标本必须保证抗凝完全，仅仅是微小凝血反应也能够引起FDP的阳性。

（4）若血浆中含有高浓度的类风湿因子，则会引起FDP的假阳性。

（5）若血浆中的肝素水平达到2U/mL，则会引起FDP的假阴性。

三、D-二聚体检测

D-二聚体是交联纤维蛋白的特异降解产物，其生成或增高反映了凝血和纤溶系统的激活。D-二聚体检测的应用已深入DIC、心血管疾病、激素替代治疗、恶性肿瘤以及抗凝治疗领域。

1. 检测原理

免疫渗滤胶体金显色反应法，采用同种单克隆抗体夹心，即以包被的抗体捕获血浆中的抗原（D-二聚体）加入偶联有胶体金的同种抗体显色。

2. 适应证

（1）诊断弥散性血管内凝血及消耗性凝血性疾病。

（2）排除下肢静脉血栓和肺栓塞。

（3）检测肾病并发症。

（4）监测溶栓治疗。

3. 标本采集

（1）采血要求"一针见血"，以免组织凝血酶原激酶释放或激活，激发凝血反应。

（2）采血时，静脉不应压迫时间过长，以免局部纤溶活化。

（3）血与抗凝剂比例为9∶1，枸橼酸钠比例过高会引起凝血时间延长，而太低引起时间缩短。

（4）血细胞比容高时，血浆体积减小，应对血浆体积进行调整。

（5）标本离心时，应保证离心后的血浆不含有血小板，如果血浆中富含血小板，可导致假性凝血时间缩短。

（6）药物的影响。青霉素可使PT缩短，儿童中表现尤其突出。

4. 操作方法

（1）预洗：滴加50μL洗涤液（R_2）于反应孔中，待渗透。

（2）加样：在反应孔中滴加50μL处理好的去血小板血浆，待渗透。

（3）滴加金标抗体：滴加50μL金标抗体（R_1）于反应孔中，待渗透。

（4）洗涤：滴加50μL洗涤液（R_2）于反应孔中，待渗透。

（5）读数：5min内用NycoCard Reader Ⅱ进行定量读数。

5. 参考范围

<0.3mg/L，接近或>0.3mg/L应考虑疾病状态。

6. 临床意义

参阅第二篇第二章相关内容。

7. 方法学特点

（1）该方法灵敏度高、特异性强。

（2）简单、快速、准确、试剂操作只需2min。

（3）单人份独立操作、节约成本。

四、肌红蛋白测定

肌红蛋白（Mb）是骨骼肌和心肌细胞质中高度折叠的球形血红素蛋白，其功能是储存氧并给肌细胞供氧，分子量为17.5kD，由于其分子量相对较小，又存在于胞质中，所以肌细胞损伤后会迅速释放，比其他评价心肌损伤的指标升高更早。在急性缺血性心脏病，如AMI时，可见血中肌红蛋白暂时性升高，在AMI发生后2～12h内检测血浆和血清中的肌红蛋白，并结合心电图检查会显著提高AMI早期诊断的准确性。由于血清中的肌红蛋白可来源于骨骼肌和心肌的损伤，因此二者损伤时都会引起血清中的肌红蛋白升高。大量的骨骼肌损伤时还可在尿液中检测到肌红蛋白。

1. 检测原理

应用胶体金标记的固相免疫层析技术，结合双抗体夹心检测原理和生物素–亲和素放大系统，定性或定量检测样品中的心肌标志物。

2. 适应证

（1）对怀疑有急性心肌梗死的患者，进行早期诊断。

（2）监测溶栓治疗后的效果。

（3）评估骨骼肌损害程度，进一步监测由于Mb的升高所并发肾衰竭的危险。

3. 标本采集

肝素或EDTA抗凝全血、血清或血浆。

4. 操作方法

（1）滴3滴（120μL）全血、血浆或血清样品到样品区。

（2）15min后判读测试结果。

5. 结果判读

（1）阴性（－）：在质控区出现一条紫红色颜色带，而测试区没有出现清楚的颜色带，表明测试结果呈阴性。

（2）阳性（＋）：在质控区出现一条紫红色颜色带，在肌红蛋白测试区出现清楚的紫红色颜色带，表明测试结果呈阳性，且浓度为50ng/mL或更高。

（3）无效：质控区应该总是会出现一条清楚的紫红色颜色带，如果15min之内仍然没有出现紫红色颜色带，表明本次测试无效，需要采用新的测试板来重新测试血样。

6. 参考范围

＜50ng/mL。

7. 临床意义

参阅第二篇第三章相关内容。

8. 局限性

肌红蛋白的心脏特异性不高。肾功能障碍、骨骼肌损伤、外伤或其他疾病均可能引起肌红蛋白异常增高。尽管肌红蛋白诊断特异性不高，但由于灵敏度高，检测阴性结果对于早期除外急性心肌梗死诊断具有重要的价值。

9. 方法学优点

（1）操作简单快捷，15min可出结果。

（2）灵敏度高，可达到50ng/mL。

（3）特异性强，特异性单克隆抗体将交叉反应降至最低，特异性为98.9%。

（4）内设质控，可测定范围宽达到50000ng/mL，无倒钩效应，确保结果准确可靠。

五、心肌肌钙蛋白 I 测定

肌钙蛋白I（cTnI）和肌钙蛋白C及肌钙蛋白T一起，在调节肌肉收缩中发挥重要作用。心肌肌钙蛋白为心肌所特有，有高度的心肌特异性。为一具有209个氨基酸的多肽，相对分子量为24kD，等电点为10.3。心肌中cTnI的含量约为5mg/g湿重组织，大部分以复合形式结合于心肌肌纤维中，少量（2.8%～4.1%）在胞质中以游离形式存在。心肌细胞损伤后，游离的cTnI首先释放入血中，随后由于蛋白逐渐降解，结合在肌纤维中的肌钙蛋白释放形成峰值，由于胞质中的含量较少，cTnI主要以复合物的形式释放。正常情况下，cTnI在血清中的含量很低，即便轻度升高即可提示有心肌损伤。心肌细胞损伤后4～6h外周血中出现cTnI升高，12～24h达峰值，增高可持续3～10d，覆盖并跨越了CK-MB及乳酸脱氢酶（LDH）的诊断窗口期，并较CK-MB有更好的心肌特异性，有利于与骨骼肌损害（如外科手术、外伤、训练过度或肌肉组织病）相区别。由于造成胸痛的原因有多种，如心脏病、胃部剧烈疼痛、胸部肌肉紧张以及其他原因，因此cTnI在鉴别具有急性冠状动脉症状患者时发挥重要作用。研究发现不稳定型心绞痛可表现为正常的CK、CK-MB及Mb，但cTnI会升高，这样患者就会有患心肌梗死及其他严重心脏病的高危险性，因此cTnI可作为不稳定型心绞痛患者心脏病发作的预测因子，便于及时发现危险并及时采用糖蛋白Ⅱb/Ⅲa受体拮抗药治疗。

1. 检测原理

同Mb检测。

2. 适应证

（1）特异诊断急性心肌梗死（AMI），检测AMI的病程发展。

（2）评价溶栓治疗效果。

（3）估计不稳定型心绞痛患者的预后。

（4）诊断小面积的心肌梗死。

（5）对心肌损伤与骨骼肌损伤进行鉴别诊断。

3. 标本采集

EDTA或肝素抗凝全血、血清及血浆。

4. 操作方法

同Mb检测。

5. 结果判读

（1）阴性（-）：在质控区出现一条紫红色颜色带，而测试区没有出现清楚的颜色带，表明测试结果呈阴性。

（2）阳性（+）：在质控区出现一条紫红色颜色带，在心肌肌钙蛋白I测试区出现清楚的紫红色颜色带，表明测试结果呈阳性，且浓度为1.5ng/mL或更高。

（3）无效：质控区应该总是会出现一条清楚的紫红色颜色带，如果15min之内仍然没有出现紫红色颜色带，表明本次测试无效，需要采用新的测试板来重新测试血样。

6. 参考范围

<1.5ng/mL。

7. 临床意义

参阅第二篇第三章相关内容。

8. 评价

心肌肌钙蛋白（cardiac troponin，cTn。包括cTnI和cTnT）是目前诊断心肌损伤或坏死特异性最强和灵敏性较高的生物标志物，在急性冠脉综合征的危险分层中也有重要的临床意义。在心肌细胞膜完整状态下，cTnI、cTnT不能透过细胞膜进入血液循环，故健康人血内不含或含极低量的cTnI和cTnT，当心肌缺血缺氧，发生变性坏死，细胞膜破损时，cTnI、cTnT弥散进入细胞间质，较早地出现在外周血中。心肌肌钙蛋白在发病后出现较早（4~6h），持续时间长（3~10d），而且对心肌损伤的敏感性和特异性都较高，是目前诊断AMI最好的确定标志物。1994—1995年cTnT、cTnI分别被美国FDA批准用于临床AMI诊断。cTnT和cTnI均作为心肌损伤时释放的结构蛋白，在临床应用时各具特点。cTnT在心脏有四种亚型，且随不同发育阶段，其亚型数量也存在变化，各亚型间也有差异，从而导致cTnT测定的特异性低于cTnI，而且在肾衰竭、横纹肌溶解病、肺炎、败血症等，血中cTnT也可增高，在检测时会出现假阳性结果。与此相反，cTnI因在心肌中无其他亚型存在，是一种理想的心肌细胞特异性标志物，特异性好于cTnT，另外，cTnI的分子量也小于cTnT，故cTnI在AMI发病时比cTnT更早释放入血，从上述两个方面看，cTnI更优于cTnT。

9. 方法学优点

（1）操作简单快捷，15min可出结果。
（2）灵敏度高，可达到1.5ng/mL。
（3）特异性强，特异性单克隆抗体将交叉反应降至最低，特异性为98.9%。
（4）内设质控，可测定范围宽达到1100ng/mL，无倒钩效应，确保结果可靠。

六、肌酸激酶 –MB 测定

肌酸激酶（CK）主要分为胞质型和线粒体型，由M亚基和B亚基分别聚合为CK–MM（主要存在于骨骼肌和心肌中）、CK–BB（主要存在于脑组织中）、CK–MB（主要存在于心肌中）。因此CK–MB是CK的三种同工酶之一，在心肌中含量最高，分子量为84000D，心肌细胞的任何损伤都会引起CK–MB升高。CK–MB在其他组织中也有，但含量都非常低。在没有大的其他肌肉损伤时，血清中CK–MB升高提示可能心肌梗死。心肌梗死后血中CK–MB浓度迅速升高，并且在胸痛症状出现后9~30h达峰值，于48~72h回落至正常水平。

溶栓药物作用后，如果使血栓溶解，CK–MB会有一个迅速地升高和降低的变化，通过多次连续测定来监测血中CK–MB的变化，可帮助医生判断溶栓是否生效。

由于其他组织中也含有低浓度的CK–MB，所以CK–MB的升高并不一定由心肌梗死或再灌注引起。长跑、高强度体育锻炼时骨骼肌也会释放使CK–MB升高；急性骨骼肌外伤、皮肌炎、多肌炎和肌营养不良、肾衰竭、外科手术也会使CK–MB升高。肾衰竭患者CK–MB会升高，慢性肌病、甲状腺素水平低、嗜酒偶尔可使CK–MB升高，与心肌梗死相似，要加以鉴别。

1. 检测原理

同Mb检测。

2. 适应证

（1）临床和ECG表示的典型心肌梗死，需检查CK-MB的活性。

（2）对介入疗法有禁忌证的患者，应进行CK-MB的活性检测。

（3）评价溶栓治疗的效果。

3. 标本采集

EDTA或肝素抗凝全血、血清及血浆。

4. 操作方法

同Mb检测。

5. 结果判读

（1）阴性（-）：在质控区出现一条紫红色颜色带，而测试区没有出现清楚的颜色带，表明测试结果呈阴性。

（2）阳性（+）：在质控区出现一条紫红色颜色带，在CK-MB测试区出现清楚的紫红色颜色带，表明测试结果呈阳性，且浓度为5ng/mL或更高。

（3）无效：质控区应该总是会出现一条清楚的紫红色颜色带，如果15min之内，仍然没有出现紫红色颜色带，表明本次测试无效，需要采用新的测试板来重新测试血样。

6. 参考范围

<5ng/mL。

7. 临床意义

参阅第二篇第三章相关内容。

8. 评价

CK-MB并不对心肌完全特异，在骨骼肌中可少量存在，因此在外科手术和骨骼肌疾病时常出现假阳性。

9. 方法学优点

（1）操作简单快捷，15min可出结果。

（2）灵敏度高，可达到5ng/mL。

（3）特异性强，特异性单克隆抗体将交叉反应降至最低，特异性为96.8%。

（5）内设质控，可测定范围宽达到50000ng/mL，无倒钩效应，确保结果准确可靠。

七、胸痛三项及心肌三项联合检测

为了进一步简化操作，节约检测时间，将上述项目进行了联合检测，出现了胸痛三项联合检测及心肌三项联合检测，图2-30为检测结果原图示意。

胸痛三项分为：cTnI、NT-proBNP、D-Dimer联合检测和cTnI、BNP、D-Dimer联合检测。心肌三项为：cTnI、CK-MB和Myo联合检测。

序	项目简称	项目全称	检测结果	参考范围
1	NT-proBNP	N末端B型钠尿肽原	213.3	< 50岁 0-450
2				50~75岁 0-900
3				> 75岁 0-1800
4	Myo	肌红蛋白	17.56	0-58
5	CK-MB	肌酸激酶同工酶	1.88	0-5
6	cTnI	肌钙蛋白1	<0.1	0-0.3
7	D-Dimer	D-二聚体	0.68 ↑	0-0.5

图2-30 胸痛三项及心肌三项检测报告单示意图

1. 检测原理

采用免疫荧光双抗体夹心法定量联合测定人全血或血浆中cTnI、BNP/NT-proBNP、D-Dimer、cTnI、CK-MB和Myo的浓度。样本中的待测物与包被在测试卡标记垫上的荧光标记抗体结合形成反应复合物。在层析作用下，反应复合物沿着硝酸纤维素膜向前移动，被固定在硝酸纤维素膜检测线上对应抗体所捕获。样本中的待测物越多，检测线上积聚的复合物越多，荧光抗体信号强度反映了被捕获的待测物数量。

2. 样本要求

（1）全血、血浆样本均可用于测试。心肌三项建议采用EDTA抗凝剂。

（2）样本采集后应在4h内进行测试，若不能及时检测，全血应放在2～8℃保存，但不应超过48h。血浆应放在2～8℃保存，不得超过7天。测试前注意恢复至室温。

3. 检验方法及注意事项

（1）在仪器上正确选择相应的"样本类型"和"测试项目"。

（2）取出ID芯片，确定ID芯片与测试卡的批号一致，并将ID芯片插入仪器的芯片端口，注意请勿接触ID芯片的插入端。

（3）测试前试剂、样本应平衡至室温，测试应在室温下进行。

（4）撕开铝箔袋，取出测试卡。吸取75μL的样本，将样本加入样本稀释液中，充分混匀后吸取75μL加入测试卡的加样孔中；测试卡加样反应时间为15min；放入仪器自动进行测试并读取测试结果。

4. 参考区间

NT-proBNP：18～75岁：0～300pg/mL

≥75岁：0～450pg/mL

BNP：0～100pg/mL

cTn：0～0.16ng/mL

Dimer：0～0.5mg/L

cTnI：<0.3ng/mL

CK–MB：<5ng/mL

Myo：<58ng/mL

5. 适应证及临床意义

同前所述。

八、血气生化分析

血气分析常用于评估呼吸功能、酸碱失衡、电解质水平、循环状况及其变化趋势，有助于低氧血症和呼吸衰竭的诊断；呼吸困难的鉴别、昏迷的鉴别诊断；呼吸机的应用；呼吸治疗的观察等，是急诊常用的检测项目。传统的血气分析仪虽能批量处理样本且检测成本较低，但由于所需样本量较大、检测时间长、仪器体积大、维护复杂、电极需定期更换等缺点，不能满足临床特别是急诊ICU的需求，故此有了急诊血气生化床旁检测。血气生化分析仪除了能分析血气外，还能同时检测常规生化项目，如K^+、Na^+、Cl^+、Ca^{2+}、Glu、Lac、Hct、Hb等，甚至还能同时检测BUN等，满足了急诊ICU常规项目的需求，图2-31为检测结果原图示意。

检测项目	结果	参考范围
PH值 (pH)	7.52 ↑	7.35 ~ 7.45
二氧化碳分压 (pCO2)	24 ↓	35 ~ 45 mmHg
氧分压 (PO2)	91	80 ~ 100 mmHg
FIO2：	21.0	%
氧合指数 (P/F)	433	380 ~ 476 mmHg
呼吸指数 (RI)	0.3	0.1 ~ 0.37
氧饱和度 (SO2)	98.5 ↑	95 ~ 98 %
实际碳酸氢根 (HCO3-)	19.6 ↓	21 ~ 25 mmol/L
标准碳酸氢根 (HCO3-std)	23.6	21 ~ 25 mmol/L
全血剩余碱 (BE(B))	-1.6	-3 ~ 3 mmol/L
细胞外液剩余碱 (BEecf)	-3.3 ↓	-3 ~ 3 mmol/L
阴离子间隙 (AG)	18 ↑	8 ~ 16 mmol/L
乳酸 (Lac)	1.9 ↑	0.5 ~ 1.7 mmol/L
血浆渗透压mOsm	291.7	
钾 (K+)	4.4	3.5 ~ 5.5 mmol/L
钠 (Na+)	143	136 ~ 145 mmol/L
氯 (Cl-)	110 ↑	98 ~ 107 mmol/L
钙离子 (iCa++)	1.11	1.10 ~ 1.34 mmol/L
葡萄糖 (Glu)	5.7	3.9 ~ 6.1 mmol/L
红细胞压积 (Hct)	40	37 ~ 51 %
总血红蛋白 (tHb)	137	110 ~ 160 g/L
氧合血红蛋白 (O2Hb)	96.0	95 ~ 98 %
一氧化碳血红蛋白 (COHb)	1.9 ↑	0.5 ~ 1.5 %
高铁血红蛋白 (MetHb)	0.7	0 ~ 3.0 %
还原性血红蛋白 (HHb)	1.5	0 ~ 5.0 %
动脉氧含量 (CaO2)	18.6 ↓	19 ~ 21 mL/dL
肺泡气血氧分压 (pAO2)	120	
肺泡动脉氧分压差 (A-aDO2)	30 ↑	10 ~ 15 mmHg
肺动脉氧分压比率 (paO2/pAO2)	0.75	
二氧化碳总量 (TCO2)	20.3 ↓	24 ~ 32 mmol/L
标准钙 (nCa++)	1.17	1.15 ~ 1.35
体温	36.8	℃
PH温度校正 (PHt)	7.52 ↑	7.35 ~ 7.45
二氧化碳温度校正 (PCO2t)	24 ↓	35 ~ 45
氧分压温度校正 (PO2T)	90	80 ~ 100

图2-31 血气生化POCT报告示意图

1. 检测原理

干式电化学法：是基于电极表面电化学反应原理，电极表面与待测物质反应后，会产生电流信号，通过测量这个信号的大小来确定待测物质的浓度。联合检测时，则是在检测板上内置一个参比电极和需要同时测定的多个待分析物质的传感器，再通过测量电极表面的电流信号来分析样品中的物质浓度。

若联合检测项目中有Hct，则该项目采用的为交流电阻抗法。

2. 样本要求

（1）肝素锂抗凝全血、未抗凝全血（具体需要样本量，参考不同厂家仪器说明）。

（2）若为未抗凝全血，操作一定要迅速，避免产生凝块影响检测结果。

3. 检验方法及注意事项

（1）扫描试剂卡包装上条码后，取出试剂卡。

（2）将全血样本加入试剂卡样品槽中后关闭塑料闭合卡，将其插入仪器的试剂盒槽中。

（3）等待相应时间（由于厂家及试剂盒联合检测项目不同，检测时间会有差异，具体参考仪器及试剂说明书），即可完成检测。期间仪器应放置到平整台面上，且测试完成前不要移动仪器。

4. 参考区间

pH值：7.35 ~ 7.45

pCO_2：35 ~ 45mmHg

pO_2：80 ~ 100mmHg

HCO_3^-：21 ~ 25mmol/L

HCO_3^- std：21 ~ 25mmol/L

BE：-3 ~ 3mmol/L

AG：8 ~ 16mmol/L

TCO_2：24 ~ 32mmol/L

CaO_2：19 ~ 21mmol/L

$A-aDO_2$：10 ~ 15mmol/L

5. 临床意义

（1）pH值（酸碱度）

静脉血比动脉血低0.03 ~ 0.05。

pH值＞7.45为碱血症（Alkalemia）

pH值＜7.35为酸血症（Acidemia）

血浆pH值的变化取决于血浆中碳酸氢根（HCO_3^-）与碳酸（H_2CO_3）的比值，正常情况下，$HCO_3^-/H_2CO_3=20/1$。HCO_3^-和H_2CO_3的原发性改变是区分代谢性或呼吸性酸碱失衡的重要标准。

当血浆H_2CO_3原发性上升，致pH值下降，pH值＜7.35时为失代偿性呼吸性酸中毒；当HCO_3^-原发性降低，致pH值＜7.35时为失代偿性代谢性酸中毒；

当血浆H_2CO_3原发性降低，致pH值上升，pH值＞7.45时为失代偿性呼吸性碱中毒；当HCO_3^-原发性增高，pH值＞7.45时为失偿性代谢中毒。

但在pH值正常时也不能排除体内是否存在着酸碱失衡，这是因为在酸碱失衡时，虽然体内缓冲对HCO_3^-与H_2CO_3的绝对值已发生改变，但通过机体的调节作用，仍可维持其20：1的比例，使pH值保持在正常范围，这种情况称为代偿性酸或碱中毒。在某些混合型酸碱失衡时pH值也可在正常范围。

（2）$PaCO_2$（动脉血二氧化碳分压）

$PaCO_2$是反映肺泡通气量的可靠的灵敏指标，也是判断酸碱失衡的一个重要指标。在表浅呼吸时，潮气量下降，肺泡有效通气量随之减少，

$PaCO_2$下降，表示通气过度，称低CO_2血症或低碳酸血症。为呼吸性碱中毒的原发反应，或代谢性酸中毒的代偿反应。

$PaCO_2$升高，表示通气不足，二氧化碳潴留，称高CO_2血症或高碳酸血症。为呼吸性酸中毒的原发反应，或代谢性碱中毒的代偿反应。

（3）HCO_3^-（实际碳酸氢盐，AB）和HCO_3^- std（标准碳酸氢盐，SB）

AB＞SB（标准碳酸氢根），提示有二氧化碳蓄积，为呼吸性酸中毒；

AB＜SB，提示二氧化碳呼出过多，为呼吸性碱中毒；

AB与SB值均低，提示代谢性酸中毒，反之则有代谢性碱中毒。

（HCO_3^-）降低是代谢性酸中毒的原发反应，也可以是呼吸性碱中毒的代偿反应。（HCO_3^-）升高是代谢性碱中毒的原发反应，也可以是呼吸性酸中毒的代偿反应。

（4）BE（剩余碱）

BE表示血浆的碱储备增加或减少的情况，需要用酸时，BE为正值；需要用碱时，BE为负值。BE排除了呼吸因素，是代谢性酸碱失衡的重要指标。正值增加一般提示为代谢性碱中毒，负值增加为代谢性酸中毒。

（5）PaO_2（动脉血氧分压）

PaO_2＜10.64kPa（80mmHg）为轻度低氧血症；

PaO_2＜8kPa（60mmHg）为中度低氧血症；

PaO_2＜5.32kPa（40mmHg）为重度低氧血症。

（6）血氧含量（CaO_2，ctO_2）

CaO_2减少见于三种情况：①没有足够的O_2与Hb结合（SaO_2降低）；

②没有足够的Hb与O_2结合（贫血）；

③两种情况都有。

（7）$PA-aO_2$（肺泡动脉氧压差；A-a DO_2）

$PA-aO_2$是判断换气功能的重要指标。$PA-aO_2$随年龄增加而增加，60岁以下不应超过25mmHg，60～70岁不应超过28mmHg，71～80岁以下不应超过32mmHg。吸纯氧时为10～60mmHg，至多不超过100mmHg。

（8）AG（Anion gap，阴离子间隙）

阴离子间隙可分析酸碱平衡紊乱类型，通过阴阳离子的平衡判断酸碱平衡的实际情况，判断单纯性或混合性酸碱平衡紊乱，并可鉴别不同类型的代谢性酸中毒。

高AG代酸：产生过多非挥发性酸（除含氯以外固定酸）。常见于乳酸酸中毒、酮症酸中毒、磷酸和硫酸排泄障碍、水杨酸中毒。

正常AG代酸（高氯性代酸）：体内HCO_3^-性物质大量丢失，主要见于腹泻、氯离子代偿性增高时，需要补碱。

低AG代碱：产生固定酸减少。

正常AG代碱（低氯性代碱）：体内酸性物质大量丢失，主要见于呕吐、氯离子代偿性降低。

联合检测生化项目：见相应章节所述。

6. 方法学评价

（1）仪器体积小，便于移动。

（2）单人份测试卡，每次检测时使用全新的检测电极和液体管路，不需专业维护。

（3）检测所需样本量少，检测时间短。

（4）检测费用相比传统血气分析较高。

九、幽门螺杆菌检测——呼气中 ^{13}C 分析仪检测方法

1. 检测原理

呼气中^{13}C分析仪主要利用$^{13}CO_2$和$^{12}CO_2$呼吸波长的差值，测定$^{13}CO_2/^{12}CO_2$的比值，算出正常呼气（自然存在比）和服药后呼气之间的差值，求出变化量（$\Delta^{13}CO_2$）。

2. 适应证

用于慢性浅表性胃炎、萎缩性胃炎、胃溃疡、十二指肠溃疡患者感染幽门螺杆菌的诊断与鉴别诊断。帮助判断胃功能紊乱的患者Hp感染是否是当前感染及感染后阴转、复发或再感染的观察。

3. 标本采集

呼气。

4. 参考范围

$\Delta^{13}CO_2 < 4\%$。

5. 操作方法

标准的^{13}C-尿素呼气试验法步骤如下。

（1）采集正常（基线）的呼气。

（2）空腹服下尿素，如果是散剂，直接漱口，服药后马上用水反复漱口2～3次，以排出口腔内残留的尿素。

（3）保持左侧卧位5min。

（4）保持坐立位15min。

（5）服药后20min后采集呼气。

（6）把两个采气袋同时安装到呼气中^{13}C分析仪以测定呼气中的^{13}C。

（7）$\Delta^{13}CO_2>4\%$以上时判断幽门螺杆菌阳性。

十、人类轮状病毒抗原的测定

轮状病毒检测包括抗原与抗体的检测，由于抗体的检测存在窗口期问题，感染一段时间后才能被检测到，因此在临床上一般用粪便标本来检测轮状病毒抗原。

1. 检测原理

常用的轮状病毒抗原检测是一种以胶体金均相免疫层析系统为基础的检测试剂。排泄物标本必须由试剂盒提供的稀释液稀释。硝酸纤维膜上包被有针对轮状病毒的抗体。检测的特异性与包被在胶体金上的针对轮状病毒A族蛋白VP6的单克隆抗体相关。将试纸条放入排泄物抽提液中，胶体金结合物与标本一起移动，当移动至硝酸纤维膜上的抗轮状病毒多抗时，如果标本中含有轮状病毒，则胶体金–轮状病毒结合物会与抗轮状病毒多抗结合，5min内出现一条暗红色的检测线。溶液继续移动与包被在膜上的一种抗鼠IgG抗体相遇，形成第二条红线（质控线）。

2. 适应证

秋冬季节，婴幼儿发生呕吐、黄色水样便。

3. 标本采集

粪便标本必须在采集后立即检测。如有必要，在$2\sim8℃$的条件下可以保存24h，或在$-20℃$的条件下可以保存更长的时间。保证标本不能与甲醛或含有甲醛的溶液接触。

4. 操作方法

（1）在每一试管中加0.5mL或15滴稀释液。

（2）将含有粪便标本的取用装置投入管中，稀释比率最高不能超过4%w/v，相当于10μL的含量。

（3）搅拌溶液直至均匀并孵育$1\sim2$min。

（4）丢掉取用装置，然后按蓝色箭头方向插入试纸条。

（5）使之反应$5\sim10$min，最多不超过15min。

注意：强阳性标本在$1\sim3$min内可以检测出。避免胶体金接触溶液，浸入的液体不要超过纸条上蓝色箭头的位置。

5. 结果判读

出现质控线结果为阴性；

质控线和测试线均出现为阳性；

质控线和测试线均未出现检测为无效。

注意：只出现最下面的测试线表明此次检测无效。出现这种情况需对标本重新检测。如需保存结果，则移除吸水材料后使纸条干燥即可。干燥后检测线上会出现一条很微弱的阴影。

6. 参考范围

阴性。

7. 临床意义

（1）轮状病毒引起的婴幼儿急性胃肠炎发病急，80%患儿先呕吐，随即频繁地腹泻，多为黄色水样便，无黏液和脓血。大便每日10~20次，腹泻严重时伴明显的失水。约30%患儿伴有39℃左右的发热。病程较短，一般2~6d。

（2）慢性轮状病毒性肠炎常见于免疫功能低下的婴幼儿和成人，腹泻症状可持续长达数月。腹泻期间粪便长期排病毒，成为本病的传染源。

（3）婴幼儿轮状病毒感染的其他表现，可引起新生儿坏死性小肠炎，婴儿肠套叠、婴儿肺炎、脑炎、脑膜炎。此外，婴幼儿轮状病毒感染还可伴有突发性婴儿死亡综合征、瑞氏综合征、溶血性尿毒综合征、川崎病和克罗恩病等。

8. 方法学优点

（1）简便、快速、准确，5~10min出结果。

（2）与酶免法比较特异性：97.7%，敏感性：97.1%，准确性：97.6%。

9. 局限性

（1）轮状病毒试纸条试剂盒的结果必须与所有其他可获得的临床和实验室信息相比较。

（2）阳性的检测也不能排除其他病原菌存在的可能。

（3）轮状病毒试纸条是一种敏感的筛查检测。在此筛查后收集的粪便标本可能含有低于试剂敏感性水平的抗原成分。

十一、登革热病毒抗体测定

1. 检测原理

当患者标本中存在登革病毒特异IgM和（或）IgG抗体时，这些抗体将分别结合到板膜上固定有抗人IgM和抗人IgG抗体的两条线处。含有登革病毒1~4型抗原重组体的胶体金复合物被结合的患者IgM和（或）IgG捕获，形成肉眼可见的粉红色线。内部的程式对照用来表明试验操作是否正确。

2. 适应证

临床上怀疑为登革热病毒感染的患者。

3. 标本采集

EDTA或肝素抗凝剂的全血直接测试或在2~8℃最多保存72h，检测的准确度取决于患者发热开始后标本的采集时间。发热后6~14d采集标本所得结果最理想。

4. 操作方法

（1）试验前将所有试剂平衡至室温（20~25℃）。

（2）用微量吸管或包装袋中提供的MicroSafe吸管向圆形孔中加10μL全血。

（3）使标本完全吸入圆形孔中的样品垫中。

（4）将缓冲液瓶垂直持放于方形孔上方1cm处。

（5）向检测板底部的方形孔中加2滴缓冲液。

（6）将缓冲液加到板中后，15min后读取结果。

（7）检测区只要有粉红色线存在就表明结果是阳性的。

（8）15min外读取的结果应视为无效，必须重测。

5. 结果判读

原发登革热可通过感染3～5d后检测IgM抗体而得到确定，继发登革热可通过感染1～2d后特异IgG抗体的升高情况得到确定，继发登革热常常伴有IgM水平的升高。结果解释要结合IgG和IgM检测线的结果，单条检测线分析结果可能不准确。C：对照线，M：IgM检测线，G：IgG检测线。

（1）原发感染：粉红色条带出现在IgM和对照区，IgM抗体阳性，提示有登革病毒原发感染。

（2）继发感染：粉红色条带出现在IgM、IgG和对照区，IgM和IgG抗体均阳性，提示登革病毒继发感染。

（3）继往感染：粉红色条带出现在IgG和对照区，IgG抗体阳性，提示登革病毒继往感染。

（4）阴性：粉红色线只在对照区出现，未检测到登革病毒IgG和IgM抗体。该结果不能排除登革病毒感染，如果怀疑有登革病毒感染，3～4d内重测。

（5）无效：对照区无粉红色线出现，试验无效应重测。

6. 参考范围

阴性。

7. 临床意义

（1）所有患者均发热，起病急，先寒战，随之体温迅速升高，24h内可达40℃。一般持续5～7d，热型多不规则，儿童病例起病较缓、热度也较低。

（2）发热时伴全身症状，如头痛、腰痛，尤其骨、关节剧烈疼痛，消化道症状可有食欲下降、恶心、腹痛、腹泻等。

（3）病程出现3～6d时可出现皮疹，重者可出现出血性皮疹。皮疹分布于全身，多有痒感，皮疹持续5～7d，疹退后无脱屑及色素沉着。

（4）25%～50%患者有不同程度的出血，如牙龈出血、消化道出血、血尿等。

8. 局限性

（1）单份检测标本试验结果不是诊断的唯一标准。

（2）在感染早期和某些继发感染中，可检测的IgM抗体的水平可能很低，有些患者在感染的头7～10d内产生的抗体可能达不到检测水平。如果患者的症状持续存在，应在3～4d后重新检测一次。

（3）在黄病毒属中血清学交叉反应很普遍（如登革病毒1型、2型、3型、4型，圣路易斯脑炎病毒，西尼罗河病毒，日本脑炎病毒和黄热病毒交叉反应）。

（4）应将试验结果与其他临床和实验室检查结果相结合方可做出最终诊断。

（5）不要做大众筛查。阳性预期值取决于病毒存在的概率。检测只能对有临床症状患者或有暴露可能的人进行。

（6）抗体的存在与否不能作为用于确定治疗是否成功的标准。

（7）对免疫抑制患者的结果解释要格外小心。

（8）用出现发热后6~14d收集的标本做检测，结果最理想。

9. 方法学优点

（1）简便、快速，15min即出结果。

（2）此方法的敏感性以及特异性均较高，重复性非常好。

十二、淀粉酶（amylase，AMY）测定

1. 检测原理

采用酶偶联法。测试卡片有一套独特的系统可将血浆与血细胞分开。然后血浆流到测试盒并被输送到AMY反应板。

AMY水解底物——对硝基苯麦芽庚糖苷（4NP-G7），生成寡糖及葡萄糖单位减少的对硝基苯麦芽庚糖苷（4NP-G2、4NP-G3、4NPG4），后者经预先加入的α葡萄糖苷酶水解生成黄色的对硝基苯酚和葡萄糖，连续监测405nm处对硝基苯酚吸光度的变化率，可以测出淀粉酶的活性。

2. 适应证

（1）原因不明的急性上腹部疼痛，急腹症的鉴别。

（2）急性胰腺炎的诊断与疗效监测。

（3）胰腺癌、胰腺外分泌功能障碍的辅助诊断。

（4）胆道系统疾病。

（5）怀疑流行性腮腺炎。

3. 标本采集

新鲜指尖全血或肝素抗凝静脉全血，静脉血清或血浆。

4. 操作方法

（1）取待检标本（肝素抗凝指尖或静脉全血、血清和血浆）35~100μL（按不同厂家的测试要求），加入检测卡中。

（2）将测试卡进入检测仪器，输入检测项目，进行测定。

（3）5~15min在仪器显示屏读取结果或输出打印结果。也可将检测结果直接上传医院信息系统或实验室信息系统。

5. 参考范围

<220U/L。

6. 临床意义

参阅第二篇第五章相关内容。

7. 局限性

（1）测试标本采用非抗凝血时，必须使用新鲜血液，并在短时间内（1min）快速加入测试卡中，以免血液凝固造成测定结果不准。不同厂家POCT检测仪对抗凝血的抗凝剂要求不同，在具体使用过程中，应严格按照仪器厂家要求留取抗凝静脉血。

（2）年龄的影响。新生儿血清中AMY约为成年人的18%，5岁时达成人水平。

（3）诊断胰腺炎的敏感度和特异性。目前国内对急性胰腺炎的实验诊断仍依赖于AMY测定，由于AMY血症除见于急性胰腺炎外，还可出现在许多胰外疾病中，使AMY的敏感度和特异性受限。有研究报告显示，AMY测定诊断胰腺炎的灵敏度为70%～95%，特异性仅为33%～34%。究其原因主要可能与每位患者的个体状况、发病时间、病情轻重程度和检测时间等不同有关。

（4）AMY升高程度与病情轻重无关。病情轻者可能很高，病情严重者如暴发性胰腺炎因腺泡组织受到严重破坏，AMY生成大为减少，测定AMY不升高或升高不明显。重度急性胰腺炎的中、重度脏器功能衰竭，全身或局部并发症的产生和病死率均与最初的AMY水平高低无关。血AMY轻度升高的患者同样可能存在或发展为重症胰腺炎，尤其在血AMY升高幅度较低的乙醇性急性胰腺炎更是如此。

8. 方法学优点

（1）操作简单，就指尖或静脉全血标本检测而言，不需离心分离血清或血浆；检测过程包括加样、运行检测、读取数据三个步骤，非专业检验人员经简单培训即可进行操作。

（2）报告快捷（5～15min内可出结果），除测试片外无其他消耗品，仪器免保养，而且环保，无废液通道。

（3）采用项目组合测试片，可同时对多项肝功能试验进行测定。

（4）通常分析仪自带内外部的定标功能，使检测结果更加可靠。

（5）检测仪器可与医院数据管理系统连接，快速进行众多的测试数据处理。

十三、血糖检测

1. 检测原理

（1）电化学法测试：酶与葡萄糖反应产生的电子再运用电流计数设施，读取电子的数量，再转化成葡萄糖浓度读数。

（2）光反射技术测试：通过血糖试纸上的氧化酶或己糖激酶与血液中的葡萄糖发生反应并显示颜色，运用检测器检测试纸反射面的反射光的强度，将这些反射光的强度，转化成葡萄糖浓度。

2. 适应证

适合由各种原因引起的血液葡萄糖浓度异常患者在医院、门诊、基层诊所、家庭等不同环境场合检测。

（1）高糖血症：各型糖尿病、应激性高血糖、内分泌疾病、肝源性高血糖、脱水等。

（2）低糖血症：肝糖原储存耗竭、内分泌疾病、营养不良、急性乙醇中毒、反应性低血糖等。

3.标本采集

空腹血糖应在禁食12h后采指尖全血，或根据试验要求在不同时间采指尖全血。

4.操作方法

见图2-32，以强生血糖仪为例，其他操作类同。

（1）取出采血笔，将笔盖取下，插入采血针，必要时可调整扎针深度设置。

卡紧采血笔，向后拉弹推控制器，直至听到"咔嗒"声，如没听到"咔嗒"声，则采血笔可能已经在插入采血针时卡紧了。此时，可以开始使用采血笔。

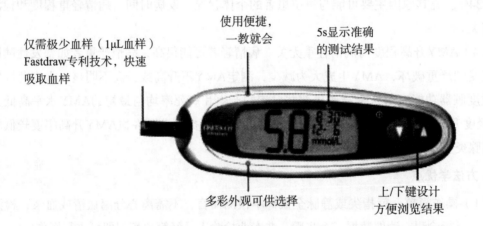

图2-32　强生POCT血糖检测仪

（3）用75%乙醇消毒采血部位，将采血针紧靠在手指一侧，按下松开按钮，而后轻轻按摩指尖，轻轻挤压获得圆形血滴，血量至少1μL，切记不要用力挤压扎针部位。

（4）按要求将试纸插入测量口，此时血糖仪开启，显示代码，然后显示血滴符号和度量单位。

（5）当显示屏出现血滴符号时，将血滴轻触试纸顶部区域并滴入狭小通道内。直到血糖仪开始倒计时之前填满确认窗口。并显示血糖结果，取出试纸，血糖仪关闭。血糖测试结果可自动存储到血糖仪存储器中。

（6）除去采血笔盖，弹出采血针头，将盖装回原位。

5.结果判读

从仪器显示屏记录检测结果。

6.参考范围

毛细血管全血空腹血糖：3.3～5.6mmol/L；静脉血浆空腹血糖：3.61～6.11mmol/L。

7. 临床意义

（1）血糖升高

空腹血糖>5.6mmol/L时为空腹血液葡萄糖升高。

①生理性高血糖：高糖饮食后1～2h；剧烈运动、情绪紧张、激动引起交感神经兴奋和应激状态，包括全身麻醉引起的全身应激反应，均可引起血液葡萄糖短期升高。

②病理性高血糖：A.各型糖尿病是高血糖最常见的原因，也是判断和控制糖尿病病情的主要依据；B.颅内压升高、颅脑外伤或出血、脑卒中、中枢神经系统感染及缺氧窒息等；C.高热、呕吐、腹泻等引起脱水，故血浆呈高渗状态；D.其他内分泌疾病如甲状腺功能亢进、巨人症、肢端肥大症、肾上腺皮质功能亢进、嗜铬细胞瘤及胰高血糖素瘤等；E.肝源性血糖升高，如严重肝病及肝硬化患者，可因葡萄糖转化为肝糖原储存功能障碍或因生长激素、胰高血糖素升高所致；F.胰腺疾病，如坏死性胰腺炎、胰大部分切除、原发性胰腺炎等。

（2）血糖降低

空腹血糖浓度<2.8mmol/L，称为低血糖症。除饥饿、长期剧烈运动或体力劳动等可致生理性血液葡萄糖降低外，病理原因常见于以下情况。

①空腹血糖降低：A.内分泌疾病引起的胰岛素绝对或相对过剩，如β细胞瘤；产生类胰岛素物质的肿瘤、脑垂体，肾上腺，甲状腺或下丘脑功能低下所致对抗胰岛素激素的缺乏。B.严重肝细胞受损所致肝糖原储存耗竭，如急性重型肝炎、急性肝炎、肝癌、有机磷中毒、肝瘀血等均可出现自发性低血糖。C.营养物质缺乏：尿毒症、严重营养不良。D.乙醇性低血糖症：一种为餐后乙醇性低血糖，由于饮酒后刺激胰岛素分泌过多所致；另一种为空腹大量饮酒后，肝糖原耗竭后出现空腹低血糖。E.先天性糖原代谢酶缺乏，如肝6-磷酸葡萄糖脱氧酶缺乏所致2型糖原累积病，糖原裂解酶缺乏所致3型和8型糖原累积病等。F.妊娠低血糖症：妊娠时胎儿对葡萄糖摄取增加，可发生空腹低血糖。

②餐后低血糖或反应性低血糖：A.功能性饮食性低血糖；B.滋养性低糖血症：常见于胃大部切除术后，餐后高血糖致胰岛素水平迅速升高，进而使血糖迅速下降，导致低血糖；C.2型糖尿病或糖耐量受损出现晚期低血糖；D.果糖代谢异常：如遗传性果糖不耐受症及1，6-二磷酸果糖酶缺乏症，均可发生低血糖；E.半乳糖代谢异常：如1-磷酸半乳糖尿苷转移酶缺乏症，亦可伴有低血糖；F.药物引起的低血糖：如胰岛素注射过量等。

8. 评价及注意点

（1）用血糖仪检测血糖需用全血检测，空腹时，毛细血管血糖含量与静脉血近似，但在进食后则明显高于静脉血。血浆和红细胞中所含葡萄糖量不同，是由于葡萄糖溶于自由水，而红细胞中所含的自由水较少，而且受血细胞比容影响，故全血葡萄糖浓度比血浆低8%～15%。一般情况下，快速血糖仪检测多用于治疗监测，而不能用于诊断。

（2）一定要按照血糖仪说明书上的步骤进行操作，错误的操作程序是引起测试偏差的主要原因。在测试前一定要检查试条的校正码是否和仪器的保持一致，如果不一致肯定会造成检测误差。

（3）采用葡萄糖氧化酶法检测时需注意还原性物质的影响，如谷胱甘肽、维生素C等可干扰测定，使结果偏低。

（4）全血测定即可采集指尖血，也可采集手臂上的静脉血。但在某些情况下，静脉血与指尖血的测定结果会有很大差别，特别是在血糖快速发生变化时，因此，在手臂采血前，应咨询医护人员。

（5）手指消毒后残留的乙醇，一定要等干燥后，再进行采血，残余的乙醇会对试纸氧化酶进行干扰，从而影响测定值。采完血后最好将血糖仪平放在桌子上，不要来回晃动。采血时注意试条反应区一定要滴满或吸满，严禁不足或者溢出。

（6）试纸条会受到温度、湿度、光线、化学物质等干扰因素而发生变化，因此应注意将试纸条保存在干燥阴凉的地方，其最适温度大致为1~40℃，每次取出试纸条时注意不要触碰试纸条的测试区，注意其有效期，长效期的试纸条较稳定。

（7）应注意仪器的清洁和保养，在测定区内切勿有血渍、灰尘等污染物。在清洁仪器时，应用软布蘸清水轻轻擦拭，不要用清洁剂或乙醇等有机溶剂，以免损伤血糖仪的光学部分。

（8）贫血患者使用血糖仪测定血糖结果会偏高，红细胞增多症、脱水或高原地区患者检测血糖结果则会偏低。患者心理过度紧张会使血糖升高，遇有与临床不符结果应认真查找原因，排除影响因素，必要时重复测定。

十四、血清总 IgE 测定

IgE是1966年发现的一类分泌型免疫球蛋白，分子量为188kD，由两条轻链和两条重链组成，ε链有4个CH（Cε1~Cε4），无铰链区，含有较多的半胱氨酸和甲硫氨酸。它由鼻咽、扁桃体、支气管、胃肠黏膜等处固有层的浆细胞产生，这些部位常是变应原入侵和Ⅰ型变态反应发生的场所。IgE为亲细胞抗体，Cε2和Cε3功能区可与嗜碱性粒细胞、肥大细胞膜上高亲和力FcεRⅠ结合。变应原再次进入机体与已固定在嗜碱性粒细胞、肥大细胞上IgE结合，可引起Ⅰ型变态反应。其最明显的基本生物学特性是亲同种细胞性，人的IgE只能使人及猴的细胞致敏，而不能使其他动物过敏。IgE是免疫球蛋白中对热最不稳定者，56℃、30min可使IgE丧失生物学活性。在5种免疫球蛋白中，IgE半衰期最短，并且具有最高的分解率和最低的合成率，因此在血清中含量极低，仅占血清总Ig的0.002%，在个体发育中合成较晚。

IgE抗体是亲细胞性抗体，吸附于组织的肥大细胞或血液中嗜碱性细胞或表面受体上，当机体在遇到同一抗原时，则在肥大细胞表面发生抗原-抗体反应，使细胞膜上的腺苷酸环化酶受到抑制，从而使细胞内Camp含量降低，导致细胞内嗜碱性颗粒脱落，结果引起肥大细胞等脱颗粒反应，释放其中的化学介质，如组胺、嗜酸性细胞趋化因子等。这些介质作用于皮肤、胃肠道及呼吸道黏膜等靶器官，引起局部平滑肌痉挛，血管通透性增高，微血管扩张充血，血浆外渗，组织水肿，腺体分泌亢进及嗜中性粒细胞增多等，进而导致各种相应临床表现。

IgE抗体的存在可使机体在接触特异性过敏原时主要引发速发型过敏反应。因此，测定血清中总IgE抗体的水平有助于判定机体对过敏的易感性。在绝大多数过敏的患者或具有遗传过敏体质的儿童中，血清总IgE抗体的浓度高于正常值，通过检测大部分常见的过敏原或总IgE抗体可以诊断是否存在过敏反应。过敏的临床症状包括过敏反应、花粉热、气喘、过敏性湿疹、皮炎、呼吸不畅和鼻炎。

1. 检测原理

本试验采用定性的酶免疫分析法，可同时独立检测各种常见的过敏反应，并可估计人血清或血浆中IgE的总水平。在反应管中含有一系列包被有单一过敏原或过敏原混合物或单克隆抗体的塑料段，血清中的IgE抗体与包被的物质结合形成免疫复合物而沉淀，随后与结合物反应和底物分别发生反应，产生由黄到紫的颜色变化，从而诊断过敏反应的存在。

2. 适应证

（1）特应证，如婴儿期特应性皮炎。

（2）变态反应病，可用于婴儿期特应性皮炎与脂溢性皮炎，变态反应性支气管哮喘、慢性鼻炎及窦炎鉴别诊断。

（3）与嗜酸性粒细胞增多症或不明原因发热有关的疾病。

（4）怀疑与寄生虫感染有关的不明原因的嗜酸性粒细胞增多症。

（5）肺部嗜酸性粒细胞浸润、变态反应性曲霉病、变态反应性肺泡炎等疾病的进一步诊断。

（6）其他疾病：如先天性免疫缺陷综合征，HIV感染，移植抗宿主反应，严重烧伤等。

3. 标本采集

血清。

4. 操作方法

（1）去掉尾端的白色封头和顶端的红盖，让反应管内的缓冲液排出。用纱布擦拭细头。

（2）将注射器接在反应管的顶端，将标本由细头抽到注射器接头处。

（3）将反应管平放，在室温下（18~30℃）反应100min。

（4）将标本从反应管中排出，抽出注射器的推杆，由注射器针筒向反应管内注入1mL清洗液，将注射器的推杆插入并推到底，用纱布擦拭细头。

（5）将绿色的结合液由细头抽到注射器的接头处。

（6）将反应管平放，在室温下（18~30℃）反应100min。

（7）将结合液由反应管中排出，抽出注射器的推杆。加5滴清洗液到注射器针筒中，让它流下。再在注射器针筒内注入1mL清洗液，让它流过反应管。将注射器的推杆插入并推到底，用纱布擦拭细头。

（8）在塑料烧杯中注入少量（约2mL）清洗液。通过反应管将清洗液抽到注射器中。抽出注射器的推杆，让清洗液流出。

（9）在注射器针筒内注入1mL清洗液，让它自然流下。重复一次。将注射器的推杆插入并推到底，用纱布擦拭细头。

（10）将黄色的底物/指示剂通过反应管抽到注射器中。

5. 结果判读

平放反应管，强阳性标本在5min内可观察由黄到紫的颜色变化，弱阳性标本在90min内观察颜色变化。

6. 参考范围

阴性。

7. 临床意义

（1）变态反应病的观察 血清总IgE常可见于花粉季节。变态反应性皮炎患者的血清总IgE水平升高，浓度可达10000U/mL甚至更高。

（2）特应证 脐带血IgE升高至＞0.9U/mL与特应证的产生风险相关。但IgE＜0.9U/mL并不排除将来发生特应证的可能性。

（3）与免疫缺陷相关的疾病 总IgE升高可见于一些遗传性免疫缺陷者，尤其细胞免疫缺陷者。HIV感染的某个时期也会出现IgE水平的升高。

十五、人绒毛膜促性腺激素（尿液）

1. 检测原理

胶体金免疫结合试验的检测原理是以微孔滤膜为载体，包被已知抗原或抗体，加入待检标本后，经滤膜的毛细管作用使标本中的抗原或抗体与膜上包被的抗体或抗原结合，再通过胶体金结合物达到检测目的。

2. 适应证

（1）早孕的诊断，流产的监测。

（2）异位妊娠的诊断，急腹症的鉴别诊断。

（3）滋养细胞肿瘤的诊断与疗效观察。

（4）作为肿瘤标志物用于部分实体肿瘤的疗效观察与复发监测。

（5）胎儿先天缺陷的筛查。

3. 标本采集

血清、随机尿液，以晨尿标本为宜。菌尿、血尿不适于检查。

4. 操作方法

（1）取干净尿杯，收集适量新鲜尿液标本（任何时段的尿液均可作为检测标本，但晨尿最佳）。

（2）打开铝箔袋，取出检测卡。

（3）持检测卡手柄端，让吸液孔端垂直向下，将吸液孔插入尿液，尿液液面高度不可超过标志线水平，保持5～10s后取出，将检测卡窗口向上平放。

（4）待反应开始，即测试条上方对照区（C）出现质控线后，1～5min内观察结果。10min以后读取结果无效。

5. 结果判读

（1）阳性 在对照区（C）和检测区（T）各出现一条红线，表示已受孕。

（2）阴性 仅在对照区（C）出现一条红线，表示没有受孕。

（3）无效 对照区（C）无红线出现，表示检测失败或无效，须重新测试。

6. 参考范围

阴性。

7. 临床意义

（1）早孕的诊断及胚胎发育状况的监测。

（2）保胎和人流中的监测。

（3）异位妊娠的辅助诊断。

（4）滋养细胞肿瘤的疗效观察及预后判断。

（5）作为肿瘤标志物的应用。

8. 注意事项

（1）本品为一次性使用。

（2）试纸超过有效期后请勿使用。

（3）打开铝箔袋后，请勿将试纸条置于空气中过久，以免受潮。

（4）当HCG浓度很高时，检测线颜色可能变浅，属于正常现象。

（5）若被检测者怀疑有受孕可能，而尿液检测阴性，可在48～72h后重新收集晨尿再次测定。

（6）子宫肿瘤、葡萄胎、异常妊娠、子宫内膜增生、绒癌、胃癌患者因尿中HCG含量较高，可能出现阳性结果。

9. 方法学评价

（1）操作简单、快捷。

（2）检测速度快。

（3）便携小巧，方便实用。

十六、甲胎蛋白测定

1. 检测原理

胶体金法检测试纸条采用高度特异性的抗原抗体反应及免疫层析分析技术，试纸条含有被预先固定于膜上测试区（T）的AFP抗体和质控区（C）的羊抗鼠抗体。标本中的AFP在层析过程中先与胶体金AFP抗体结合，然后继续往上层析，随后结合物会被固定在膜上的AFP抗体结合，在测试区（T）内会出现一条紫红色条带。这条带是AFP–AFP抗体金标粒子的复合物与膜上AFP抗体结合形成的。如是阴性，则测试区（T）内将没有紫红色条带。无论AFP抗体是否存在于标本中，一条紫红色条带都会出现在质控区（C）内。质控区（C）内所显现的紫红色条带是判定是否有足够标本、层析过程是否正常的标准，同时也作为试剂的内控标准。

2. 适应证

（1）肝细胞癌及生殖细胞瘤（睾丸癌、卵巢癌、畸胎瘤等）的诊断，术后及放疗、化疗效果的监测。

（2）高危人群（如肝硬化可最终发展为肝癌，隐睾症可导致睾丸癌）的监测。

3. 标本采集

全血标本或血清、血浆标本。

4. 操作方法

（1）取出试纸条置于干净平坦的纸上，1h内尽快使用。

（2）加样。

①血清（血浆）标本：在加样处滴加25μL血清（血浆）标本，然后马上加入40μL缓冲稀释液，并开始计时。

②全血标本：在加样处滴加50μL全血标本，然后马上加入40μL缓冲稀释液，并开始计时。

（3）结果：10min时读取结果，20min后判读无效。

5. 结果判读

（1）阳性　测试区（T）和质控区（C）内均出现紫红色条带。如果C线强于T线，标本中AFP含量低于400ng/mL；如果C、T线强度一致，样本中AFP含量在400ng/mL左右；如果T线强于C线，标本中AFP含量高于400ng/mL。

（2）阴性　仅质控区（C）出现一条紫红色条带。

（3）无效　质控区（C）未出现紫红色条带。

6. 参考范围

阴性。

7. 临床意义

（1）原发性肝癌　有80%～90%的原发性肝癌的患者血清AFP的水平增高，75%左右的患者AFP＞300μg/L，临床上将AFP＞400μg/L作为诊断原发性肝癌的医学决定水平。大部分未经治疗的患者血清AFP呈持续升高，但仍有大约10%的患者血清AFP正常，因此AFP阴性并不能排除原发性肝癌。手术后或治疗有效时AFP可逐渐减低，AFP水平的回升则意味着肿瘤复发或转移。

（2）生殖腺胚胎性肿瘤　如睾丸癌、卵巢癌、畸胎瘤等，灵敏度为40%～85%。

（3）其他肿瘤　胃癌、胰腺癌、胆管癌、结肠癌、肺癌等也会导致血清AFP的升高，但灵敏度仅为20%左右。

（4）肝良性病变　病毒性肝炎患者的血清AFP浓度升高，多为暂时性改变。肝硬化患者的血清AFP水平可短暂或持续性升高，尽管通常不高于300μg/L，但大大增加了肝硬化患者发展为肝癌的危险性。

8. 局限性

（1）AFP的生理变化

①妊娠：第10周开始升高，至第32～36周达到高峰，可达400～500μg/L，其后下降，约维持在250μg/L，分娩后迅速下降。但在胎儿神经管畸形、食管及十二指肠闭锁、先兆流产、胎儿宫内窒息时，母体血清和羊水中AFP增高。

②胎儿出生时血清AFP约为70mg/L，2～3周后降至0.5～4mg/L，10个月后低于20μg/L。

（2）操作失误或标本中存在某些干扰物质时可能导致错误的结果。

（3）胶体金法检测试纸条仅为半定量筛选试剂。

9. 方法学优点

使用胶体金法检测试纸条测试方法简单、快速、准确，不需要复杂的仪器。可检测到的最低浓度为20ng/mL，灵敏度为99.05%，特异性为98.83%。

十七、吗啡、美沙酮检测

1. 检测原理

采用胶体金单克隆抗原、抗体免疫竞争作用原理。当标本中含有毒品或其代谢产物的含量达到产品要求的最低检出量时，即与固着在渗透膜上的带显色微小颗粒的有限抗体结合，从而阻止其与测试区（T线区）的抗原相结合，T线区便不会出现沉淀色带。若标本中不含有毒品或其代谢物，T线区便会出现一条色带沉淀线。试纸上另一条色带（C线区）用于确定试验是否可靠。

2. 适应证

（1）戒毒所、医院、征兵、入学体检、药物滥用高危人群普查及筛查。

（2）禁毒机构、公安部门对可疑吸毒人群的筛查，戒毒机构对吸毒人员治疗、监控。

（3）医疗卫生防疫部门的普查、筛查、体检等。

（4）基层民警办案时对可疑人员及可疑物直接进行判定。

（5）卫生防疫部门对可疑放入罂粟壳的食品的判定。

3. 标本采集

（1）人体尿液：收集随机尿，24h内进行检测，标本收集后如不立即检测，需2～8℃冷藏，保存3d以上者，应冷冻贮藏，检测时需恢复至室温后方可检测。

（2）可疑药物：收集液体样本可直接检测，固体标本需溶解后进行检测。

（3）食品：如火锅底料、胡辣汤、凉皮、调料等，黏稠样本最好取上层稀释液体测试。

4. 操作方法

（1）撕开铝箔袋，从袋中取出检测试纸，并检查试纸是否完好无损。

（2）将试纸条带有MAX线一端插入标本杯内的液体中，液面不能超过MAX线。

（3）1～5min判读结果，5min后显示结果无效。

5. 结果判读

（1）阴性：在反应区出现控制线（C）和反应线（T）条红色条带。

（2）阳性：在反应区只出现控制线（C）一条色带，但无反应线（T）色带出现。

（3）无效：在反应区控制线（C）和反应线（T）均无色带出现，或只出现反应线（T）一条色带，说明试验无效，应用新的试纸条重新测试。

6. 参考范围

吗啡、海洛因：＜300ng/mL；美沙酮：＜300ng/mL。

7. 临床意义

（1）吗啡检测试纸检测结果超过参考范围时，可确定被检者吸食了吗啡、海洛因或被检物中含有吗啡类物质。

（2）美沙酮检测试纸检测结果超过参考范围时可确定被检者服用了美沙酮。

（3）当吸毒者尿样中被检毒品浓度低于检测阈值时，检测结果会出现阴性，此时，可根据用药途径、用药量及用药时间查找原因，必要时可参考尿检可持续阳性时间，并在毒品可持续阳性时间之内进行复检。阳性持续时间：吗啡、海洛因为2h至3d；美沙酮为2d。

8. 方法学优缺点

（1）一步法定性检测人尿液中的毒品代谢物，能快速甄别是否吸服吗啡、海洛因、冰毒、摇头丸、大麻等毒品。

（2）操作简单快捷，1~5min可确认结果，无需专业操作培训。

（3）特异性强，影响因素极小，选用高特异性的单克隆抗体，将可能发生的交叉反应降到最低限度，阴性结果可靠。

（4）虽为定性试验，但灵敏度较高。

（5）内设质控，确保结果准确可靠。

（6）参照国际药物滥用监测标准，设计了符合国内情况的检测阈值。

9. 注意事项

（1）服用复方甘草合剂、联邦止咳露等含可待因的药品后，会出现假阳性结果。服用可乐、常用感冒药、消炎药对检测结果均无任何影响。

（2）检测结果应在规定时间之内进行判读，5min之后出现T线结果无效。

（3）不要使用尿蛋白呈强阳性的尿样进行检测，因为严重的尿蛋白或血尿可能对测试条的结果产生负面影响。

（4）包装袋打开后应立即使用，以免试纸吸收空气中的水分后影响检测结果。

第四节　POCT 的质量控制

即时检测（point-of-care testing，POCT），指在患者附近或其所在地进行的、其结果可能导致患者的处置发生改变的检测。POCT具有检测快速、操作便捷、易于携带、对于操作人员和检测条件适用性高等特点，可用于糖尿病、代谢性疾病、凝血系统疾病、妊娠、心血管疾病、药物成瘾、感染性疾病、急诊医学等疾病的筛查、诊断、治疗监测与预后评估。POCT可在不同条件下建立快速检测能力，实现快速临床决策，显著改善患者预后，在全球范围获得广泛应用和认可。

最初，POCT被认为是中心检验实验室的补充，应用于医疗机构内危急重症患者诊疗。随着POCT技术发展，POCT常常成为检测条件有限医疗机构可以获取且切实有效的辅助诊断方法。随着POCT的广泛应用，POCT检验项目质量的保证显得越来越重要。为保证POCT检测项目的质量，相关部门出具了一系列的国家标准、行业标准等，如GB/T29790—2020《即时检测质量和能力的要求》、UNI ISO/TS 22583：2021《即时检验（POCT）设备的主管和操作员指南》、ISO 15189等中均对POCT的质量管理进行了详细要求。2023年5月26日，国家卫生健康委、国家中医药局决定联合在全国开展为期三年的全面提升医疗质量行动印发《关于开展全面提升医疗质量行动计划（2023—2025年）的通知》（国卫医政发〔2023〕12号），通知指出提高检查检验质量。建立健全覆盖检查、检验全过程的质量管理制度，加强室内质量控制，重点关注即时检验（POCT）质量管理，配合做好室间质量评价工作，充分发挥质量管理对于推进医疗机构检查检验结果互认的重要作用。进一步优化危急值项目管理目录和识别机制，强化危急值报告的及时性、准确性。

一、组织和管理

POCT的准确性及质量应由医疗机构管理者最终负责，实验室服务的管理层应策划并制定POCT所需的过程，在制定的过程中应考虑：POCT的质量目标和要求；建立POCT需要的过程、文件及提供相应的资源；POCT活动所需的验证，确认和监测；提供证明POCT的过程和程序符合要求的记录。

由于多数的POCT装置是分散在实验室以外的地方、使用者多为非检验人员等。针对目前临床上存在的问题，考虑到POCT检测项目特点，建议医疗机构内部设置包含医疗机构管理层、检验科、开展POCT检测的临床科室、护理部门、信息技术等多学科人员的POCT管理委员会，以进行管理体系建设及质量控制。

二、人员的培训

由于POCT可以发生在床旁、门诊、患者家中、救护车、事故现场等地点，因此，POCT操作人员大多不是实验技术人员，不具备临床检验相关背景知识，因此需要特别指出的是人员培训应持续定期开展，并及时根据培训评估情况更新人员授权。根据ISO 15189医学实验室质量管理体系对质量的要求，仪器操作者应该具备相应的资质并须经过上级或主管人员的授权。因此，必须对操作者进行专业而严格的培训和继续教育。具体床旁检验而言，要求负责检验的医务人员应该得到厂商直接的、充分的培训，培训内容应满足对检测人员持续教育、定期评估和授权需要。培训内容不仅应该包括如何使用和维护仪器设备、排除常见的仪器故障，还需要包括分析前如何正确处理、储存患者样本，分析后检测结果记录和报告，质控品检测结果处理、分析、质控规则判定等相关质量控制等内容。人员培训可以采取多种方式，如现场集中培训和分散的网络培训。培训可以分多个主题课程，每个主题最后附有测试题目用于评估学习效果。考核通过后对其资格和能力予以确认。定期培训、考核和授权POCT操作人员，保证其具有做好相应POCT检测工作的专业能力。所有POCT操作人员每年必须进行一次培训与考核。

三、分析前、分析过程质量控制

1.标本采集和患者准备

临床检验对测试标本都有专门的要求，或是标本类型，或是抗凝剂种类，不一而足，操作者必须明确患者在受检前要注意或禁忌的事项，这是保证检验合理性的前提。由于方法学存在着差异，首先要了解在检测原理上对标本有哪些具体要求，如：光学法检测的仪器多数会受到标本中溶血和乳糜的干扰，化学显色法会受到外源性氧化还原物质的影响，这是分析前质量控制的重要环节。采血对象要处于空腹平静的状态，饱食和油腻食物会干扰血小板因子和纤溶成分的测定；情绪紧张、激烈运动也将导致测量的偏差；血气分析时一定要使用动脉血，且应密封保存，还要注意送检过程中是否出现封套脱落等。尿液分析时必须保证标本新鲜，并核实患者是否服用药物，利尿剂可导致亚硝酸盐检验试出现假阳性，尿液中污染甲醛等可使白细胞检验出现假阳性。血细胞压积高低的不同可能导致全血葡萄糖含量测定的差异，试剂中酶（氧化酶、脱氢酶、己糖激酶）的差异可能在方法学之间被进一步反应出来，甚至毛细管、静脉和动脉血之间的含氧差异也可能影响某些分析仪器的检测结果。若在医院做床旁检验，医护人员必须提醒患者注意相关事项并监测用药，以保证正确取样和处理标本。自行检验的患者也应该对标本采集要求有足够清晰的认识，无论患者是否曾向相关部门进行咨询，医务人员接触到这类患者时都有义务详细地介绍注意事项，尽量防止由于采样和处理的问题造成误判。

2.设施和环境条件的保证

POCT检测仪器使用环境不当会对检验结果造成影响。潮湿空气附着在仪器光路系统上也会影响结果，所以光学原理检测的仪器（如光学生物传感器）测量葡萄糖、电解质或动脉血气的仪器要特别注意干燥存放。仪器保管者和自行监测的患者要熟悉仪器的性能和存放条件，并能够对仪器进行必要的质量检测保证仪器使用前的稳定性。

3.仪器的性能验证与比对

临床开展POCT项应做好检测系统的性能验证，医疗机构在正式开展前应独立完成检测系统的性能评估，在确定评估方案时应充分考虑检测项目和仪器的性能，评估参数至少包括批内和批间精密度、正确度、线性、可报告范围、与中心实验室检测仪器比对等。

不同检测系统间及同型号POCT仪器间的性能应进行比对，确保检测结果的可比性：应建立和完善POCT检测系统之间以及同型号POCT仪器之间的比对作业指导书，确定比对负责人员，定期开展仪器比对。如便携式血糖仪，可参照相关专家共识每年至少进行1次，每次至少选择5份样本，涵盖高、中、低不同浓度样本与全自动生化仪进行比对，每台仪器样本合格率须达到80%以上。POCT仪器间的比对可利用日常质控数据与参与生化仪比对的仪器检测数据进行分析评估。

4.室内质控与室间质评

所有开展POCT检测的机构的所有项目均应开展室内质量控制（internal quality control，IQC），但POCT质量控制不能完全照搬中心实验室的质量控制方案，应在风险评估的基础上确定质控方案。IQC方案应由医疗机构根据POCT检测系统的复杂性及实际使用频次进行确定。设计POCT质控方案时，应考虑所开展项目的复杂性、可获得的系统内部的核查功能、可能发出错误结果的风险和设备使用频次等因素。例如心肌标志物项目，要求每天检测样本前应检测各厂家提供配套质控液或第三方质控品，至少包括高、低两个浓度，并且要求在诊断临界值附近，有对应浓度的质控品。便携式血糖仪检测，IQC频次建议每个检测日至少做1次并记录分析质控结果，一旦出现失控情况，及时进行分析记录及纠正措施。不同国家、不同项目对IQC要求也不同：美国临床化学学会建议对CLIA豁免的检测项目质量控制（quality control，QC）频率按照厂家说明书规定执行，中等复杂检测项目必须在检测患者样本的每一天使用2种浓度质控品进行QC检测，或者按照医疗机构在完成风险评估后制订的个性化质量控制计划（individualized quality control plan，IQCP）执行QC检测；加拿大临床化学家学会推荐POCT室内质控每天执行1次，或至少在患者样本检测时进行QC检测；澳大利亚临床生化学家协会对POCT的IQC没有统一标准，仅规定QC检测最低要求为更换新批号试剂，患者检测结果与临床表现不符及仪器故障维修时进行。

所有的POCT项目均必须参加室间质评。虽然目前，我国POCT室间质评开展项目还仅局限在血糖、血气、尿液干化学及抗原抗体快速检测等项目上，随着技术的进步，POCT的室间质评项目将会进一步覆盖病原体快速诊断、微生物耐药性检测、遗传性疾病筛查等项目，开展POCT的医疗机构应及时跟踪室间质评的开展情况，保证室间质评参加率为100%。

四、POCT 检验报告质量的保证

建立规范的数据管理系统是POCT检测质量保证的重要部分，应尽快让相关临床医务人员得知POCT的检测结果，以便及时采取适当的医疗措施。对患者生命安全有重要意义的检测项目，对于其危急值，POCT仪器应有警示标志，提醒使用者出现这类情况时应立即进行适当处理。检测结果应有适当的管理和保存方式。

（1）结果记录是否正确。如果结果被转换到患者的记录中，是否正确进行了检查。

（2）结果是否已经报告，结果是否在合理的时间内送到临床医生手中。

（3）针对检测结果是否采取了适当的措施，特别是检测结果超出了参考区间的情况下。

为做好POCT结果发布的管理，实验室/医院管理层应有文件化的程序对POCT结果发布的形式、授权、结果解释、异常值处理等进行管理。内容需要包括：

（1）包含POCT报告的所有要素。

（2）POCT结果审阅人员应经过相应的培训、考核和授权。

（3）建议使用LIS或HIS系统自动采集仪器内检测信息，进行结果发布与存储，并定期对LIS或HIS系统结果准确性进行验证。如为手工录入LIS或者HIS系统，应有相关记录和核对制度。

（4）如患者病情紧急，结果以临时报告或口头报告形式发送，应确保最终结果送至申请者处，同时POCT结果有完整的书面记录。

（5）如需更改已发布的结果，应有明确的风险评估程序与记录，至少应能追溯到修改人员与修改时间及原始记录。

（6）POCT结果发布应注意保护患者的隐私，仅发放给患者或患者的代理人与监护人，申请人或被授权人，同时浏览电子报告应有相应的授权。

（7）POCT结果应在第一时间报告临床，如延迟报告，应在报告中注明原因，并有相应的程序评估延迟报告对于临床的影响。对于延迟输入系统的POCT结果应能在系统中区分。

五、POCT 结果解释与危急值管理

1. 结果解释

POCT主管部门应组织相关科室制订POCT结果解释与异常值管理的相关文件。至少应包括以下内容：

（1）对POCT结果解释应有相应的培训和授权。

（2）应有相应的程序规定POCT检测结果正常参考范围的建立和评估。

（3）对于异常结果在发布前应评估临床影响、评价仪器和试剂质量，同时临床告知流程应有明确的规定。

2. 危急值管理

（1）医疗机构应当针对POCT检测设立单独的危急值界限，必要时进行解释。

（2）危急值的选择应根据医院医疗特点及临床科室实际处理危急值的能力，参考公开发表的文献及循证医学的依据，设定危急值项目和界值。

（3）危急值的设定和发布应由医疗机构内POCT主管部门组织相关科室讨论并达成共识，经医院行政管理部门认可后组织实施和进行相应的培训。

（4）应周期性地评估危急值界限和报告流程，根据危急值发生频率及临床救治效果、临床工作特点来调整界限值和报告方式。

（5）通过培训操作人员和（或）设备自动提示，应保证危急值得以及时识别、通知临床进行相应的处置，并做好双向记录。

（6）医疗机构内POCT主管部门应对临床科室、实验室内危急值记录进行定期检查，记录内容至少应包括：名称、结果、报告时间、处置措施、识别者和接收者姓名。

六、实施全面质量管理（TQM）

随着社会的进步和技术的发展，临床对检验医学的需求不断提高，推动了POCT项目的应用。虽然POCT通常在中心实验室外进行，具有其自身特殊性只有实施全面规范、有效的质量管理，才能保障POCT项目检测质量和医疗安全，更好地发挥其在临床监测与治疗中的作用。POCT质量控制管理是一条需要摸索和尝试的新征途，技术创新和高科技的应用才是解决POCT质量问题的首要策略，在此过程中，我们既要规范管理，又不能过度管理，把握好质量控制工作的尺度，促进POCT健康快速地发展。

第十三章　器官移植与配型中检验项目

第一节　HLA 基因分型的检测

人类主要组织相容性复合体（major histocompatibility complex，MHC）又称为人类白细胞抗原（human leuckocyte antigen，HLA）基因复合体，位于人6号染色体短臂，长度约为3.5~4.0kb，按其产物的结构、表达方式、组织分布与功能将基因座分为3类。HLA–Ⅰ类有31个基因座，其中HLA–A、B、C为经典HLA–Ⅰ类，其他基因产物分布有限，功能不明。HLA–Ⅱ类有近30个基因座，其中DR、DP、DQ为经典HLA–Ⅱ类。HLA–Ⅲ类基因区已发现30多个基因座，其中C_2、C_4、Bf编码补体成分，此外还有21羧化酶基因、肿瘤坏死因子基因、热基蛋白70基因等。

治疗终末期器官功能衰竭最有效的方法是器官移植，器官移植的成败取决于受供体间的组织相容性，其中HLA等位基因匹配程度起关键作用，是影响移植器官长期预后的重要因素。

1.方法学概述

随着PCR技术的发展，以DNA为基础的组织分型技术已经成为实验室的常规技术。目前常见的HLA基因分型技术有聚合酶链反应–序列特异引物（PCR–SSP）法、聚合酶链反应–序列特异性寡核苷酸探针杂交（PCR–SSO）法、PCR测序法、基因芯片技术等。SSP技术的结果判读只需借助常规的琼脂糖凝胶电泳，根据是否出现特异性的阳性条带判断，判断容易，杂合子也容易检出，因实验流程较短可以迅速获得分型结果。

2.样本的采集和处理

（1）患者或被检测者信息

①患者或被检测者的送检单信息内容应包括姓名、性别、出生日期（年龄）、采样日期、样本类型、送检医师姓名、临床相关资料或实验室检查资料，可酌情调整内容。

②样本容器上应标注唯一性标识。

③患者或被检测者信息表、样本、验收记录应归档保存，便于分析和追溯。

④实验室应确保患者或被检测者信息的安全性和保密性。

⑤患者或被检测者的样本被用于科研项目或商业项目时，应经过伦理审查和知情同意；如患者或被检测者样本仅进行临床检测，则无需填写知情同意书。

（2）样本采集

①样本采集前应明确采集方法、采集部位和保存方式，准备好采集器械。采集样本类型可为外周血、口腔拭子、骨髓细胞、唾液、组织。本实验室采集样本为外周血。

②样本采集应按照实验室操作标准进行操作，并进行记录。

③采集样本时应注意影响样本采集和质量的因素，外周血推荐使用EDTA等抗凝剂。

④采集的样本应具有唯一性标识，并与送检单一一对应，可追溯患者姓名、出生日期、医院编号或者实验室编号、样本采集日期和采集时间。

（3）样本运输

①样本可以常温或普通冰袋运输，防止反复冻融和污染。

②样本应有运输清单信息，包括样本编号、采集时间、采集实验室、采集人、样本数量、患者信息、运输容器、运输方式和保存方式等。

（4）样本接收和验收

①接收样本时，应做好接收验收记录，包括样本来源、类型、运输方法、运输容器、实验室接收样本的日期、样本质量和数量、附带资料等。

②当样本信息不足、样本处理或运输不当、量不能满足检测、抗凝方式不当，实验室可以拒收样本并做好相应记录，通知送检方重新送检。

③验收通过的样本应按实验要求进行编号并存储样本信息。

④采集后的样本可于4℃暂存2周，超出2周宜在-20℃以下冰箱保存。样本应避免反复冻融和相互污染，尽早提取核酸。

（5）样本基因组DNA提取、检测和保存

①样本基因组DNA提取

A.从外周血样本中提取基因组DNA，提取方法应已获得广泛认可，并经实验室验证。

B.提取DNA时应记录所有操作步骤及试剂来源，操作步骤及试剂来源的任何变动或实验过程中的任何异常现象也应记录，操作人应签字并注明实验日期。

C.设有独立的DNA提取操作区。操作区照明和通风设备应满足实验要求，关键设备配置无中断或配有紧急电源，并利用物理或生化手段防止污染。区域内使用专用工作服、手套和一次性用品。

D.DNA提取前应验证所有试剂质量以及DNA提取系统。应按照标准操作规程提取DNA，操作手册置于便于取阅的地方。

E.应保留部分原始样本，不应全部用来提取DNA，以便后续追溯和使用。DNA提取完成后应填写提取记录，包括样本编号、提取时间、提取操作人、提取方式、样本浓度和体积等。

②DNA浓度的测定

A.对于要求高纯度核酸的检测方法，应对获取的DNA进行浓度和纯度的检测，可使用分光光度计法和电泳法。

B.分光光度计对DNA浓度测定前应先校正，并设立合适的对照。DNA样本被检测时，应保证其全部溶解且浓度均匀。核酸最大吸收波长在260nm，1.0的光密度值相当于双链DNA含量为50μg/mL；蛋白质最大吸收波长在280nm处，因此测定A_{260}/A_{280}比值，可判断样本中蛋白质和RNA污染的情况。比值在1.8～2.0之间，说明DNA纯度高；比值小于1.6，说明样本中蛋白质残留较多；如果比值大于2.0，可能样本有RNA污染，建议重新抽提或纯化。

C.电泳法常用来判断DNA的完整性和RNA污染情况。

D.DNA浓度、纯度和完整性应符合实验室使用试剂的要求。若不符合后续检测的要求，应重新抽提。

③基因组DNA的保存基因组DNA可于4℃暂存2周，超出2周宜在-20℃以下冰箱保存。-20℃保存超过1年后再使用，应先进行DNA质量评估，满足实验要求方可使用。

3. 测定原理及参数设置

（1）测定原理［聚合酶链反应-序列特异引物（PCR-SSP）法］

在Taq聚合酶的作用下，完全匹配的寡核苷酸引物比有错配的寡核苷酸引物能更有效地扩增靶序列。设计的引物对只能与某个等位基因或某个等位基因族完全匹配，在严格控制PCR反应条件时，完全匹配的引物对能扩增出靶序列（为阳性结果），错配的引物不能扩增出靶序列（为阴性结果）。经PCR程序后，DNA片段经过凝胶电泳的分离以及使用溴乙锭荧光，再在紫外灯下观察，PCR-SSP结果的判定是根据是否有特异性扩增的DNA的片段。当PCR扩增出现问题时（如：加样量错误、DNA质量较差、出现抑制剂等情况），每个PCR反应孔都应有内对照引物，对照引物对扩增人的β球蛋白基因的一个保存区域，当某孔出现一条阳性配型带（HLA等位基因的特异性扩增），内对照阳性带可能很弱甚至缺失，这是因为特异性引物对与内对照引物对的溶度和溶解温度不同造成的，特异性HLA引物对扩增的DNA片段要比内对照引物对扩增的产物要小，因此，对于一个特异性HLA等位基因或基因族的阳性反应，在凝胶上是很容易看到内对照产物带和引物带之间的DNA扩增片段带。

提取待测标本基因组DNA

↓

采用SSP引物进行PCR扩增相应HLA基因

↓

扩增后进行琼脂糖凝胶电泳检查PCR产物

↓

根据PCR产物的出现进行待测标本的HLA型别判断

（2）测定参数：不同PCR扩增仪参数设置略有不同，请按照厂商说明书推荐的参数设置。

4. 项目校准及质量控制

（1）仪器维护和校准的质量控制：依据实验室仪器设备质量管理程序性文件，确保仪器设备的正常运行、操作人员的安全及检测结果的准确可靠。技术人员不仅应按照仪器说明书要求进行日维护、月维护、年维护、校准等工作，除由具有资质的校准机构出具校准报告外，还应对校准内容进行实验验证，并确认仪器性能符合检测的要求。仪器搬迁后应进行仪器校准及性能验证。

（2）室内质量控制：依据实验室室内质控物质量管理程序性文件，建立室内质控物的类型、检测频次、质控物的位置、质控记录、在控和失控规则。确保实验的稳定性和检验结果的可靠性，每批次实验至少设置阳性和阴性质控物。阳性质控物宜采用临床样本、标准品、细胞株等。应规定在一个时间段内选择的阳性质控物至少覆盖HLACWD等位基因型。阴性质控物为去离子水。阳性、阴性质控物应与临床样本同步参与核酸提取、扩增检测、结果分析、记录的全流程。

（3）报告发布的质量控制：实验室报告发布环节应根据人员岗位设置授予不同权限，如查看、录入、审核发布、修改或更正信息或结果等。报告单经过授权签字人审核后方可发放，授权签字人应符合实验室获得的CNAS认可、相关国际认证机构资质及实验室主任的批准授权。实验室应规定纸质或电子报告单发放的TAT，并在规定的TAT内将报告单送达申请者，应定期验证检测报告从实验室到患者或申请者终端结果传输的正确性。

5. 适用仪器

振荡器

PCR扩增仪（ABI 7500）

6. 检验方法

（1）样品准备

①提取淋巴细胞的基因组DNA，DNA终浓度应为25～200ng/μL（最佳浓度：100ng/μL），DNA纯度OD 260/OD 280 = 1.65～1.8。

②样品准备和存储信息参见上述的"样品要求"。

③纯化的DNA样品加入微量SSP™ HLA分型板进行PCR反应。或将DNA样品存储在≤-20℃直到使用。

（2）试剂/仪器准备

①设定PCR扩增程序（参见上述的"仪器要求"）。

②准备重组的Taq聚合酶（5单位/微升），-20℃存储。

③准备至少96个样品孔的琼脂糖凝胶，可以用微量SSP™胶系统。

（3）吸取Taq聚合酶的说明

Taq聚合酶非常黏稠，吸取时要特别小心。

（4）实验步骤

①室温（20～25℃）下溶解D-Mix、引物和DNA样品。

②取出冻存的重组Taq聚合酶，放置冰上直到使用。

③用加样枪吸取1μL稀释的DNA加到引物板上的阴性对照反应管。

④用加样枪吸取重组Taq聚合酶加到微量SSP™ D-Mix管中。（参见微量SSP™产品用量参考表格。）

⑤扣上微量SSP™ D-Mix管盖，震荡5s后离心以使所有试剂落入管底。

⑥用20μL加样枪吸取9μL D-Mix加到阴性对照反应管。

⑦用加样枪吸取样品DNA加到微量SSP™ D-Mix管。

⑧扣上微量SSP™ D-Mix管盖，震荡5s后离心。

⑨用20μL加样枪从微量SSP™ D-Mix管（阴性对照反应管除外）吸取10μL样品反应混合物加到微量SSP™引物板。

⑩密封反应管，检查所有反应管密封情况，确保各管完全密闭以避免PCR反应中样品蒸发丢失。

⑪用合适底托支撑微量SSP™引物板并将其放入9600/9700PCR扩增仪。

⑫在盖上PCR仪盖子之前，将加压垫放在PCR反应板上。

⑬进入微量SSP™PCR程序编号。选定10μL的反应体系。

⑭运行PCR程序，完成PCR反应大概要76min。最后一步是将样品保持于4℃直到停止反应。

⑮从PCR仪中取出微量SSP™引物板，轻轻去掉其上的密封膜避免溅出样品。或者将样品与引物板一起置于-20℃保存以备后面的凝胶电泳使用。

⑯按顺取10μL PCR反应物到2.5%琼脂糖胶。

⑰140~150 V电泳直到红色染料标记线跑出0.5cm（大概需要3~5min，依使用的琼脂糖纯度而异）。

⑱在紫外透视仪扫胶。

⑲用读板纸或是HLA辅助软件判定分型结果。

7. 检验结果的解释

（1）结果判断

①反应孔的区分

A.有特异带为阳性反应孔。

B.无特异带，有内对照带为阴性反应孔。

C.无特异带、无内对照带为反应失败孔。

②无反应失败孔时的分型结果判读

A.样本可以指定一个等位基因：纯合子，结果可靠。

B.样本可以指定两个等位基因：杂合子，结果可靠。

③有反应失败孔时的分型结果判读

A.样本已有结果可以指定两个等位基因，其他孔不可能为阳性：结果可靠。

B.样本已有结果可以指定两个等位基因，假设失败孔结果为阳性不改变判读的结果，可以指定分型结果。

C.样本可以指定两个等位基因，但假设失败孔为阳性可能导致其中一个等位基因分型结果改变：则需要重复反应失败孔。

D.样本只能指定一个等位基因：需要重复反应失败孔。

④Bw4、Bw6两孔的结果应当与HLA-B位点两个抗原的Bw4、Bw6对应关系相吻合。

（2）结果报告：实验室应在HLA基因分型报告单中包括但不限于以下内容：供受者关系、样本接收和检测时间、试剂和仪器、基因型相合度分析、单体型分析、临床意义及进一步检测的建议、让步检验说明等，并且应规范、正确使用带有认可或认证资质标识的报告单。

（3）HLA基因分型报告的临床解读：实验室应根据临床需要对HLA基因分型报告单进行相

关解读，包括但不限于以下内容：对基因型相合度、家系单体型、G组基因、CWD和罕见基因、碱基改变或新基因等内容进行解释，移植后供受者来源基因型占比的分析，不同来源样本的结果分析，二次复检结果分析，进一步检测建议等。对于HLA与疾病相关性的报告单，应对基因型、血清型进行解读，以及供受者匹配度分析。

（4）报告发布的质量控制：实验室报告发布环节应根据人员岗位设置授予不同权限，如查看、录入、审核发布、修改或更正信息或结果等。报告单经过授权签字人审核后方可发放，授权签字人应符合实验室获得的CNAS认可、相关国际认证机构资质及实验室主任的批准授权。实验室应规定纸质或电子报告单发放的TAT，并在规定的TAT内将报告单送达申请者，应定期验证检测报告从实验室到患者或申请者终端结果传输的正确性。

8. 常见问题的可能原因及解决方法

（1）无等位基因和无内对照片段扩增

①检测试剂或PCR仪的问题，可用确认的DNA样本对检测试剂和PCR仪进行验证。

②DNA的质量不符合要求，当DNA浓度太低，可以适当增加DNA模板量，或增加Taq酶量或两者同时增加。

③Taq酶可能失效，更换Taq酶。实验室应正确存储和使用Taq酶。

（2）整体扩增条带显色强度弱

①PCR仪的问题，用确认的DNA样本检测PCR仪。

②DNA的质量不符合要求。

③Taq酶质量低或过度稀释。应提高Taq酶浓度，确保Taq酶正确保存和使用。每个实验应选择合适的Taq酶浓度。

④PCR相关试剂未正确保存、配制及使用，应确保每一步骤严格按照标准操作规程进行，必要时更换新的试剂。

（3）单一位点出现多个等位基因扩增条带

①样本DNA受到污染，这种污染会在多个反应孔中产生额外条带，可能出现两种样本的反应格局，应重新提取样本DNA。

②PCR产物污染，这种污染会在单个或少数检测位点产生额外条带，应使用新的试剂进行重新扩增。

③可能是新的等位基因，应使用其他分子生物学方法进行确认。

（4）多个或所有位点出现多个等位基因扩增条带

①样本DNA受到污染，这种污染大多数会在多个或所有基因位点的反应孔中产生额外条带，可能出现两种样本的反应格局，应重新提取样本DNA。

②PCR仪加热系统错误，如果PCR程序被中断或重启（尤其在早期阶段），可以看到多条条带，应对PCR仪进行检修和校准。

③样本或PCR反应液受到污染，应重新采集样本或配制新的试剂进行扩增检测。

（5）一个基因位点上无特异性扩增条带

①PCR反应液配制错误，应确保所有的PCR反应组分在使用前经过验证。

②如果dNTP（脱氧核糖核苷三磷酸）与$MgCl_2$的比例不合适，可影响一个或更多基因位点的扩增，表现出在一个特殊的位点没有等位基因，可调整dNTP与$MgCl_2$比例进行再次测试。

③如果某些等位基因有较高的G/C含量，可因Taq酶选择不当导致难以扩增。应更换合适的Taq酶。

（6）有等位基因扩增条带但无内对照条带

①DNA降解，使分子量大的扩增条带难以产生，如内对照无扩增条带，应重新提取样本DNA。

②PCR延伸时间不足，应增加PCR反应延伸时间。

③PCR仪故障，应重新校准PCR仪；内对照扩增引物浓度过低，应提高引物浓度。

（7）有内对照扩增条带但无等位基因条带

①镁离子浓度过高，应重新配制PCR扩增试剂。

②PCR仪盖压力不够，应确保PCR仪盖和PCR管/板之间的压力匹配。

（8）部分分型结果清晰，部分分型结果失败

①PCR仪加热系统故障，应确保PCR仪加热模块的一致性。

②PCR管/板和PCR仪加热模块不匹配，应确保PCR管/板的底部直接接触PCR仪加热模块。

③PCR仪盖压力不均匀，应确保PCR仪盖和PCR管/板之间的压力匹配。

④凝胶电泳时核酸染料没有混合均匀或浓度不足，应重新配制凝胶或核酸染料溶液。

9. 检测系统性能

（1）分析灵敏度：DNA样品的最低有效鉴定浓度为25ng/μL。

（2）分析特异性：阳性对照：用已知HLA等位基因型的人DNA样本进行检测，最终判定结果与该基因型完全相符。阴性对照：用去离子水作为样本进行检测，所有反应孔的反应结果均为阴性。

10. 干扰因素及注意事项

（1）干扰因素：加样量错误、DNA质量较差、出现抑制剂等。

（2）注意事项

①存储说明：$-80 \sim -20^\circ C$保存。

②试剂组分：96孔板（预包被了序列特异性引物），封膜，D-mix（水、dNTP、染料、缓冲液）。

③有效期：有效期12个月。

11. 临床意义

移植物有功能的长期存活是器官移植的最终目标。HLA抗原与同种异体器官移植的排斥反应密切相关。排斥反应的根本原因是移植物中含受者体内缺乏的移植抗原，故供受体HLA抗原不同，将会诱发受体产生移植排斥反应。良好的HLA相容性对于减少移植物排斥反应提高移植物存活率有重要意义。在进行同种异体移植时，三类HLA分子中，Ⅰ、Ⅱ分子是触发移植排斥反应的首要抗原，尤其HLA-DR位点的抗原分子，其次为HLA-A、HLA-B、HLA-DQ、HLA-DP。

HLA匹配良好，可以减少免疫抑制剂的剂量，免疫抑制剂的不良反应也随之减少，并且可以降低受者致敏的程度，对二次移植受者尤为重要。

第二节 群体反应性抗体检测

群体反应性抗体（panel reactive antibody，PRA）是受者血清中产生的针对HLA的一系列抗体。器官移植配型、有输血史、孕产妇等人群中，通过PRA的检测能够预测受体内预存的抗HLA抗体，从而避免超急性排斥反应的发生、预防急性排斥反应。

1. 方法学概述

PRA检测方法很多，如补体依赖性细胞毒法（Complement dependent cytotoxicity，CDC）、酶联免疫吸附试验（enzyme-linked immune absorbent assay，ELISA）、流式细胞仪检测法（FLOW-PRA）、LABScreen法等。

2. 标本要求

无菌条件下采集3mL静脉血，离心分离血清，短期可储存在2~5℃，长期保存应在-20℃下。标本的稀释应用试剂盒所提供的抗体稀释液稀释，不要用含有EDTA的缓冲液稀释，不要使用加热灭活的血清，否则实验结果会有很高的本底。

3. 测定原理（ELISA法检测HLA特异性IgG抗体）及参数设置

（1）亲和纯化的一定量的HLA抗原被包被在Terasaki微量ELISA板的不同孔中，利用碱性磷酸酶标记的特异性识别IgG的第二抗体检测血清中与这些包被抗原结合的特异性抗体。加入适当的底物显色后，可以通过酶联仪定量检测反应的强度使用与检测试剂相对应的读板纸分析LAT™试剂的反应模式，以检测人血清样本中HLA-Ⅰ类和HLA-Ⅱ类抗原的特异性IgG抗体。

（2）测定参数：能够读取Terasaki微量ELISA板的酶联免疫检测仪，可在630nm处单波长读取BCIP显色结果，计算机分析软件进行分析。

4. 质量控制

所有试剂应保存在2~5℃，10倍稀释后的质控血清只能保存1周，更长时间应放在-20℃下保存。尽量避免试剂被细菌污染。防潮，从锡纸袋拿出板后立即将锡纸带封好。

5. 检验方法

（1）试剂配置

①初次使用前20min，使用0.1或0.2mL去离子水（按照血清管上标注的体积）溶解冻干对照血清。在室温下不时轻弹血清管使之完全溶解。

②检测前，使用抗体稀释液稀释待测血清样品（LAT按1∶3，LATM按1∶2；如果初筛提示抗体强阳性，可能需要进一步稀释血清以确定抗体的特异性）。

③每板使用8μL 10X对照血清，以抗体稀释液进行稀释。

④每板使用10μL 100X AP-抗人IgG结合物，第一次洗涤前再以抗体稀释液进行稀释。

⑤使用5mL 10X洗涤缓冲液，以45mL去离子水稀释成工作液，足够每板4次洗涤用。

⑥各取底物A液和B液250μL，第二次洗涤前等体积混合成500μL底物液。注意更换吸头以免A、B液交叉污染。

（2）检测步骤

①将10μL稀释后的待测样本或质控试剂加入LAT™板的相应微孔中。

②盖上盖板，在20～25℃孵育1h（最好在低速旋转的旋转平台上孵育）。

③甩掉抗体稀释液、待测血清和对照血清，将微板在纸巾上拍干，孔底残留少许（约1μL）液体。在加入下一种试剂前将微板反扣在纸巾上或盖上盖板，不要让微板干透。

④使用6道加样器或加样瓶每孔加入10～20μL 1X洗涤缓冲液，或者使用洗瓶直接加满每一孔。轻轻倾去多余的洗涤缓冲液，然后如前所述甩掉洗涤缓冲液。重复洗涤一次。

⑤每孔加入稀释好的10μL AP-抗人IgG结合物，弃取剩余的第二抗体工作液。

⑥盖上盖板，20～25℃孵育40min（最好在低速旋转的旋转平台上孵育）。

如步骤5.2.3所示甩掉AP-抗人IgG结合物。注意不要让微板干透。

⑦如步骤5.2.4所示洗涤2次。每孔残留少量（约1μL）液体。

⑧每孔加入配制好的10μL底物液，弃去剩余的底物液。

⑨盖上盖板，37℃避光孵育10～15min（最好在低速旋转的旋转平台上孵育）。

⑩每孔加入5μL终止液，终止显色反应。盖上盖板，放置15min使各种试剂混合均匀。

⑪在1h内，使用可以读取Terasaki微板的酶联免疫检测仪，拿开盖板读取数据。在终止反应后，盖有盖板的Terasaki微板可以在2～8℃保存。如需确定反应模式，3天之内仍可以随时再次读取数据。但是，在储存期间OD值可能会轻微下降，导致弱阳性反应不能被检测出来。

注意：如果使用pNPP代替BCIP作为显色底物，37℃的孵育时间应延长到30min。

6. 结果判读与报告

（1）计算空白孔的平均OD值（NAC），每一个孔的OD值应减去空白孔平均OD值，以消除本底的影响。空白孔平均OD值应小250。

（2）计算阴性孔的平均OD值（NEG）与阳性孔的平均OD值（POS）。计算POS/NEG比值＝（POS-NAC）/（NEG-NAC）。POS/NEG RAT比值必须＞5。代表2分。阳性孔的平均OD值至少是质控孔的OD值的一半。

（3）计算质控孔（QA）的平均OD值，质控孔是包被的人IgG来确认酶标二抗质量。总之，当QA＞2000，POS＞1500，POS/NEG RAT比值＞10时为最佳质控。最低限QA=1000 POS=800 POS/NEG RATIO＞5。

（4）cut-off值的确定：以20%的阳性对照为cut-off值。具体公式为：cut-off=［（POS-NAC）×0.2］+ NAC。0～10%=1分，阴性；11%～20%=2分，弱阳性或阴性；21%～50%=4分，阳性；51%～80%=6分，强阳性；80%～100%=8分，极强阳性。

（5）对于LATM实验，计算标本孔OD值＞20%阳性孔的平均OD值（POS）便为阳性。在15%～20%阳性孔的平均OD值（POS）为可疑区。

（6）计算PRA阳性率（适用于LAT）。具体公式为：PRA（%）=阳性标本孔数/标本总孔数×100%，CUT-OFF值推荐"4分"。

（7）HLA抗体特异性判定：可以通过PRA分析软件直接判定。也可以通过分析读板纸进行判断。

（8）致敏强度系数［Strength Index（S.I.）］（适用于LAT）。具体公式为：致敏强度系数=8分阳性标本孔数/总阳性标本孔数×100%。

7. 注意事项

（1）Lambda抗原板：尽量保持Lambda抗原板干燥，否则会损伤HLA抗原。

（2）质控血清：尽量保持干燥，无菌水溶解后应清亮。

（3）洗液（Wash buffer）、无菌水、抗体稀释液：混浊，被认为有成分降解或细菌污染。

8. 检验方法的局限性

（1）LAT试剂只能检测IgG类抗体，而不能检测在抗HLA反应早期出现的IgM类抗体。其所能确定的抗体特异性仅局限于用于纯化HLA分子的EBV转化的B淋巴细胞系所表达的HLA抗原的特异性。

（2）PRA的百分比并不是一个绝对值。PRA%检测结果可能根据所选择的每一组包被抗原的组成不同而有差异。PRA%的检测应视为首要的诊断性检测，其自身不能作为临床医师决定患者治疗方案的唯一依据，移植前必须进行常规交叉配型。

（3）对于正在进行ATG治疗的患者，如果其血清中含有超过100μg/mL的ATG，则Ⅰ类抗原或Ⅱ类抗原包被孔可能出现非特异性本底过高的现象。如果出现这种情况，请以含有10%兔血清的抗体稀释液稀释碱性磷酸酶（AP）-抗人IgG结合物，这样可能会降低反应的本底。但对于本底特别高的血清，LAT试剂的检测结果仅具参考意义。

9. 临床意义

移植失败、妊娠、反复输血均可使器官移植受者体内产生抗HLA抗体，从而使患者处于预致敏状态。移植前检测受者血清内PRA水平能够有效帮助临床更加合理地选择供、受者，选择恰当的移植时机，有效提高移植物的生存率。

第三节　淋巴细胞交叉配合试验

补体依赖淋巴细胞毒性试验（complement-dependent cytotoxicity，CDC）又称淋巴细胞毒交叉配合试验。当特异的效应T淋巴细胞在体外与靶细胞接触时，可表现出破坏和溶解靶细胞的特性，称为淋巴细胞毒作用（cytotoxicity）。

1. 标本要求

供体肝素抗凝血2~3mL，受体血清2mL。

2. 测定原理

被检血清中的抗体与供体淋巴细胞膜表面相应抗原结合后激活补体，引起细胞膜破损，这种抗体称为细胞毒抗体。如将含有此抗体的血清与淋巴细胞和补体共同温育，根据着色的死细胞数目，可以估计淋巴细胞毒的强度。

3. 质量控制

每次实验中有阴、阳性对照。

4. 试剂和设备

（1）试剂：淋巴细胞分离液、抗淋巴细胞抗体、2%锥虫蓝。

（2）试剂保存与有效期

①新购试剂保存于2~8℃，勿冷冻，在有效期内使用。

②剩余试剂应立即放回冰箱，保存于2~8℃。

5. 操作步骤

（1）常规分离淋巴细胞：取供者肝素化全血3mL，用PBS或生理盐水作等量稀释，沿管壁滴加于预先加有2mL淋巴细胞分离液的10mL试管内，水平式离心机1800r/min，离心20min，吸取白膜表层的淋巴细胞于6mL洗涤液中，2500r/min，离心10min，弃上清液，重复洗涤2次，调整细胞浓度至2000个/μL。

（2）微量淋巴细胞毒试验方法（两步法试验程序）（见表2-68）：

表2-68　两步法试验程序

第一步	（1）受者血清、阳性对照、洗涤液各	10μL
	（2）供者淋巴细胞	10μL
	37℃温育60min	
第二步	（3）兔补体	50μL
	37℃温育30min，吸去上清液20μL	
	（4）2%锥虫蓝	7.5μL
	2~6min/室温	

（3）结果观察：从各管取样，滴加于血细胞计数板内，用普通生物显微镜高倍镜计数200个淋巴细胞，计算出着色死细胞的百分率。

（4）判读标准：被染色的死细胞呈蓝色，无折光，细胞肿胀，活细胞则具有很强的折光能力，呈明亮状，两者很容易区分。

6. 参考区间

小于10%为阴性。

7. 临床意义

（1）来自外周血的淋巴细胞，携带HLA–Ⅰ类抗原的T细胞约占80%，而既表达HLA–Ⅰ类抗原又带有HLA–Ⅱ类分子的B细胞和单核细胞约占20%。

（2）实验中有50%以上的细胞发生细胞毒性，则为交叉配型强阳性，有针对HLA–Ⅰ类抗原的细胞毒性抗体存在；

（3）若有10%～20%的细胞被杀伤，提示检出HLA–Ⅱ类分子的抗体或存在弱的HLA–Ⅰ类抗体。

（4）无论抗体是针对Ⅰ类还是Ⅱ类HLA，若死淋巴数小于10%则为阴性，表明供、受者相配；11%～20%应结合临床考虑；超过20%，则说明受者体内已存在细胞毒性抗体，应另选供体。

第三篇

病例分析及经验交流

BINGLI FENXI JI JINGYAN JIAOLIU

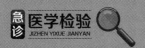

第一节　急诊典型病例分析

一、病例1：APTT 结果异常

梅××，女，22岁，因受孕9周来妇科门诊就诊，B超显示胎停育，计划行人工流产等治疗，并进行凝血四项及血常规等检测。结果显示血常规各项指标正常，凝血四项结果为：PT 13.4s，APTT 78.8s，TT 16.2s，FIB 2.77g/L，其中APTT结果异常，重测为APTT结果一致。

问：1.该患者APTT异常的可能原因有哪些？

2.下一步需要怎么处理或做什么检验检查？

病例分析：

1. 临床上APTT单项异常的原因有：内源性凝血途径的凝血因子缺乏的相关疾病、狼疮抗凝物质或类肝素物质存在、样本采集不畅等。

2. 该病例经联系主管医生，告知患者身上无出血点，无紫癜，无相关病史，该结果与临床不符。于是建议重抽复查。重抽后结果为PT 14.4s，APTT 36.2s，TT 16.6s，FIB 2.44g/L，结果恢复正常。经联系当时给这一患者采血的采集工作人员得知：采集人员在发现此患者在抽血过程不顺利，在抽完蓝管后发现量不足，立即用该患者刚抽的红管血倒出至蓝管。

原因分析：

红管中含有凝胶和二氧化硅，其中二氧化硅作为促凝剂喷洒在管壁上。硅粉作为激活剂，先激活内源性凝血系统，促进激活凝血机制，加速血液凝固。从抽出的红管血中已经激活凝血机制，特别是先激活内源性凝血系统，致使检测APTT单项延长。

活化部分凝血活酶时间（APTT）检测原理：37℃条件下，在待检血浆中加入足够量的活化接触因子激活剂和部分凝血活酶（代替血小板磷脂），再加入适量的钙离子，即可通过激活FXⅡ而启动内源性凝血途径，从加入钙离子到血浆开始凝固所需要的时间即为APTT。

常见激活剂：白陶土　对凝血因子相对敏感

硅藻土　对肝素相对敏感

鞣花酸　对狼疮抗凝物相对敏感

为验证上述原理，经对门诊患者三例模拟上述情况分别检测，证实了这一判读，结果如表3-1所示：

表3-1　不同采血管凝血四项结果比较

		PT	APTT	T	FIB
样本1	直接蓝管检测	15.4	43.3	18.0	2.46
	红管血放入蓝管	15.3	112.9	17.6	2.70

续表3-1

		PT	APTT	TT	FIB
样本2	直接蓝管检测	20.9	51.8	16.7	2.82
	红管血放入蓝管	20.9	146.5	15.7	2.48
样本3	直接蓝管检测	13.0	42.6	17.3	3.15
	红管血放入蓝管	12.1	104.1	16.7	3.53

经验总结：该病例提示我们，遇到单项APTT异常时要与临床先沟通，看能否发现有价值的线索或体征，如果结果与临床不符，要考虑是否检验前等环节是否出错，避免一上来就做APTT纠正实验等。

二、病例2：Hb与RBC结果不成比例

陈×，男48岁，ICU患者，肝硬化失代偿期，急查血常规显示检测结果如下：Hb 86g/L、RBC 1.11×10^{12}/L、MCV 112.6fL，其他结果详见下图，图3-1为检测结果原图示意。

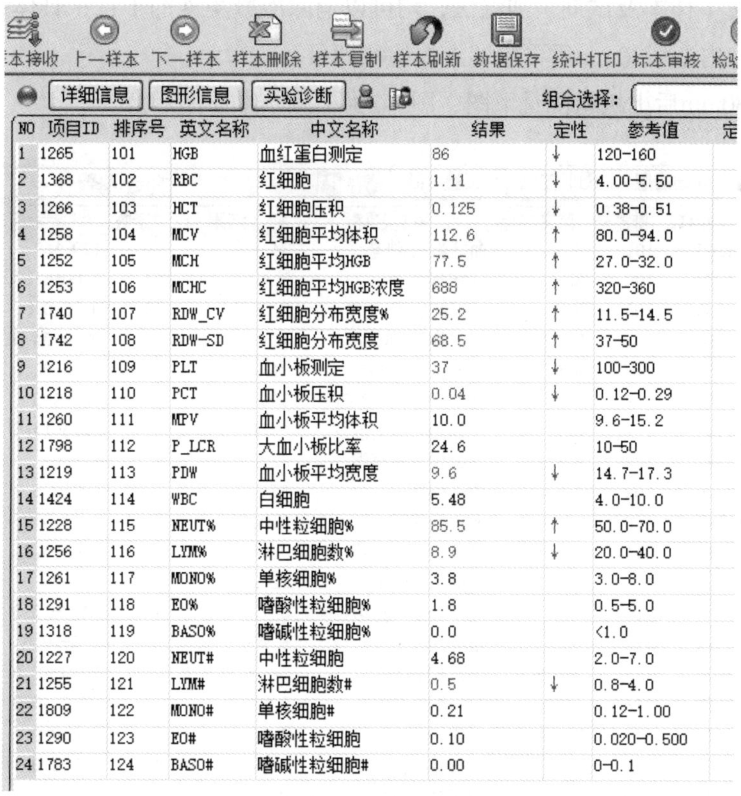

图3-1　患者血细胞分析检测结果示意图

问：1.该结果能否发向临床？

　　2.下一步需要怎么处理或做什么检验检查？

病例分析：

该患者结果显示Hb与RBC结果严重不成比例，违反3R规则，再结合MCV、MCH、MCHC异常增高，分析为RBC存在冷凝集现象，该结果不能发出。

RBC冷凝集特点就是红细胞计数假性降低，而红细胞容积（MCV）、红细胞平均血红蛋白含量（MCH）、红细胞平均血红蛋白浓度（MCHC）结果假性增高。冷凝集素是一种多克隆或单克隆自身抗体，主要是免疫球蛋白M（IgM）完全抗体，少数为免疫球蛋白A（IgA）或免疫球蛋白G（IgG）。健康人血清中含少量冷凝集素，但效价很低一般不会出现凝集现象。在病理情况下，机体产生的大量冷凝集素IgM抗体对人红细胞I类抗原具有特异性，与其抗原有10个结合位点，在温度低于30℃时抗体可与多个RBC结合后迅速形成血凝块，造成RBC数量明显假性减少，温度提高后凝集又可消失。引起冷凝集素增多的疾病有支原体肺炎、传染性单核细胞增多症、系统性红斑狼疮、慢性肝炎、慢性淋巴细胞白血病及骨髓瘤等。该病女性多于男性，无遗传因素，多数患者在冷环境中表现口唇、鼻尖、耳郭、手指及足趾发绀，加温后消失，并可出现雷诺现象。在实验室中的表现为：血常规标本暴露在外界的低温环境中出现冷凝集现象，标本外观呈细砂颗粒状，37℃水浴加温后一般可消失。

遇到RBC冷凝集的处理方法，常见的方法有37℃水浴加热解聚的方法、血浆置换的方法、预稀释模式法及双重（样本及试剂）加温法，均可以消除冷凝集素的干扰，具体操作为需要把样本放置在37℃水浴箱内温浴30min后再立即上机检测即可。

该样本温浴30min后上机检测见下图，图3-2为检测结果原图示意。

NO	项目ID	排序号	英文名称	中文名称	结果	定性	参考值
1	1265	101	HGB	血红蛋白测定	84	↓	120-160
2	1368	102	RBC	红细胞	2.42	↓	4.00-5.50
3	1266	103	HCT	红细胞压积	0.251	↓	0.38-0.51
4	1258	104	MCV	红细胞平均体积	103.7	↑	80.0-94.0
5	1252	105	MCH	红细胞平均HGB	34.7	↑	27.0-32.0
6	1253	106	MCHC	红细胞平均HGB浓度	335		320-360
7	1740	107	RDW_CV	红细胞分布宽度%	19.1	↑	11.5-14.5
8	1742	108	RDW-SD	红细胞分布宽度	72.2	↑	37-50
9	1216	109	PLT	血小板测定	42	↓	100-300
10	1218	110	PCT	血小板压积	0.04	↓	0.12-0.29
11	1260	111	MPV	血小板平均体积	9.9		9.6-15.2
12	1798	112	P_LCR	大血小板比率	22.2		10-50
13	1219	113	PDW	血小板平均宽度	8.7	↓	14.7-17.3
14	1424	114	WBC	白细胞	5.90		4.0-10.0
15	1228	115	NEUT%	中性粒细胞%	84.8	↑	50.0-70.0
16	1256	116	LYM%	淋巴细胞数%	9.0	↓	20.0-40.0
17	1261	117	MONO%	单核细胞%	4.2		3.0-8.0
18	1291	118	EO%	嗜酸性粒细胞%	2.0		0.5-5.0
19	1318	119	BASO%	嗜碱性粒细胞%	0.0		<1.0
20	1227	120	NEUT#	中性粒细胞	5.00		2.0-7.0
21	1255	121	LYM#	淋巴细胞数#	0.5	↓	0.8-4.0
22	1809	122	MONO#	单核细胞#	0.25		0.12-1.00
23	1290	123	EO#	嗜酸性粒细胞	0.12		0.020-0.500
24	1783	124	BASO#	嗜碱性粒细胞#	0.00		0-0.1

图3-2 温浴后血细胞分析检测结果示意图

三、病例3：血小板低

李××，女，67岁，因肠梗阻入院，完善检查后入住普外科，计划行手术治疗，在治疗过程中病情加重，后转入ICU继续抢救治疗，急查血常规，结果如下图，图3-3为检测结果原图示意，然后进行血涂片显微镜复检后，发现有如下图3-4现象。

问：1.该结果能否发向临床？

2.下一步需要怎么处理或做什么检验检查？

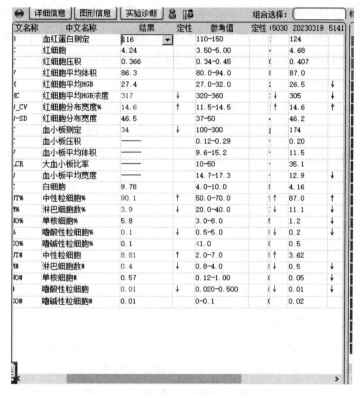

文名称	中文名称	结果	定性	参考值	定性	15030	20230319	5141
B	血红蛋白测定	116		110-150			124	
	红细胞	4.24		3.50-5.00			4.68	
	红细胞压积	0.366		0.34-0.45			0.407	
	红细胞平均体积	86.3		80.0-94.0			87.0	
	红细胞平均HGB	27.4		27.0-32.0			26.5	↓
MC	红细胞平均HGB浓度	317	↓	320-360	↓		305	↓
_CV	红细胞分布宽度%	14.6	↑	11.5-14.5	↑		14.6	↑
SD	红细胞分布宽度	46.5		37-50			46.2	
	血小板测定	34	↓	100-300			174	
	血小板压积	———		0.12-0.29			0.20	
	血小板平均体积	———		9.6-15.2			11.5	
CR	大血小板比率	———		10-50			35.1	
	血小板平均宽度	———		14.7-17.3			12.9	↓
	白细胞	9.78		4.0-10.0			4.16	
JT%	中性粒细胞%	90.1	↑	50.0-70.0	↑		87.0	↑
T%	淋巴细胞数%	3.9	↓	20.0-40.0	↓		11.1	↓
40%	单核细胞%	5.8		3.0-6.0			1.2	↓
	嗜酸性粒细胞%	0.1		0.5-5.0			0.2	↓
50%	嗜碱性粒细胞%	0.1		<1.0			0.5	
JT#	中性粒细胞#	8.81	↑	2.0-7.0	↑		3.62	
T#	淋巴细胞数#	0.4	↓	0.8-4.0	↓		0.5	↓
40#	单核细胞#	0.57		0.12-1.00			0.05	↓
	嗜酸性粒细胞	0.01	↓	0.020-0.500	↓		0.01	↓
50#	嗜碱性粒细胞#	0.01		0-0.1			0.02	

图3-3　患者血细胞分析检测结果示意图

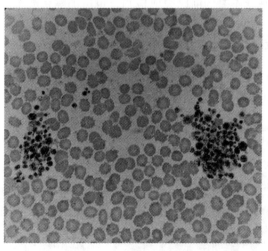

图3-4　血片镜下现象

病例分析：

患者为老年女性患者，从检验结果看，PLT下降明显，按照科室血常规复检程序，必须进行复检，复检中发现有PLT大量聚集，说明PLT减少为假性减少，该结果不能发向临床，需要寻找PLT聚集的原因，并消除PLT聚集后检测。

血小板数量的检测是临床试验诊断最常用的检验项目之一，在危重症患者临床病情及进展监测中亦具有重要的临床意义。假性血小板减少如未被及时发现，可能会给患者的临床诊断和治疗造成误诊、误治，也会加重患者的经济负担乃至心理负担，甚至会引起医疗纠纷。

PLT假性减少多为EDTA依赖性假性血小板减少症（EDTA-dependent pseudothrombocytopenia, EDTA-PTCP）是由于用EDTA抗凝全血后血小板聚集导致用血液分析仪检测血小板数量减少的现象，这种现象是由于EDTA结合血小板膜上的糖蛋白，使血小板抗原暴露出来，从而使其被抗血小板自身抗体识别而造成的。

抗凝剂EDTA-K2因与血液中的钙离子结合成螯合物而阻止血液凝固，其对血液细胞形态影响很小，亦可较好抑制血小板的聚集。然而有时可引起血小板的黏附与聚集，使血细胞分析仪对已黏附与聚集的血小板现象无法进行准确地识别，从而导致仪器的检测值低于血液细胞中血小板的真值。

目前应对EDTA依赖性假性血小板减少症的处理方法有：

①改用枸橼酸钠抗凝样本排除血小板聚集的影响，但有报道EDTA-PTCP用枸橼酸钠抗凝后，有72%的病例还是有聚集；

②应用阿米卡星对EDTA-PTCP进行解离和纠正；

③荧光染色激光散射法（Fluorescence Staining Laser Scattering，FSLS）或荧光血小板（Fluorescent Platelet，PLT-F）技术。

此外，临床检测中若遇到对EDTA-K2和枸橼酸钠抗凝剂均发生血小板聚集的血液样本，建议在实验室即时采集受检者的末梢新鲜血样本，与相应稀释液混匀重新检测。因为血液即时稀释的血小板不易发生聚集，检测结果准确。也可立即抽取患者的静脉血，放入不含任何抗凝剂的白盖管内，立即上机检测，在样本凝固前已完成检测，也可消除抗凝剂的干扰。

四、病例4：张冠李戴

一门诊患者来检验窗口反映：我的结果大部分都是正常，特别是肾功能指标，是不是搞错了？部分结果如下图，图3-5为检测结果原图示意。

	项目	结果	单位	参考范围	方法
15	尿素测定(BUN)	4.8	mmol/L	2.9-7.1	酶法
16	肌酐测定(CREA)	87.9	umol/L	49-90	氧化酶法
17	尿酸测定(UA)	389	umol/L	90-412	酶法
18	钠测定(NA)	138.6	mmol/L	135-145	间接离子选择
19	钾测定(K)	3.87	mmol/L	3.5-5.5	间接离子选择
20	氯测定(CL)	107.7	mmol/L	96-109	间接离子选择
21	钙测定(CA)	2.05	mmol/L	2.00-2.70	偶氮砷III
22	镁测定(MG)	0.66	↓	mmol/L	0.8-1.2	二甲苯胺蓝GG
23	无机磷测定(P)	0.80	↓	mmol/L	1-1.6	磷钼酸盐法
24	血清碳酸氢盐(HCO3)测定(CO2)	20.85	↓	mmol/L	21-32	PEP-C法
25	内生肌酐清除率(女)(eGFRf)	65	↓	ml/min	70-130	

图3-5 患者肾功能检测结果示意图

问：接下来需要怎么处理或做什么检验检查？

病例分析：

既然该患者大部分结果正常还来反映问题，说明检验结果肯定是出现了什么情况，一定要及时给予解决。第一步，与患者的沟通交流是必须的，而且要稳住患者的情绪，避免矛盾激化。经了解得知，这是一位长期透析患者，此次是透析前的一次例行检测，准备再次透析。再次从侧面说明我们的检测过程出现问题。第二步，安抚患者情绪后，立即让生化检测岗同事在生化仪器上查看该患者样本编号的原始结果，查看上机的位置号、核对样本编号与位置号是否一致等，发现原来是两个样本位置号放错了，虽样本编号正确，但放置的是另一个患者的样本，经对患者的样本再次上机复检，证实是发生张冠李戴这一严重问题，立即向该患者耐心说明情况、赔礼道歉，争取了患者的谅解，下图为该透析患者的正确结果，图3-6为检测结果原图示意。

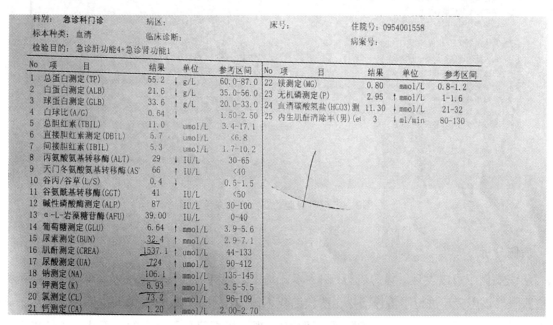

图3-6　患者肝肾功能检测结果示意图

那既然是两个样本放错了位置，那另一份报告也有问题，立即查看另一患者的病历信息，从挂号收费室找到该患者的联系方式，委婉地告知患者刚才的结果存在问题，需要过来重新核查，该患者是一位30岁的男青年，经与这位男青年沟通后得知，因招工体检需要做一个肝肾功能检测，该结果出来以后临床医生就以诊断为肾功能不全，让患者住院治疗，该青年被吓住了，说自己平常身体健康没有什么症状，住院也需要筹钱，计划第二日再来，患者就回去了。得知这些情况后，作为检验者的我们内心很不安，也立即向该男青年认真解释、说明了事情原委，并向他赔礼道歉，争取了患者的谅解。

经验总结：

该病例提示我们发生张冠李戴的后果是多么可怕，信息系统建设对实验室是至关重要。当时的仪器与LIS还不能双向通信，上机只能靠手工编辑，容易发生各种问题。在发生患者投诉或来反映问题时一定要重视，认真对待处理，不能随便打发走患者，否则后患无穷。

五、病例5：APTT、TT延长

庄××，男，61岁，左前胸部疼痛3h入院就诊，经各种检查后被确诊为急性心梗，行PCI手术后入住心内科CCU病房，并给予溶栓治疗，送检急诊凝血八项结果如下图，图3-7为检测结果原图示意。

问：1. 该患者APTT、TT增高的原因是什么？

2. 该结果能否发向临床？

科别：心内科		病区：心内科CCU病区	床号：3Y-02	病员号：012026308	
标本种类：血浆		临床诊断：急性心肌梗死		病案号：10313108	
检验目的：急诊凝血八项				检测仪器：STAGO	
No	中文名称	结果	单位	参考区间	实验方法
1	血浆凝血酶原时间(PT)	24.40	秒(S)	大于对照(13.1s)3s为异常	凝固法
2	凝血酶原时间比值(PTR)	1.82 ↑		0.95-1.24	
3	国际标准化比值(INR)	2.14 ↑		0.94-1.29	
4	活化部分凝血酶时间(APTT)	>180.00	秒(S)	大于对照(34.0s)10s为异常	凝固法
5	病人血浆APTT/正常人(APTT/N)	0.00		1.5-2.5(用于抗凝治疗监测)	
6	凝血酶时间测定(TT)	>240.00	秒(S)	大于对照(17.0s)3s为异常	凝固法
7	纤维蛋白原测定(FIB)	>15.00 〈0.6〉	g/L	2.0-4.0	Clauss凝固法
8	纤维蛋白单体测定(FM)	3.44	ug/ml	0.10-6.00	免疫比浊法
9	纤维蛋白(原)降解产物(FDP)	35.36 ↑	ug/ml	<5.00	免疫比浊法
10	D-二聚体测定(D-dimer)	>21.00	ug/ml	0.0-0.5	免疫比浊法
11	抗凝血酶Ⅲ活性测定(AT-Ⅲ)	85.0	%	80-120	发色底物法
				注：肝素(或低分子肝素)依赖AT发挥作用，AT活性<70%，肝素效能下降 AT活性<50%，肝素效能明显下降 AT活性<30%，肝素失效。	

图3-7　患者凝血功能检测结果示意图

病例分析：

从该病例中可以发现，该患者行PCI手术，术中会用到肝素抗凝，所以APTT、TT会延长超过检测限。该患者还进行了溶栓治疗，溶栓治疗不仅会作用于血栓形成的部位，也会作用于凝血过程的纤维蛋白原（Fig），使FIB降低，可FIB出现了极端值是不符合的，因此，该结果不能发回临床。经查看仪器上原始结果，发现为检测的时间为大于最大值，FIB的检测方法为Clauss法：以凝血酶作用于待测血浆中的FIB，使其转变为纤维蛋白，血浆凝固。血浆中FIB的含量与凝固时间成负相关，检测结果与参比血浆制成的标准曲线对比可得出纤维蛋白原的含量。凝固时间与含量成反比，即凝固时间越长则提示浓度越低，检测时间大于最大值时检测结果应该报小于检测限（<0.6g/L）。该病例为值班人员对结果判读错误所致。

六、病例6：样本乳糜干扰

陈×，女，41岁，因腹痛原因待查入住我院消化内科，入院后查肝肾功、血脂、心肌酶、淀粉酶等项目，结果如下图，图3-8为检测结果原图示意。

问：1. 该结果能否发向临床？

2. 接下来需要怎么处理或做什么检验检查？

详细信息	图形信息	实验诊断			组合选择：	

NO	项目ID	排序号	英文名称	中文名称	结果	定性	参考值	20210401	历史2
1	1514	001	TC	总胆固醇测定	10.05		<5.18；边缘升		
2	1511	002	TG	甘油三酯测定	Error		<1.70		
3	1626	003	HDL-C	高密度脂蛋白测定	0.51		1.16-1.42；理		
4	1653	004	LDL-C	低密度脂蛋白测定	1.38		正常：<3.37；丿		
5	1544	005	APOA	载脂蛋白A测定	0.94	↓	1.20-1.60		
6	1546	006	APOB	载脂蛋白B测定	0.37	↓	0.63-1.14		
7	1505	007	TP	总蛋白测定	102.1	↑	65.0-83.0		
8	1539	008	ALB	白蛋白测定	48.6		40.0-55.0		
9	1574	009	GLB	球蛋白测定	53.5	↑	20-33		
10	1524	010	A/G	白蛋白/球蛋白比值	0.91	↓	1.20-2.40		
11	1667	011	PA	前白蛋白测定	65	↓	200-400		
12	1510	012	TBIL	总胆红素测定	13.3		3.4-17.1		
13	1590	013	DBIL	直接胆红素测定	2.4		<8.8		
14	1618	014	IBIL	间接胆红素测定	10.9	↑	1.7-10.2		
15	1552	015	ALT	丙氨酸氨基转移酶测定	Error		9-50		
16	1557	016	AST	天门冬氨酸氨基转移酶	Error		15-40		
17	1657	017	L/S	谷丙/谷草比值	未做		0.5-1.5		
18	1570	018	GGT	谷氨酰基转移酶测定	137	↑	10-60		
19	1550	019	ALP	碱性磷酸酶测定	77		45-125		
20	1540	020	AFU	α-L-岩藻糖苷酶测定	21.13		0-40		
21	1509	021	TBA	总胆汁酸测定	3.1		<10		
22	1577	022	GLU	葡萄糖测定	9.69	↑	3.9-5.6		
23	1565	023	BUN	尿素测定	6.4		1.7-8.3		
24	1600	024	CREA	肌酐测定	73.8		57-97		
25	1487	025	UA	尿酸测定	494	↑	208-428		
26	1616	026	CA	钙测定	2.33		2.15-2.57		
27	1643	027	MG	镁测定	0.97		0.74-1.07		
28	1666	028	P	无机磷测定	3.95	↑	0.85-1.51		
29	1661	029	NA	钠测定	134.0	↓	135-145	134.9	
30	1660	030	K	钾测定	3.87		3.5-5.5	4.98	
31	1605	031	CL	氯测定	100.8		96-109	99.9	
32	1598	032	CO2	血清碳酸氢盐(HCO3)测	18.91	↓	22-29		
33	1606	082	CK	肌酸激酶测定	78		24-170		
34	1650	098	LDH	乳酸脱氢酶测定	207		90-250		

图3-8 患者生化检测结果示意图

病例分析：该患者以腹痛待查入院，检测结果中TG、AST、ALT、APOA、APOB测不出或明显偏低，P异常增高，并非为病理因素所致，考虑为样本方面或检测过程中出现的问题，报告不能发出，对样本进行复检。

需要先对样本状态进行确认，经把样本找出后发现为严重乳糜样本见图3-9，该结果是严重乳糜对实验结果造成的严重干扰。

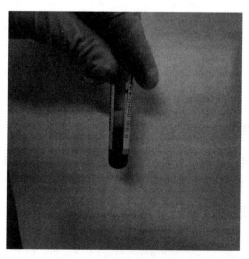

图3-9 严重孔糜样本外观

遇到严重乳糜样本的处理：

对于TG的检测需要通过对样本稀释后再检测，稀释倍数从2倍最小开始，随意扩大稀释倍数会增大稀释误差的风险。

对于受样本乳糜干扰的其他项目，把乳糜血清用移液器吸出至1mLPE管内，盖紧盖子，放入高速离心机离心10min后取出，再用移液器小心吸走上层乳糜层弃去，再吸下层清亮透明样本至样本杯内上机检测。图3-10为经过样本处理后的结果，图3-10为检测结果原图示意。

NO	项目ID	排序号	英文名称	中文名称	结果	定性	参考值	20210401
1	1514	001	TC	总胆固醇测定	10.05		< 5.18；边缘升	
2	1511	002	TG	甘油三酯测定	29.76	↑	< 1.70	
3	1626	003	HDL-C	高密度脂蛋白测定	0.51		1.16-1.42；理	
4	1653	004	LDL-C	低密度脂蛋白测定	1.38		正常：<3.37；	
5	1544	005	APOA	载脂蛋白A测定	0.94	↓	1.20-1.60	
6	1546	006	APOB	载脂蛋白B测定	0.49	↓	0.63-1.14	
7	1505	007	TP	总蛋白测定	73.3		65.0-83.0	
8	1539	008	ALB	白蛋白测定	44.3		40.0-55.0	
9	1574	009	GLB	球蛋白测定	29.0		20-33	
10	1524	010	A/G	白蛋白/球蛋白比值	1.53		1.20-2.40	
11	1667	011	PA	前白蛋白测定	156	↓	200-400	
12	1510	012	TBIL	总胆红素测定	13.3		3.4-17.1	
13	1590	013	DBIL	直接胆红素测定	2.4		<6.8	
14	1618	014	IBIL	间接胆红素测定	10.9	↑	1.7-10.2	
15	1552	015	ALT	丙氨酸氨基转移酶测定	99	↑	9-50	
16	1557	016	AST	天门冬氨酸氨基转移酶	41	↑	15-40	
17	1657	017	L/S	谷丙/谷草比值	2.4	↑	0.5-1.5	
18	1570	018	GGT	谷氨酰基转移酶测定	137	↑	10-60	
19	1550	019	ALP	碱性磷酸酶测定	77		45-125	
20	1540	020	AFU	α-L-岩藻糖苷酶测定	21.13		0-40	
21	1509	021	TBA	总胆汁酸测定	3.1		<10	
22	1577	022	GLU	葡萄糖测定	9.69	↑	3.9-5.6	
23	1565	023	BUN	尿素测定	4.5		1.7-8.3	
24	1600	024	CREA	肌酐测定	73.8		57-97	
25	1487	025	UA	尿酸测定	414		208-428	
26	1616	026	CA	钙测定	2.33		2.15-2.57	
27	1643	027	MG	镁测定	0.97		0.74-1.07	
28	1666	028	P	无机磷测定	1.50		0.85-1.51	
29	1661	029	NA	钠测定	134.0	↓	135-145	134.9
30	1660	030	K	钾测定	3.87		3.5-5.5	4.98
31	1605	031	CL	氯测定	100.8		96-109	99.9
32	1598	032	CO2	血清碳酸氢盐(HCO3)测	18.91	↓	22-29	
33	1606	082	CK	肌酸激酶测定	78		24-170	
34	1650	098	LDH	乳酸脱氢酶测定	207		90-250	
35	1543	115	AGRm	年龄（男）	31		18-100	

图3-10　患者生化检测结果示意图

七、病例7：需要稀释重测

吕××，女，66岁，因肺部感染入院，后因病情逐渐加重入住ICU抢救，急查心肌酶、肝肾功能等指标，结果如下图，图3-11为检测结果原图示意。

问：1.该结果能否发向临床？

2.接下来需要怎么处理或做什么检验检查？

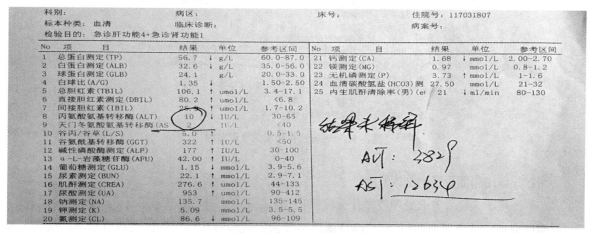

科别：ICU　　　　病区：ICU重症监护A区　　床号：ICUA07　　住院号：012005303
标本种类：血清　　　临床诊断：肺部感染　　　　　　　　　　　病案号：10292104
检验目的：急诊心肌酶+急诊肝功能4+急诊肾功能1

No	项目	结果	单位	参考区间	No	项目	结果	单位	参考区间
	总蛋白测定(TP)	67.3	g/L	60.0-87.0	22	氯测定(CL)	104.2	mmol/L	96-109
	白蛋白测定(ALB)	39.6	g/L	35.0-56.0	23	钙测定(CA)	2.14	mmol/L	2.00-2.70
	球蛋白测定(GLB)	27.7	g/L	20.0-33.0	24	镁测定(MG)	0.90	mmol/L	0.8-1.2
	白蛋白/球蛋白比值(A/G)	1.43 ↓		1.50-2.50	25	无机磷测定(P)	2.36 ↑	mmol/L	1-1.6
	总胆红素测定(TBIL)	53.2 ↑	umol/L	3.4-17.1	26	血清碳酸氢盐(HCO3)测	6.79 ↓	mmol/L	21-32
	直接胆红素测定(DBIL)	33.7 ↑	umol/L	<6.8	27	内生肌酐清除率(女)(e)	36 ↓	ml/min	70-130
	间接胆红素测定(IBIL)	19.5 ↑	umol/L	1.7-10.2					
	丙氨酸氨基转移酶测定(ALT)	741 ↑	IU/L	30-65					
	天门冬氨酸氨基转移酶测定	5	IU/L	<40					
	谷丙/谷草比值(L/S)	148.2 ↑		0.5-1.5					
	谷氨酰基转移酶测定(GGT)	96 ↑	IU/L	<50					
	碱性磷酸酶测定(ALP)	192 ↑	IU/L	30-100					
	α-L-岩藻糖苷酶测定(AFU)	35.00	IU/L	0-40					
	乳酸脱氢酶测定(LDH)	3076 ↑	IU/L	81-234					
	肌酸激酶测定(CK)	606 ↑	IU/L	26-192					
	葡萄糖测定(GLU)	4.20	mmol/L	3.9-5.6					
	尿素测定(BUN)	10.0 ↑	mmol/L	2.9-7.1					
	肌酐测定(CREA)	142.7 ↑	umol/L	49-90					
	尿酸测定(UA)	597 ↑	umol/L	90-412					
	钠测定(NA)	146.1 ↑	mmol/L	135-145					
	钾测定(K)	5.07	mmol/L	3.5-5.5					

图3-11　患者生化测结果示意图

病例分析：该患者为老年女性患者，因肺部感染加重入住ICU，说明患者情况危急，从检验结果看心肌酶、肝肾功能都已异常，LDH很高，ALT增高而AST不高只有个位数，两者方向不一致，该报告不能发出，应该进行复检。

在复检前，查看仪器原始测定结果，发现原来上述三个酶类项目都有超限报警，特别是AST有底物缺失（耗尽）报警，说明这一项目检测结果非常高，经对这一样本的报警项目进行了10倍稀释后，证实结果很高，仪器不再报警。

八、病例8：需要稀释重测

蒋××，男，55岁，因黄疸原因待查入院，急查肝肾功能等指标，结果如下图，图3-12为检测结果原图示意。

问：1.该结果能否发向临床？

2.接下来需要怎么处理或做什么检验检查？

科别：　　　　　　病区：　　　　　　　　　　床号：　　　　　　住院号：117031807
标本种类：血清　　临床诊断：　　　　　　　　　　　　　　　　　病案号：
检验目的：急诊肝功能4+急诊肾功能1

No	项目	结果	单位	参考区间	No	项目	结果	单位	参考区间
1	总蛋白测定(TP)	56.7 ↓	g/L	60.0-87.0	21	钙测定(CA)	1.68 ↓	mmol/L	2.00-2.70
2	白蛋白测定(ALB)	32.6 ↓	g/L	35.0-56.0	22	镁测定(MG)	0.97	mmol/L	0.8-1.2
3	球蛋白测定(GLB)	24.1	g/L	20.0-33.0	23	无机磷测定(P)	3.73 ↑	mmol/L	1-1.6
4	白球比(A/G)	1.35		1.50-2.50	24	血清碳酸氢盐(HCO3)测	27.50	mmol/L	21-32
5	总胆红素(TBIL)	106.1 ↑	umol/L	3.4-17.1	25	内生肌酐清除率(男)(e)	21 ↓	ml/min	80-130
6	直接胆红素测定(DBIL)	80.2 ↑	umol/L	<6.8					
7	间接胆红素(IBIL)	25.9 ↑	umol/L	1.7-10.2					
8	丙氨酸氨基转移酶(ALT)	10	IU/L	30-65					
9	天门冬氨酸氨基转移酶(AST)	2	IU/L	<40					
10	谷丙/谷草(L/S)	5.0		0.5-1.5					
11	谷氨酰基转移酶(GGT)	322 ↑	IU/L	<50					
12	碱性磷酸酶测定(ALP)	177 ↑	IU/L	30-100					
13	α-L-岩藻糖苷酶(AFU)	42.00 ↑	IU/L	0-40					
14	葡萄糖测定(GLU)	1.15 ↓	mmol/L	3.9-5.6					
15	尿素测定(BUN)	22.1 ↑	mmol/L	2.9-7.1					
16	肌酐测定(CREA)	276.6 ↑	umol/L	44-133					
17	尿酸测定(UA)	953 ↑	umol/L	90-412					
18	钠测定(NA)	135.7	mmol/L	135-145					
19	钾测定(K)	5.09	mmol/L	3.5-5.5					
20	氯测定(CL)	86.6 ↓	mmol/L	96-109					

结果未稀释
AUT：282
AST：12634

图3-12　患者生化检测结果示意图

病例分析：该患者从结果看蛋白偏低，胆红素三项都偏高提示有梗阻性黄疸存在，GGT、ALP两个酶都增高，可AST、ALT没有同方向的增高甚至下降，不太符合，而且，从结果看暂不支持为肝酶分离的情况。因此，本着对患者负责的态度，暂不发向临床，有必要确认检测过程或进一步复检。在复检前，查看仪器原始测定结果，发现原来上述4个酶类项目都有异常报警，特别是ALT、AST有底物缺失报警，说明这一项目检测结果非常高，经对这一样本的报警项目进行了10倍稀释后，两个酶类的检测结果为ALT 3829U/L、AST 12634U/L仪器不再报警。

经验总结：从病例7、病例8提示我们注意查看仪器上的原始结果报警是很有必要的，当然，如果实验室LIS系统能够自动传输过来报警信息就更方便了，当检验结果存在不同指向的时候，一定要关注仪器的原始结果情况。

九、病例9：EDTA-K$_2$抗凝剂污染

胡××，男，9岁，因生长发育与同龄人偏缓来我院儿童生长发育管理中心就诊，需完善基础检查资料，急查肝肾功能等指标，部分结果如下图，图3-13为检测结果原图示意。

NO	项目ID	排序号	英文名称	中文名称	结果	定性	参考值	历史1
1	1505	007	TP	总蛋白测定	60.7		60.0-87.0	
2	1539	008	ALB	白蛋白测定	37.4		34-48	
3	1574	009	GLB	球蛋白测定	23.3		20-33	
4	1524	010	A/G	白蛋白/球蛋白比值	1.61		1.50-2.50	
5	1510	012	TBIL	总胆红素测定	9.2		3.4-17.1	
6	1590	013	DBIL	直接胆红素测定	2.6		<6.8	
7	1618	014	IBIL	间接胆红素测定	6.6		1.7-10.2	
8	1552	015	ALT	丙氨酸氨基转移酶测定	11		<40	
9	1557	016	AST	天门冬氨酸氨基转移酶	20		<40	
10	1657	017	L/S	谷丙/谷草比值	0.6		0.5-1.5	
11	1570	018	GGT	谷氨酰基转移酶测定	16		10-60	
12	1550	019	ALP	碱性磷酸酶测定	8	↓	45-125	
13	1540	020	AFU	α-L-岩藻糖苷酶测定	17.30		<40	
14	1577	022	GLU	葡萄糖测定	3.78	↓	3.9-5.6	
15	1565	023	BUN	尿素测定	6.5		1.7-8.3	
16	1600	024	CREA	肌酐测定	87.0		59-104	
17	1487	025	UA	尿酸测定	313		200-420	
18	1616	026	CA	钙测定	0.15		2.02-2.60	
19	1643	027	MG	镁测定	0.24	↓	0.7-1.1	
20	1666	028	P	无机磷测定	1.07		0.87-1.45	
21	1661	029	NA	钠测定	141.4		135-145	
22	1660	030	K	钾测定	12.06	↑	3.5-5.5	
23	1605	031	CL	氯测定	97.4		96-109	
24	1598	032	CO2	血清碳酸氢盐(HCO3)测	26.60		22-29	
25	1606	082	CK	肌酸激酶测定	40		<190	
26	1850	098	LDH	乳酸脱氢酶测定	247	↑	47-240	
27	1542	108	AGEf	年龄（女）			18-100	
28	1543	115	AGEm	年龄（男）			18-100	
29	3016	127	eGFRm	内生肌酐清除率（男）			80-130	
30	3017	128	eGFRf	内生肌酐清除率（女）			70-130	

图3-13 患者生化检测结果示意图

问：1. 该结果能否发向临床？

2. 接下来需要怎么处理或做什么检验检查？

病例分析：该患者为9岁儿童，因身体矮小就诊，从检验结果看，该儿童有高钾、低钙、低

镁的情况，ALP也很低，可肾功能正常，排除了肾功能不全引起的高钾问题，需要把这些异常指标的原因搞清楚再发报告。

在临床上出现高钾常见的原因有：肾功能不全、患者补钾后、样本溶血等，那接下来就是要与临床沟通是否有上述情况，检查样本是否有溶血问题，结合血钙、镁、ALP都偏低，分析为样本被含EDTA-K$_2$抗凝剂污染可能，经与临床采集护士沟通，了解采集过程，原来是采集护士在样本采集过程中，发现做生化的红盖管血量没采够，把含EDTA-K$_2$抗凝剂的血常规管内的一部分血液倒入这一红管内。抗凝剂EDTA-K$_2$与血液中的钙离子结合成螯合物而阻止血液凝固，由于钙离子与钾离子的活性不同，EDTA与二价的钙离子、镁离子结合，而释放出来一价的钾离子，同时，ALP的检测也会偏低，因为ALP检测的反应体系中需要镁离子的参与，现在镁离子显著减少，该ALP检测的反应体系也会受到影响而活性下降。致使出现上述异常的结果。

因此，该患者的生化样本需要重新采集，经样本采集后重测的结果为K 4.46mmol/L、Ca 2.57mmol/L、Mg 0.88mmol/L、ALP 105 U/L恢复了正常，证实为上述原因所致。

十、病例10：样本分离不完全

方××，女，79岁，因胸痛入院经检查确诊为急性高侧壁心梗，行PCI手术后入住心内科CCU，术后查肝肾功血脂等检查，结果如下图，图3-14为检测结果原图示意。

问：1. 该结果能否发向临床？

2. 接下来需要怎么处理或做什么检验检查？

NO	项目ID	排序号	英文名称	中文名称	结果	定性	参考值	历史1	20210326	历!
1	1514	001	TC	总胆固醇测定	0.51		<5.18；边缘升			
2	1511	002	TG	甘油三酯测定	0.19		<1.70			
3	1626	003	HDL-C	高密度脂蛋白测定	0.12		1.29-1.55；理			
4	1653	004	LDL-C	低密度脂蛋白测定	0.27		正常：<3.37；			
5	1505	007	TP	总蛋白测定	8.8	↓	65.0-83.0	72.7		
6	1539	008	ALB	白蛋白测定	3.1	↓	34-48	26.8		
7	1574	009	GLB	球蛋白测定	5.7	↓	20-33	45.9		
8	1524	010	A/G	白蛋白/球蛋白比值	0.54	↓	1.20-2.40	0.58		
9	1510	012	TBIL	总胆红素测定	12.7		3.4-17.1	87.2		
10	1590	013	DBIL	直接胆红素测定	5.0		<8.8	69.8		
11	1618	014	IBIL	间接胆红素测定	7.7		1.7-10.2	17.4		
12	1552	015	ALT	丙氨酸氨基转移酶测定	14		7-40	71		
13	1557	016	AST	天门冬氨酸氨基转移酶测定	28		13-35	118		
14	1657	017	L/S	谷丙/谷草比值	0.5		0.5-1.5	0.6		
15	1572	018	GGT	谷氨酰基转移酶测定	268	↑	7-45	2346		
16	1550	019	ALP	碱性磷酸酶测定	171		50-135	1339		
17	1540	020	AFU	α-L-岩藻糖苷酶测定	2.79		0-40	32.00		
18	1577	022	GLU	葡萄糖测定	1.23	↓	3.9-5.6	15.85		
19	1565	023	BUN	尿素测定	0.9	↓	1.7-8.3	6.4		
20	1600	024	CREA	肌酐测定	8.9	↓	41-81	95.8		
21	1487	025	UA	尿酸测定	40		155-357	319		
22	1616	026	CA	钙测定	0.23	↓	2.15-2.57	1.93		
23	1643	027	MG	镁测定	0.08	↓	0.78-1.03	0.62		
24	1666	028	P	无机磷测定	0.12	↓	0.85-1.51	0.86		
25	1661	029	NA	钠测定	<100.0	↓	135-145	129.7		
26	1660	030	K	钾测定	1.80	↓	3.5-5.5	3.15		
27	1605	031	CL	氯测定	55.7	↓	96-109	95.6		
28	1598	032	CO2	血清碳酸氢盐(HCO3)测	2.69	↓	22-29	18.88		
29	1542	108	AGEf	年龄（女）			18-100	79		
30	1543	115	AGEm	年龄（男）			18-100			
31	1623	122	HCY	同型半胱氨酸测定	1.11		0-15			
32	3016	127	eGFRm	内生肌酐清除率（男）			80-130			
33	3017	128	eGFRf	内生肌酐清除率（女）			70-130			

图3-14 患者生化检测结果示意图

病例分析：

该患者以急性心梗入院，检测结果中多个项目明显偏低，要考虑为样本方面或检测过程中出现的问题，报告不能发出，需对样本进行复检。

需要先对样本状态进行确认，经把样本找出后发现为样本分离不完全，样本中存在大量纤维蛋白凝块，检测过程中吸样不足造成结果偏低。在临床上心内科放支架患者或肾内科透析患者在使用肝素后，常见送检的样本分离缓慢、较难离心，或者上机时看似分离完全，但上机后又慢慢凝固，因此，要特别引起重视。

遇到样本分离不全的样本，可以把纤维蛋白凝块用移液器小心剥离压入下层，再次离心后上机，也可放入水浴箱温浴15min后再离心。图3-15为样本处理后的样本结果，图3-15为检测结果原图示意。

NO	项目ID	排序号	英文名称	中文名称	结果	定性	参考值	历史1
1	1514	001	TC	总胆固醇测定	3.89		＜5.18；边缘升	
2	1511	002	TG	甘油三酯测定	1.32		＜1.70	
3	1626	003	HDL-C	高密度脂蛋白测定	0.87		1.29-1.55；理	
4	1653	004	LDL-C	低密度脂蛋白测定	2.19		正常：＜3.37；ｊ	
5	1505	007	TP	总蛋白测定	66.4		65.0-83.0	
6	1539	008	ALB	白蛋白测定	34.3		34-48	
7	1574	009	GLB	球蛋白测定	32.1		20-33	
8	1524	010	A/G	白蛋白/球蛋白比值	1.07	↓	1.20-2.40	
9	1510	012	TBIL	总胆红素测定	92.9	↑	3.4-17.1	
10	1590	013	DBIL	直接胆红素测定	58.9	↑	＜6.8	
11	1618	014	IBIL	间接胆红素测定	34.0	↑	1.7-10.2	
12	1552	015	ALT	丙氨酸氨基转移酶测定	74	↑	7-40	
13	1557	016	AST	天门冬氨酸氨基转移酶	172	↑	13-35	
14	1657	017	L/S	谷丙/谷草比值	0.4	↓	0.5-1.5	
15	1570	018	GGT	谷氨酰基转移酶测定	2005	↑	7-45	
16	1550	019	ALP	碱性磷酸酶测定	1175	↑	50-135	
17	1540	020	AFU	α-L-岩藻糖苷酶测定	22.99		0-40	
18	1577	022	GLU	葡萄糖测定	9.20	↑	3.9-5.6	
19	1565	023	BUN	尿素测定	6.1		1.7-8.3	
20	1600	024	CREA	肌酐测定	66.6		41-81	
21	1487	025	UA	尿酸测定	303		155-357	
22	1616	026	CA	钙测定	2.04	↓	2.15-2.57	
23	1643	027	MG	镁测定	0.60	↓	0.78-1.03	
24	1666	028	P	无机磷测定	0.90		0.85-1.51	
25	1661	029	NA	钠测定	132.2	↓	135-145	
26	1660	030	K	钾测定	3.21	↓	3.5-5.5	
27	1605	031	CL	氯测定	99.0		96-109	
28	1598	032	CO2	血清碳酸氢盐(HCO3)测	20.03	↓	22-29	
29	1542	108	AGEf	年龄（女）	79		18-100	
30	1623	122	HCY	同型半胱氨酸测定	13.62		0-15	
31	3017	128	eGFRf	内生肌酐清除率（女）	90		70-130	

图3-15　处理后生化检测结果示意图

✚ 第二节　急诊输血病例及解析

一、急诊输血病例1：产后出血

简要病史：患者因"停经9+月，发现羊水过少1天"入院。查体：身高158cm，体重75kg，宫高33cm，腹围101cm，胎位头位，无宫缩，胎心音151次/min，骨盆内外测量均未见明显异常。阴道检查：先露头，S-3，宫颈管2cm，中位，质软，宫口未开，无阴道流血、流水。宫颈评分

4分。辅助检查：彩超：晚孕单胎存活，孕约39W4d（按LMP计算），胎儿发育相当于孕39周0d（按BPD计算）；孕37周0d（按FL计算），AUA：38周0d；胎盘位于子宫前壁，功能Ⅱ级。羊水总值：48mm。入院后完善相关检查，予欣普贝生促宫颈成熟，催产素静滴引产，因胎儿宫内窘迫（羊水型），试产失败行急诊剖宫术，术中子宫收缩差，质软如口袋，予安列克、麦角新碱、卡贝缩宫素等强效宫缩剂促宫缩后无好转，行双侧子宫动脉上行支结扎术，行宫腔纱条填塞，术毕，阴道检查，子宫下段近宫颈口及阴道内见大量积血块，总计失血量约3000mL，清除积血，阴道填塞方纱3条。术中纤维蛋白原4g静滴防止凝血功能异常，术中及术后予悬浮红细胞7U、血浆1200mL输血治疗，给予促宫缩、防感染综合治疗，术后次日复查血细胞分析，超敏C反应蛋白测定：白细胞：9.78×10^9/L，中性粒细胞百分比：77.7%，淋巴细胞百分比：14.8%，红细胞：3.24×10^{12}/L，血红蛋白：93g/L，红细胞比容：26.9%，超敏C反应蛋白：100.82mg/L。

解析：产后出血是指胎儿娩出后24h内，阴道分娩者出血量≥500mL，剖宫术分娩者出血量≥1000mL。严重产后出血是指胎儿娩出后24h内出血量≥1000mL。难治性产后出血是指经宫缩剂、持续性子宫按摩或按压等保守措施无法止血，需要外科手术、介入治疗甚至切除子宫的严重出血。产后出血常见于宫缩无力、产道损伤、胎盘滞留以及凝血障碍等。

产后出血多表现为迅速并大量地出血，易导致休克并发DIC、肾功能衰竭和感染等。也有少数表现为缓慢、少量持续的出血和血肿；若不及时发现并及早治疗，亦可出现休克。

（一）输血前评估

1.失血量的评估

（1）测量法

①容量法：用带有刻度的容器收集流出的血液和血块。

②重量法：以预先称量过的敷料与纸垫，吸附血液后收集再次称量，以其增加的重量作为失血量。

③面积法：以计算血液污染敷料的面积来换算失血量。

（2）休克指数

①休克指数＝脉率/收缩压（见表3-2）。

②一般异位妊娠孕妇，休克指数每增加0.5，或平均动脉压每降低10mmHg，其失血量约增加500~1000mL。

（3）临床体征：根据孕产妇临床症状和体征估计失血量，见表3-3。

表3-2　休克指数评估失血量

休克指数	失血量（mL）	占血容量的百分比（%）
0.6~0.9	<500~700	<20
1.0	1000~1500	20~30
1.5	1500~2000	30~50
≥2.0	2500~3500	≥50

表3-3 临床体征评估失血量

占血容量的百分比（%）	脉搏（次/分）	呼吸	收缩压	毛细血管再充盈时间	中枢神经系统
<20	正常	正常	正常	正常	正常
20~30	>100	轻微急促	正常	延迟	不安
30~40	>120	显著急促	下降	延迟	烦躁
>40	>140	显著急促	显著下降	缺如	嗜睡

（4）血红蛋白水平测定

①通常血红蛋白每下降10g/L，估计出血量为400~500mL。

②在产后出血的早期，由于血液浓缩，血红蛋白值常不能准确反映实际出血量。

（5）出血速度

①出血速度是反映病情轻重的重要指标。

②产后大出血：出血速度>150mL/min；3h内出血量超过总血容量的50%；24h内出血量超过全身总血容量。

2. 输血相关检查

输血相关检查血、尿、便常规；肝肾功能、血糖、电解质、血气分析、PT、APTT、纤维蛋白原、FDP、D-二聚体、TEG；输血相容性检测和输血传播性疾病常规检测；心电图、心肺功能检查等。

3. 输血指征

根据产妇出血量、临床生命体征的变化、止血情况和有无继续出血的风险、血红蛋白水平等综合考虑来决定是否输血。

（1）红细胞输注

①Hb<70g/L。

②Hb 70~100g/L，伴有缺氧的症状、体征，以及活动性出血、心力衰竭等。

③术中和术后Hb<（80~90）g/L。

④术中失血量超过可允许的失血量等。

（2）新鲜冰冻血浆输注

①PT和（或）APTT大于正常值的1.5~2倍；INR>1.5，创面弥漫性渗血。

②失血量>总血容量的50%。

③红细胞输注≥6U。

④TEG显示R值延长。

⑤使用华法林的患者，紧急对抗华法林的抗凝血作用（5~8mL/kg）。

⑥实施回收式自身输血技术，回输自体红细胞≥1000mL。

⑦既往史或临床表现有先天性或获得性凝血功能障碍。

⑧抗凝血酶-Ⅲ（AT-Ⅲ）缺乏引起肝素耐药者等。

（3）血小板输注

①PLT＜50×10^9/L。

②PLT（50~100）$\times 10^9$/L之间，伴有活动性出血。

③PLT＞100×10^9/L，血小板功能障碍，TEG提示MA值降低。

④实施回收式自身输血技术，回输自体红细胞≥2000mL。

⑤TEG提示MA值明显降低等。

（4）冷沉淀输注

①血浆纤维蛋白原＜1.0g/L。

②PT和（或）APTT大于正常值的1.5~2.0倍。

③TEG提示K值延长、Angle（α）缩小。

④合并DIC等。

（二）推荐输血量

1. 红细胞

（1）首选悬浮红细胞。

（2）成人2U/次。

（3）将血红蛋白提升且维持在80~100g/L和（或）血细胞比容在0.20~0.25，对失血耐受性差者，可将血红蛋提＞100g/L。并且维持在＞100g/L。

2. 新鲜冰冻血浆

（1）一般给予10~15mL/kg，对严重患者或低体温患者，可给予15~25mL/kg。

（2）将凝血因子提升且维持在≥50%。

3. 血小板

（1）首选去白细胞单采血小板，次选单采血小板。

（2）成人1U（治疗剂量）/次，严重出血或已产生同种免疫者，可输注2U（治疗剂量）/次；在条件允许的情况下，也可输注单采血小板，可将1U（治疗剂量）分装成数袋分次输注，通常1U（治疗剂量）单采血小板相当于手工分离浓缩血小板10U。

（3）将血小板提升且维持在≥100×10^9/L。

4. 冷沉淀

（1）一般给予15~20IU/kg。

（2）将血浆纤维蛋白原提升且维持在＞1.0g/L。

（三）血液保护措施

1. 加强产前检查与教育

（1）产前充分认识产后出血的高危因素。

（2）高危孕妇应在分娩前转诊至具有输血和抢救条件的医院分娩。

2. 正确处理第三产程

积极正确地处置第三产程，可有效降低产后出血危险度并减少出血量。

（1）预防性使用宫缩剂

①首选缩宫素10U加入500mL液体中，通常速度为100～150mL/h静脉滴注或10U肌内注射。

②若无缩宫素，也可选择麦角新碱或米索前列醇；或胎儿娩出后立即宫体注射缩宫素10U以及卡前列素氨丁三醇250μg，其止血效果更好。

（2）延迟钳夹脐带和控制性牵拉脐带

①胎儿娩出后1～3min钳夹脐带对胎儿更有利。

②控制性牵拉脐带以协助胎盘娩出并非预防产后出血的必要手段，仅在接生者具有熟练牵拉方法且认为确有必要时才选择使用。

3. 病因治疗是产后出血治疗的关键

（1）子宫收缩无力

①给予子宫按摩或压迫法，并配合应用宫缩剂。

②使用宫缩剂止血无效时，可应用止血药，如氨甲环酸等。

③上述处理仍然效果不佳，应立即酌情选择宫腔填塞术、子宫压迫缝合术、盆腔血管结扎术、动脉栓塞术或子宫切除术。

（2）产道损伤

①迅速查明损伤部位，进行缝合。

②发现血肿可切开清除积血、缝扎止血或碘伏纱条填塞血肿压迫止血。

③发生子宫内翻可立即将内翻子宫体还纳，还纳后静脉滴注缩宫素。

④出现子宫破裂立即行子宫修补术或子宫切除术。

（3）胎盘因素

①胎儿娩出后，尽量等待胎盘自然娩出。

②对胎盘未娩出伴有明显活动性出血者，应立即行人工剥离胎盘术，并加用强效宫缩剂。

③对胎盘、胎膜滞留者应用手或器械处理，动作要轻柔，避免导致子宫穿孔。

④对于胎盘植入伴活动性出血者：A.若为剖宫术，可先采用盆腔血管结扎、子宫局部楔形切除、介入治疗等保守治疗；B.若为阴道分娩，应在输液和（或）输血的情况下，进行介入治疗或其他保守治疗；C.保守治疗不能有效止血时，应及时行子宫切除术。

⑤凶险性前置胎盘：A.在局部结扎或楔形切除、血管结扎、压迫缝合、子宫栓塞动脉等保守治疗均无法止血时，应早期做出子宫切除的决策；B.可采用预防性髂内动脉球囊阻断术，以减少术中出血。

4. 止凝血药物应用

（1）可给予血浆蛋白制品，止血效果比新鲜冰冻血浆和冷沉淀更好。如纤维蛋白原浓缩剂，若输注1.0g，可提高血浆纤维蛋白原水平0.25g/L。通常一次性输注纤维蛋白原浓缩剂4～6g。

（2）已输注足量新鲜冰冻血浆、血小板、冷沉淀，仍存在凝血功能障碍出血不止时，应考虑输注重组FⅦa，有利于控制产后大出血。

①输注剂量应根据出血情况在30～90mg/kg范围内进行调整。

②若输注2～3h后仍继续出血，可再次输注。

（3）伴有DIC的产妇，可输注抗凝血酶–Ⅲ浓缩剂（AT–Ⅲ），AT–Ⅲ是DIC中较早被消耗的因子，其水平直接影响肝素的抗凝作用。

①当AT–Ⅲ下降到50%以下时，应及时补充AT–Ⅲ浓缩剂。

②一般第1天给1000U，以后给100U/d，连续用2～3天，并根据监测的凝血指标和临床情况调整剂量和疗程。

（4）抗纤溶药物应用，如氨甲环酸等。

5. 扩容治疗

（1）早期足量的液体替代治疗可减少血液成分制剂的使用。

（2）输液量通常是失血量的3～4倍。液体复苏应遵循先输注晶体液后输注胶体液的原则，当失血量超过血容量的30%或输注的晶体液超过3000mL时应加用胶体液，一般晶体液与胶体液的比例为3：1。

6. 保温措施

（1）保持机体体温在36℃以上，覆盖棉被、穿脚套等措施保暖。

（2）维持室温在22～24℃之间。

（3）大量快速输血，应进行红细胞加温，其加温的温度≤32℃。

二、急诊输血病例2：创伤手术输血

主诉：被人砍伤头部、双上肢、胸背部等多处2h余。

简要病史：患者及其老师诉2023年××月××日××时左右被他人用刀刺伤头面部、胸背部、双上肢等多处，伤后感伤处疼痛，头面部流血，当时无昏迷，无恶心呕吐，无胸闷及呼吸困难、四肢湿冷等。未行特殊处理，由"120"送来我院就诊，门诊开通绿色通道后收住我科。患者伤后一般情况欠佳，未进饮食，二便无失禁。

术前诊断：①上肢开放性伤口；②失血性休克；③胸部挫伤；④头部损伤；⑤背部挫伤；⑥其他损伤待排。

术后诊断：①失血性休克；②左侧创伤性气胸；③肋骨骨折；④左侧肩部挫裂伤；⑤双手开放性手部损伤并指间关节囊破裂；⑥上肢肌腱损伤；⑦耳廓损伤；⑧头皮裂伤。

术中及术后予悬浮红细胞14U、血浆1050mL输注并转入重症医学科治疗。

解析：

（一）创伤与手术

对于围手术期间患者输血，目前没有证据表明术前必须将血红蛋白的水平提高到"正常"，也无证据表明血红蛋白提高到哪个水平对伤口愈合更好。而对于输血的决定，应考虑患者是否同时存在心肺功能受损、贫血的持续时间、血容量及止血功能和预计失血量等。

对围手术期的患者，可采用下列措施进行治疗，减少输血需求：

（1）术前纠正贫血将血红蛋白水平维持在手术可接受的水平或行贫血治疗。

（2）可进行自体输血提前做好储血计划和血液回收准备工作。

（3）术前停用抗血小板和抗凝血药物。

（4）术中采用急性等容性血液稀释和血液回收以及止血等措施。

（5）术后密切监测出血征象，减少医源性失血，应用止血药等。

严重的创伤或外科手术引起的急性失血都可能导致患者低血容量休克，术中急性出血的处理原则与急性失血相同，治疗原则是在晶体液、人造胶体液扩容的基础上，合理输注红细胞及其他成分。早期的有效扩容是改善预后的关键，失血达总血容量30%才会有明显的低血容量表现，扩容恢复心输出量和组织血流灌注后，年轻体健、心肺功能良好的患者补充足够晶体液或胶体液，就可以完全纠正其失血造成的血容量不足，未必都要输血。有明显贫血症状时可通过输注悬浮红细胞纠正组织缺氧。如患者对初期复苏反应短暂或对复苏无反应应决定早期输血。如休克患者失血量已超过自身总血容量30%，且仍存在活动性出血，此时的血红蛋白与红细胞比容结果不是决定输血的客观指标，应根据患者整体生理条件和进行性出血的严重程度而定，必要时紧急输血。创伤和手术后的恢复阶段，是否输红细胞要根据患者对输血生理需求的估计决定，没有进行性失血，可尽量减少输血。心肺功能不全和代谢率增高的患者应保持血红蛋白浓度>100g/L以保证足够的氧输送。

手术患者在血小板>50×10^9/L时，一般不会发生出血增多。血小板功能低下（如继发于术前阿司匹林治疗）对出血的影响比血小板计数更重要。手术类型和范围、出血速度、控制出血的能力、出血所致后果及影响血小板功能的相关因素（如体外循环、肾衰、严重肝病用药）等，都是决定是否输血小板的指征。

新鲜冰冻血浆（FFP）的使用取决于临床症状和实验室检测结果，目前还没有实验证明可预防性输注，血浆不宜用作扩容剂。患者血液置换量达全身血液总量，纤维蛋白原浓度>0.8g/L，即使凝血因子只有正常的30%，凝血功能仍可能维持正常。总之，在创伤与手术时，血小板、新鲜冰冻血浆、冷沉淀的使用时机与剂量要以实验室检测结果作为依据，及时通过对凝血功能状况进行评估很重要。

（二）大量输血

大量输血的界定：

（1）24h内输血量达到患者自身血容量。

（2）3h内输入血液量达到患者自身血容量的50%以上。

（3）1h内输入多于4单位红细胞制品。

（4）患者失血速度>150mL/min；失血1.5mL/min达到20min以上。

大量输血是外科临床经常使用的重要急救措施，要求根据患者具体情况，合理使用血液成分，降低由于输血不当给患者带来的危害。在大量输血时，应该首先补充血容量，以改善组织灌注不足和对氧的需求，然后根据患者失血的原因、是否输血、止血效果以及实验室检查结果，确定红细胞、新鲜冰冻血浆、血小板、冷沉淀等其他制品使用的时间和剂量。在使用晶体、胶体液充分扩容的基础上，尽快输注2～4U悬浮红细胞，缓解组织氧供，再根据具体情况进行补充。由于失血、输血、稀释造成血小板减少，血小板数<50×10⁹/L时，应输注血小板。如果输血量达到患者自身血容量的1.5～2倍时，凝血因子降低到原基础的30%，纤维蛋白原下降到1.0g/L以下，应输注新鲜冰冻血浆和冷沉淀。

大量输入库存血可发生代谢性的酸中毒，库存冷藏血与未加温的晶体、胶体液输入可引起严重的低体温，而血小板和凝血因子得不到及时补充，必然发生凝血障碍。大量输血中应尽可能依据实验室结果指导临床合理使用血液成分，在输血过程中要高度注意并发症的发生和及时处理。采取正确的输血方案，在"黄金时刻"维护好循环容量，通过有效的止血措施，在实验室检查的基础上，维持血红蛋白、血小板、凝血功能水平，不仅可以降低大量输血引起的"死亡三联症"（酸中毒、低体温、凝血紊乱）发生，也对患者预后的恢复与治疗非常关键。

第三节　急诊检验报告单展示

一、心肌酶 CTNI 高病例 1

报告结果：女，67岁，呼吸困难。

急诊心肌酶升高，特别是单纯CTNI升高，不排出心肌缺血可能（见图3-16），图3-16为检测结果原图示意。

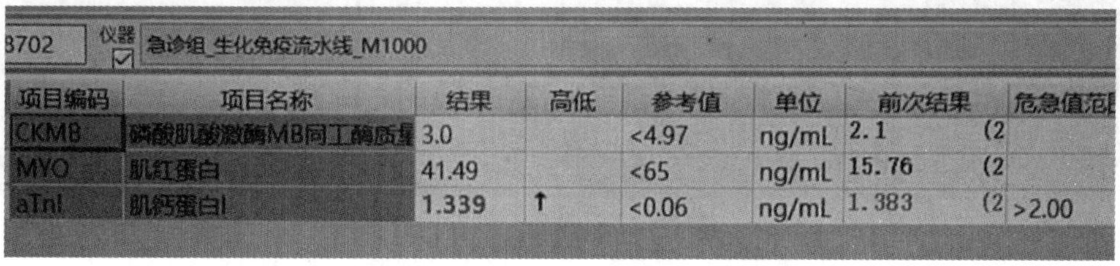

8702	仪器 急诊组_生化免疫流水线_M1000						
项目编码	项目名称	结果	高低	参考值	单位	前次结果	危急值范
CKMB	磷酸肌酸激酶MB同工酶质量	3.0		<4.97	ng/mL	2.1　(2	
MYO	肌红蛋白	41.49		<65	ng/mL	15.76　(2	
aTnI	肌钙蛋白I	1.339	↑	<0.06	ng/mL	1.383　(2	>2.00

图3-16　患者心肌酶检测结果示意图

二、心肌酶 CTNI 高病例 2

报告结果：男，87岁，重症肺炎。

急诊心肌酶升高，特别是单纯CTNI升高，不排出心肌缺血可能。MYO升高，提示肺泡等细胞有损伤可能（见图3-17），图3-17为检测结果原图示意。

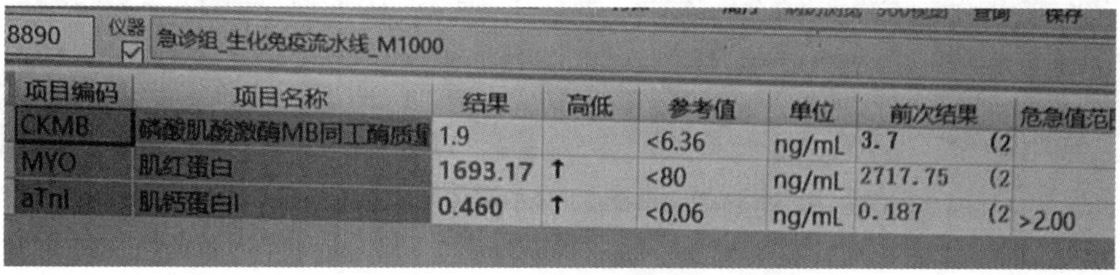

8890	仪器 急诊组_生化免疫流水线_M1000						
项目编码	项目名称	结果	高低	参考值	单位	前次结果	危急值范
CKMB	磷酸肌酸激酶MB同工酶质	1.9		<6.36	ng/mL	3.7　(2	
MYO	肌红蛋白	1693.17	↑	<80	ng/mL	2717.75　(2	
aTnI	肌钙蛋白I	0.460	↑	<0.06	ng/mL	0.187　(2	>2.00

图3-17　患者心肌酶检测结果示意图

三、心肌酶 CTNI 高病例 3

报告结果：男，57岁，急性ST段抬高型心肌梗死。

急诊心肌酶升高，特别是CTNI，MYO均升高（见图3-18），图3-18为检测结果原图示意。

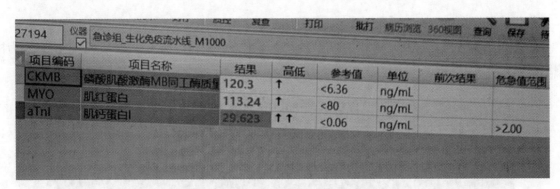

项目编码	项目名称	结果	高低	参考值	单位	前次结果	危急值范围
CKMB	磷酸肌酸激酶MB同工酶质量	177.9	↑	<6.36	ng/mL		
MYO	肌红蛋白	1573.08	↑	<80	ng/mL		
aTnI	肌钙蛋白I	9.579	↑↑	<0.06	ng/mL		>2.00

图3-18　患者心肌酶检测结果示意图

四、心肌酶 CTNI 高病例 4

报告结果：男，60岁，急性下壁正后壁心肌梗死。

急诊心肌酶升高，特别是CTNI，MYO均升高（见图3-19），图3-19为检测结果原图示意。

项目编码	项目名称	结果	高低	参考值	单位	前次结果	危急值范围
CKMB	磷酸肌酸激酶MB同工酶质量	120.3	↑	<6.36	ng/mL		
MYO	肌红蛋白	113.24	↑	<80	ng/mL		
aTnI	肌钙蛋白I	29.623	↑↑	<0.06	ng/mL		>2.00

图3-19　患者心肌酶检测结果示意图

五、心肌酶 CTNI 高病例 5

报告结果：女，71岁，急性心肌梗死。

急诊心肌酶升高，特别是CTNI，MYO均升高（见图3-20），图3-20为检测结果原图示意。

项目编码	项目名称	结果	高低	参考值	单位	前次结果	危急值范围
CKMB	磷酸肌酸激酶MB同工酶质量	41.5	↑	<4.97	ng/mL		
MYO	肌红蛋白	577.66	↑	<65	ng/mL		
aTnI	肌钙蛋白I	16.804	↑↑	<0.06	ng/mL		>2.00

图3-20　患者心肌酶检测结果示意图

六、心肌酶 MYO 高病例 1

报告结果：男，20岁，横纹肌溶解症。

急诊心肌酶升高，特别是MYO升高显著，与肌肉凋亡相关（见图3-21），图3-21为检测结果原图示意。

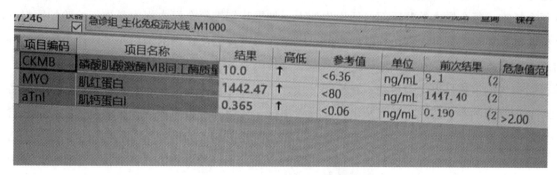

项目编码	项目名称	结果	高低	参考值	单位	前次结果	危急值范围
CKMB	磷酸肌酸激酶MB同工酶质量	10.0	↑	<6.36	ng/mL	9.1 (2	
MYO	肌红蛋白	1442.47	↑	<80	ng/mL	1447.40 (2	
aTnI	肌钙蛋白	0.365	↑	<0.06	ng/mL	0.190 (2	>2.00

图3-21 患者心肌酶检测结果示意图

七、心肌酶MYO高病例2

报告结果：男，61岁，脑梗死。

急诊心肌酶升高，特别是MYO升高显著，与肌肉凋亡相关（见图3-22），图3-22为检测结果原图示意。

项目编码	项目名称	结果	高低	参考值	单位	前次结果	危急值范围
CKMB	磷酸肌酸激酶MB同工酶	7.7	↑	<6.36	ng/mL		
MYO	肌红蛋白	985.74	↑	<80	ng/mL		
aTnI	肌钙蛋白I	0.086	↑	<0.06	ng/mL		>2.00

图3-22 患者心肌酶检测结果示意图

八、心肌酶MYO高病例3

报告结果：女，68岁，呼吸困难。

急诊心肌酶不升高，只有MYO升高（见图3-23），图3-23为检测结果原图示意。

项目编码	项目名称	结果	高低	参考值	单位	前次结果	危急值范围
CKMB	磷酸肌酸激酶MB同工酶	2.4		<4.97	ng/mL		
MYO	肌红蛋白	157.99	↑	<65	ng/mL		
aTnI	肌钙蛋白I	0.011		<0.06	ng/mL		>2.00

图3-23 患者心肌酶检测结果示意图

✛ 第四节 急诊检验经验交流

关于急诊检验报告的审核：在临床检验工作中，要求每位检验工作者要树立强烈的责任感和事业心，对从事这一行业要有敬畏之心，要关注检验前、中、后等检验全过程的质量控制，要重视每个样本，每个样本的背后都是活生生的人。如果我们把每个标本视为是进行检验的原料，那么检验结果（检验报告）就是检验的产品，也是即将发挥临床作用的最后一关。产品质量的好坏对临床的诊疗至关重要，特别对于危、急重等急诊患者的抢救，更是要求快速、准确。因此，急诊检验报告的审核显得尤为重要，在检验一线，往往是具有一定资质、经验丰富、熟知检验各流程环节控制点的专业技术人员在从事检验报告审核，在检验报告审核中，要强调树立全局观念，特别对于异常结果的审核，要综合查看该异常结果所相关的各类检验结果后再做出判断。报告审核环节也对从事急诊检验的检验人员提出更高的要求，不仅操作熟练，各项检验操作岗位顶上来后能一次搞定，快速准确无误，还应掌握仪器和试剂的操作性能；熟悉并参与本组全面的日常工作；参加室内质量控制和省级、卫健委的室间质量评价工作；做到掌握每天各检测系统的工作状态及性能，了解本组检测项目的优缺点，对本组的情况心中有数；能发现某一项目的系统误差，分析查找原因，纠正错误，能发现逻辑性的错误等；能够结合临床诊断更准确地权衡检测报告的可靠性。

一、急诊检验报告审核的基本原则

在2015版的临床检验质量指标中，其中涉及检验后的一项重要指标是不正确检验报告率，它对我们检验报告的质量提出明确要求。在检验设备运行正常、具有完善的LIS功能的情况下，临床检验的绝大部分检验结果应该说都是正确的，但是在实际工作中，往往会发生由于临床护士样本采集所致的不合格样本，而这类样本由于各种原因并没有全部被识别出来而进行上机检测所致的不正确结果；还有一种原因是发生在实验室内部，在检验环节，会有样本离心不完全、样本上机放错位置、试剂添加有误、仪器设备慢慢老化或日常维护不良等情况发生，上述情况所致的不正确结果是不应该发向临床的，这类不正确结果在检验报告审核环节应该被识别出来，避免给临床诊疗造成误诊、漏诊或延误等情况的发生。

《医学实验室质量和能力认可准则》明确指出，每一项检验结果均应准确、清晰、明确并依据检验程序的特定说明报告；实验室应规定报告的格式和介质（即电子或纸质）及其从实验室发出的方式；实验室应制订程序以保证检验结果正确转录；报告应包括解释检验结果所必需的信息。因此，为满足这些要求，必须加强检验全流程的质量控制，重视最后一步的审核关。正是因为每个样本来源于患者，在进行检验报告审核时要关注患者的情况，可检验人员在日常工作中很难接触到每个临床患者，临床检验报告的审核应遵循一定的原则方可进行审核，急诊检验也不例外，急诊检验报告审核时的基本原则有：

1. 检验结果要与患者的临床诊断相符合

临床医生在接诊患者时，会根据患者的病情特征及查体表现等第一手资料给出初步诊断或印象，或者是患者住院前已做过相关的检验检查，基本明确了临床诊断，因此，我们在审核检验报告时要关注临床诊断情况，与诊断明确相关的指标可直接审核。从检验结果可以反映出是否与临床诊断相一致，若不一致，就要分析可能的原因，寻找支持发出报告的证据。

2. 检验结果要与患者的病情发展相符合

在疾病诊疗过程中，既要重视临床诊断，也要看诊疗效果，病情发展是动态变化的，有许多指标经过临床治疗后会出现很大转变，如甲状腺切除患者治疗过程中甲状腺激素的变化，消化道出血患者血常规血红蛋白的变化情况及肿瘤患者放化疗后白细胞、血小板、红细胞、肿瘤标志物的变化等，这就需要根据患者的病情发展来动态观察，检验结果要与患者的病情发展相符合，一旦不符合，要积极查找原因，是否为病情改变等。

3. 检验结果要与患者的历史结果（历史数据）对比相符合

历史数据比较Delta检查又称为历史数据差异检查，是指通过对同一患者同一检验项目在特定时间段内结果的差异性分析判断检验结果的可接受性。患者因病情进展或接受治疗后部分项目可在短时间内有较大变化，如急性心肌梗死进展中肌钙蛋白T或I的变化、糖尿病酮症酸中毒患者血糖的变化、重症感染治疗前后降钙素原和C反应蛋白的变化等。因此，需要进行历史数据比较来看是否一致，便于检验报告的审核。

4. 检验结果与患者的基本信息要符合，不要出现逻辑判断错误的结果，不触犯相应的复检规则

有时门急诊患者的申请单上无临床诊断、无历史结果时，这时需要我们结合患者的性别、年龄等基本信息的情况来做出分析和判断，看检验结果是否与患者的基本信息符合、看检验结果是否出现逻辑判断错误的结果，是否触犯各检验项目相应的复检规则等，以便做出正确的判断。如女性患者做前列腺抗原相关的检测，男性患者做血HCG、PROG等方面的检测；如根据检验项目间的相互关系进行逻辑判断。如白蛋白水平低于总蛋白，直接胆红素水平低于总胆红素，血脂中高密度脂蛋白胆固醇+低密度脂蛋白胆固醇水平低于总胆固醇等。

此外，多加强与临床医生的沟通与交流，掌握有关病例特点的蛛丝马迹，便于结果的分析与审核。有危急值时一定要核对和复检标本，及时联系临床医生，了解病情，评估临床表现与实验室检验结果的符合情况，必要时需请临床重新抽血检查。急诊标本一定要在规定时限内完成报告给临床，及时发送。

二、常见几类检验亚专业检验报告的审核

血细胞分析是临床检验中最常用的项目之一，以往通常称为血常规，血常规中红细胞、白细胞、血小板等各种细胞均来源于骨髓造血，因此，血常规也是了解骨髓中红系、粒系、巨核系三系细胞造血状况的一个窗口。在审核血细胞分析报告时，面对二十多项参数，可以参考骨髓三系细胞的划分方法，简单分为红系、粒系、血小板相关参数来审核，同时，结合各类图形（包括散点图、直方图）的特点，综合做出判断分析。比如红系的相关参数，均符合"3规则"（3R），一旦比例关系不对，提示有异常情况发生。3R评价特定患者样本红细胞计数相关被测量的值，规

则如下：3（RBC）=Hb［如4百万×3=12g/dL（120g/L）］；3（Hb）=HCT［如10g/dL（100g/L）×3=30%］一般允许误差在3%。因此，在没有红细胞形态学异常的情况下如果Hb的值为100g/L，则预期的HCT值范围在29.1%~30.9%。如果没有红细胞形态异常，这些细胞计数比例的不一致性提示了一个或多个被测量的分析误差。例如，混浊的标本可能由于混浊干扰产生假性增高的Hb结果，这种情况下HCT/RBC比值明显小于3，而Hb/RBC比值明显大于3。

特定患者标本的MCV、MCH和MCHC（温氏指数）的监测是相似的并能够检测出随机误差。由于MCHC的变异范围很小，异常的MCHC经常能够提示潜在的错误结果，所以MCHC在很多自动分析仪中是最有用的。真正的MCHC增高见于球形红细胞贫血，降低见于缺铁性贫血，如果这类异常的红细胞在血涂片中未见，则与RBC相关的一个或多个被测量可能存在错误。错误结果可能来源于仪器故障或者标本自身的问题，包括冷凝集、脂质或血浆副蛋白使得MCV和MCHC假性增高；白血病使MCHC降低；渗透压如高脂血症改变了MCV。温氏指数对同一患者来说十分恒定，因此可用差值检查法监测这类指数以提供基于患者数据的仪器故障和标本错误标识的检出。

白细胞相关参数在审核时注意数量及各类细胞占比情况，注意成人和儿童参考值不同，注意散点图有无异常改变，必要时根据复检规则进行相应的复检；血小板相关参数在审核时关注PLT数量、换算参数是否完整，若不完整提示PLT大小不一，甚至受到小红细胞的干扰影响，特别注意因PLT假性减少多为EDTA依赖性假性血小板减少症（EDTA-dependent pseudothrombocytopenia，EDTA-PTCP）是由于用EDTA抗凝全血后血小板聚集导致用血液分析仪检测血小板数量减少的现象，这种现象是由于EDTA结合血小板膜上的糖蛋白，使血小板抗原暴露出来，从而使其被抗血小板自身抗体识别而造成的，此外，血小板的卫星现象也是造成假性血小板减少的因素之一。

凝血检验报告审核时，应清楚凝血项目是反映整个止凝血过程、内外源性凝血途径、纤溶系统、抗凝系统等的整体情况，对正常人而言，结果大多在参考值范围之内，临床上常见还有一类人群是抗凝治疗的检测，主要是服用华法林、达比加群酯、利伐沙班等抗凝药物所致凝血项目的异常，然后是因止凝血系统的各种疾病所致的凝血项目的异常，应注意鉴别分析，要注意是否出现逻辑判断错误的结果，如D-二聚体大于FDP等。

尿液分析报告审核时，要注意干化学与尿沉渣结果要保持一致，不要出现自相矛盾的结果，遇到两者结果不一致时应会分析原因，注意项目之间的相关性，注意各检测项目的检测原理、临床意义及注意事项等，注意维生素C对其他结果的影响。

急诊生化报告审核时，应把相关联项目放在一起来分析，比如审核肝功能时，可以分为蛋白类、胆红素类、肝酶类等；在审核肾功能时可以分为葡萄糖、肾功三项、电解质离子类等分别分析，分层有序的展开审核。注意有关联项目之间往往是呈现一定的比例关系，比如肾功能里BUN与CRE在肾功能不全时是同方向的增高，而钙、磷两者的乘积是个常数，当磷增高时，钙则下降；找到相关联项目之间的规律，便于审核，一旦违反规律，则说明检测过程某一环节可能出现问题，要及时查找原因并及时处理。要特别注意看检验报告是否出现逻辑判断错误的结果，如白蛋白值大于总蛋白，直接胆红素大于总胆红素，血脂中高密度脂蛋白胆固醇+低密度脂蛋白胆固醇水平大于总胆固醇等；还要注意检测结果中有些项目为不同方向增高或降低，如在酶类检测中，发现数个酶类检测都是增高，而个别酶类降低等，提示是否为检测过程出现问题。

三、检验报告审核的自动化

随着科技的发展及5G技术大数据时代的到来，检验报告审核的自动化越来越走近临床试验室。检测结果自动审核是指按照临床实验室设置的标准和逻辑、遵循实验室的操作规程，并经过考评，由计算机系统自动对检测结果进行审核，并发布检验结果成为医疗记录的行为。计算机自动审核是指将建立、记录、测试的标准和逻辑设置由计算机系统自动操作到报告审核的一系列过程，可以极大地提升审核效率和检验质量。自动审核系统规则的建立参照《美国临床和实验室标准协会指南（CLSI）AUTO10-A》、《美国病理家协会清单（CAP-LIST）》、《医学实验室质量和能力认可准则》（CNAS-CL02）和《临床实验室定量检验结果的自动审核》（WS/T616—2018），国内外有多家实验室已开启自动审核的尝试，并取得显著的成效。

在设置自动审核时，要结合仪器设备的报警信息及本科室的实际情况建立自动审核规则，使用电子病例诊断信息、特殊标本、历史数据对DM中的自动确认的规则及其流程图进行验证，采用已通过自动审核的临床报告与人工审核结果进行比较，随后采用用户认证、网络、数据库对DM软件安全性进行验证。对自动审核系统的结果进行分析，主要包括检验项目通过率和该研究成功开发了一套适用于血液标本生化检验自动审核系统，对急诊和大批量标本可以极大地降低人工审核比例、减少标本不合格率、缩短TAT、提高检验质量和效率。建立自动审核可以大幅度地减少工作人员的工作量，提高工作效率，缩短检验报告审核时间，减少人工审核的差错率。国内外已有多个实验室报道了各自建立的自动审核系统，需要有完善的信息系统、资金的支持才能做好，自动审核必将是人工智能的方向之一。

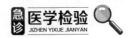

参考文献

[1] 周庭银, 倪语星. 临床微生物检验标准化操作(ISO15189认可指导书)(第二版)[M].上海: 上海科技出版社, 2010: 4.

[2] 中华人民共和国国家卫生健康委员会. 非书资料: WS/T 661—2020静脉血液标本采集指南Guidelines of venous blood specimen collection[S].北京: 中国标准出版社, 2020: 3.

[3] 中华人民共和国卫生部. 非书资料: WS/T359—2011血浆凝固实验血液标本的采集及处理指南Collection and processing oF blood specilnells for testing plasma-based coagulation assays[S].北京: 中国标准出版社, 2011: 12.

[4] Denise M. Harmening. Clinical Hematology and Fundamentals of Hemostasis [M]. 4th Edition. F. A. Davis Company, 2009.

[5] 中华人民共和国卫生部. 非书资料: WS/T 406—2012临床血液学检验常规项目分析质量要求[S].北京: 中国标准出版社, 2012: 12.

[6] 中华人民共和国卫生部. 非书资料: WS/T 347—2011血液分析仪的校准指南GuideIine For the calibration of bIood ceII assays [S].北京: 中国标准出版社, 2011: 9.

[7] Mary Louise Turgeon. Clinical Hematology: Theory and Procedures[M]. Lippincott Williams & Wilkins, 2005.

[8] 中华人民共和国卫生部. 非书资料: WS/T 246—2005白细胞分类计数参考方法Reference leukocyte differential count method[S].北京: 中国标准出版社, 2005: 5.

[9] 尚红, 王毓三, 申子瑜. 全国临床检验操作规程(第4版)[M].北京: 人民卫生出版社, 2015: 3.

[10] Pepys, M. B., Hirschfield, G. M.. C-reactive protein: a critical update[J]. The Journal of Clinical Investigation, 2003, 111(12): 1805-1812.

[11] 龚道元, 胥文春, 郑峻松. 临床基础检验学[M].北京: 人民卫生出版社, 2015: 6.

[12] 赵建宏, 贾天军. 临床检验基础(第5版)[M].北京: 人民卫生出版社, 2015: 6.

[13] 何为公, 李荷莲. 妊娠试验新进展的评估[J].国外医学(妇幼保健分册), 1995, 6(1).

[14] 宋鸿钊, 吴葆桢. 滋养细胞肿瘤的诊断与治疗(第一版)[M].北京: 人民卫生出版社, 1983: 30-31.

[15] 中华人民共和国卫生部医政司. 全国临床检验操作规程(第3版)[M].南京: 东南大学出版社, 2006.

[16] 李世荣. 大肠癌的早期诊断、治疗和预防[M].北京: 科学技术出版社, 2000: 145.

[17] 中华人民共和国国家卫生健康委员会. 非书资料: WS/T 641—2018临床检验定量测定室内质量控制Internal quality control for quantitative measurement in clinical laboratory[S].北京: 中国标准出版社, 2018: 12.

[18] 陆松松, 吴迪, 贾玫. 蛋白C的检测方法及研究进展[J].实验与检验医学, 2013, 31(04): 297-299+305.

[19] 周新, 涂植光. 临床生物化学和生物化学检验(第4版)[M].北京: 人民卫生出版社, 2020.

[20] Rosalki SB. An improved procedure for serum creatine phophokinase determination[J].J Lab Clin Med, 1967, 69: 696 - 705.

[21] Szasz G, Gruber W, Bernt E. Creatine kinasein serum: 1. Determination of optimum reaction conditions[J]. Clin Chem, 1976, 22(5): 650-656.

[22] Standard method for the determination of creatine kinase activity[J]. J Clin Chem ClinBiochem, 1977, 15: 249-260.

[23] Hørder M, Elser RC, Gerhardt M, et al..Approved Recommendation on IFCC Methods for the Measurement of Catalytic Concentration of Enzymes. Part 7. IFCC Method for Creatine Kinase[J]. Eur J Clin Chem Clin Biochem, 1991, 29: 435-456.

[24] Oliver IT. A spectrophotometric method for the determination of creatine phosphokinase and myokinase[J]. Biochem J, 1955, 61: 116 - 122.

[25] 万学红, 卢雪峰. 诊断学(第9版)[M].北京: 人民卫生出版社, 2018.

[26] 中华人民共和国卫生部. 非书资料: WS/T 350-2011血清葡萄糖测定参考方法Reference procedure of the

measurement of glucose in serum.[S].北京: 中国标准出版社, 2011, 9.

[27] 张纪云, 龚道元. 临床检验基础(第5版)[M].北京: 人民卫生出版社, 2020.

[28] 曹杰贤, 卯建. 体检数据与大众保健[M].昆明: 云南科技出版社, 2023.

[29] 瑞图·内瑞, 戴维·C·威尔伯. 子宫颈细胞学Bethesda报告系统–定义、标准和注释[M].北京: 科学出版社, 2018.

[30] 中华医学会. 临床技术操作规范–妇产科[M].北京: 人民军医出版社, 2007.

[31] 曹雪涛. 医学免疫学(第7版)[M].北京: 人民卫生出版社, 2018.

[32] 张秀明, 兰海丽, 卢兰芬. 临床微生物检验质量管理与标准操作程序[M].北京: 人民军医出版社, 2010.

[33] 詹姆斯H.约根森, 迈克尔 A.普法勒. 临床微生物学手册(第11版)[M].北京: 中华医学电子音像出版社, 2017.

[34] 朱玉贤, 李毅, 郑晓峰, 等. 现代分子生物学(第5版)[M].北京: 高等教育出版社, 2019.

[35] 李金明. 实时荧光PCR技术(第2版)[M].北京: 科学出版社, 2016.

[36] 中华检验医学培训工程专家委员会, 中华医学会呼吸病学分会. 成人呼吸道感染病原诊断核酸检测技术临床应用专家共识(2023)[J].协和医学杂志, 2023, 14(5): 959–971.

[37] 郭彦彤. 分子即时检测(POCT)技术及其在新发传染病中的应用[J].中国生物工程杂志, 2022, 42(9): 50–57.

[38] 高春芳. 病原体核酸即时检测质量管理要求专家共识[J].中华检验医学杂志, 2021, 44(11): 1021–1027.

[39] 中华人民共和国国家卫生健康委员会. 非书资料: WS/T 299—2022.乙型肝炎诊断标准Diagnostic criteria for hepatitis B[S].北京: 中国标准出版社, 2022.

[40] European Association for the Study of the Liver. EASL 2017 Clinical Practice Guidelines on the management of hepatitis B virus infection[J]. Journal of Hepatology, 2017, 67(2): 370–398.

[41] World Health Organization.Guidelines on hepatitis B and C testing[J].World Health Organization, 2017.

[42] Terrault, N. A., Lok, A.S.F., et al..Update on prevention, diagnosis, and treatment of chronic hepatitis B: AASLD 2018 hepatitis B guidance[J]. Hepatology, 2018, 67(4), 1560–1599.

[43] 中华人民共和国卫生部. 非书资料: WS 213—2001丙型病毒性肝炎诊断标准及处理原则 [S].北京: 中国标准出版社, 2002.

[44] AASLD–IDSA HCV Guidance Panel.Hepatitis C Guidance 2018 Update: AASLD–IDSA Recommendations for Testing, Managing, and Treating Hepatitis C Virus Infection[J]. Hepatology, 2018, 67(1): 201–244.

[45] World Health Organization.Guidelines for the Care and Treatment of Persons Diagnosed with Chronic Hepatitis C Virus Infection 2018.Geneva: WHO.

[46] European Association for the Study of the Liver.EASL Recommendations on Treatment of Hepatitis C 2018[J].Journal of Hepatology, 2018, 69(2): 461–511.

[47] 中华人民共和国国家卫生和计划生育委员会. 非书资料: WS288—2017.肺结核诊断标准Diagnosis for pulmonary tuberculosis[S].北京: 中国标准出版社, 2017.

[48] World Health Organization.WHO consolidated guidelines on tuberculosis: tuberculosis preventive treatment 2020. Geneva: WHO.

[49] Steingart, K. R., et al.Xpert® MTB/RIF assay for pulmonary tuberculosis and rifampicin resistance in adults. Cochrane Database of Systematic Reviews, (1), CD009593.

[50] Pai, M., Schito, M..Tuberculosis diagnostics in 2015: landscape, priorities, needs, and prospects[J].The Journal of Infectious Diseases, 2015, 211(1): S21–S28.

[51] Cohen, J.I..Epstein–Barr Virus Infection[J].New England Journal of Medicine, 2015, 372(16): 1559–1569.

[52] Gulley, M. L.. Molecular diagnosis of Epstein–Barr virus–related diseases[J]. Journal of Molecular Diagnostics, 2019, 21(2): 191–200.

[53] Corman, V. M., Landt, O., Kaiser, M., et al..Detection of 2019 novel coronavirus (2019–nCoV) by real–time RT–PCR[J]. Eurosurveillance, 2020, 25(3): 2000045.

[54] WHO. Laboratory testing for coronavirus disease 2019 (COVID–19) in suspected human cases: interim guidance. World Health Organization, 2020.

[55] Cheng, M. P., Papenburg, J., Desjardins, M., et al..Diagnostic testing for severe acute respiratory syndrome–related

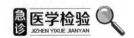

coronavirus 2. JAMA, 2020, 323(15): 1517-1518.

[56] Nalla, A. K., Casto, A. M., Huang, M. W., et al..Comparative performance of SARS-CoV-2 detection assays using seven different primer-probe sets and one assay kit[J]. Journal of Clinical Microbiology, 2020, 58(6): e00557-20.

[57] Tang, Y. W., Schmitz, J. E., Persing, D. H., et al..Laboratory diagnosis of COVID-19: current issues and challenges[J]. Journal of Clinical Microbiology, 2020, 58(6): e00512-20.

[58] Woloshin, S., Patel, N., Kesselheim, A.S.. False negative tests for SARS-CoV-2 infection—challenges and implications[J]. New England Journal of Medicine, 2020, 383(6): e38.

[59] 中华人民共和国卫生部. 非书资料: WS 285—2008.流行性感冒诊断标准.Diagnostic criteria for influenza[S].北京: 中国标准出版社, 2008.

[60] CDC (Centers for Disease Control and Prevention). "Real-Time RT-PCR Panel for Detection 2009 H1N1 Influenza Virus." CDC Protocol of Realtime RTPCR for Influenza A (H1N1)

[61] CDC (Centers for Disease Control and Prevention).Evaluation of rapid influenza diagnostic tests for detection of novel influenza A (H1N1) Virus — United States, 2009[J]. MMWR Morb Mortal Wkly Rep, 2009, 58(30): 826-829.

[62] 卫办医政发〔2010〕194号. 非书资料: 医疗机构临床基因扩增检验实验室管理办法2010[S].北京: 卫生部办公厅, 2010, 12.

[63] 徐英春. 成人呼吸道感染病原诊断核酸检测技术临床应用专家共识(2023)[J].协和医学杂志, 2023, 14(5): 959-971.

[64] 郭彦彤. 分子即时检测(POCT) 技术及其在新发传染病中的应用[J].中国生物工程杂志, 2022, 42(9): 50-57.

[65] 高春芳. 病原体核酸即时检测质量管理要求专家共识[J].中华检验医学杂志, 2021, 44(11): 1021-1027.

[66] 中华人民共和国国家卫生健康委员会. 非书资料: WS/T 785—2021人类白细胞抗原基因分型检测体系技术标准 Technical standard for human leukocyte antigen (HLA) [S].北京: 中国标准出版社, 2021.

[67] 袁小鹏. 肾移植理论与实践(第一版)[M].长沙: 中南大学出版社, 2006.

[68]中国合格评定国家认可委员会. 医学实验室质量和能力认可准则: CNAS-CL 0 2[S].北京: 中国标准出版社, 2012.

[69] 中华人民共和国国家卫生健康委员会. 非书资料: WS/T616-2018临床实验室定量检验结果的自动审核[S].北京: 中国标准出版社, 2018.

[70] 黄华翠. 检验报告审核中的问题及应对策略[J].国际检验医学杂志, 2014.

[71] 李世宝, 李朋朋, 张好良. 生化免疫检验报告审核专项训练在实习带教中的应用[J].检验医学与临床, 2019, 6.

[72] 闫绍荣, 何令伟, 钱定良. 临床化学检验结果自动审核系统的建立与评价[J].中华全科医学, 2018, 16(7): 133-136.

[73] 朱晶, 潘柏申. 临床检验结果自动审核应用进展[J]. 临床检验杂志, 2018, 36(12): 886-890.

[74] 温冬梅, 张秀明, 王伟佳, 等. 临床实验室生化免疫自动审核系统的建立及应用[J]. 中华检验医学杂志, 2018, 41(2): 141-148.

[75] 汤涛, 郭小华, 冉桥生, 等. 某院生化检验报告自动审核系统的建立与应用[J].国际检验医学杂志, 2022, 2.

[76] 马汝飞, 李刚, 许金玲. 不同方法在处理红细胞冷凝集标本的效果分析[J].医学检验与临床, 2022, 33.

[77] 周益花, 于农. 红细胞冷凝集现象对血常规检验结果影响分析[J].临床检验杂志(电子版), 2020, 6.

[78] 祁妙欢, 刘晓华, 钟义富.EDTA依赖性假性血小板减少症血小板的检测[J].国际检验医学杂志, 2010, 11.

[79] 廖远泉, 郭喜.EDTA依赖性假性血小板减少症的探析及其对策 [J/CD].中华临床实验室管理电子杂志, 2020, 8(3): 133-139.